药物学基础与临床用药

主编　薛子成　郭金胜　张建强　谢新全
　　　刘庠生　徐凤琴　王春玲

中国海洋大学出版社
·青岛·

图书在版编目（CIP）数据

药物学基础与临床用药 / 薛子成等主编. —青岛：
中国海洋大学出版社，2023.8
ISBN 978-7-5670-3600-0

Ⅰ．①药… Ⅱ．①薛… Ⅲ．①药物学②临床药学
Ⅳ.①R9

中国国家版本馆CIP数据核字（2023）第167875号

出版发行	中国海洋大学出版社			
社　　址	青岛市香港东路23号		**邮政编码**	266071
出 版 人	刘文菁			
网　　址	http://pub.ouc.edu.cn			
电子信箱	369839221@qq.com			
订购电话	0532-82032573（传真）			
责任编辑	韩玉堂　王　慧		**电　　话**	0532-85902349
印　　制	日照报业印刷有限公司			
版　　次	2023年8月第1版			
印　　次	2023年8月第1次印刷			
成品尺寸	185 mm×260 mm			
印　　张	27.5			
字　　数	698千			
印　　数	1～1000			
定　　价	198.00元			

发现印装质量问题，请致电0633-8221365，由印刷厂负责调换。

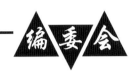

編委会

主　编　薛子成（枣庄市妇幼保健院）

　　　　郭金胜（汶上县人民医院）

　　　　张建强（莒县中医医院）

　　　　谢新全（巨野县中医医院）

　　　　刘庠生（昌乐县人民医院）

　　　　徐凤琴（广饶县大码头中心卫生院）

　　　　王春玲（山东省潍坊市坊子区坊城街道卫生院）

副主编　于　新（乳山市中医院）

　　　　杜宝民（广饶县丁庄中心卫生院）

　　　　张春雷（淄博市沂源县中医医院）

　　　　李厚玲（枣庄市峄城区人民医院）

　　　　刘莹莹（聊城市脑科医院）

　　　　狄咏赟（溧阳市人民医院）

前 言
FOREWORD

疾病本身是一个复杂可变的动态过程，掌握疾病的病因、临床表现，依据辅助检查、诊断结果和患者的个体差异，合理地选择药物来治愈疾病、提高患者的生活质量是临床药物治疗的根本目标。近年来，药物学的基础和临床研究取得了长足的进步，新技术和新方法逐渐应用于临床实践，安全、有效的新药不断问世，使得人们的健康水平得到了显著提高。为了在基础和临床研究工作中能更好地开发新药、进行新药临床试验、掌握合理用药的方法，临床药师与医师普遍希望能够有一本包含药物学基础理论，并根据人体系统合理划分章节的临床药物学专著。由此，我们特邀请了多位经验丰富的药物学专家编写了《药物学基础与临床用药》一书，希望能对广大医务工作者的工作与学习起到一定的指导作用。

本书内容丰富、新颖，讲解通俗易懂，集科学性、系统性和实用性于一体，既包含了近年来药物学研究的新理论和药物应用的新观点，又贯彻了循证医学的理念，全面、系统地介绍了临床常用药物的性状、剂量、规格、临床应用、不良反应、注意事项等内容，突出了药物研究与应用的要点、难点问题，强调了合理用药的重要性。本书为临床医务工作者查阅和掌握临床药物学知识提供了科学依据，适合临床药师、医师等医务工作者参考使用。

在编写过程中，编者参阅了国内外大量文献资料，并结合了临床工作的实践经验，但鉴于编写水平有限，书中难免存在不足之处，恳请广大读者不吝赐教，以便再版时修正。

《药物学基础与临床用药》编委会
2023 年 5 月

目 录
CONTENTS

第一章　药物代谢动力学 …………………………………………………… （1）

　　第一节　药物作用强度的影响因素 ……………………………………… （1）

　　第二节　体内药量的时间变化 …………………………………………… （5）

　　第三节　药物的体内转运 ………………………………………………… （11）

第二章　药物制剂的稳定性 ………………………………………………… （18）

　　第一节　化学稳定性 ……………………………………………………… （18）

　　第二节　物理稳定性 ……………………………………………………… （29）

　　第三节　稳定性的试验方法 ……………………………………………… （33）

第三章　中药药剂常用制备方法 …………………………………………… （38）

　　第一节　浓缩法 …………………………………………………………… （38）

　　第二节　干燥法 …………………………………………………………… （40）

　　第三节　超声波提取法 …………………………………………………… （42）

　　第四节　微波提取法 ……………………………………………………… （50）

　　第五节　半仿生提取法 …………………………………………………… （54）

　　第六节　包合物的制备技术 ……………………………………………… （59）

　　第七节　脂质体的制备技术 ……………………………………………… （62）

第四章　西药制剂常见类型 ………………………………………………… （64）

　　第一节　液状制剂 ………………………………………………………… （64）

　　第二节　半固体制剂 ……………………………………………………… （85）

　　第三节　临床新剂型 ……………………………………………………… （91）

第五章　神经系统临床用药 ………………………………………………… （102）

　　第一节　镇痛药 …………………………………………………………… （102）

　　第二节　镇静药、催眠药和抗惊厥药 …………………………………… （104）

　　第三节　抗帕金森病药 …………………………………………………… （108）

　　第四节　抗癫痫药 ………………………………………………………… （111）

第五节　拟胆碱药……………………………………………………………（116）

　　第六节　抗胆碱药……………………………………………………………（120）

　　第七节　拟肾上腺素药………………………………………………………（122）

第六章　呼吸系统临床用药…………………………………………………………（127）

　　第一节　镇咳药………………………………………………………………（127）

　　第二节　祛痰药………………………………………………………………（134）

　　第三节　平喘药………………………………………………………………（141）

第七章　心血管系统临床用药………………………………………………………（160）

　　第一节　强心苷………………………………………………………………（160）

　　第二节　β受体阻滞剂………………………………………………………（174）

　　第三节　钙离子通道阻滞剂…………………………………………………（190）

　　第四节　调血脂及抗动脉粥样硬化药………………………………………（203）

　　第五节　硝酸酯类药…………………………………………………………（210）

　　第六节　抗心律失常药………………………………………………………（217）

　　第七节　抗休克药……………………………………………………………（229）

第八章　消化系统临床用药…………………………………………………………（235）

　　第一节　促胃肠动力药………………………………………………………（235）

　　第二节　抗酸及治疗消化性溃疡药…………………………………………（238）

　　第三节　助消化药……………………………………………………………（248）

　　第四节　胃肠解痉药…………………………………………………………（249）

　　第五节　止吐及催吐药………………………………………………………（251）

　　第六节　泻药…………………………………………………………………（254）

　　第七节　止泻药………………………………………………………………（256）

第九章　内分泌系统临床用药………………………………………………………（258）

　　第一节　下丘脑垂体激素及其类似物………………………………………（258）

　　第二节　甲状腺激素及抗甲状腺药…………………………………………（261）

　　第三节　胰岛素及口服降血糖药……………………………………………（268）

第十章　泌尿系统临床用药…………………………………………………………（279）

　　第一节　呋塞米………………………………………………………………（279）

　　第二节　螺内酯………………………………………………………………（283）

　　第三节　氢氯噻嗪……………………………………………………………（286）

　　第四节　氨苯蝶啶……………………………………………………………（290）

第十一章　血液系统临床用药 ……………………………………………（293）

　　第一节　抗凝血药 ………………………………………………………（293）

　　第二节　抗血小板药 ……………………………………………………（297）

　　第三节　纤维蛋白溶解药 ………………………………………………（300）

　　第四节　促凝血药 ………………………………………………………（302）

　　第五节　促白细胞增生药 ………………………………………………（303）

第十二章　风湿免疫系统临床用药 …………………………………………（304）

　　第一节　抗变态反应药 …………………………………………………（304）

　　第二节　抗风湿药 ………………………………………………………（312）

　　第三节　免疫抑制剂 ……………………………………………………（315）

第十三章　临床常用抗感染药物 ……………………………………………（319）

　　第一节　抗病毒药 ………………………………………………………（319）

　　第二节　抗真菌药 ………………………………………………………（331）

　　第三节　抗结核药 ………………………………………………………（343）

　　第四节　β-内酰胺类抗生素 ……………………………………………（355）

　　第五节　大环内酯类抗生素 ……………………………………………（377）

　　第六节　四环素类抗生素 ………………………………………………（381）

　　第七节　林可霉素类抗生素 ……………………………………………（384）

　　第八节　喹诺酮类抗生素 ………………………………………………（386）

第十四章　临床常用中药 ……………………………………………………（394）

　　第一节　清热凉血药 ……………………………………………………（394）

　　第二节　辛温解表药 ……………………………………………………（402）

　　第三节　清化热痰药 ……………………………………………………（411）

　　第四节　温化寒痰药 ……………………………………………………（415）

　　第五节　利水消肿药 ……………………………………………………（420）

参考文献 ………………………………………………………………………（428）

第一章

药物代谢动力学

第一节 药物作用强度的影响因素

药物防治疾病的疗效受多方面因素的影响:患者的年龄、性别、病理状态、个体差异、遗传因素、精神因素等。药物的剂量和剂型、给药途径、反复给药的间隔时间长短和持续次数也可影响药物的作用强度,甚至改变机体对药物的敏感性。临床上,常同时应用多种药物,故了解药物间的相互作用十分重要,以便更好地用药,既保证疗效,又能减少不良反应。现分别从药物和机体方面的影响因素加以叙述。

一、药物因素

(一)药物剂量与剂型

1.剂量

同一药物在不同浓度或剂量时,作用强度不同,有时可适用于不同用途。例如,将防腐消毒药乙醇用于皮肤及体温计消毒时,使用浓度为 75%(体积分数);以较低浓度乙醇(40%~50%)涂擦皮肤可防治压疮;而用 0~30% 的乙醇涂擦皮肤,能使局部血管扩张,改善血液循环,为高烧患者降低体温。又如,小剂量催眠药产生镇静作用,增加剂量有催眠作用,再增加剂量可出现抗惊厥作用。

2.剂型

药物可制成气雾剂、注射剂、溶液剂、糖浆剂、片剂、胶囊、颗粒剂、栓剂和贴皮剂等,各适用于相应的给药途径。药物剂型影响药物体内过程,主要表现为吸收和消除。例如,水溶剂注射液吸收较油剂和混悬剂快,但作用维持时间较短。口服给药的吸收速率:水溶液>散剂>片剂。但服用散剂或胶囊、片剂、糖衣片、肠溶片或肠溶胶囊,可减少药物对胃的刺激。缓释制剂可使药物缓慢释放,吸收和药效维持时间也较长。此外,若将药物与某些载体结合,能使药物导向分布到靶器官,减少不良反应,提高疗效。

3.给药途径

不同给药途径可影响药物作用,给药途径不同,药物的吸收速率不同,一般规律是静脉注射＞吸入＞肌内注射＞皮下注射＞口服＞直肠给药＞贴皮。不同给药途径的治疗剂量可相差很大,例如,硝酸甘油静脉注射 5～10 μg,舌下含服 0.2～0.4 mg,口服 2.5～5.0 mg,贴皮 10 mg,分别用于急救、常规或长期防治心绞痛。

(二)联合用药与药物相互作用

临床常联合应用两种或两种以上药物,以达到多种治疗目的,并利用药物间的协同作用以增加疗效或利用拮抗作用以减少不良反应及解救药物中毒。但不合理的联合用药往往由于药物间相互作用而使疗效降低甚至出现意外的毒性反应。因此联合用药时,应注意以下可能发生的药物作用。

1.配伍禁忌

药物在体外配伍直接发生物理性或化学性的相互作用而影响药物疗效或毒性反应称为配伍禁忌。注射剂在混合使用或大量稀释时易发生化学或物理改变,因此在静脉滴注时应注意配伍禁忌。

2.影响药动学的相互作用

影响药动学的相互作用因素有如下几点。

(1)阻碍药物吸收:药物吸收的主要部位在小肠,药物吸收亦受胃排空速度的影响。空腹服药吸收较快,饭后服药吸收较平稳且对胃刺激较少。促进或抑制胃排空的因素都可能影响药物吸收速度。此外,胃肠道 pH 改变能影响药物的解离度,有些药物及食物间可相互作用形成络合物,如钙、镁等离子能与四环素药物形成不溶性络合物,浓茶中的鞣酸可与铁制剂或生物碱产生沉淀。

(2)血浆蛋白结合:血浆蛋白结合率高、分布容积小、安全范围窄及消除半衰期较长的药物合用时,与其他药物竞争和血浆蛋白结合而使药理作用加强甚至产生中毒作用。

(3)肝脏生物转化:肝药酶诱导剂及抑制药均可改变肝药酶系的活性,使药物的血药浓度升高或降低,从而影响其药理效应。例如,肝药酶诱导剂苯巴比妥、利福平、苯妥英及香烟、酒等能增加在肝转化药物的消除量而使药效减弱。肝药酶抑制药异烟肼、氯霉素、西咪替丁等能减慢在肝转化药物的消除量而使药效加强。

(4)肾排泄:体液及尿液 pH 的改变可影响药物的解离度,通过离子障作用影响药物的被动跨膜转运,例如,碱化尿液可加速酸性药物自肾排泄,减慢碱性药物自肾排泄。反之,酸化尿液可加速碱性药物排泄。弱碱性及弱酸性药物可通过竞争性抑制弱碱性和弱酸性药物的主动转运载体而减慢同类型药物的排泄。

3.影响药效学的相互作用

联合用药时,不同的药效学作用机制可产生相反或相同的生理功能调节作用,综合表现为药物效应减弱(拮抗作用)或药物效应增强(协同作用),主要表现有如下三种。

(1)生理性拮抗或协同:药物可作用于不同靶点而呈现拮抗作用或协同作用,例如,服用催眠镇静药后饮酒(或喝浓茶、咖啡)会加重(或减轻)中枢抑制作用,影响疗效,又如,抗凝血药华法林和抗血小板药阿司匹林合用可能导致出血反应。

(2)受体水平的协同与拮抗:药物可作用于不同或相同的受体而产生拮抗作用或协同作用。例如,许多抗组胺药、吩噻嗪类、三环类抗抑郁药都有抗 M 胆碱作用,若与阿托品合用可能引起精神错乱、记忆紊乱等不良反应;β 受体阻断药与肾上腺素合用可能导致高血压危象,这些都是非常危险的反应。

（3）干扰神经递质的转运：三环类抗抑郁药抑制神经递质儿茶酚胺再摄取,可增加肾上腺素及其拟似药如酪胺等的升压反应,减弱可乐定及甲基多巴的中枢降压作用。

二、机体因素

（一）年龄

1.儿童

儿童特别是新生儿与早产儿机体各种生理功能,尚未充分发育,与成年人有很大差别,对药物的反应一般比较敏感。新药批准上市不需要小儿临床治疗资料,缺少小儿的药动学数据,临床用药量时常由成年人剂量估算。新生儿体液占体重的比例较大,水盐转换率较成人高;血浆蛋白总量较少,药物与血浆蛋白结合率较低;肝、肾功能尚未充分发育,药物清除率低,这些因素能使血中游离药物及进入组织的药量增多。儿童的体力与智力都处于迅速发育阶段,易受中枢抑制药影响,例如,新生儿肝脏葡糖醛酸结合能力尚未发育,应用氯霉素或吗啡将分别导致灰婴综合征及呼吸抑制。因此对婴幼儿用药必须考虑他们的生理特点。

2.老年人

老年人对药物的反应也与成人不同。老年人对药物的吸收变化不大,但老年人血浆蛋白量较低,体内水分含量较少,脂肪较多,故药物血浆蛋白结合率偏低,水溶性药物分布容积较小而脂溶性药物分布容积较大。肝、肾功能随年龄增长而自然衰退,故药物清除率逐年下降,各种药物血浆半衰期有程度不同的延长。在药效学方面,老年人对许多药物反应特别敏感。例如,中枢神经药物易致精神错乱,心血管药易致血压下降及心律失常,非甾体抗炎药易致胃肠出血,抗M胆碱药易致尿潴留、大便秘结及青光眼发作。因此对老年人用药应慎重,适当减少用药剂量,避免不良反应的发生。

（二）性别

性别差异可导致某些药物的代谢异常和妇产科问题。在动物中除大白鼠外,一般动物对药物反应的性别差异不大。女性体重较男性轻,脂肪占体重的比例高于男性,而体液总量占体重比例低于男性,这些因素均可影响药物分布。在生理功能方面,妇女有月经、妊娠期、分娩期、哺乳期等,在月经期和妊娠期禁用剧泻药和抗凝血药,以免引起月经过多、流产、早产或出血不止;妊娠的最初三个月内用药应特别谨慎,禁用抗代谢药、激素等能使胎儿致畸的药物。20世纪50年代末期在西欧因孕妇服用沙利度胺而生产了一万余例畸形婴儿的悲惨结果引起了对孕妇用药的警惕。对于已知的致畸药物（如锂盐、乙醇、华法林、苯妥英钠及性激素）在妊娠第一期胎儿器官发育期内应严格禁用。此后,在妊娠晚期及授乳期间还应考虑药物通过胎盘及乳汁对胎儿及婴儿发育的影响,因为胎盘及乳腺对药物都没有屏障作用。孕妇本身对药物的反应也有特殊情况,需要注意。例如,产前对抗癫痫药物宜适当增量,产前还应禁用阿司匹林及影响子宫肌肉收缩或可抑制胎儿呼吸的药物。

（三）遗传因素

个别患者用治疗量药物后出现极敏感或极不敏感反应,或出现与往常性质不同的反应,称为特异质。某些药物的特异性反应与先天性遗传异常有关。目前已发现百余种与药物效应有关的遗传异常基因。多数特异质药物反应已从遗传异常表型获得解释,从而形成一个独立的药理学分支——遗传药理学。药物转化异常是遗传因素对药动学的主要影响,可分为快代谢型（EM）及慢代谢型（PM）。前者使药物快速灭活,后者使药物灭活较缓慢。而遗传因素对药效学的影响是在不影响血药浓度的条件下,机体对药物的异常反应,例如,6-磷酸葡萄糖脱氢酶(G6PD)缺乏者对伯氨喹、磺胺药、砜类等药物易发生溶血反应。只有在受到药物激发时才出现这些遗传异常,故其不是遗传性疾病。

(四)心理因素

患者的精神状态与药物疗效关系密切,安慰剂是不具有药理活性的剂型(如含乳糖或淀粉的片剂或含盐水的注射剂),对于头痛、心绞痛、手术后痛、感冒咳嗽、神经症等,30%～50%的疗效就是通过心理因素取得的。安慰剂对心理因素控制的自主神经系统功能影响较大,如血压、心率、胃分泌、呕吐、性功能。它在患者信心不足时还会引起不良反应。安慰剂在新药临床研究的双盲对照中极其重要,可用于排除假阳性疗效或假阳性不良反应。安慰剂对任何患者都可能取得阳性效果,因此医师不可能单用安慰剂作出真病或假病(心理病)的鉴别诊断。医师的任何医疗活动,包括服务态度都可能发挥安慰剂的作用,要充分利用这一效应;但不应利用安慰剂去敷衍或欺骗患者,而延误疾病的诊治并可能破坏患者对医师的信心。对于情绪不佳的患者尤其应多加注意,氯丙嗪、利血平、肾上腺皮质激素及一些中枢抑制性药物在抑郁患者中可能引发悲观厌世倾向,用药时应慎重。

(五)病理因素

疾病的严重度与药物疗效有关,同时存在的其他疾病也会影响药物的疗效。肝、肾功能不足分别影响在肝转化及由肾排泄药物的清除率,可以适当延长给药间隔和/或减少剂量来解决。神经功能抑制(如巴比妥类中毒)时,能耐受较大剂量中枢兴奋药而不致惊厥,惊厥时却能耐受较大剂量的苯巴比妥。此外,要注意患者有无潜在性疾病,以免影响药物疗效。例如,氯丙嗪诱发癫痫,非甾体抗炎药激活溃疡病,氢氯噻嗪加重糖尿病,抗 M 胆碱药诱发青光眼。在抗菌治疗时,白细胞缺乏、未引流的脓疡、糖尿病等都会影响疗效。

(六)机体对药物的反应变化

在连续用药一段时间后,机体对药物的反应可能发生改变,从而影响药物效应。

1.致敏反应

在连续用药一段时间后,可能产生变态反应。

2.快速耐受性

药物在短时内反复应用数次后药效递减直至消失。例如,麻黄碱在静脉注射三四次后升压反应逐渐消失;临床用药两三天后对支气管哮喘就不再有效,这是由于药物会促进神经末梢释放儿茶酚胺,当释放耗竭时即不再有作用。

3.耐受性

连续用药后机体对药物的反应强度递减,程度较快速耐受性轻也较慢,不致反应消失,增加剂量可保持药效不减,这种现象叫作耐受性。有些药物在产生耐受性后,如果停药患者会发生主观不适感觉,需要再次连续用药。如果只是精神上想再用,这称为习惯性,万一停药也不致对机体形成危害。另一些药物称为麻醉药品,用药时产生欣快感,停药后会出现严重的生理功能紊乱,称为成瘾性。由于习惯及成瘾性都有主观需要连续用药,故统称依赖性。药物滥用是指无病情根据的大量长期的自我用药,是造成依赖性的原因。麻醉药品的滥用不仅对用药者危害极大,对社会危害也大,吗啡、可卡因、印度大麻及其同类药都属于麻醉药品。苯丙胺类、巴比妥类、苯二氮䓬类等亦被列入国际管制的成瘾性精神药物。

4.耐药性

病原体及肿瘤细胞等对化学治疗药物敏感性降低称为耐药性,也称抗药性。有些细菌还可对某些抗生素产生依赖性。在抗癌化学治疗中也有类似的耐药性问题。

三、合理用药原则

怎样才算合理用药现尚缺少具体标准,对某一疾病也没有统一的治疗方案。因为存在药物的有限性(即品种有限及疗效有限)和疾病的无限性(即疾病种类无限及严重度无限),所以不能简单地将疾病是否治愈作为判断用药是否合理的标准。从理论上说,合理用药是要求充分发挥药物的疗效而避免或减少可能发生的不良反应。当然这也不够具体,因此只能提几条原则供临床用药参考。

(1)明确诊断:选药不仅要针对适应证还要排除禁忌证。

(2)根据药理学特点选药:尽量少用所谓的"撒网疗法",即多种药物合用以防漏诊或误诊,这样不仅浪费而且容易发生相互作用。

(3)了解并掌握各种影响药效的因素:用药必须个体化,不能单纯公式化。

(4)祛邪扶正并举:在采用对因治疗的同时要采用对症治疗法,这在细菌感染及肿瘤化学治疗中尤其不应忽视。

(5)对患者始终负责开出处方:从治疗的开始,必须严密观察患者的病情反应,及时调整剂量或更换治疗药物。要认真分析每一个病例的成功及失败的关键因素,总结经验教训,不断提高医疗质量,使用药技术更趋合理化。

(李厚玲)

第二节　体内药量的时间变化

一、药物浓度-时间曲线

体内药量随时间而变化的过程是药动学研究的中心问题。在药动学研究中,药物在体内连续变化的动态过程可用体内药量或血药浓度随时间变化表示。在给药后不同时间采血,测定机体血药浓度,以血药浓度为纵坐标、时间为横坐标所绘制的曲线图称为药物浓度-时间蓝线图(简称药-时曲线)。通过药-时曲线可定量分析药物在体内的动态变化过程。

图 1-1 所示的是单次非血管途径给药后药物浓度与时间的关系及变化规律。药-时曲线可分为三期:潜伏期、持续期及残留期。潜伏期是指给药后到开始出现疗效的一段时间,主要反映药物的吸收和分布过程。静脉注射给药一般无潜伏期。当药物的吸收和消除相等时达到峰浓度(C_{max}),通常与药物剂量成正比。从给药时至峰浓度的时间称为药峰时间(t_{peak})。持续期是指药物维持有效浓度的时间,长短与药物的吸收及消除速率有关;在曲线中以位于最小有效浓度(MEC)以上的时段称为有效维持时间。残留期是指体内药物已降到有效浓度以下,但又未能从体内完全消除,其长短与消除速率有关。由图 1-1 可知,药物在体内的吸收、分布和排泄没有严格的界限,只是在某一个阶段以某一过程为主。由药-时曲线与横坐标形成的面积称为线下面积

（AUC），反映进入体循环药物的相对量，其大小与进入体内的药量成正比。

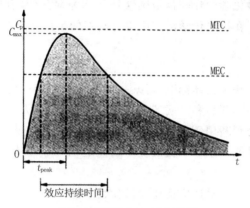

图 1-1　药物浓度-时间曲线

二、药代动力学模型

房室模型是研究和应用得较多的模型，它是依据药物在体内转运的速率和差异性，以实验与理论相结合而设置的数学模型。房室模型假设人体作为一个系统，按动力学特点分很多房室。这个房室的概念与解剖部位或生理功能无关，而是将对药物转运速率相同的部位均视为同一房室。目前常用的动力学分析有一室模型、二室模型和非房室模型。

（一）开放性一室模型

用药后，药物进入血液循环并立即分布到全身体液和各组织器官中而迅速达到动态平衡，见图 1-2。

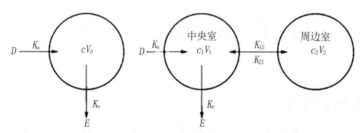

D－用药剂量；K_a－吸收速率常数；c－血药浓度；V_d－表观分布容积；cV_d－体内药量；K_e－消除速率常数；E－消除药量；K_{12}－药物由中央室转至周边室的一级速率常数。

图 1-2　药代动力学模型

（二）开放性二室模型

药物在体内组织器官中的分布速率不同，分为中央室（血流丰富的器官和组织如心、肝、肾）和周边室（血流量少的器官和组织如骨、脂肪）。给药后药物迅速分布到中央室，然后再缓慢分布至周边室（图 1-2）。中央室及周边室间的转运是可逆的，即 $K_{12}＝K_{21}$，但药物只能从中央室消除。大多数药物在体内的转运和分布符合二室模型。

三、药物消除动力学模型

从生理学上看，体液被分为血浆、细胞间液及细胞内液几个部分。为了说明药动学基本概念及规律,现假定机体为一个整体,体液存在于单一空间,药物分布瞬时达到平衡(一室模型)。问题虽然被简化,但所得理论公式不失为临床应用提供了基本规律。按此假设条件,药物在体内随时间的变化可用下列基本通式表达。

$$\frac{\mathrm{d}c}{\mathrm{d}t}=kc^n$$

式中,c 为血药浓度,常用血浆药物浓度;k 为常数;t 为时间。

由于 c 为单位血浆容积中的药量(A),故 c 也可用 A 代替:$\mathrm{d}A/\mathrm{d}t=kc^n$($n=0$,为零级动力学;$n=1$,为一级动力学)。药物吸收时 c(或 A)为正值,消除时 c(或 A)为负值。

(一)零级消除动力学

单位时间内体内药物按照恒定量消除,称为零级动力学消除,又称恒量消除。公式如下。

$$\frac{\mathrm{d}c}{\mathrm{d}t}=-kc^n$$

当 $n=0$ 时,$-\mathrm{d}c/\mathrm{d}t=Kc_0=K$(为了和一级动力学中消除速率常数区别,用 K 代替 k)。其药-时曲线的下降部分在半对数坐标上呈曲线(图1-3),称为非线性动力学。体内药物浓度远超过机体最大消除能力时,机体只能以最大消除速率将体内药物消除。消除速率与 c_0 大小无关,因此是恒速消除。例如,饮酒过量时,一般常人只能以每小时 10 mL 酒精恒速消除。当血药浓度下降至最大消除能力以下时,则按一级动力学消除。按零级动力学消除的药物,其 $t_{1/2}$ 不是一个恒定的值,可随血药浓度变化而变化。

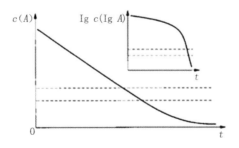

图1-3 药物在体内消除过程的药-时曲线

(二)一级消除动力学

单位时间内体内药物按恒定的比例消除,称为一级动力学消除,又称恒比消除。公式如下。

$$\frac{\mathrm{d}c}{\mathrm{d}t}=-kc^n$$

当 $n=1$ 时,$\mathrm{d}c/\mathrm{d}t=k_ec^1\,ke^c$($k$ 用 k_e 表示消除速率常数)。当机体消除能力远高于血药浓度时,药物从体内的消除按一级动力学消除。进入体内的药物大多是按一级动力学消除的,药物的 $t_{1/2}$ 是恒定的。

$t=0$ 时,$c_t=c_0e^{-k_et}$。取自然对数,$\ln c_t=\ln c_0-k_et$。

换算成常用对数,公式如下。

$$\ln c_t=\ln c_0-\frac{k_e}{2.303}t$$

$$t=\lg\frac{c_0}{c_t}\times\frac{2.303}{k_e}$$

当 $c_t = 1/2 c_0$ 时，t 为药物半衰期（$t_{1/2}$）。

$$t_{1/2} = \lg 2 \times \frac{2.303}{k_e} = \frac{0.693}{k_e}$$

可见，按一级动力学消除的药物半衰期与 c 大小无关，是恒定值。体内药物按瞬时血药浓度（或体内药量）以恒定的百分比消除，单位时间内实际消除的药量随时间递减。消除速率常数（k_e）的单位是 h^{-1}，它不表示单位时间内消除的实际药量，而是体内药物瞬时消除的百分率。例如，$k_e = 0.5\ h^{-1}$ 不是说每小时消除 50%（如果 $t_{1/2} = 1\ h$ 则表示每小时消除 50%）。按 $t_{1/2} = 0.693/k_e$ 计算，$t_{1/2} = 1.39\ h$，即需 $1.39\ h$ 后才消除 50%。再计算，$1\ h$ 后体内尚存 60.7%。绝大多数药物都按一级动力学消除。这些药物在体内经过 t 时后尚存。

$A_t = A_0 c^{-ket}$，$k_e = 0.693/t_{1/2}$

t 以 $t_{1/2}$ 为单位计算（即 $t = n \times t_{1/2}$），则公式如下。

$$A_t = A_0^{0.693} \times n = A_0 \left(\frac{1}{2}\right)^n$$

当 $n = 5$ 时，$A_t \approx 3\%A_0$，即经过 5 个 $t_{1/2}$ 后体内药物已基本消除。与此相似，如果每隔一个 $t_{1/2}$ 给药一次（A_0），则体内药量（或血药浓度）逐渐累积，经过 5 个 $t_{1/2}$ 后，消除速率与给药速率相等，达到稳态。

四、药代动力学的重要参数

（一）生物利用度

生物利用度是指药物经肝脏首关消除后，进入机体循环的相对量和速度，其公式如下。

绝对生物利用度：$F = (AUC_{血管外}/AUC_{血管内}) \times 100\%$。

相对生物利用度：$F = (AUC_{受试制剂}/AUC_{标准制剂}) \times 100\%$。

从图 1-4 可以看出，某药剂量相等的三种制剂，它们的 F（AUC）值相等，但 t_{peak} 及 C_{max} 不等。

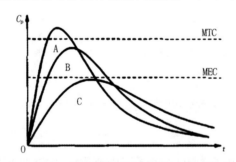

图 1-4　某药剂量相等的三种制剂的生物利用度比较

绝对生物利用度是血管外给药的 AUC 与静脉给药的 AUC 比值的百分率；而相对生物利用度是以相同给药途径来比较测试药物的 AUC 与对照标准药物 AUC 比值的百分率，常用于比较和评价不同厂家生产的同一剂型或同一厂家某一剂型不同批号的吸收率，是衡量药物制剂质量的重要指标。

（二）血浆清除率（plasma clearance，CL）

它是肝、肾等药物消除率的总和，即单位时间内多少容积血浆中的药物被消除干净，单位用 $L \cdot h^{-1}$ 或 mL/min，计算公式如下。

$$CL = k_e V_d = c_0 V_d / AUC = A / AUC$$

按照一级动力学消除的药物,V_d(表观分布容积)和 CL 都是很重要的药动学参数。V_d 由药物的理化性质所决定。而 CL 由机体清除药物的主要组织器官的清除能力决定。

$$CL = CL_{肾脏} + CL_{肝脏} + CL_{其他组织}$$

可见药物的血浆清除率受多个器官功能的影响。当某个重要脏器如肝或肾的功能下降时,CL 值将下降,从而影响机体的血浆清除率。肝功能下降常影响脂溶性药物的清除率,肾功能下降则主要影响水溶性药物的清除率。

(三)表观分布容积

按测得的血浆浓度计算该药应占有的血浆容积。它是指静脉注射一定量(A)药物待分布平衡后,计算公式如下。

$$V_d = A / c_0 = FD / c_0$$

式中,A 为体内已知药物总量;c_0 为药物在体内达到平衡时测得的药物浓度;F 为生物利用度;D 为给药量。V_d 是表观数值,不是实际的体液间隔大小。除少数不能透出血管的大分子药物外,多数药物的 V_d 值均大于血浆容积。与组织亲和力大的脂溶性药物的 V_d 可能比实际体重的容积还大。

(四)血浆半衰期($t_{1/2}$)

血浆半衰期是指血浆药物浓度消除一半所需的时间。

药物半衰期公式如下。

$$t_{1/2} = \frac{0.693}{k_e}$$

由此可知,按一级动力学消除的药物的 $t_{1/2}$ 与浓度无关,为恒定值,体内药物总量每隔 $t_{1/2}$ 消除一半。

零级消除动力学的半衰期 $t_{1/2} = 0.5 c_0 / k$。

血浆半衰期 $t_{1/2}$ 在临床治疗中有非常重要的意义:①血浆半衰期 $t_{1/2}$ 反映机体消除药物的能力和消除药物的快慢程度。②药物按一级动力学消除,一次用药后,经过 5 个 $t_{1/2}$ 后可认为体内的药物基本消除(低于 15%);而间隔一个 $t_{1/2}$ 给药一次,则连续 5 个 $t_{1/2}$ 后体内药物浓度可达到稳态水平。③肝、肾功能不良的患者药物的消除能力下降,药物的 $t_{1/2}$ 延长。

五、连续多次用药的血药浓度变化

临床治疗常需连续给药以维持有效地血药浓度。在一级动力学药物中,开始恒速给药时,药物吸收快于药物消除,体内药物蓄积。按计算约需 5 个 $t_{1/2}$ 达到血药稳态浓度(C_{xs})(图 1-5),此时给药速度(R_A)与消除速度(R_E)相等。

$$C_{xs} = \frac{R_E}{CL} = \frac{R_A}{CL} = \frac{D_{m/\tau}}{CL} = \frac{D_{m/\tau}}{k_e V_d} (\tau \text{ 为给药间隔时间})$$

可见,C_{xs} 随给药速度($R_A = D_{m/\tau}$)快慢而升降,到达 C_{xs} 的时间不因给药速度加快而提前,它取决于药物的是 k_e 或 $t_{1/2}$。据此,可以用药物的 $k_e V_d$ 或 CL 计算给药速度,以达到所需的有效药物浓度。

静脉恒速滴注时,血药浓度可以平稳地到达 C_{xs},分次给药虽然平均血药浓度上升与静脉滴注相同,但实际上血药浓度上下波动。间隔时间越长波动越大。

药物吸收达到 C_{xs} 后,如果调整剂量需再经过 5 个 $t_{1/2}$,方能达到需要的 C_{xs}。

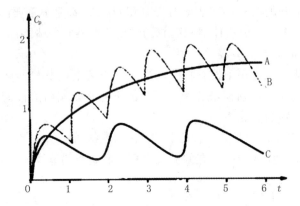

约经 5 个半衰期血药浓度达到稳态,给药间隔越短,血药浓度波动越小;给药剂量越大,血药浓度越高。

A—静脉滴注,$D_m/t_{1/2}$;B—肌内注射,$D_m/t_{1/2}$;C—肌内注射,$1/2 D_m/t_{1/2}$(D_m 是维持剂量)。

图 1-5 连续恒速给药时的时量曲线

在病情危重需要立即达到有效血药浓度时,可于开始给药时采用负荷剂量(D_1),即每隔一个 $t_{1/2}$ 给药一次时,采用首剂加倍剂量的 D_1 可使血药浓度迅速达到 C_{xs}。

理想的给药方案应该是使 C_{xs-max} 略小于最小中毒血浆浓度(MTC)而 C_{xs-max} 略大于最小有效血浆浓度(MEC),即血药浓度波动于 MTC 与 MEC 之间的治疗窗,这时 D_m 可按下列公式计算。

$$D_m = (MTC - MEC)V_d$$

$D_1 = ASS = 1.44 t_{1/2} R_A = 1.44\ t_{1/2} D_{m/\tau}$,$\tau$ 可按一级消除动力学公式推算得 $\tau = (\lg c_0/c_\tau) \times 2.303/K\tau$,令 $c_0 = MTC$,$c_\tau = MEC$

$$\tau = (\lg \frac{MTC}{MEC}) \times \frac{2.303}{0.693/t_{1/2}} = 3.323 t_{1/2} \lg \frac{MTC}{MEC}$$

因此可以根据药物的 MTC 及 MEC 计算 D_1,D_m 及 τ_0,注意此时 $\tau \neq t_{1/2}$,$D_1 \neq 2D_m$(图 1-6)。

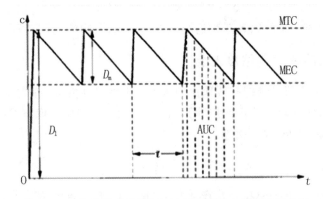

图 1-6 负荷剂量、维持剂量、给药间隔与血药浓度的关系

此外,在零级动力学药物中,体内药量超过机体最大消除能力。如果连续恒速给药,$R_A > R_E$,体内药量蓄积,血药浓度将无限升高。停药后消除时间也较长,超过 5 个 $t_{1/2}$。

临床用药可根据药动学参数如 V_d、CL、k_e、$t_{1/2}$ 及 AUC 等按以上各公式计算剂量及设计给药方案,以达到并维持有效血药浓度。除了少数 $t_{1/2}$ 特长或特短的药物及零级动力学药物外,采用每一个半衰期给予半个有效量并将首次剂量加倍是有效、安全、快速的给药方法。

有些药在体内转化为活性产物,则需注意此活性产物的药动学,如果活性产物的消除是药物消除的限速步骤,则应按该产物的药动学参数计算剂量及设计给药方案。

(李厚玲)

第三节　药物的体内转运

药物的体内过程是指药物经各种途径进入机体到排出体外的过程,包括吸收、分布、代谢和排泄,统称为药物转运,药物在体内的吸收、分布、排泄过程中,不发生化学结构的改变而仅是空间位置的改变。代谢变化过程也称为生物转化,药物代谢和排泄合称消除。药物的体内过程,见图 1-7。

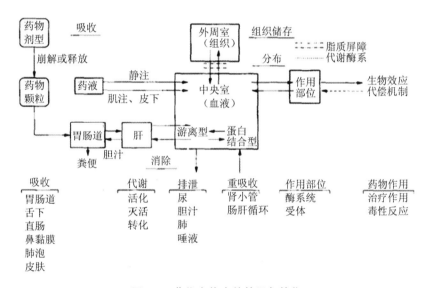

图 1-7　药物在体内的转运与转化

药动学研究反映的药物在动物或人体内动态变化规律,除可作为药效学和毒理学研究借鉴外,同时也是新药研究开发、先导化合物设计与筛选及申报临床研究或药品生产必须提交的重要资料。研究结果还可以为确定适应证,选择给药途径、剂型,优化给药方案(如调整剂量与给药间隔时间)等临床应用提供参考依据。

一、药物的跨膜转运

药物在体内的转运与转化或从用药部位到引起药理效应,均需要通过各种生物膜。生物膜是细胞外表的质膜和细胞内的各种细胞器膜(如核膜、线粒体膜、内质网膜、溶菌酶膜)的总称,它由脂质双分子层构成,其间镶嵌着外在蛋白,可伸缩活动,具有吞噬、胞饮作用;另一类为内在蛋白,贯穿整个质膜,组成生物膜的受体、酶、载体和离子通道等。药物的吸收、分布、排泄及代谢与物质的跨膜转运密切相关。

跨膜转运的方式主要有被动转运、主动转运和膜动转运,见图 1-8。

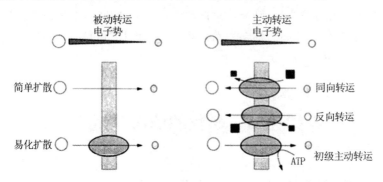

图 1-8　药物的跨膜转运

(一)被动转运

被动转运是指药物分子顺着生物膜两侧的浓度梯度,由高浓度的一侧扩散到低浓度的一侧而不需要消耗 ATP,转运速度与膜两侧的浓度差成正比。浓度梯度越大,扩散越容易,当膜两侧浓度达到平衡时转运停止。生物膜脂双层分子内部为疏水性,带电荷的物质(如离子)很难通过。药物跨膜转运的扩散率主要取决于分子量的大小、在脂质中的相对可溶性和膜的通透性。它包括简单扩散、滤过和异化扩散。

1.简单扩散

简单扩散又称为脂溶扩散,脂溶性药物可溶于脂质而通过细胞膜。药物的脂水分配系数愈大,在脂质层浓度愈高,跨膜转运速度愈快。大多数的药物转运方式属于简单扩散。其扩散速率 R 与药物的扩散常数 D、膜的面积 A 及药物的浓度梯度(c_1-c_2)成正比,与膜的厚度 X 成反比。其中,最主要的因素是浓度梯度。一般而言,扩散速率符合 Fiek 定律。

$$R=DA(c_1-c_2)/X$$

药物解离度对简单扩散有很大的影响。多数药物是弱酸性或弱碱性有机化合物,在体液中可部分解离。解离型药物极性大、脂溶性小,难以扩散;非解离型药物极性小、脂溶性大而容易跨膜扩散。非解离型药物离子化程度受其解离常数 pK_a 及体液 pH 的影响,可用 Handerson-Hasselbalch 公式表示。式中 pK_a 是药物解离常数的负对数值。

$$HA \leftrightarrow H^+ + A^- \qquad\qquad BH^+ \leftrightarrow H^+ + B^-$$
$$K_a = [H^+][A^-]/[HA] \qquad\qquad K_a = [H^+][B^-]/[BH^+]$$
$$pK_a = pH + lg([HA]/[A^-]) \qquad\qquad pK_a = pH + lg([BH^+]/[B])$$
$$[HA]/[A^-] = lg^{-1}(pK_a - pH) \qquad\qquad [BH^+]/[B] = lg^{-1}(pK_a - PH)$$

pK_a 是弱酸性或弱碱性药物在 50% 解离时溶液的 pH,各药均有其固定的 pK_a。当 pK_a 与 pH 的差值以数学值增减时,药物的离子型与非离子型浓度比值相应以指数值变化,pH 的改变则可明显影响弱酸性或弱碱性药物的解离度。非离子型药物可以自由穿透,而离子型药物不易跨膜转运,这种现象称为离子障。利用这个原理可以改变药物吸收或排泄的速度,对于促进药物吸收、加速体内毒物排泄具有重要的临床意义。例如,在胃液中弱酸性药物非离子型多,在胃中即可被吸收;在酸性胃液中弱碱性药物离子型多,主要在小肠吸收;碱性较强的药物(如胍乙啶,$pK_a=11.4$)及酸性较强的药物(如色甘酸钠,$pK_a=2$)在胃肠道基本都已离子化,由于离子障原因,吸收均较难。pK_a 小于 4 的弱碱性药物(如地西泮,$pK_a = 3.3$)及 pK_a 大于 7.5 的弱酸性药物(如异戊巴比妥,$pK_a = 7.9$)在胃肠道 pH 范围内基本都是非离子型,吸收都快而完全。

由上述分析可知,弱酸性药物在酸性环境中不易解离,在碱性环境中易解离,弱碱性药物与之相反。在生理 pH 变化范围内,弱酸性或弱碱性药物大多呈非解离型,被动扩散较快。一般而言,pK_a 为 3.0～7.5 的弱酸性药物及 pK_a 为 7～10 的弱碱性药物受 pH 影响较大。强酸、强碱及强极性的季铵盐可全部解离,故不易透过生物膜而难以被吸收。

2.滤过

滤过又称为水溶扩散,是指直径小于膜孔的水溶性的极性或非极性药物,借助膜两侧的流体静压和渗透压被水携带到低压侧的过程。滤过是指有外力促进的扩散,如肾小球滤过。其相对扩散率与该物质在膜两侧的浓度差成正比,相对分子质量小于 100、不带电荷的极性分子等水溶性药物可通过水溶扩散跨膜转运。

3.易化扩散

易化扩散又称为载体转运,是通过细胞膜上的某些特异性蛋白质——通透酶帮助而扩散的,不需要消耗 ATP。如葡萄糖进入红细胞需要葡萄糖通透酶,铁剂转运需要转铁蛋白,胆碱进入胆碱能神经末梢、甲氨蝶呤进入白细胞等分别通过特异性通透酶或与这种分子或离子结构非常相似的物质。当药物浓度过高时,载体可被饱和,转运率达最大值。载体可被类似物占领,表现竞争性抑制作用。

(二)主动转运

主动转运又称逆流转运,是指药物从细胞膜低浓度一侧向高浓度一侧转运,其转运需要膜上特异性的载体蛋白并消耗 ATP,如 Na^+-K^+-ATP 酶(钠泵)、Ca^{2+}-ATP 酶(钙泵)、质子泵(氢泵)、儿茶酚胺再摄取的胺泵。主动转运具有饱和性,当同一载体转运两种药物时,可出现竞争性抑制现象,例如,丙磺舒可与青霉素竞争肾小管上皮细胞膜载体,从而抑制青霉素的体内排泄,延长青霉素在机体内的有效浓度时间。

(三)膜动转运

大分子物质的转运伴有膜的运动,称为膜动转运。

1.胞饮

胞饮又称吞饮或入胞,是指某些液态蛋白质或大分子物质可通过生物膜的内陷形成小胞吞噬而进入细胞,例如,脑垂体后叶粉剂可从鼻黏膜给药吸收。

2.胞吐

胞吐又称胞裂外排或出胞,是指某些液态大分子物质可从细胞内转运到细胞外,如腺体分泌及递质释放。

二、药物的体内过程

药物的体内过程包括吸收、分布、生物转化和排泄。

(一)吸收

药物的吸收是指药物自体外或给药部位经过细胞组成的屏蔽膜进入血液循环的过程。血管给药可使药物迅速而准确地进入体循环,没有吸收过程。除此之外,药物吸收的快慢和多少常与给药途径、药物的理化性质、吸收环境等密切相关。一般情况下,常用药物给药途径的吸收速度依次为气雾吸入＞腹腔＞舌下含服＞直肠＞肌内注射＞口服＞皮肤。

1.胃肠道吸收

口服给药是最常用的给药途径。小肠内 pH 接近中性,黏膜吸收面广、血流量大,是主要的吸收部位。药物经消化道吸收后,通过门静脉进入肝脏,最后进入体循环。有些药物在通过肠黏膜及肝脏时,部分可被代谢灭活,导致进入体循环的药量减少,称为首关消除。舌下给药或直肠给药方式分别通过口腔、直肠及结肠的黏膜吸收,虽然吸收表面积小,但血流供应丰富,可避免首关消除效应且吸收迅速;但其缺点是给药量有限,有时吸收不完全。

影响胃肠道药物吸收的因素有很多,如药物的剂型、药片的崩解速度、胃的排空速率、胃液的 pH、胃内容物的多少和性质。排空快、蠕动增加或肠内容物多,可阻碍药物接触吸收部位,使吸收减慢变少;油及高脂肪食物则可促进脂溶性药物的吸收。

2.注射给药

肌内注射及皮下注射药物沿结缔组织吸收,后经毛细血管和淋巴内皮细胞进入血液循环。毛细血管具有微孔,常以简单扩散及滤过方式转运。药物的吸收速率常与注射部位的血流量及药物剂型有关。肌肉组织的血流量比皮下组织丰富,故肌内注射比皮下注射吸收快。水溶液吸收迅速,油剂、混悬剂或植入片可在局部滞留,吸收慢,作用持久。

3.呼吸道给药

肺泡表面积大,与血液只隔肺泡上皮及毛细管内皮各一层,且血流量大,药物到达肺泡后吸收极其迅速,气体及挥发性药物(如全身麻醉药)可直接进入肺泡。气雾剂为分散在空气中的极细气体或固体颗粒,颗粒直径为 $3\sim10~\mu m$,可到达细支气管,例如,异丙肾上腺素气雾剂可用于治疗支气管哮喘;小于 $2~\mu m$ 可进入肺泡,但粒子过小又可随气体排出;粒径过大的喷雾剂大多滞留于支气管,可用于鼻咽部的局部治疗,如抗菌、消炎、祛痰、通鼻塞。

4.经皮给药

完整的皮肤吸收能力差,除汗腺外,皮肤不透水,但脂溶性药物可以缓慢通透。外用药物主要发挥局部作用,例如,对表皮浅表层,可将药物混合于赋形剂中敷在皮肤上,待药物溶出即可进入表皮。近年来有许多促皮吸收剂可与药物制成贴皮剂(如硝苯地平贴皮剂)以达到持久的全身疗效,对于容易经皮吸收的硝酸甘油也可制成缓释贴皮剂预防心绞痛发作。

(二)分布

药物进入体内循环后,经各种生理屏障到达机体组织器官的过程称为药物的分布。影响药物分布的因素主要有以下 5 种。

1.药物与血浆蛋白的结合

大多数药物与血浆蛋白呈可逆性结合,酸性药物多与清蛋白结合,碱性药物多与 α_1 酸性糖蛋白结合,还有少数药物与球蛋白结合。只有游离型药物才能转运至作用部位产生药理效应,通常也只有游离型药物与药理作用密切相关。结合型药物由于分子量增大,不能跨膜转运及代谢或排泄,仅暂时储存于血液中,称为药物效应的"储藏库"。结合型药物与游离型药物处于相互转化的动态平衡中,当游离型药物被分布、代谢或排泄时,结合型药物可随时释放游离型药物而达到新的动态平衡。通常蛋白结合率高的药物在体内消除较慢,药理作用时间维持较长。

药物与血浆蛋白结合特异性低,而血浆蛋白结合点有限,因此两种药物可能与同一种蛋白结合而发生竞争性抑制现象。例如,某药结合率达 99%,当被另一种药物置换而下降 1% 时,游离型(具有药理活性)药物浓度在理论上将增加 100%,可能导致中毒。不过一般药物在被置换过程中,游离型药物会加速被消除,血浆中游离型药物浓度难以持续升高。药物也可能与内源性代谢物竞争与血浆蛋白结合,例如,磺胺药置换胆红素与血浆蛋白结合,在新生儿中应用可能导致核黄疸症。血浆蛋白过少(如肝硬化)或变质(如尿毒症)时,药物血浆蛋白结合率下降,也容易发生毒性反应。

2.局部器官血流量

人体组织脏器的血流量分布以肝最多,肾、脑、心次之,这些器官血流丰富,血流量大。药物吸收后由静脉回到心脏,从动脉向体循环血流量大的器官分布,脂溶性静脉麻醉药(如硫喷妥钠)先在血流量大的脑中发挥麻醉效应,然后向脂肪等组织转移,此时脑中药物浓度迅速下降,麻醉效应很快消失。这种现象称为再分布。药物进入体内一段时间后,血药浓度趋向"稳定",分布达到"平衡",但各组织中药物并不均等,血浆药物浓度与组织内浓度也不相等。这是药物与组织蛋白亲和力不同所致,因此,这种"平衡"称为假平衡,此时的血浆药物浓度高低可以反映靶器官药物结合量多少。药物在靶器官的浓度决定药物效应的强弱,故测定血浆药物浓度可以估算药物效应强度。某些药物可以分布至脂肪、骨质等无生理活性组织形成储库,或结合于毛发指(趾)甲组织。

3.体液的 pH

药物的 pK_a 及体液 pH 是决定药物分布的另一重要因素,细胞内液 pH(约 7)略低于细胞外液 pH(约 7.4),弱碱性药物在细胞内浓度略高,在细胞外浓度略低;而弱酸性药物则相反。口服碳酸氢钠碱化血液及尿液,可使脑细胞中的弱酸性巴比妥类药物向血浆转移,加速自尿排泄而缓解中毒症状,这是抢救巴比妥类药物中毒的措施之一。

4.血-脑屏障

血-脑屏障是血-脑、血-脑脊液及脑脊液-脑屏障的总称,能阻碍药物穿透的主要是前两者。脑是血流量较大的器官,脑毛细血管内皮细胞间紧密连接,基底膜外还有一层星状细胞包围,药物较难穿透,因此药物在脑组织的浓度一般较低,脑脊液不含蛋白质,即使少量未与血浆蛋白结合的脂溶性药物可以穿透进入脑脊液,其后药物进入静脉的速度较快,故脑脊液中药物浓度总是低于血浆浓度,这是大脑的自我保护机制。脂溶性高、游离型分子多、分子量较小的药物可以透过血-脑屏障。有脑膜炎症时,血-脑屏障通透性增加,与血浆蛋白结合较少的磺胺嘧啶能进入脑脊液,可用于治疗化脓性脑脊髓膜炎。此外,为了减少中枢神经不良反应,对于生物碱可将之季铵化以增加其极性,例如,阿托品被季铵化变为甲基阿托品后不能通过血-脑屏障,即不致发生中枢兴奋反应。

5.胎盘屏障

将母亲与胎儿血液隔开的胎盘也能起屏障作用。胎盘的生理作用是使母亲与胎儿间交换营养成分与代谢废物,药物可通过胎盘进入胎儿血液,其通透性与一般的毛细管无显著差别,只是有到达胎儿体内的药物量和分布时间的差异,例如,母亲注射磺胺嘧啶 2 h 后才能与胎儿达到平衡。应该注意的是,几乎所有药物都能穿透胎盘屏障进入胚胎循环,在妊娠期间应禁用对胎儿发育有影响的药物。

(三)生物转化

药物在体内经某些酶作用使其化学结构发生改变称为药物的生物转化,又称药物代谢,是体内药物作用消除的重要途径。

活性药物经生物转化后成为无活性的代谢物,称灭活;无活性或低活性药物转变为有活性或强活性药物,称为活化。大多数脂溶性药物在体内经生物转化变成极性大或解离型的代谢物,水溶性增大而不易被肾小管重吸收,利于从肾脏排出;某些水溶性高的药物在体内可不经转化以原型从肾脏排出。

机体内进行生物转化的器官主要是肝脏,胃肠道黏膜、肾脏、肺脏、体液和血液等也可参与重要的生物转化代谢作用。药物代谢通常分为两相,Ⅰ相反应包括氧化、还原或水解;Ⅱ相反应为结合反应。Ⅰ相反应主要是体内药物在某些酶(主要是肝药酶)作用下,引入或除去某些官能团(如羟基、羧基和氨基),使原型药物成为极性强的代谢产物而灭活,但少数例外(反而活化),故生物转化不能称为解毒过程。Ⅱ相反应是在某些酶作用下,药物分子结构中的极性基团与体内化学成分(如葡糖醛酸、硫酸、甘氨酸、谷胱甘肽)结合,生成强极性的水溶性代谢产物排出体外。Ⅱ相反应和部分Ⅰ相反应的代谢产物易通过肾脏排泄。

药物在机体内的生物转化本质上是酶促反应,其催化酶主要有两大类:特异性酶与非特异性酶。特异性酶是指具有高选择性、高活性催化作用的酶,胆碱酯酶(AchE)特异性灭活乙酰胆碱(Ach),单胺氧化酶(MAO)转化单胺类药物。

非特异性酶指肝脏微粒体的细胞色素 P450 酶系统,是促进药物生物转化的主要酶系统,故又简称肝药酶,现已分离出 70 余种。它是由许多结构和功能相似的肝脏微粒体的细胞色素 P450 同工酶组成的。其基本作用是获得两个 H^-,接受一个氧分子,其中一个氧原子使药物羟化,另一个氧原子与两个 H 结合成水($RH+NADPH+O_2+2H^+\rightarrow ROH+NADP^++H_2O$),没有相应的还原产物,故又名单加氧酶,能与数百种药物起反应。此酶系统活性有限,在药物间容易发生竞争性抑制。它又不稳定,个体差异大,且易受药物的诱导或抑制。例如,苯巴比妥能促进光面肌浆网增生,其中 P450 酶系统活性增加,加速药物生物转化,这是其自身耐受性及与其他药物交叉耐受性的原因。西咪替丁抑制 P450 酶系统活性,可使其他药物效应敏化。

肝药酶催化的氧化反应,如图 1-9 所示。

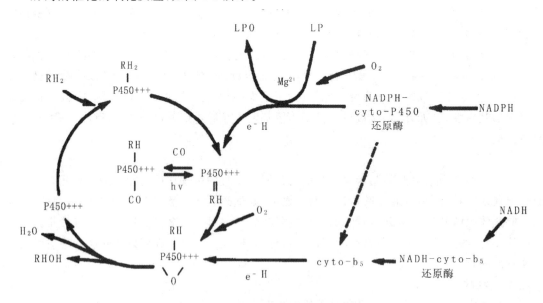

图 1-9　细胞色素 P450 酶系统对药物氧化过程示意图

(四)排泄

药物在体内经吸收、分布、代谢后,最终以原型或代谢产物经不同途径排到体外称为排泄。

挥发性药物及气体可从呼吸道排出,非挥发性药物主要由肾脏排泄。

1.肾脏排泄

肾脏是主要的排泄器官。肾小球毛细管膜孔较大,滤过压也较高,故通透性较大。游离的药物能通过肾小球过滤进入肾小管。随着原尿水分的回收,肾小管中药物浓度上升。当超过血浆浓度时,那些极性低、脂溶性大的药物易经肾小管上皮细胞再吸收而向血浆扩散,排泄得较少也较慢。只有那些经生物转化的极性高、水溶性代谢物不能被再吸收而顺利排出。有些药物在近曲小管由载体主动转运进入肾小管,排泄得较快。肾小管有两个主动分泌通道,一个是弱酸类通道,另一个是弱碱类通道,分别由两类载体转运,同类药物间可能有竞争性抑制。例如,丙磺舒抑制青霉素主动分泌,使后者排泄减慢,药效延长并增强。碱化尿液使酸性药物在尿中离子化,酸化尿液使碱性药物在尿中离子化,利用离子障原理阻止药物再吸收,加速其排泄,这是药物中毒常用的解毒方法。

2.胆汁排泄

有些药物及其代谢产物可自胆汁排泄,原理与肾排泄相似,但不是药物排泄的主要途径。药物自胆排泄有酸性、碱性及中性三个主动排泄通道。一些药物在肝细胞与葡糖醛酸等结合后排入胆中,随胆汁到达小肠后被水解,游离药物被重吸收,称为肝肠循环。在胆道引流患者体内,药物(如氯霉素、洋地黄)的血浆半衰期将显著缩短。

3.乳腺排泄

乳汁 pH 略低于血浆 pH,一些碱性药物(如吗啡、阿托品)可以自乳汁排泄,因此哺乳期妇女用药应慎重,以免对婴儿引起不良反应。

(五)其他

药物还可从肠液、唾液、泪水或汗液中排泄。胃液酸度很高,某些生物碱(如吗啡)注射给药也可向胃液扩散,洗胃是中毒治疗和诊断的措施。药物也可自唾液及汗液排泄。粪中药物多数是口服未被吸收的药物。肺脏是某些挥发性药物的主要排泄途径,检测呼出气中的乙醇量是诊断酒后驾车的快速、简便方法。

(徐凤琴)

第二章

药物制剂的稳定性

第一节 化学稳定性

药物制剂中药物的化学降解可导致药物含量的下降和有关物质的增加。前者可导致药物的疗效下降,而后者则可能导致有毒杂质(有关物质)的增加或引起颜色、顺应性等改变。因此,药物制剂有效期的确定应综合各项指标进行判断,通常以最先不符合要求的指标(既可以是含量,也可以是有关物质)出现时间作为失效期。

一、药物化学降解的途径

因药物结构的不同,药物制剂的降解途径包括水解、氧化、光解、异构化等。例如,氯吡格雷可以发生水解和氧化反应。

(一)水解

水解反应是制剂常见的降解途径之一。酯类(包括内酯类)药物、酰胺类(包括内酰胺类)药物、巴比妥类药物、乙内酰脲药物、酰亚胺药物、席夫碱、含活泼卤素的药物(如酰卤)、苷类及缩胺药物等的水溶液容易发生水解。

药物的水解可以受质子或氢氧根离子催化(专属酸或碱催化水解),也可以受广义(共轭)酸或碱催化,还可以由亲核试剂催化。药物的水解反应虽然是药物与水分子的双分子反应(二级反应),但是,由于水的浓度变化很小,可以视为常数,故当溶液中的 pH 一定时,药物的降解速度只与药物的浓度成正比,即为一级反应。

1.酯类药物的水解

酯类药物是典型的较容易水解的药物,其水解速度一般大于酰胺类药物。酯类药物的水解包括氢离子、氢氧根离子或水催化的水解(图 2-1)。

$$R_1-CO-OR_2+H_2O \xrightarrow[OH^-]{H^+} R_1-CO-OH+R_2-OH$$

图 2-1 酯类药物的水解

酯类药物中无机酸酯和低级脂肪酸酯更易于水解。有机酯类药物的水解速度在结构上取决于基团 R_1 及 R_2 的电子效应和空间效应,如果 R_1 和 R_2 使碳原子的正电荷增加(如两个基团为吸电子基团),则必将增加水解的可能性,反之亦然。

表 2-1 列出了不同取代苯甲酸乙酯($RArCOOC_2H_5$)的水解速率常数,可以看到对硝基苯甲酸乙酯的水解速度大于苯甲酸乙酯,因为硝基为强吸电子基,又处于酯基的对位,有强吸电子诱导效应和共轭效应,两者方向相同,均使碳原子上的正电荷增加;对甲基苯甲酸乙酯的水解速度低于苯甲酸乙酯,因为甲基为弱给电子基,又处于酯基的对位,有给电子诱导效应和 σ-π 超共轭效应,均使碳原子上的正电荷降低;而局麻药对氨基苯甲酸乙酯的水解速度大大低于苯甲酸乙酯,是因为氨基虽为吸电子基团,但是在该结构中处于酯基的对位,有强的共轭效应,且后者远强于前者,故使碳原子上的正电荷大大降低,从而导致水解速度减小。

表 2-1 不同取代苯甲酸乙酯($RArCOOC_2H_5$)在 25 ℃ 和 60% 丙酮碱性水溶液的水解速率常数

R	NH_2	CH_3	H	NO_2
$k(g^{-1})$	0.029	0.403	1	85.1

一般情况下,酚酯比醇酯更易于水解,因为芳烃基为吸电子基,使碳原子的正电荷增加,而脂肪烃基与之相反。例如,阿司匹林极易水解。

酯类分子中,同时存在亲核基团时,由于其有催化作用,可以增大水解速度,而且随着亲核性的提高,水解速度加快。因这类亲核基团多在反应中心附近,故将这种作用称为"邻助作用"。例如,阿司匹林极易水解,除上述原因外,还存在着邻位羧基负离子的邻助作用。

当酯类药物酯键附近存在大体积的基团时,因其空间障碍对酯键具有保护作用,故能减少药物的水解。例如,异丁酰水杨酸、1-乙基丁酰水杨酸比阿司匹林稳定,是由于结构中酯羰基连接异丙基和二乙甲基,体积较大,因空间效应而降低水解速度,阿司匹林、异丁酰水杨酸、1-乙基丁酰水杨酸的水解速度比为 100：10：1。

羧酸酯类药物是常见的易于水解的药物,常见的该类药物的水解动力学常数见表 2-2。一般来说,结构类似的羧酸酯类药物的水解动力学常数类似,例如,对羟基苯甲酸乙酯与苯佐卡因的酯结构类似,其水解常数接近。因此,对于结构类似的羧酸酯类药物可以通过文献数据推断其稳定性,例如,阿托品与东莨菪碱的水解动力学行为类似。

表 2-2 常见羧酸酯类药物的水解动力学常数

名称	$k(s^{-1})$	pH	名称	$k(s^{-1})$	pH
喜树碱	6.0×10^{-5}(25 ℃)	7.13	普鲁卡因	6×10^{-5}(40 ℃)	8.0
阿司匹林	3.7×10^{-6}(25 ℃)	6.90	毛果芸香碱	1.7×10^{-6}(40 ℃)	8.0
甲泼尼松龙琥珀酸钠	2.5×10^{-7}(25 ℃)	7.30	阿托品	1.8×10^{-7}(40 ℃)	7.01
oxathincarboxanilide	1.8×10^{-7}(25 ℃)	6.92	哌甲酯	3.2×10^{-6}(50 ℃)	6.07
苯佐卡因	5.7×10^{-8}(25 ℃)	9.2	氢化可的松琥珀酸钠	9.0×10^{-6}(65.2 ℃)	7.0
对羟基苯甲酸乙酯	4.2×10^{-8}(25 ℃)	9.16		1×10^{-7}(25 ℃)	
可卡因	4.97×10^{-6}(25 ℃)	7.25	哌替啶	1.8×10^{-7}(89.7 ℃)	6.192
琥珀酰胆碱	5.0×10^{-5}(40 ℃)	8.0			

内酯是一种特殊的酯,首先其内酯结构可水解,继而与线性羧酸结构存在一定的平衡,如华法林和毛果芸香碱。

甲基氨基酸酯是在药物结构设计中常用的酯,该类酯在弱酸性条件下较稳定,在强酸、碱性、中性条件下易于水解。磷酸酯是前体药物常用的酯,但该酯极不稳定,尤其进入体内后可以迅速被磷酸酯酶代谢。

2.酰胺类药物的水解

酰胺类药物水解机制类似于酯类,但水解速率一般低于酯类药物,这是因为酰胺键是平面结构,电子离域化程度高,氮原子上取代基的斥电子效应使羰基碳的电子云密度高,正电荷降低,因而其水解的活性降低。例如,水杨酰胺比水杨酸甲酯稳定得多。酰胺类药物结构中的基团 R、R′的电子效应和空间效应均对药物的水解性有影响。例如,氯霉素分子的二氯乙酰胺基中,两个强吸电子的氯原子使酰胺键羰基碳原子的正电荷升高,有利于亲核攻击,因此,氯霉素极易水解。

β-内酰胺不是平面结构而为刚性结构,电子离域化受到限制,因而比链酰胺更易水解。青霉素结构中有一个链酰胺键和一个 β-内酰胺环,在水溶液中 β-内酰胺环易于开环,生成青霉酸,而链酰胺键不变。内酰胺环的水解性与环的大小有关,小环内酰胺(如青霉素)比大环内酰胺(如利福霉素)易于水解。另外,β-内酰胺的水解性也与环的状态有关,单环 β-内酰胺环比并环 β-内酰胺环更稳定,例如,氨曲南即是一个成功的单环 β-内酰胺抗生素,性质稳定,由美国 Squibb 公司开发成功,是第一个单环 β-内酰胺抗生素,也是唯一可以直接生产制成水溶液注射剂的 β-内酰胺抗生素。并环的张力大小也影响水解性,例如,并五元环的 β-内酰胺比并六元环的 β-内酰胺更易水解。巴比妥类、乙内酰脲和酰亚胺药物作为特殊的酰胺类药物,更易于水解。

3.其他类型药物的水解

(1)卤烃类药物:如果卤烃类药物的卤原子连接在碳原子上,一般较易水解,如氯霉素、克林霉素;连接于氮原子上也易水解,如哈拉宗;连接在芳环上时则不易水解,如地西泮、氯丙嗪。

(2)具有苷键及其类似结构的药物:氨基糖苷类抗生素具有苷键,能水解成苷和糖,如庆大霉素;阿糖胞苷、安西他滨和 5-氮杂胞苷也可水解。

(3)具有缩胺类结构药物:具有缩胺类结构的药物也易水解,如碘解磷定。

(二)药物的氧化和光解

1.氧化

任何一种药物都具有还原性,在加热和强氧化剂的条件下均可以被彻底氧化破坏。这里所述的氧化则是指温和条件下药物的氧化降解,主要是指药物的自氧化反应。自氧化反应是由空气中的氧气自发引起的自由基链式反应。药物的自氧化一般是自由基链式反应,可以分为 4 个阶段:自由基形成阶段、链反应形成阶段、链反应扩展阶段和链反应终止阶段。其中自由基形成阶段是在一定的条件下(光照射、过渡金属的催化氧化、引发剂等),药物分子的碳氢键发生均裂,形成烃基自由基和氢自由基。

药物的自氧化趋势可以从其标准氧化电位值与氧的标准氧化电位值之间的比较来判定,即氧化电位大的药物易自氧化,特别是药物的标准氧化电位值与氧的标准氧化电位值相比,前者较大时,药物更易自氧化。化合物的氧化电位值受 pH 的影响,氧分子在酸性、中性、碱性溶液中的氧化电位值分别为 -1.239 V、-0.815 V、-0.40 V,因此,药物的标准氧化电位的绝对值大于上述绝对值时,这种药物易于自氧化。例如,维生素 C 在 pH 4.58、30 ℃时的标准氧化电位值为 -0.136 V,易于自氧化。

药物氧化与其结构有很大关系,酚类、烯醇类、芳胺类、吡唑酮类、噻嗪类等结构的药物可能发生氧化降解。例如,儿茶酚类药物(如甲基多巴、肾上腺素)易氧化成醌。有些药物氧化后进一步发生反应,例如,5-氨基水杨酸氧化形成醌亚胺,后者进一步聚合形成有色物质。近年来,含硫的化合物成为候选新药的热点之一,而含硫的化合物易于氧化,在制剂研究中应给予重视。例如,硫醇比烯醇或酚类更易自氧化,且在碱性溶液中比在酸性溶液中更易自氧化。随着肽类或蛋白质药物的不断应用于临床,它们结构中硫醇的氧化性必将成为制备和贮运其制剂的障碍。

烃类药物可以发生自氧化。饱和烃类的自氧化活性与其碳原子的取代有关,自氧化活性顺序为叔碳>仲碳>伯碳。例如,维生素 A 的自氧化可发生在叔碳的 4′、8′、12′上。当饱和碳原子上连有吸电子基团时,氢的电子云转向碳原子,易发生自氧化,例如,三氯甲烷自氧化生成光气,而乙醚自氧化产生过氧化物。

烯烃和芳烃比饱和烃易于自氧化,氧化发生在双键位置上。共轭烯烃的自氧化发生在 1,4-位上,形成过氧化物。

醛基的 C—H 键因碳原子上连有吸电子的氧原子,容易发生自氧化反应变成酸,例如,乙醛首先形成少量过乙酸,过乙酸分解成乙酸自由基和羟基自由基,继而经链反应的形成、扩展,使乙醛逐渐氧化成乙酸。

一般情况下,醇类药物较为稳定,不易自氧化,但是,如果醇羟基的 β-碳原子上连有氧原子、氮基或羟基,自氧化的可能性增加,例如,去氧皮质酮的羟基即可自氧化。另外,自氧化性的大小与碳原子的状态有关,自氧化性的大小顺序为叔醇>仲醇>伯醇。

烯醇与酚类药物一样极易自氧化,例如,维生素 C 在铜离子的浓度低达 10^{-9} mol/L 时仍然可被铜离子催化而氧化。胺类药物也具有自氧化的可能性,常可以被氧化成 N-氧化物,如氮芥和吗啡。一般情况下,芳香胺比脂肪胺更易自氧化,例如,磺胺类药物的分子中含有芳伯氨基,能发生自氧化。

2.光解

光解是指化合物在光的作用下所发生的有关降解反应,许多药物对光不稳定,硝苯地平类、喹诺酮类等药物会发生光解。光解反应有以下特点:①温度对光解的速度影响较小(温度系数1.0~1.8);②药物浓度较低时,光解速度与浓度的关系呈一级动力学关系,高浓度时为零级动力学关系。

光解反应有不同的类型,光解产物往往比较复杂,例如,氯喹光解产物有 7 种,有时光解产物随后可以被氧化和/或水解。

(三)异构化和消旋

如果一种药物的光学异构体或几何异构体之间的生理活性不同,在考虑稳定性时要注意是否有异构化反应发生。异构化分为光学异构化和几何异构化。

几何异构降解是指药物的顺反式之间发生了转变,使原异构体的含量及生理活性发生了变化。例如,维生素 A 的活性异构体是全反式,在形成顺式异构体后,生理活性下降。又如,两性霉素 B 为反式构象,可以在产物中转化为无效且有毒性的顺式构象,即两性霉素 A,因此,两性霉素 B 质量标准中规定,两性霉素 A 的含量不得大于 5%。

光学异构降解是指化合物的光学特性发生了变化,一般是指化合物的光学异构体之间发生了相互的转变。例如,四环素在酸性条件下,位上的碳原子出现差向异构的转变,使活性下降。有时,光学异构体易于产生消旋或外消旋而活性下降,虽然这种过程往往是可逆变化,但当消旋体中某一种异构体进一步降解时则可以导致不可逆。例如,依托泊苷由反式内酯转化为顺式内酯,后者进一步水解。

(四)其他降解途径

除上述几种主要的药物降解途径外,还有其他的一些降解途径。例如,聚合即两个或多个分子结合形成复杂的分子。聚合是一种常见的降解,往往伴随于氧化或光解过程。例如,氨苄西林浓水溶液在贮存过程中发生聚合作用,一个分子的β-内酰胺环裂开,与另一个分子反应形成二聚物。此过程可再继续下去形成高聚物,学者认为高聚物是产生变态反应的重要原因之一。噻替哌在水溶液中易聚合并失效,可以用聚乙二醇作溶剂制成注射剂来避免。胰岛素在酸性条件下发生脱酰胺水解而生成单脱酰胺胰岛素,而在偏碱性条件下则会发生聚合现象,使紫外吸收特性发生变化,两者均使含量和活性下降。另外,一些药物可发生脱羧反应,例如,对氨基水杨酸钠脱羧形成间氨基酚,并进一步生成有色氧化产物。

(五)药物-辅料和药物-药物相互作用

药物制剂中往往含有其他药物(如复方制剂)和辅料,药物-辅料和药物-药物间的相互作用将影响药物的稳定性。如下为常见的药物-药物、药物-辅料相互作用的例子。

1.与亚硫酸氢盐的反应

亚硫酸氢盐是常用的抗氧剂,可以与肾上腺素等药物发生化学反应,亚硫酸氢根可以取代其羟基。

2.含胺基药物与还原糖的反应

还原糖可以和伯胺、仲胺药物发生,被称为美拉德反应的加成反应,使药品颜色加深。例如,硫酸右旋美沙酚与乳糖制成的片剂可以发生反应而使颜色加深。

3.酯交换反应

当酯类药物与含羟基的药物混合时,可以发生酯交换反应。例如,阿司匹林与可待因可发生酯交换反应。

二、影响药物制剂降解的因素及稳定措施

通过对药物降解动力学和降解机制的研究,处方工作者可以对影响药物制剂降解的因素做出相应的判断,进而在处方和工艺设计及后续的包装贮运条件制定中避免或减少这些因素的影响,最终身产出稳定的药物制剂。

对于药物化学结构方面的因素,可以采用结构修饰或改造的办法。例如,将药物制成前体药物来提高药物的稳定性,可以通过改变电子效应和空间效应来稳定水解迅速的药物。对于因晶型产生的不稳定性可以通过重新选择稳定晶型来实现其稳定性。但是化学结构的改变同时也可能带来生物效应的改变,稳定晶型的水溶性小,也往往会导致生物利用度降低。因此,对于已有药物的稳定性问题,除非有特别的需要,通常建议采用制剂学方法,在不改变化学结构和物理结构的前提下,提高药物的稳定性。本部分重点讨论影响药物化学稳定性的非结构影响因素,包括处方因素和非处方因素。

(一)处方因素

处方是制剂稳定与否的关键。处方环境中的 pH、缓冲盐的浓度、溶剂、离子强度、表面活性剂、赋形剂、附加剂等,都是一些经常影响稳定性的因素。

1.pH

处方的pH是影响制剂化学稳定性的重要因素,它无论对于药物的水解反应还是氧化反应均有影响。

(1)pH与水解反应速率的关系:如前文所述,酯类、酰胺类、含活泼卤素的药物及苷类和缩胺等药物均容易发生水解,尤以溶液状态为甚,以至于许多药物不能制备满足上市要求的水溶液制剂,例如,青霉素等抗生素就只能制备为粉针剂。即使在固体状态下,有些制剂不可避免地含有一定的水分,例如,多肽、蛋白类药物的冻干制剂就可能因残留水分的存在而发生降解。药物除受水分子催化水解外,还可能受专属酸碱催化或广义酸碱催化水解,因此,处方的pH环境包括缓冲液的种类与药物水解速度密切相关。

pH对水解速度常数的影响可用以下公式表示:$k = k_0 + k_{H^+} [H^+] + k_{OH^-} [OH^-]$。

式中,k为水解速度常数;k_0为水分子的催化速度常数;k_{H^+}、k_{OH^-}分别表示$[H^+]$和$[OH^-]$的专属酸碱催化速度常数。

当pH较低时,主要为专属酸催化,公式可简化为:$\log k = \log k_{H^+} - pH$。

以$\log k$-pH作图,为一条直线,斜率为-1。当pH较高时主要为碱催化,则:$\log k = \log k_{OH^-} - \log k_{H^+} + pH$。

以$\log k$-pH作图,为一条直线,斜率为$+1$。$K_w = [H^+][OH^-]$称为水的离子积,当温度为298.7 K时,$K_w = 10^{-14}$。所以整个曲线理论上呈"V"字形。也就是说,在理论上存在一个pH,使处方中药物的水解速度最小,这个对应于最小的反应速度常数的pH,定义为pH_m。如果药物水使解反应机制为专属酸碱催化,也可以用以下公式计算一些药物的理论pH_m:

$$pH_m = \frac{1}{2} pK_m - \frac{1}{2} \log \frac{k_{H^+}}{k_{OH^-}}。$$

利用pH-反应速率关系图,可以观察到对某一药物最稳定的pH范围。例如,青霉素的最稳定pH大约为6。

例如,测得葡萄糖溶液(0.030 mol/L盐酸溶液)在121 ℃下的水解速度常数为0.008 h^{-1},已知该温度下葡萄糖的自发水解速度常数为0.001 h^{-1},试计算葡萄糖溶液在该条件下的酸催化水解速度常数。

如果药物含多级解离,例如,某弱酸可以解离成HA^-、A^{2-}时,其中HA^-为中间态,药物降解的pH-反应速率关系图呈钟形,有最大值,此时往往为HA^-的等电点,为$(pK_1 + pK_2)/2$。氢氯噻嗪的降解pH-反应速率关系图呈钟形。

(2)pH与自氧化反应速率的关系:药物的自氧化取决于药物的标准氧化电位值,而标准氧化电位值则受pH的影响,因此,处方的酸碱性将影响自氧化药物的稳定性。自氧化的典型例子是醌自氧化形成氢醌:

根据Nernst方程,醌-氢醌在酸碱条件下的实际氧化-还原电位可计算如下:

$$E = E_0 + \frac{0.059\,2}{n} \lg \frac{[H^+][Q^-]}{[HQ]}。$$

式中,Q代表醌,为氧化型;HQ代表氢醌,为还原型;E为实际氧化-还原电位;E_0为标准氧化-还原电位;n为氧化型变为还原型获得的电子数目。由式可见,氢离子浓度增加,则还原型不易变为氧化型。由此可见,还原型药物在pH低时比较稳定,例如,吗啡pH在4以下较为稳定,pH为5.5～7.0时反应速度迅速增加。

有些药物经自氧化后仍有后续的水解反应,则 pH 对这些药物的降解速率影响更大,例如,维生素 C 在酸性条件下,可逆地氧化成去氢抗坏血酸,而在碱性条件下,去氢抗坏血酸将进一步水解成 2,3-二氧古洛糖酸,再进一步氧化成草酸和 L-苏阿糖酸,使反应变为不可逆,所以,维生素 C 注射液的 pH 应偏酸为好。

综上所述,所有药物均有最适 pH 范围,无论是对易水解的药物还是易氧化的药物,必须调整 pH 至一定的范围,以确保药物的稳定。

2.广义酸碱催化

除了 [H⁺]、[OH⁻] 会催化一些药物的水解反应以外,一些广义酸碱也会催化药物的水解反应。能够给出质子的物质称为广义酸,能够接受质子的物质称为广义碱。药物受广义酸碱催化的水解称为广义酸碱催化。

在处方中有时为了使药液的 pH 稳定,常使用一些缓冲盐,如 HAc、NaAc、NaH_2PO_4、枸橼酸盐、硼酸盐,但它们作为广义酸碱往往会催化这些药物的水解。例如,醋酸盐和枸橼酸盐催化氯霉素的水解,HPO_4^{2-} 催化青霉素的水解。因此在药物制剂处方设计时应加以考虑。可选择没有催化作用的缓冲系统,或者降低缓冲盐的浓度等。以磷酸盐缓冲液为例,如果存在广义酸碱催化,则其表观速率常数可以表达为 $k = k_{H^+}[H^+]k_{H_2O} + k_{OH^-}[OH^-] + k_{H_2PO_4^-}[H_2PO_4^-] + k_{H_2PO_4^-}[HPO_4^{2-}]$。氯霉素的水解受广义酸碱催化,在 pH 7、93 ℃下的降解速度($1/t_{50}$)与磷酸盐浓度间的关系如图 2-2 所示。

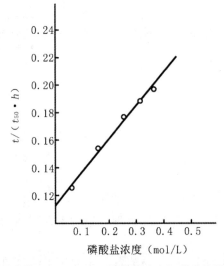

图 2-2　氯霉素在 pH 7、93 ℃下的降解速度与磷酸盐浓度间的关系

3.溶剂极性对反应速率的影响

溶剂的极性对药物水解的影响已经被许多研究所证实,但其机制尚不清楚,目前习惯用过渡态理论解释和推断介质的极性对水解反应的影响。根据过渡态理论,反应速度取决于过渡态的浓度,这种浓度又取决于反应物与过渡态间的平衡。

根据溶剂极性改变对平衡的影响,即对过渡态浓度的影响,则可对反应的影响作出推断。如果反应物转变为过渡态的极性增大,则增加溶剂的极性可以稳定过渡态,增加反应速度。反之,减小溶剂极性,则可以减小反应速度。

可以用溶剂介电常数来说明溶剂极性的这种影响。在溶剂中,离子间反应速度常数可以用如下关系式表示：

$$\lg k = \lg k_\infty \frac{k' Z_A Z_B}{\varepsilon}。$$

式中，k 为反应速度常数；k' 为常数；ε 为介电常数；k_∞ 为 $\varepsilon \to \infty$ 时的速度常数；Z_A、Z_B 为 A、B 两种离子的电荷。

可以看出，对于离子-离子反应，如果两个离子的电荷相同，则过渡态将具有较多的电荷，极性增大，增加溶剂极性将增加反应速度，减小溶剂极性则减小反应速度。苯巴比妥钠在水溶液中解离成带负电的苯巴比妥离子，在碱性条件下水解时，在溶液中加入 60% 的丙二醇可降低溶剂的极性，这样可以延缓药物的水解。向复方磺胺甲噁唑的注射液中加入 45% 的丙二醇的目的也是如此。

上述式同样表明，对于带有不同电荷的离子间的反应速度常数，溶剂极性则有相反的影响，带有不同电荷的离子间的反应过渡态将具有很少的电荷，极性减小，增加溶剂极性将减小反应速度，而减小溶剂极性则增加反应速度。

中性分子-离子反应的情况不能用上述式解释，但与不同电荷离子间反应的结果类似，这种反应的过渡态极性极小，增加溶剂的极性将降低药物的降解速度。中性的酯类、酰胺类药物分子的水解即属于此类。例如，氯霉素为一个中性分子，受 OH^- 催化而水解，在丙二醇介质中该反应的反应速度快，而在水介质中反应速度较慢。

制剂处方中常常加入一些电解质，如等渗调节剂、抗氧剂、缓冲盐等，这些电解质的离子强度的增大将导致溶剂极性的增加，因此对降解速度也会有影响，可以用下式考虑：

$$\lg k = \lg k_0 + 1.02 Z_A Z_B I$$

式中，k 为降解速度常数；k_0 为溶液无限稀释时（$I = 0$）的速度常数；Z_A、Z_B 为药物所带电荷；I 为离子强度。

从上式可以看出，对于相同电荷离子间的反应，例如，药物离子带负电，受 OH^- 的催化，加入盐使溶液离子强度增加，则反应速度增加。对于不同电荷离子间的反应，如药物离子带负电，受 H^+ 的催化，溶液离子强度增加，则反应速度降低。

4. 金属离子对降解速率的影响

处方中加入的或原辅料中带入的金属离子，特别是重金属离子，对药物的稳定性有较大的影响。由于药物的自氧化反应往往属于自由基反应或自由基链反应。金属离子对自由基形成、链反应的形成及扩展均有催化作用。

催化自氧化的金属离子有铜离子、铁离子、钴离子和锰离子等。例如，铜离子在 0.06×10^{-6} mol/L 时仍然对维生素 C、肾上腺素的自氧化有催化作用，从而导致其注射液颜色变深。

为了消除金属离子对药物自氧化反应的催化作用，应注意防止这些离子的引入。但是，微量的金属离子往往很难避免，如原辅料可能带入，生产设备也可能带入。必要时可以加入掩蔽剂（螯合剂）络合金属离子，降低游离的金属离子在溶液中的浓度和活性，增加药物的稳定性。添加的螯合剂应该人体相容性好，即本身有生理惰性，对人体无毒。常用的有依地酸二钠和依地酸钙钠，后者适合 pH<7 的注射剂，可以防止依地酸二钠因络合血钙而导致的血钙下降，同时确保螯合剂又能与重金属离子络合。

5. 辅料的影响

处方中的基质及赋形剂等辅料对处方的稳定性也将产生影响，例如，硬脂酸镁是一种常用的润滑剂,与阿司匹林共存时可加速阿司匹林的水解。其原因是,硬脂酸镁能与阿司匹林形成相应的乙酰水杨酸镁,溶解度增加,同时,硬脂酸镁具弱碱性而有催化作用。有研究表明阿司匹林单独的水解机制不同于阿司匹林和硬脂酸镁共存时的水解。所以在制备阿司匹林片时,因为考虑到主药的稳定性,故而选用滑石粉或硬脂酸而不用硬脂酸镁。又如,糖类特别是乳糖、甘露醇可以和伯胺药物发生美拉德反应。

由于药物在固体制剂中的降解很复杂,特别是在含有填充剂、润滑剂及黏合剂的片剂、胶囊剂中,很难对其中辅料的作用作出很肯定的解释。一般而言,辅料对药物稳定性产生影响的机制主要有以下几种:①起表面催化作用;②改变了液层中的 pH;③直接与药物产生相互作用。

这些作用机制又与药物及辅料性质、结晶性和处方中水分有关。不仅药物的含水量会对固体制剂的稳定性有影响,辅料的吸湿性及结合水的能力对固体制剂稳定性也会产生较大的影响。例如,卡托普利本身对热和湿都很稳定,而一些辅料会使之迅速氧化。研究发现,虽然淀粉比微晶纤维素、乳糖的吸湿性大,但使卡托普利的降解量却小于后两者,这可能与辅料和水的结合强度有关。Carstensen 指出,固体药物的降解受湿度影响,但是在任何一种物质含有水分低于某一数值情况下,水分对药物的降解无影响,并将该值命名为临界含水量,高于此含水量药物可发生明显降解。例如,使用不同含水量的微晶纤维素对维生素 B_1 的稳定性进行研究,发现含水量达到一定值后,水能加速维生素 B_1 的降解。

表 2-3 列出了一些常见药用辅料在室温下的平衡吸湿量,通过选择含湿量较低的辅料,特别是对于一些吸湿性大的药物,可以增加药物的稳定性。

表 2-3　常见药用辅料在室温下的平衡吸湿量

辅料	25 ℃时不同相对湿度下的平衡吸湿量/%		
	33%(RH)	75%(RH)	100%(RH)
无水磷酸二钙(USP)	<0.1	<0.1	7.0
乳糖 TSP,喷雾干燥品	0.5	1.0	21.5
硬脂酸镁	3.1	3.5	
纤维素,微晶纤维素(NF)	3.7	8.1	
聚乙二醇 3350(NF)	<0.3	2.0	62.2
预胶化淀粉(NF)	7.8	14.7	36.4
玉米淀粉	8.0	14.4	16.5
聚维酮(USP)	12.2	27.8	

注:RH 为相对湿度,USP 为《美国药典》,TSP 为总悬浮微粒,NF 为《美国国家处方集》。

辅料及药物的几何形状对其稳定性也有影响。有些研究表明,降低药物及辅料粒径,能减小降解速度。而在其他一些研究中,结果却完全不同。所以不能用简单的方法对固体药物的稳定性加以解释。

辅料会引起固体制剂液相中 pH 的变化,因此可能加速药物的分解,另一方面,也可为药物提供合适的 pH,从而使药物的稳定性增加。有研究通过测定处方浆液的 pH 来估计其是否利于药物的稳定性。例如,实验证明二乙基三戊酮盐酸盐在其处方浆液 pH 为 2.4~3.5 的处方中稳定,而在处方浆液为 pH>4 的处方中不稳定。

表面活性剂在制剂中是一类常用的辅料。在一些易水解的药物中加入表面活性剂,可使其稳定性增加,这是因为表面活性剂可在溶液中形成胶束,形成了一种屏障,防止了一些催化基团(如 OH^-、H^+)的进攻。但有时表面活性剂的加入也会使稳定性下降,例如,聚山梨酯-80 使维生素 D_3 的稳定性下降。

(二)非处方因素

除了制剂的处方因素外,非处方因素与制剂的化学稳定性也有密切的关系,这些非处方因素如温度、光线、空气、湿度。而且这些非处方因素也是药品管理部门用于考察药品稳定性的主要条件。制剂在温度、光照、空气湿度条件下的稳定性,将决定药物制剂的储运条件和包装条件,同时也是确定药物有效期的重要依据。

1.温度对制剂稳定性的影响

温度是外界环境中影响制剂稳定性的重要因素之一,对水解、氧化等反应影响较大,而对光解反应影响较小。一般来说,温度升高,药物的降解速度增加。温度对降解速度的影响可以用范托夫定律及阿伦尼乌斯定律来说明,这在前面已有叙述。

在制剂的制备过程中应特别注意一些需升高温度的工艺(如灭菌、加热溶解、干燥)对药物稳定性的影响,特别是生物制品,对热非常敏感。可以通过降低温度、缩短受热时间,采用冷冻干燥、无菌操作等工艺,避免或减少温度对药物稳定性的不良影响。必要时应对制剂提出低温保存的要求,以确保其安全、有效。

升高温度可以加速药物降解,但冷冻条件也有可能发生双分子反应导致的药物降解。其原因是冷冻结冰的同时,非冰区域药物的浓度增加,加大了降解反应的可能性。例如,对羟基苯甲乙酯、丙酯的降解反应在 $-14\ ℃\sim-4\ ℃$ 加速(图 2-3),但有时有些反应具有最大值,例如,阿莫西林钠盐在 $-6\ ℃$ 的降解速度大于在 $-4\ ℃$ 和更低冷冻温度下的降解速度。

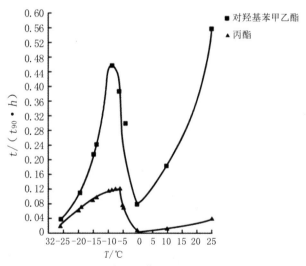

图 2-3 冷冻对药物降解速度的影响

2.光的影响

光是一种辐射能,辐射能量的单位是光子,光子的能量与波长成反比,光线波长越短,能量越大,因此紫外线更易激发化学反应。对光敏感的药物很常见,例如,二氢吡啶类钙离子通道阻滞剂会因光照而产生光解反应。在生产中应对这类药物避光操作,对于固体制剂可以采用合适的避光措施,例如,对硝苯地平片采用包黄色薄膜衣避光,或采用深红色胶囊装填,同时,应包装于棕色瓶中,贮运过程中应避光。

光线对药物的自氧化反应的催化作用类似于重金属离子的催化作用,能促使或导致自由基的形成,从而形成自由基链反应,也能促使自由基链反应产物过氧化物的分解。例如,氯丙嗪水溶液的自氧化与光照有关,避光放置时,氯丙嗪注射液的稳定性较好,而遇光则分解很快。

光线对药物稳定性的影响有两方面,即波长和光强度。药物往往在一定的波长下易于降解,例如,硝苯地平在 420 nm 下有最大降解速度(图 2-4)。在一定的波长下,药物的降解往往随光强的增加而增加,例如,硝普钠的降解速度随光强度的增加而加快。

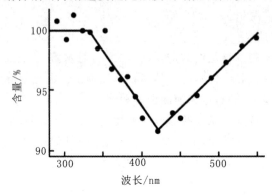

图 2-4　硝苯地平片的含量随光波长的变化

3.湿度和水分的影响

湿度和水分对固体药物的影响非常重要,水是化学反应的媒介。水进入固体制剂后,在表面形成液膜,分解反应在此发生。例如,微量的水能加速阿司匹林、青霉素钠盐和氨苄西林的分解。降解反应的速度与环境的相对湿度成正比。

药物的含水量与环境湿度有一定的关系。药物对湿度的敏感性取决于其临界相对湿度(高于此湿度药物明显吸潮),化合物的临界相对湿度越低,对湿度越敏感。所以对于一些化学稳定性差的药物、易水解的药物(如口服头孢类抗生素,头孢氨苄),应该在处方中避免使用吸湿性辅料,在加工中尽量不使用水,必要时还应该对加工环境中的相对湿度进行控制。包装可选用铝塑包装等密封性好的材料,以增加药物制剂的稳定性。

4.空气(氧气)的影响

空气中的氧气常常是药物制剂不稳定的重要原因。特别是对于一些易氧化的药物,氧气会加速药物的氧化降解。空气可存在于药物容器的空间、溶解在药物的溶剂中或吸附在固体药物制剂的表面,从而影响药物的稳定性。氧气的存在是药物自氧化的必需条件,氧的分压对药物的自氧化速率有较大的影响,例如,肾上腺素的耗氧量、氧化速度随氧气的浓度增大而增大,因此,应该尽量去除溶液中的氧气、制剂及其包装中的氧气,以提高具有自氧化性的药物的稳定性。

消除氧气对液体制剂稳定性影响的一个重要办法是充入惰性气体,例如,通入 CO_2、N_2,其中前者具有水溶性高的特点,有利于去除溶液中的氧气。但是,二氧化碳溶于水中形成碳酸,会导致溶液的 pH 发生变化,不适用于易水解的药物,而氮气水溶性小,对溶液的酸碱性影响小,适用于易水解的药物。

另外,加入抗氧剂及其协同剂也是提高药物对氧的稳定性的重要措施。一些抗氧剂本身是强还原剂,例如,亚硫酸盐类首先被氧化,耗竭残留氧气而保护主药不被氧化。另一些抗氧剂是链反应阻化剂,能与游离基结合,中断反应。协同剂能增强抗氧剂的效果,包括枸橼酸、酒石酸和磷酸等。

抗氧剂可以分为水溶性抗氧剂和油溶性抗氧剂,前者包括亚硫酸钠、亚硫酸氢钠、硫代硫酸钠、焦亚硫酸钠、硫脲、巯基乙酸、二巯丙醇、半胱氨酸、蛋氨酸、抗坏血酸等,油溶性抗氧剂包括没食子酸丙酯、氢醌、去甲双氢愈创木酸、对羟基叔丁基茴香醚(HBA)、二叔丁基对甲苯酚(BHT)和维生素 A。抗氧剂的标准氧化电位值 E_0 必须比药物的标准氧化电位值 E_0 大,只有这样才能有效保护药物。例如,硫脲的标准氧化电位值 E_0 为 -0.40 V,大于肾上腺素的标准氧化电位值。此外,抗氧剂及其氧化产物均应无毒,不影响药物的质量,不应与主要活性成分药物有相互作用。亚硫酸钠的标准氧化电位值 E_0 虽然比维生素 B_1 标准氧化电位值 E_0 大,本身无毒,但是能与药物发生相互作用而导致维生素 B_1 的降解,故不能作为维生素 B_1 的抗氧剂。

（张建强）

第二节 物理稳定性

一、研究制剂物理稳定性的意义

药物制剂的物理稳定性是指制剂在贮存过程中的物理变化,药物制剂的物理变化可能改变药物的外观,如固体制剂的风化或潮解,半固体制剂的粗化和液体制剂的分层、沉降、结块,物理变化也可能影响药物制剂的功能,如固体制剂的崩解时限延长或溶出度下降。例如,泡腾片在长期放置后发生硬结,使孔隙率减少,导致泡腾片崩解迟缓。

药物在胃肠道介质中的溶解或释放是药物被吸收的第一步,是影响药物生物利用度的重要因素,药物固体制剂(散剂、颗粒剂、片剂、胶囊剂、丸剂或微丸等)的溶出度(或释放度)在保证制剂内外质量方面的重要性日益受到关注,因此,应在有效期内维持制剂溶出或释放性质在一定的限度内不变。溶出度或释放度的稳定性则是指固体制剂的溶出度(或释放度)随时间变化的程度。药物固体制剂在贮运过程中,不仅可能发生化学降解,还可能发生物理变化,其外观、晶型、含量、有关物质和含水量等均可能变化,这些改变都有可能改变固体制剂的崩解、溶出或释放行为。硝基呋喃妥因胶囊在 40 ℃、相对湿度 30% 条件下放置 1 年后生物利用度明显降低,在 40 ℃、相对湿度 60% 条件下放置 1 年后生物利用度显著降低。溶出度试验表明,后者的溶出度由原来的 60 min 溶出标示量的 79.54% 降为 12%,说明药物溶出显著减慢可能是生物利用度降低的重要原因。

因此,研究药物制剂物理稳定性包括溶出与释放稳定性具有重要意义。越来越多的新技术(如原子力显微镜)已经被用于物理稳定性的研究。

不同剂型和制剂可以发生多种形式的物理变化,发生物理变化的原因也非常复杂,即使同类制剂产生物理变化的原因也不尽相同,但总的说来,引起制剂物理变化的原因可以归纳为药物、辅料、制剂处方及外界环境等几个主要方面,因为涉及的制剂类型很多,本节仅就此做简要的介绍。

二、药物的影响

药物本身发生的物理变化使制剂的性状及功能发生变化,这类变化包括药物的晶型改变、结晶生长、升华等。原辅料的水溶性、亲水性、热性质对固体制剂的溶出度(释放度)稳定性也非常重要。例如,水溶性药物在高湿度条件下可能溶解,进一步重结晶成为稳定晶型,继而导致制剂的溶出度(释放度)发生变化。另外,放置过程中制剂可能因为药物吸湿而引起的结晶溶解或制剂潮解,改变制剂的崩解时限,同时放置过程中制剂中的结构、孔隙率等将变化,上述变化是放置时间、贮藏条件(特别是湿度)的函数。

多晶型现象在疏水性药物中较为常见,由于不同晶型的自由能不同,可以发生由亚稳晶型向稳定晶型的转化。有时将疏水性药物制备成无定形以提高其制剂的溶出速度,继而提高药物的生物利用度,这对生物药剂学分类系统(BCS)Ⅱ类药物尤其有意义。然而,由于无定形的自由能高,易于转变成稳定晶型。例如,采用无定形原料制备硝苯地平片,其生产之初的样品溶出较快,但在相对湿度(RH)75%、21 ℃条件下放置,会发生明显的结晶型转化,溶出度随时间的延长而降低(图 2-5),这是因为在贮存后部分无定形药物转变为溶解度较低的结晶态,溶出的药物发生更迅速地结晶而从溶出介质中析出。

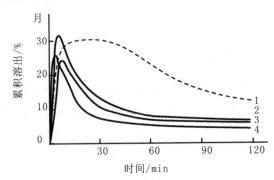

图 2-5　硝苯地平片在 RH75%、21 ℃下放置 1、2、3、4 个月溶出度的变化

对一些无定形向晶型的转化可以通过加入聚合物等抑制,例如,在硝苯地平-聚维酮(PVP)固体分散体中加入羟丙基-β-环糊精可以抑制硝苯地平向稳定晶型的转化。选择制备工艺和控制生产条件可以影响制剂晶型转化的速度,在喷雾干燥过程中,如果喷雾干燥温度高于药物的玻璃化温度,则干燥产品的晶型转化速度减慢。在高于其玻璃化温度下喷雾干燥得到的无定形呋塞米和多种大环内酯类药物的物理性质较为稳定。

另外,固体制剂在放置过程中,其中的药物结晶可能发生变化,多数情况发生结晶增长,有时也因药物吸湿溶解有结晶变小的情况。一些药物的固体制剂在放置过程中会出现类似有毛刺的结晶现象,而在采用微粉化或固体分散技术处理原料的制剂中,药物微粉或药物微晶聚集、生长和粗化则经常发生。类似的结晶生长现象可能发生在难溶性药物的溶液或混悬剂中,受温度或其他因素的影响,溶解的药物发生析晶,小粒子长大成大粒子等。一个在产品中出现结晶现象而影响应用的典型例子是由德国施瓦茨公司开发并在 2006 年上市的罗替戈汀透皮贴剂,对帕金森病的顺应性好,治疗优势突出,2007 年 7 月获准进入美国市场,但由于在压敏胶中呈超饱和状态溶解的药物在贮运过程中形成雪花样结晶,可能影响透皮吸收效果,在 2008 年 4 月即被美国食品和药品监督管理局要求召回,通过建立新的冷链运输存储与分销体系等措施减缓析晶过程,于

2012 年再获美国食品和药品监督管理局上市批准。另外,有升华特性的药物(如硝酸甘油)在制剂中遇高温可导致升华而使药物含量下降。有研究表明,加入某些辅料可以降低其升华的趋势,例如,聚乙二醇可以降低硝酸甘油的升华。

三、辅料的物理变化与相互作用

在栓剂中普遍应用脂肪酸脂作为基质,而这类基质出现晶型转化影响制剂的应用也是很典型的例子。可可豆脂存在 α、β、γ 三种晶型,而只有 β 晶型最适合在体温 37 ℃左右发生软化熔融,从而与体液混合,但在贮运条件或生产条件不当时,可能得到另外两种晶型,软化温度降低或升高,影响制剂外观或药物的释放。

在片剂或胶囊剂中,虽然要求赋形剂等不得与药物发生相互作用,但是,事实上许多辅料会影响固体制剂的化学、物理稳定性。例如,苯基保泰松片剂的填充剂为乳糖和微晶纤维素时,在40 ℃、RH90％条件下放置 14 周后,溶出速度明显降低。差热扫描结果显示:在 220 ℃下出现一个区别于药物和乳糖的吸热峰,提示药物与辅料发生了相互作用。通常,乳糖、甘露糖制得的固体制剂易受高温、高湿的影响使其溶出度发生变化,而磷酸钙、纤维素类则变化小。

制剂中黏合剂与崩解剂的作用相反,前者为了增加物料的黏性,增加可压性,后者为了促进制剂的崩解,使制剂崩解成小颗粒,提高表面积,增加溶出速度。黏合剂对溶出速度的影响首先取决于处方中黏合剂的种类、性质、用量、储藏条件。含有高浓度黏合剂的制剂暴露于高湿度下,一经干燥则易变为坚硬的片剂,降低溶出速度。当制剂中含有易胶化的物料时,在水中易形成一层黏胶屏障,阻碍药物的溶出。

崩解剂可以克服黏合剂对制剂溶出速度稳定性的影响,例如,325 mg 的对乙酰氨基酚片,分别以 PVP 和预胶化淀粉作为黏合剂,其中预胶化淀粉同时兼具有崩解剂的作用,在 40 ℃、52％ RH 条件下和 40 ℃、94％ RH 条件下放置 8 周,结果表明两者的溶出速度明显降低,其中前者远大于后者。说明崩解剂可以在一定程度上降低黏合剂对制剂溶出速度的影响。事实上,当在前者的处方中同时加入淀粉时,制剂溶出速度的变化大为降低。

Asker 等研究了分别将以 PVP、明胶、聚乙二醇 6000(PEG 6000)为黏合剂的泼尼松片剂置于聚苯乙烯塑料瓶中,室温放置 18 个月后溶出速度的变化。结果表明:以明胶为黏合剂时使片剂的溶出速度大为降低,20 min 的溶出量由初始的 73％降至 33％;以 PVP 为黏合剂的片剂溶出速度也有变化,但是小于明胶组;以 PEG 6000 为黏合剂时的溶出量变化不明显。其原因是明胶在放置过程中发生聚合,使得明胶的水化速度下降,降低药物的溶出速度。

四、工艺因素的影响

理论上,应用特定的工艺及确定的工艺参数制备得到的制剂的溶出度或释放度可以控制在一定范围内。但是在具体生产过程中,有时需要根据原辅料的性质、生产批量等对工艺参数进行适当的调整,从而影响制剂的溶出度(释放度)稳定性,特别是缓控释制剂。

为了控释的目的或增加制剂的化学稳定性或改善外观,对固体制剂(如片剂、微丸)往往要采用聚合物、蜡及其他材料包衣。在生产和贮藏过程中,湿度、热可能会导致包衣的性质发生改变,如皱皮,更为严重的是导致溶出速度的改变,这对于控释制剂是非常危险的。在以纤维素类衍生物(甲基纤维素、乙烷丙酸纤维素、羟丙甲基纤维素等)为包衣材料的制剂中,包衣膜受湿度、热的影响会发生被称为"热胶化"的现象,导致溶出速度(释放速度)下降。例如,在高热、高湿度下放置一段时间后,维生素 C 的甲基纤维素薄膜衣片的溶出速度发生较大的变化。

一些采用高分子材料包衣的调释制剂在包衣结束后需要经过一个包衣膜老化的过程,包衣条件、包衣速度及包衣后的干燥条件是影响包衣老化时间及老化程度的重要因素,刚结束时与放置一定时间后测得的释放度的差异可能会很不一致。特别是采用水性包衣液包衣时,工艺对制剂的释放度稳定性影响很大。有些制成水性包衣液的高分子材料往往具有较高的玻璃化温度,加入增塑剂可以降低其成膜温度,使之容易成膜。成膜过程中,包衣液中的聚合物胶粒虽然相互合并,但是聚合物链的链运动并未终止,随着时间的延长将进一步相互组合直到完全,从而导致随时间的延长,制剂的释放度发生变化。因此,采用水性包衣液包衣时,为了提高制剂的溶出度(释放度)在贮放时的稳定性,需要经过一个升温老化包衣膜的过程。该时间因包衣工艺及干燥温度不同,可能是几分钟、几天甚至更长,而且与药物的溶解性质、衣膜处方、原辅料的比例等有很大关系。当然,有机溶剂包衣液包衣同样也要老化,只是条件可以稍低,这主要是因为在溶液中聚合物的状态与在胶粒中的状态不同。

以蜡类或脂肪酸脂类材料为主的骨架型缓控释制剂的一个很大缺点是,其释放度稳定性差,其原因是这类辅料往往将经过一个晶型转化的过程,从而导致制剂的释放度随时间而发生变化。因此,在选择蜡类作为骨架材料时,一定要考虑材料是否有多晶型,在生产及贮存条件下是否会发生晶型转化及转化的速度。

糖衣片在高湿度、高温条件下,包衣的糖溶解,放回室温条件糖析出,使片剂变硬,降低溶出速度。有人研究了数种品牌的布洛芬糖衣片、薄膜衣片在 37 ℃、RH75% 条件下放置 4 周的溶出速度的变化,结果表明:糖衣片的溶出速度均显著下降,片间差异明显增大,而薄膜衣片变化较小。

五、包装的影响

长期以来,包装被作为次要因素而不为药剂工作者所重视,但越来越多的研究表明,包装在确保制剂的稳定方面具有与处方、工艺设计同样的重要性,包装的好坏会影响固体制剂的化学及物理稳定性。在包装中往往要加入干燥剂以降低包装中的湿度。

直接与药品接触的包装材料的透气、透湿、透光等性质可能影响药品的物理及化学稳定性,例如,复合膜类包装材料在用于含有冰片及挥发油等的中药制剂时,不同材料的上述性质不同,挥发性药物的含量在贮存时会有明显的区别,以双层或多层塑料-铝箔复合膜材较好。包装材料影响药品质量的另一方面问题是,材料中的添加剂(如聚合物膜材中的增塑剂、抗老化剂及其残留单体),特别是与液体药物制剂直接接触时,可能迁移至药品中,造成质量的变化。

空心胶囊是胶囊剂的重要组成部分,但也可以看成一种特殊的包装,广泛应用装填药粉、微丸、半固体制剂甚至液体,胶囊壳的崩解或溶蚀稳定性首先受胶囊壳的含水量影响。明胶是常用的制备空心胶囊的材料,在 35 ℃ 左右溶于水。在相对湿度 40%~60% 时,胶囊壳中的含水量为 13.6%~16.0%。含水量在 12%~18%,胶囊壳的完整性较好,而含水量低于 12% 时胶囊壳变脆,含水量高于 18% 则胶囊壳软化,导致内容物聚结成团,不易崩解,降低溶出速度。防止胶囊壳和内容物间发生水分迁移的一个简单办法是在装填胶囊内容物前,分别将胶囊壳和内容物置于相对湿度 35%~60% 的环境中饱和一段时间。例如,头孢类抗生素和青霉素类抗生素的胶囊剂易于吸湿,内容物成团,溶出度下降,制备胶囊时,采用这种办法可以克服。

明胶在放置时可能发生交联,反应可能来自明胶本身,导致溶出速度下降。这种情况往往是胶囊壳生产厂家对明胶原料的选择及处方欠佳所致。

防止硬胶囊的溶出速度随储藏时间的延长而下降的有效办法之一是在处方中加入高效崩解剂(如羧甲基淀粉钠、交联 PVP)。由于储藏过程中罗红霉素胶囊内容物易吸湿而成团,RH75％条件下放置 3 个月后,45 min 溶出度由初始的 80％下降至 25％,而加入羧甲基淀粉钠后溶出度稳定性大大增加。

空心胶囊由专门的企业生产,批量供应给制剂企业,有国家制定的统一的质量标准。而软胶囊制剂的胶壳生产是在各个制剂厂完成的,与各个企业所用的明胶原料、胶皮处方及加工条件等有很大关系。由于软胶囊胶壳中含有比硬胶囊壳高得多的水分,受水分及空气、光照等的影响,在贮运过程中明胶的老化现象十分明显,其崩解时限延长是许多软胶囊制剂存在的现象和有待解决的问题。过去,对多数软胶囊制剂仅要求检查崩解时限而无须进行溶出速度的试验,但是,随着对药物溶出度指标重视,对某些软胶囊品种也提出了溶出度检查要求,例如,美国药典中收录的硝苯地平软胶囊,应在人工胃液中采用溶出度测定法第二法,桨的转速为每分钟 50 转,20 min 的溶出量应不小于标示量的 80％。其储藏应在 RH 不大于 50％的环境中。

(张建强)

第三节 稳定性的试验方法

一、概述

稳定性试验自始至终贯穿于药物制剂的研究、生产和应用的全过程。自从引入阿伦尼乌斯定律进行药物稳定性的研究以来,制剂稳定性研究工作取得了许多重要进展,研究人员为了使试验方法准确、易行,进行了许多探讨。稳定性试验的目的是考察药物制剂在温度、湿度、光线影响下随时间变化的规律,为药品的生产、包装、贮存、运输条件提供科学依据,同时通过试验建立药品的有效期。

药物制剂稳定性的研究应能反映药品的稳定性。为此,各国药品审评机构和药典均制定了药物稳定性研究指导原则。其中"人用药物注册技术要求国际协议会议"的稳定性指导原则已经被广泛执行和应用。《中国药典》和国家药品审评中心也制定了相应的指导原则,这些指导原则对于规范药品稳定性的研究具有重要意义。

尽管指导原则在各国得到广泛推广,但由于药品的多样性,原则并不能适用于所有药物,灵活应用指导原则是被支持和鼓励的,前提是应能说明问题。

稳定性试验包括影响因素试验、加速试验和长期试验。影响因素试验通常是针对未包装的制剂在高温、高湿、强光下的稳定性,一般进行 10 d,研究结果对于确定制剂的处方、包装、贮存条件具有重要意义。加速试验是为了考察完整包装下制剂耐受极端条件的能力,一般进行 6 个月。而长期试验用于确定完整包装下制剂的有效期。

药物制剂稳定性的研究应有一定的研究样本的规模要求。通常,人用药品技术要求国际协调理事会(ICH)要求样品规模应为生产规模的 1/20～1/10,欧盟有些地区要求在模拟实际生产的小型工厂加工。我国由于现状限制,一般要求片剂每批放大试验的规模至少为 10 000 片,胶囊剂每批放大试验的规模至少为 10 000 粒。大体积包装的制剂(如静脉输液)每批放大规模的数量至少为各项试验所需总量的 10 倍。特殊品种、特殊剂型所需数量根据情况另定。

药物制剂稳定性研究样品应能反映临床前研究和临床研究样品的稳定性情况,质量标准应一致。供试品的质量标准应与临床前研究及临床试验和规模生产所使用的供试品质量标准一致。简单的办法是 3 种情况下尽量采用同样批号的样品进行试验。另外,由于在临床研究中,制剂的质量标准可能发生修订,此时,稳定性研究可以采用新的标准进行,但应采用修订前的标准检验,两者进行比较。

加速试验与长期试验所用供试品的包装应与上市产品一致。在 2007 年以前,我国新药研究中尚允许采用模拟上市包装进行试验。随着科学技术水平的提高,人们认识到包装对于制剂的稳定性有重要作用。故应确保稳定性加速和长期试验中的包装与上市包装一致。

研究药物稳定性,要采用专属性强、准确、精密、灵敏的药物分析方法与有关物质(含降解产物及其他变化所生成的产物)的检查方法,并对方法进行验证,以保证药物稳定性试验结果的可靠性。在稳定性试验中,应重视降解产物的检查。关于降解产物的鉴定,ICH 要求对制剂产品中的杂质含量超过 0.1% 者,进行化学结构归属,对于稳定性强破坏试验中杂质含量超过 0.2% 者,应进行化学结构归属。对于已经归属的有关物质,应采用对照品进行定量。以前的法规要求以含量变化确定稳定性的有效期,近年来的规定则采用所有指标(如含量或有关物质),只要有一个指标不符合要求,即确定为失效。近年来,还要求在制剂稳定性考察中增加颜色变化的观察。

由于放大试验比规模生产的数量要小,故申报者应承诺在获得批准后,从放大试验转入规模生产时,对最初通过生产验证的 3 批规模生产的产品仍需进行加速试验与长期稳定性试验。应列出试验计划。

在开展药物制剂稳定性研究时,首先应查阅原料药稳定性有关资料,特别是了解温度、湿度、光线对原料药稳定性的影响,并在处方筛选与工艺设计过程中,根据主药与辅料性质,参考原料药的试验方法,进行影响因素试验、加速试验与长期试验。

二、稳定性试验

(一)影响因素试验

对药物制剂进行此项试验的目的是考察制剂处方的合理性与生产工艺及包装条件。用同一批供试品,对片剂、胶囊剂、注射剂(注射用无菌粉末如为青霉素瓶装,不能打开瓶盖,以保持严封的完整性)等供试品,除去外包装,将其置于适宜的开口容器中,进行高温试验、高湿度试验与强光照射试验,试验条件、方法、取样时间与原料药相同,重点考察项目见表 2-4。表 2-4 中的内容不是固定的,对于某些特殊制剂的稳定性,应增加检查能反映质量、有效性和安全性指标的项目。

表 2-4　药物制剂稳定性重点考察项目参考表

剂型	稳定性重点考察项目
片剂	性状、含量、有关物质、崩解时限或溶出度或释放度
胶囊剂	性状、含量、有关物质、崩解时限或溶出度或释放度、水分,对软胶囊要检查内容物有无沉淀
注射剂	栓剂 性状、含量、pH、可见异物、有关物质,应考察无菌
栓剂	性状、含量、融变时限、有关物质
软膏剂	性状、均匀性、含量、粒度、有关物质

续表

剂型	稳定性重点考察项目
乳膏剂	性状、均匀性、含量、粒度、有关物质分层现象
糊剂	性状、均匀性、含量、粒度、有关物质
凝胶剂	性状、均匀性、含量、有关物质、粒度、对乳胶剂应检查分层现象
眼用制剂	如为溶液，应考察性状、澄清度、含量、pH、有关物质；如为混悬液，还应考察粒度、再分散性；如为洗眼剂，还应考察无菌度；如为眼丸剂，应考察粒度与无菌度
丸剂	性状、含量、有关物质、溶散时限
糖浆剂	性状、含量、澄清度、相对密度、有关物质、pH
口服溶液剂	性状、含量、澄清度、有关物质
口服乳剂	性状、含量、分层现象、有关物质
散剂	性状、含量、粒度、有关物质、外观均匀度
气雾剂	泄漏率、每瓶主药含量、有关物质、每瓶总揿次、每揿主药含量、雾滴分布
粉雾剂	排空率、每瓶总吸次、每吸主药含量、有关物质、雾粒分布
喷雾剂	每瓶总吸次、每吸喷量、每吸主药含量、有关物质、雾滴分布
颗粒剂	性状、含量、粒度、有关物质、溶化性或溶出度或释放度
贴剂(透皮贴剂)	性状、含量、有关物质、释放度、黏附力
冲洗剂、洗剂、灌肠剂	性状、含量、有关物质、分层现象(乳状型)、分散性(混悬型)，对冲洗剂应考察无菌
搽剂、涂剂、涂膜剂	性状、含量、有关物质、分层现象(乳状型)、分散性(混悬型)，对涂膜剂还应考察成膜性
耳用制剂	性状、含量、有关物质，对耳用散剂、喷雾剂与半固体制剂分别按相关剂型要求检查
鼻用制剂	性状、pH、含量、有关物质，对鼻用散剂、喷雾剂与半固体制剂分别按相关剂型要求检查

注：应说明有关物质(含降解产物及其他变化所生成的产物)的生成产物的数目及量的变化，如有可能应说明有关物质中何者为原料中的中间体，何者为降解产物，稳定性试验重点考察降解产物。

影响因素试验的批号与下面的加速试验、长期试验的批号可能不一样，因为往往要经过影响因素试验后才能确定制剂的包装贮存条件。

（二）加速试验

此项试验是在加速条件下进行的，其目的是通过加速药物制剂的化学或物理变化，探讨药物制剂的稳定性，为处方设计、工艺改进、质量研究、包装改进、运输、贮存提供必要的资料。要求供试品 3 批，按市售包装，在温度(40±2)℃、相对湿度 75%±5% 的条件下放置 6 个月。所用设备应能控制温度±2 ℃、相对湿度±5%，并能对真实温度与湿度进行监测。在试验期间第 1 个月、2 个月、3 个月、6 个月末分别取样一次，按稳定性重点考察项目检测。在上述条件下，如 6 个月内供试品经检测不符合制订的质量标准，则应在中间条件下，即在温度(30±2)℃、相对湿度 65%±5% 的条件下进行加速试验，时间仍为 6 个月。对溶液剂、混悬剂、乳剂、注射液等含有水性介质的制剂可不要求相对湿度。试验所用设备与原料药相同。

对温度特别敏感的药物制剂，预计只能在冰箱(4 ℃～8 ℃)内保存使用，此类药物制剂的加速试验，可在温度(25±2)℃、相对湿度 60%±10% 的条件下进行，时间为 6 个月。

对乳剂、混悬剂、软膏剂、乳膏剂、糊剂、凝胶剂、眼膏剂、栓剂、气雾剂、泡腾片及泡腾颗粒宜直接采用温度(30±2)℃、相对湿度 65%±5% 的条件进行试验，其他要求与上述相同。

对于包装在半透性容器中的药物制剂（如低密度聚乙烯制备的输液袋、塑料安瓿、眼用制剂容器），则应在温度（40±2）℃、相对湿度 25％±2％的条件（可用 $CH_3COOK \cdot 1.5H_2O$ 饱和溶液）进行试验。

（三）长期试验

长期试验是在接近药品的实际贮存条件下进行的，其目的是为制订药品的有效期提供依据。供试品 3 批，市售包装，在温度（25±2）℃、相对湿度 60％±10％的条件下放置 12 个月，或在温度（30±2）℃、相对湿度 65％±5％的条件下放置 12 个月，这是从我国南方与北方气候差异考虑的，至于选择上述两种条件的哪一种由试验者自己确定。每 3 个月取样一次，分别于 0 个月、3 个月、6 个月、9 个月、12 个月取样，按稳定性重点考察项目进行检测。12 个月以后，仍需继续考察，分别于 18 个月、24 个月、36 个月取样进行检测。将结果与 0 个月的结果比较以确定药品的有效期。由于实测数据的分散性，一般应按 95％可信限进行统计分析，得出合理的有效期。如果 3 批统计分析结果差别较小，则取其平均值为有效期限。若差别较大，则取其最短的为有效期。对于数据表明很稳定的药品，不做统计分析。

对温度特别敏感的药品，长期试验可在温度（6±2）℃的条件下放置 12 个月，按上述时间要求进行检测，12 个月以后，仍需按规定继续考察，制订在低温贮存条件下的有效期。

对于包装在半透性容器中的药物制剂，则应在温度（25±2）℃、相对湿度 40％±5％，或（30±2）℃、相对湿度 35％±5％的条件下进行试验，至于选择上述两种条件的哪一种由试验者自己确定。

此外，有些药物制剂还应考察临用时配制和使用过程中的稳定性。

三、药物制剂稳定性数据的统计分析

稳定性试验的首要目的是通过试验结果，经统计学处理得出药物制剂的有效期。在一定范围内，药物的浓度与时间可以视为呈线性关系，假设测定误差服从高斯分布，因此，可以通过回归得出药品有效期。

更多情况下人们关心的是药品的有效期，通常情况下研究人员或通过阿伦尼乌斯定律将加速试验结果反推得出，或通过室温留样观察的结果得出。然而，无论是采用反推法还是留样观察法，试验过程中，测定方法与处理过程存在着误差，因此，对得出的有效期可信限的计算显得非常重要。

一般选择可以定量的指标进行处理，通常根据药物含量（或降解产物量）变化计算，由于在药物降解初期（降解量＜10％），药物含量随时间的变化可视为伪零级反应，以标示量（％）对时间进行直线回归，得回归方程，根据此方程可以求算出各时间点标示量的计算值。

将有关点连接可得出分布于回归线两侧的曲线。取质量标准中规定的含量低限或降解产物限量（根据各品种实际规定限度确定）与置信区间下界线相交点对应的时间，即为药物的有效期。根据情况也可拟合为二次或三次方程或对数函数方程。可以使用 Statistica 或 SAS 软件直接处理。

用此种方式确定药物有效期，在药物标签及说明书中均指明什么温度下保存，不得使用"室温"之类的名词。

某药品于（25±2）℃，相对湿度 60％±10％的条件下放置 18 个月的稳定性数据如表 2-5 所示，其含量限度为标示量 90.0％～110.0％，降解产物 A 的限度为 1.0％。试计算其有效期。

表 2-5　某药品的稳定性数据

时间/月	含量相当于标示量/%	降解产物 A 量/%	时间/月	含量相当于标示量/%	降解产物 A 量/%
0	99.5	0.25	998.6	0.57	
3	99.2	0.38	12	97.3	0.69
6	98.9	0.4618	96.7	0.68	

　　图 2-6 和图 2-7 分别为其含量、降解产物随时间变化的统计结果,可以看出,无论是含量还是降解产物,其与时间的线性相关系数均大于 0.917,均有非常显著的线性关系,按含量计算其失效期为 44 个月,而按降解产物 A 所占百分比计算其失效期为 21 个月,因此确定本品的有效期为 21 个月。

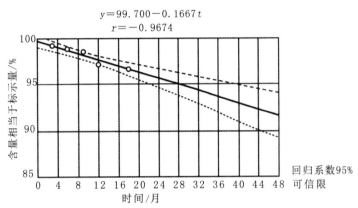

$$y = 99.700 - 0.1667t$$
$$r = -0.9674$$

图 2-6　某药品的含量随时间的变化及其统计结果(用 Statistica 软件)

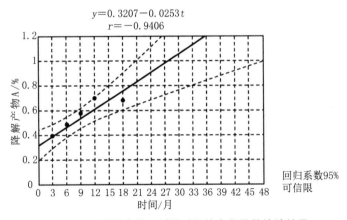

$$y = 0.3207 - 0.0253t$$
$$r = -0.9406$$

图 2-7　降解产物 A% 随时间的变化及其统计结果

(谢新全)

第三章

中药药剂常用制备方法

第一节 浓 缩 法

一、常压浓缩法的特点与选用

常压浓缩是指料液在一个大气压下进行蒸发浓缩的方法,又称常压蒸发。

(一)常压浓缩法的特点

常压浓缩的特点:浓缩速度慢、时间长,药物成分容易破坏。常压浓缩常用设备有敞口可倾倒式夹层蒸发锅及常压蒸馏装置。

(二)常压浓缩法的选用

通常情况下,常压浓缩方法只适用于活性成分热稳定性高的料液的浓缩,而对热敏性料液则不宜选用此法。

浓缩设备选用的依据主要是根据溶剂的性质以及是否回收溶剂等要求。若待浓缩料液中的溶剂是无燃烧性、无毒性、无经济价值的,如水提取液的浓缩,可采用敞口可倾倒式夹层蒸发锅;如果是含有乙醇或其他有机溶剂的提取液,应采用蒸馏装置,同时回收蒸发的溶剂。

常压浓缩时应随时排走所产生的大量水蒸气,以加快蒸发速度;同时注意搅拌以避免药液表面结膜,影响蒸发。

二、减压浓缩法的特点与选用

减压浓缩是通过抽真空降低密闭蒸发器内部的压力而使料液沸点降低的沸腾蒸发,又称减压蒸发。

(一)减压浓缩法的特点

减压浓缩的特点:压力降低,降低了料液的沸点,增大了传热温度差,使蒸发效率得以提高;并能不断地排除溶剂蒸汽,有利于蒸发顺利进行。同时,能使料液在较低的温度下沸腾,从而可以减少或避免热敏性药物成分的破坏。此外,料液沸点降低,可以以低压蒸汽或废气作为加热源;但是,料液沸点降低,会引起黏度增加,传热系数降低,蒸发浓缩所需要的能量增大。

(二)减压浓缩法的选用

减压浓缩是中药生产中常用的浓缩方法之一。减压浓缩可在较低温度下快速浓缩料液,因此,更适于含热敏性成分料液的浓缩。

在实际生产中,减压浓缩与减压蒸馏所用设备往往是通用的,常用的蒸发设备有减压蒸馏器、真空浓缩罐以及多效蒸发器等。

1.减压蒸馏器

操作过程:抽真空→吸入待浓缩料液→通入蒸汽加热→产生的蒸汽进行冷凝→冷凝的溶剂流入接收器中。减压蒸馏器适用于需要回收溶剂的料液的浓缩。操作时应避免由于冷凝不充分或真空度过大,造成回收溶剂的损失。

2.真空浓缩罐

工作原理与操作过程与同减压浓缩相同,只是加热产生的水蒸气由抽气泵直接抽入冷却水池中。真空浓缩罐适用于以水为溶剂提取的料液的浓缩,生产中不需要回收溶剂。

3.多效蒸发器

多效蒸发器是将两个或多个减压蒸发器串联形成的浓缩设备,它是根据能量守恒定律确定的低温低压蒸汽含有的热能与高温高压蒸汽含有的热能差别不大,而汽化热反而高的原理设计的。操作时,料液进入减压蒸发器后,给第一个减压蒸发器提供一次加热蒸汽,料液被加热沸腾后,所产生的二次蒸汽通过管路引入第二个减压蒸发器中作为加热蒸汽,这样就可以形成两个减压蒸发器同时浓缩,称为双效蒸发器。同理可以有三个或多个蒸发器串联形成三效或多效蒸发器。制药生产中应用最多的是双效或三效蒸发器。

多效蒸发器由于二次蒸汽的反复利用,能够节省能源,提高蒸发效率,因此,多效蒸发器属于节能型蒸发器。为了维持一定的温度差,多效蒸发器一般在真空下操作,使药液在较低的温度下沸腾。生产量较大时常用多效浓缩装置。

在操作过程中,经常需要对各种运行参数进行调整,料液的加热、真空度的控制、冷却水的调整都需要进行人工监控。料液温度过高或真空度过大,都会导致大量的蒸汽和泡沫进入冷凝器,甚至经过真空管道进入真空设备,对其造成污染或损害。如果料液温度过低或真空较低,则会导致浓缩器效率下降,浓缩时间过长,影响浓缩效果。多效蒸发还应注意以下问题:料液浓缩达到一定程度时容易产生泡沫,出现跑料现象,造成药物损失,通常需要通过调温、调压或加入少量消泡剂等方法消泡;真空度过大或过小,均影响浓缩效率;收膏时膏料在管壁上容易结垢而影响传热,应及时清除垢层。

三、薄膜浓缩法的特点与选用

薄膜浓缩是通过一定的方式与方法将待浓缩的料液形成薄膜状,同时与剧烈沸腾时所产生的大量泡沫相结合,增加料液的汽化面积,提高蒸发浓缩效率的方法。薄膜浓缩的方式有两种:第一种是使料液在加热面上形成薄膜,并快速通过热交换器;第二种是料液在加热面上受热后剧烈沸腾使其产生大量的泡沫,以泡沫的内外表面为蒸发面进行蒸发浓缩。

(一)薄膜浓缩法的特点

除有蒸发面积大、热传递速度快、浓缩效率高的优点外;尚有受热时间短,成分不易破坏,料液不受静压和过热影响,既可常压连续操作,又可减压连续操作,可将溶剂回收利用等优点。其缺点是随着浓缩的进行,料液会逐渐变稠,容易在加热面上黏附,增大热阻,增加操作的工序。

薄膜浓缩设备主要有升膜式蒸发器、降膜式蒸发器、刮板式薄膜蒸发器、离心式薄膜蒸发器。

(二)薄膜浓缩法的选用

薄膜浓缩法也是中药生产中常用的浓缩方法之一。薄膜浓缩具有浓缩效率高、受热时间短的优点,因此,薄膜浓缩法特别适用于热敏性成分料液的浓缩。

薄膜浓缩设备的选用主要依据待浓缩物料的性质、蒸发量大小、浓缩密度要求以及设备拆洗的方便程度等因素综合考虑。一般情况下,若料液的黏度较低,易产生泡沫,蒸发量大,浓缩比要求不高,浓缩过程中不易结垢或结晶,可选用升膜式蒸发器。制备密度较小的流浸膏常用升膜式蒸发器,或者将升膜式蒸发器用于制备高密度流浸膏的初期浓缩。对黏度较大、浓度高、蒸发量少,浓缩过程中易结垢或结晶的料液,可选择升膜式蒸发器以外的 3 种薄膜蒸发器;对浓缩比要求高、浓缩过程中易结垢或结晶的料液一般只能选用刮板式或离心式蒸发器。

由于不同的薄膜蒸发器各有其自身的优点和不足,为了便于发挥各自的优点,克服各自的不足,更好地满足生产的需要,常可将几种薄膜浓缩设备组合应用,例如,升膜式蒸发器和降膜式蒸发器串联使用,升膜式和/或降膜式蒸发器与刮板式蒸发器串联应用。有时也可将薄膜浓缩与减压浓缩等其他装置串联应用。

薄膜浓缩工艺的优选,可采用正交设计或其他实验设计,研究料液性质、加热蒸汽温度,蒸汽压力、真空度等可变因素与蒸发量、浓缩比、主要成分的收得率,以及浓缩时间等指标的关系。

(张建强)

第二节 干 燥 法

一、减压干燥法的特点与选用

减压干燥又称真空干燥,是在密闭的容器中通过抽真空而进行干燥的方法。减压干燥器一般由干燥柜、冷凝器及冷凝液收集器和真空泵 3 部分组成。

(一)减压干燥法的特点

减压干燥的特点:真空下物料内溶剂沸点降低,蒸发的推动力增大;干燥温度低,速度快,可减少热敏成分的破坏;处于密封状态,减少了药物与空气的接触机会,可避免药物被污染和氧化变质;挥发性溶剂可被回收利用或采取适当措施处理,有经济、环保、安全的优点;干燥的成品呈海绵状、蓬松易于粉碎。

减压干燥法适用于热敏性或高温下易氧化物料的干燥,也适用于排出的气体有使用价值、有毒害、有燃烧性等物料的干燥。其缺点是生产能力小,间歇操作,劳动强度大。

(二)减压干燥法的选用

减压干燥是目前工业生产中广泛使用的干燥方法,适用于含湿量较高、多种形态物料的干燥。黏稠、易起泡的物料采用本法干燥时,可能会起泡导致物料溢到盘外,不仅污染干燥器,还造成物料损失。可通过控制真空度、减少物料装量、降低加热温度等来避免物料过度起泡,此外,真空管上的阀门应徐徐开启。用本法干燥含湿量较少、黏稠浸膏时,易出现表面干裂或假干燥现象,此时应将物料和干燥仓冷却至室温,再将物料置于干燥仓中干燥,并且缓慢升高温度和真空度。

二、沸腾干燥法的特点与选用

沸腾干燥又称流床干燥,是流化技术在湿物料干燥中的应用,其基本工作原理是将干燥的热空气以一定的速度通入干燥室内,借空气的动能将湿颗粒吹起并悬浮在干燥室中,使其呈流化态,似"沸腾状",热空气在湿颗粒间通过,于动态下与湿颗粒进行传热传质交换,最终使湿颗粒干燥。

(一)沸腾干燥的特点

沸腾干燥的特点:由于物料颗粒的剧烈跳动,表面的气膜阻力小,热利用率高(可达60%~80%,对结合水干燥时也达30%~40%),且物料磨损较轻;传热传质良好,加上气-固接触面积大,传热系数可达$(2\,000\sim7\,000)\,W/(m^2 \cdot ℃)$,物料干燥速度快;在流化床中,气-固间的高度混合,使整个床内温度均匀,无局部过热现象,产品湿热均匀;干燥过程中各粒子处于松散状态,可溶性成分发生颗粒间迁移的机会较少,有利于保持颗粒质量的均一;干燥室密封性好,物料不与其他机件接触,不会有杂质混入,因而特别适合于制药生产的干燥;物料沸腾使干燥时不需翻料,且能自动出料,节省劳动力,操作方便。但热能消耗大,干燥室内不易清洗,尤其是有色颗粒的干燥给设备的清洗带来很大的困难。沸腾干燥适用于大量颗粒状物料的干燥如颗粒剂、水丸的干燥,以及硬胶囊内容物、片剂制备过程中湿粒的干燥。

(二)沸腾干燥的选用

沸腾干燥对物料的含湿量、形态大小和硬度有一定的要求,主要适用于同时具有含湿量不高、有一定硬度、形态为颗粒状等条件物料的干燥。而含湿量较高的流浸膏或稠浸膏、含湿量不高的大块状颗粒及含湿量不高但较松脆的颗粒皆不宜直接选用沸腾干燥。对湿度大的颗粒,如欲选用本法干燥,可先用减压干燥除去部分湿分,以免干燥时粘连,难以流化;干燥产品质地太松脆,可以在制粒过程中增加黏合剂的用量或改换为黏合作用更强的黏合剂制粒,以使其硬度能满足干燥要求,避免沸腾碰撞过程中因摩擦而产生过多的细颗粒,导致颗粒的大小不均匀。

三、冷冻干燥法的特点与选用

冷冻干燥是将被干燥液体物料冷冻成固体,利用低温低压条件下冰的升华作用,使物料低温脱水而达到干燥目的的一种方法,又称升华干燥。

冷冻干燥机组主要由冻干箱(冻干室)、冷凝室、冷冻机、真空泵和加热组合装置等组成。冻干箱是能抽成真空的密闭容器,箱内设有若干层搁板,搁板内装有冷凝管和加热管。冷冻干燥过程的基本过程:将物料置于干燥箱内,将制冷剂(氟利昂、氨)通入干燥箱中,使物料迅速冷冻;开动真空泵,并通过真空阀的控制,缓慢降低干燥箱内的压力,使冰开始升华,同时开启加热系统将搁板加热;最后适当升高搁板温度,再干燥一段时间。

(一)冷冻干燥的特点

物料在低温和高真空条件下干燥,既能避免药品中有效成分的热分解和热变性失活,又能大大降低有效成分的氧化变质。因此,冷冻干燥特别适合于热敏性、易被氧化产品及生物制品的干燥;冷冻干燥产品疏松多孔,复水速度快,复水效果好;产品含湿量能达到很低的值,如果以真空包装,产品可以长期贮存而不变质;处理干燥新鲜药材时,可保持药材的组织结构,不干裂、不收缩、不硬化,保持原有的色、香、味,同时可以在极短时间内吸水,恢复新鲜状态;其缺点是冷冻干燥需要特殊的设备,投资大;低温时冰的升华速度较慢,干燥所需的时间比较长,加上冷冻干燥需要高真空和低温,耗能大,成本较高。

(二)冷冻干燥的选用

冷冻干燥主要用于血浆、血清、抗生素等生物制品及冻干粉针的干燥,一般活性成分易受热、有氧等因素的影响,物料活性成分的理化、生物学特性不清楚,可考虑采用本法干燥,以保持物料固有的理化和生物学特性。近年来,冷冻干燥也常用于蔬菜和水果等的干燥,以保证复水后能较快恢复到原有状态,保持其固有的色、香、味。在药品干燥或冻干粉针的制备中,为了保证其良好的复溶性,常需要加入葡萄糖等支架剂。

冷冻干燥过程中,应注意解决喷瓶、产品含湿量过高、外形不饱满或萎缩等问题。

喷瓶一般是供热太快、受热不均或预冻不完全等原因,导致升华过程中制品部分液化,在真空减压条件下发生喷射而形成的。为防止喷瓶,一般应注意控制预冻温度低于共熔点10 ℃以上,延长预冻时间,使预冻完全且均匀;同时,注意搁板供热速度不宜过快,尤其是不能超过共熔点。

产品含湿量高主要是由装入容器的料液量过厚、升华干燥过程中供热不足、冷凝器温度偏高或真空度不够等原因所致。为使产品的含湿量符合要求,可调节上述相应的条件参数。

产品外形不饱满或萎缩一般是料液黏度过大,导致结构过于致密,从而使冻干过程中内部水蒸气逸出不完全,冻干结束后,产品会因潮解而萎缩。为克服此问题,通常可在处方中加入适量的甘露醇、氯化钠等填充剂以改善料液的黏度;或在工艺上采用反复预冻法,以改善制品的通气性。

影响冻干效果的因素很多,既有料液的因素,也有操作的因素。冷冻干燥最适工艺条件的优选,常以产品的外观、溶化时间、含湿量、是否喷瓶等为指标,研究冻干添加剂及其用量,预冻方法与时间、升华温度及干燥时间等因素对上述指标的影响。

(张建强)

第三节 超声波提取法

一、概述

超声波提取是利用超声波来增大溶剂分子的运动速度及穿透力,以提取中药成分的一种方法。

自19世纪末到20世纪初,在物理学上发现了压电效应与反压电效应之后,人们发现了超声波强化治疗和萃取技术。1922年德国出现了首例超声波治疗的发明专利,20世纪后发明了超声体外机械波碎石术、超声影像诊断技术,21世纪的高强度聚焦超声(HIFU)治疗深部肿瘤组织的微创性技术等已是医学常用成熟技术。工业上将超声波用于清洗、干燥、杀菌、雾化及探测等领域。1952年关于蛇麻草的超声辅助提取报告是较早的实验研究论文之一,认为超声辅助提取与水煮提取相比可以节省30％～40％的蛇麻草而达到相同的产量。第一个用于植物药工业提取的大容量超声波提取反应罐是由罗马尼亚人设计制造的。用超声辅助萃取植物提取物的技术,无论在小规模还是大规模的提取上均可作为通用技术。目前超声波提取的联用技术(如和超临界提取联用)以及循环超声波提取、超声逆流循环提取等使超声波提取技术的应用更加广泛。超声技术还用于制剂成型工艺过程中,如超声分散、超声乳化、细胞粉碎、脂质体制备、缓释药物、超微胶囊和纳米胶囊。在中药及其制剂的化学分析方面,超声波提取也成为一种非常规提取方法。

二、超声波提取法的原理与特点

(一)超声波提取法的原理

超声波指频率范围为 20～50 000 kHz 范围的电磁波,需要能量载体为介质(如水)来进行传播。超声波是物质介质中的一种均匀的球面机械波,具有弹性波动与能量双重属性,其独有的利用能量超声振动引起粒子与媒质相互作用的原理可以归纳为机械效应、空化效应和热效应,这是强超声场在液体中引起的 3 种非常特殊的物理作用形式。

1.机械效应

介质质点在其传播空间内产生振动,从而强化介质的扩散,这就是超声波的机械效应。依据惠更斯波动理论,即波动(包括起源于波源的振动)在连续介质传播时,波阵面上介质质点引起相邻质点的振动而成为新的波源,超声波以每秒数万次的高频振荡冲击波作用于溶液分子,可使介质质点运动加速度达到重力加速度的 2 000 倍以上。例如,超声频率 $f = 28$ kHz 时,则在每个波动周期 $T = 1/f$ 内(35.7 μs 的时间内),水质点的运动即可达 736 m/35.7 μs,即超声波作用下的水质点把 2 000 倍于重力的巨大加速度和 736 m/35.7 μs 的巨大加速动能作用于质点上,使介质与质点间产生剧烈摩擦而使植物细胞内的有效成分更快地解析逸出至水中。超声波在传播过程中产生一种辐射压强,沿声波方向传播,对物料有很强的破坏作用,甚至是低强度的超声波作用都可使介质的质点交替压缩伸张,产生线性或非线性交变振动,从而增大了介质分子的运动速度和介质的穿透力,以使细胞组织变形、植物蛋白质变性,加速植物成分质点在水中的传递,实现固液萃取分离。超声的机械效应还产生力学效应,如搅拌、乳化、分散、击碎、除气、成雾作用,这些作用不仅促进了植物细胞破裂而加速溶出扩散,还在制剂成型研究上发挥了很好的作用。

2.空化效应

超声波的空化效应是液体与媒质在声场作用下发生的一系列动力过程。超声波是均匀的球面机械波,在传递过程中存在着的正负压强交变周期。在正相位时,对介质分子产生挤压,增加介质原来的密度;负相位时,介质分子稀疏、离散,介质密度减小,当分子间距离超过保持液体作用的临界分子间距,就会形成微小气泡(空化核),一旦形成空化核,在超声波的负压相内就会迅速增大至负声压达到极大值,但是在相继而来的声波正压相内,这些空化核又将被压缩至崩溃(爆破)而产生瞬间的高温高压和强大的冲击波,并伴有发光放射电流。其中不属于植物结构的药效成分不断被"爆破"逸出。因此空化效应是超声溶液内气泡的形成、增长和爆破压缩的过程。Flynn 把空化分为瞬态空化(指声强度大于 10 W/cm² 时产生的生存周期较短的空化泡)和稳态空化(指在声强度较低时产生的空化泡,其大小在其平衡尺寸附近振荡,生成周期达数个循环)。液体内可同时产生上述两种空化作用,且在一定条件下,稳态空化可转化成瞬态空化。空化效应包含扩散、清洗两个特殊的物理环境,如图 3-1 所示。一是对质点细胞壁产生影响,对于提取细胞内物质来说,细胞壁是影响提取速度的关键之一,介质质点通过细胞壁扩散,超声波空化时产生的极大压力和局部高温可以使细胞壁的通透性提高,造成细胞壁及整个生物体破裂,而且整个破裂过程在瞬间完成,从而使细胞中的内含物(质点)得以快速释放,直接与溶剂接触并溶出;二是破裂细胞壁的内含物被超声迅速清洗。

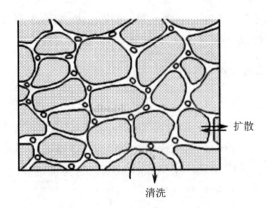

图 3-1　成分质点超声中的环境

在液-液萃取中,超声波并不能使样品内的分子产生极化,而是载体介质和样品之间产生界面湍动效应,强化了扩散传质速率,使大部分物质在 10 min 内就被提取出来。

3.热效应

超声波在媒质内传播过程中,其振动能量不断地被媒质吸收转变为热能而使其自身温度升高。单位体积媒质中超声波作用时间(t)产生的热量(Q)的关系式为 $Q = 2\alpha I t$,与媒质的吸收系数(α)、超声波强度(I)成正比关系。超声波和物理波一样,在介质中的传播过程是能量的传播和扩散过程,其声能不断被介质的质点吸收,介质将所吸收的能量全部或大部分转变成热能,从而导致介质本身和药材组织温度的升高,增大了药物有效成分的溶解速度。这种吸收声能引起的药物组织内部温度的升高是瞬间的,因此可以使被提取的成分的生物活性保持不变。

4.振动匀化效应

超声波具有振动匀化的特点。即提取过程使样品介质内各质点受到的作用一致,使整个样品萃取更均匀。超声波提取常根据不同需要选择低频、高频(20 kHz 和 500 kHz)两种频率范围。萃取过程是超声波能量在溶剂中进行传播的过程,与溶剂的种类无关。提取溶剂内含气体及微小的杂质为超声波空化作用提供了必要条件。

5.超声波组成与压电换能器

超声波提取设备主要由超声波发生器(超声波功率源)、超声压电换能器(换能器振子)和处理容器组成。超声波压电换能器是以压电效应实现电能与声能相互转换的器件,又称超声换能器振子,即超声波发生器将 220 V/50 Hz 或 380 V/60 Hz 的普通市电信号转化成与超声波换能器相匹配的高频率交流电信号,一般应用在超声波设备中的超声波频率为 20 kHz、25 kHz、28 kHz、33 kHz、40 kHz、60 kHz、100 kHz。超声波提取设备结构有内置式和外置式两类。

(1)内置式机型:主要是指将超声波换能器阵列组合,密封于一个多边形立柱体内,并将其安装于中药材提取罐内中心位置,其超声能量从多边形立柱内向外(罐内的媒质)发射。

(2)外置式机型:主要是指将超声波换能器以阵列组合的方式安于提取罐体的外壁,其超声能量由罐外壁向罐内(媒质)发射。

另有聚焦探头式超声装置,如图 3-2 所示,探头(工具头)中心有通孔,被处理的液体从探头通孔的一头流入,经过在探头内部的超声波作用后,再从探头的另一头流出。所有液体都受到超声波均匀而强烈的作用。流量可根据需要随意控制。流量小,超声波作用强;流量大,超声波作用时间短。频率低,每单元的功率大;频率越高,每单元的功率越小。生产设备每单元每小时处理量可达几百千克。探头式超声器用于化学反应、均质乳化、细胞粉碎等。图 3-3 超声设备则用于实验室萃取、医院及企业,在洗涤剂、消毒剂等作用下,将手术器械、实验器皿等欲清洗的物品表面及内腔污渍加洗涤剂超声冲洗、清洁等。

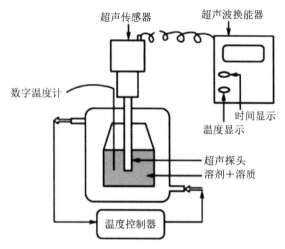

图 3-2 聚焦探头式超声装置

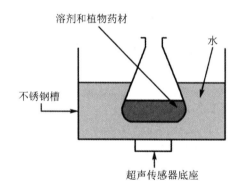

图 3-3 实验室超声清洗装置

我国超声波提取设备目前有 3 种机型,分为小试机型、中试机型和规模生产机型。①小试机型:一般用于实验室,超声功率为 300～3 000 W,提取罐或槽容积为 5～75 L;②中试机型:一般用于中间试验,超声功率为 5～10 kW,提取罐或槽容积为 200～400 L。③规模生产机型:主要用于中药材提取的批量生产,超声功率为 20～75 kW,提取罐容积为 1～3 m^3。

(二)超声波提取法的特点

超声波提取法与水煮法、醇提法等常规工艺相比,具有如下特点。

1.提取温度低、能耗低

超声波提取时间短、无须加热,因此大大降低能耗。超声波强化提取的升温温度仅达到 40 ℃～60 ℃水温,不破坏药材中对热不稳定、易水解的药效成分,避免了水提过程时间长、温度高的问题,保持了原有化学成分的质量。

2.提取效率高、时间短

超声波产生的机械效应和空化效应促使植物细胞破壁,使得超声波强化提取 10～40 min 即可获得最佳提取率,而水煎煮法的时间一次往往需要数小时。超声波提取若每罐超声波提取3次,基本上可提取有效成分的90%以上,且提取时间只为常规水提的1/3。

3.提取物的有效成分含量高

药材超声波提取物含杂质少,有效成分含量成倍或数倍提高,有利于进一步分离纯化,且充分利用了药材资源。

4.常压操作、安全性好

超声波提取仅需常压提取,操作简单安全,维护保养方便;超声波设备没有运动部件,没有电磁辐射,安装固定非常简单,在有毒、有爆炸危险的环境也能安全地应用。

5.适用性广

绝大多数的中药均可用超声波提取。超声波提取对溶剂和目标提取物的性质(如极性)关系不大,因此,可供选择的提取溶剂种类多、目标提取物范围广泛;水溶性和脂溶性成分均能很好地超声波提取。

此外,超声波还具有一定的杀菌作用,提取液较水提取相比不易变质。目前,超声强化提取技术越来越广泛地用于中药提取、固体分散、乳液制备、缓释药物、微囊制备等制药领域。其具有效率高、节能环保的特点,值得推广。

三、超声波提取法在中药药剂中的应用

超声波强化提取技术为中药成分的提取提供了快速、效率高的新方法。绝大多数的中药成分(如挥发油、生物碱、多糖类、黄酮类、萜类、甾体类、多酚类、天然色素、有机酸、油脂、蛋白质及其酶类)均可用超声波强化提取。使用该提取方法需要在不同的工艺条件下,针对不同的提取原料和超声设备及条件参数进行研究。

(一)超声波强化提取挥发油和油脂

超声波可以很好地提出脂溶性成分和挥发性成分,而与溶剂种类无关。原因是油细胞存在于植物腺体中,这些腺体表皮非常薄,可被超声波轻易地破坏。这就解释了超声波能够促进挥发油提取的原因。超声波强化提取油脂不仅使浸提效率显著提高,还可以改善油脂品质,不破坏油内部的维生素,节约原料,增加油的提取量,节省大量人力。例如,苦杏仁油的超声波提取法与传统的压榨法和有机溶剂浸提法相比,操作时间仅是传统法的几十分之一,提取方法简便,生产周期短,出油率高,油味清新醇正,色泽清亮。有学者用超声技术提取葵花子中的油脂,使产量提高了27%~28%。

(二)超声波强化提取多糖类

从植物和真菌中分离得到的多糖类物质是一类能激活免疫细胞,诱发免疫细胞产生许多能提高机体免疫能力的重要细胞因子(如白细胞介素-2、肿瘤坏死因子和干扰素),从而起到抗肿瘤、抗炎症、抗感染作用的中药成分。

多糖的传统提取工艺一般为热水浸提法,提取周期较长,黏度大,且多糖中的糖肽类结构在提取分离时容易发生破坏。超声波不但强化整个提取过程,而且强化超滤分离过程,即超声波提取多糖可减小料液比和降低多糖提取液的黏度,而提取液黏度的降低有利于超滤分离降低浓差极化的影响,减少负荷,提高处理量,降低生产成本。超声波提取多糖的工艺省时、节能、无加热过程,有利于多糖类成分的稳定。超声波提取多糖主要对超声频率、温度、提取时间、粉碎粒度、提取物纯度、料液比(体积比)等方面进行比较。

例如,灵芝多糖的提取中,比较热水法提取工艺与超声波法提取工艺,结果热水提取法的最佳工艺条件为:料液比 1∶20,浸提温度 90 ℃,提取时间 2 h,粒度 80 目;超声波提取法最佳工艺条件为:料液比为 1∶15,浸提温度 60 ℃,提取时间 25 min,粒度 60 目。由此可见,超声波提取法与热水提取法相比,所需提取溶剂用量更少,浸提温度更低,浸提时间更短,药物粒度更低,而且多糖提取率提高 30% 以上。

又如,超声强化提取金针菇子实体多糖,可使多糖提取率提高 76.22%;用气升式循环超声破碎浸提装置进行超声波强化海带硫酸酯多糖的浸提实验,超声浸提参数为在 pH 为 5.0、提取温度 40 ℃、料液比 45∶100、固液比(重量体积比)为 45∶100、提取时间 25 min、通气量 75 L/h、超声功率 120 W 的工艺条件下,硫酸酯多糖的提取率可达 1.86%,多糖含量 26.5%,而水法浸提4～6 h,提取率为 1.11%,多糖含量为 20.8%,显示出超声波在强化海带硫酸酯多糖浸提方面的良好应用前景。

还有用循环气升式超声波提取肉苁蓉多糖,仅提取 10 min,就可高于常规浸提 24 h 和100 ℃回流 7 h 的多糖提取率。此外,超声波强化提取中药多糖成分的研究涉及茯苓多糖、虫草多糖、香菇多糖、猴头多糖、白及粗多糖、玉米芯中的木聚糖、海藻多糖、南瓜多糖、酵母多糖、蘑菇多糖、芦荟多糖、枸杞多糖、白茅根多糖等。

(三)超声波强化提取蛋白质及其酶类

超声波提取蛋白质可以提高蛋白质的纯度和收率。例如,超声波提取玉米醇溶蛋白的最佳工艺条件为提取温度为 60 ℃,超声时间为 1 h,乙醇体积分数为 70%,pH 为 9,醇溶蛋白的收率可达 27.94%,醇度达 94.68%,是一条经济可行的工艺路线。又如,用超声强化提取大豆蛋白质,使豆奶中蛋白质含量提高的幅度在 12%～20%。再如,从皱胃中提取皱胃酶,长期以来使用传统的水浸提法提取,皱胃酶在水中稳定性低,造成皱胃酶部分失活并易导致微生物污染。应用超声低温提取 70 min 即可达到传统方法提取 2 d 的效果,不仅缩短了提取时间,还提高了酶的活性和提取率。这是由于超声波空化作用破坏皱胃组织结构,使其结构变松,进入皱胃组织中的提取液增多,从而更有效地提取其中的酶。

(四)超声波强化提取苷类成分

例如,酸枣仁中酸枣仁皂苷的最佳超声波提取条件:频率为 27.0 kHz,提取时间为 30 min,提取溶剂为 75% 的乙醇,提取温度为 70 ℃,与索氏提取和回流提取相比较,上述超声波提取条件比较理想。以水饱和正丁醇超声波提取人参的工艺条件:时间为 60 min,提取 3 次,温度为30 ℃,溶剂量 8 倍,具有提取时间短、效率高、成分不被破坏、得到的人参皂苷纯度高等特点。绞股蓝总皂苷的超声波强化提取物(超声波提取条件:20 kHz、60 ℃)与常法提取物相比,可明显升高老龄大鼠红细胞超氧化物歧化酶(SOD)活力。对党参超声波提取 40 min,党参皂苷粗品量是乙醇冷浸 48 h 所得的近 2 倍,且纯度高。从穿山龙根茎中提取薯蓣皂苷,超声波提取 30 min,提出率是原工艺 70% 的乙醇浸泡 48 h 的 12 倍。超声波提取三七皂苷仅需 30～60 min。

提取天麻中天麻苷的超声波提取最佳条件:甲醇体积分数为 70%,溶剂体积为 50 mL,超声功率为 300 W,超声波提取温度为 55 ℃,超声时间为 30 min。循环超声波提取肉苁蓉中苯乙醇糖苷类化合物的最优工艺条件:将肉苁蓉粉碎至 40 目,以甲醇提取,提取温度为 60 ℃,超声功率为 1 500 W,提取时间为 20 min。在此条件下,苯乙醇糖苷类化合物的提取量为 73.8 mg/g,相当于 60 ℃甲醇热浸 5 h 的提取量,为索氏抽提法提取量(81.2 mg/g)的 90.9%;复方首乌口服液中,采用超声波提取何首乌、大黄、番泻叶中的蒽醌类成分,避免用传统法久煎破坏此成分。从黄芩根茎中提取黄芩苷,以水煎煮法为对照,超声波提取 10 min 所得到的提出率就高于水煎煮提取 3 h 的提出率。采用超声波提取进行苷类成分生产、分离鉴定的研究报道还有很多,这些苷类有大黄游离蒽醌苷、橙皮苷、淫羊藿苷、甘草黄酮苷等。

(五)超声强化提取生物碱类成分

生物碱类是来源于植物界的一类含氮有机化合物,大多具有生理活性,是许多中草药的有效成分。提取纯化中常采用常规"调节 pH 溶剂法",一般提取时间长,收率低。而超声波提取可以获得很好的效果。《中国药典》曾收录记载超声技术提取木鳖碱、马钱子碱这些毒性成分,并明确规定在药物含量测定时,用超声波处理 40 min 相当于冷浸 24 h。由此看出,应用超声波提取生物碱类成分技术较成熟。

例如,有学者研究了对黄连根茎生物碱的超声波提取工艺的溶剂、时间、提取率变化,对黄连粉(50 目),加 0.094 mol/L 硫酸浸泡 24 h,用频率为 20 kHz 的超声波处理 30 min,过滤,对药渣再重复用超声波处理 1 次,合并滤液,经提纯、浓缩、析晶,小檗碱可得 8.12%;而有学者比较了不同溶剂的超声波提取结果,认为用 75% 的乙醇超声波提取所得的小檗碱浓度最高;0.5% 的硫酸溶液处理次之,95% 的乙醇超声波提取的小檗碱浓度最低。

对益母草粗粉用 95% 的乙醇、110 kHz、40 min 的条件下超声波提取,益母草生物碱提出率约为回流法提取 2 h 所得提出率的 2 倍;用 70% 的乙醇超声波提取延胡索总生物碱的最佳条件为超声功率 350 W、时间 60 min、pH3.5、温度 40 ℃、溶剂用量 30 倍,四氢帕马丁、原阿片碱的提取率比传统回流法提取 6 h 工艺提高 18% 以上,且提取时间明显缩短。

从苦参中提出具有抗癌作用的苦参碱类成分,料液比(1∶10)g/mL,浸泡 3 h,乙醇的体积分数为 80%,在超声功率 400 W 下超声波提取时间 20 min 后提取液在转速 3 000 r/min 下离心 10 min 后取上层清液,与传统水煎煮法比较,生物总碱提取率为 1.51%,苦参碱提取率由煎煮法的 0.213% 提高到 0.472%。对长春碱、曼陀罗叶中曼陀罗碱、骆驼蓬总生物碱、博落回中生物碱、金鸡纳生物碱、萝芙木生物碱、吐根生物碱、肉苁蓉甜菜碱、贝母碱等的超声波提取均有广泛细致的相关研究。

(六)超声强化提取酚类成分

酚类成分极易氧化变色。例如,茶多酚的超声波提取,超声波频率为 20 kHz,提取 10 min,茶多酚得率比普通沸水提取 30 min 的得率提高 40% 以上,同时还避免了茶多酚高温煮沸易氧化之特点。当以 80% 的乙醇为溶剂、超声频率为 25 kHz、超声功率为 160 W、超声处理时间为 25 min、浸提温度为 70 ℃ 时,茶多酚和儿茶素的浸提率分别达 24.25% 和 11.46%,较之常规浸提法依次提高了 49.2% 和 40.5%;又如,超声波法提取葡萄籽中多酚物质原花青素类成分,考察了超声波功率、提取溶剂浓度、提取溶剂的比例、超声时间、超声温度、料液比(体积 V 与被提固体物质质量 m)等因素对提取率的影响,得出的超声波提取工艺最佳条件为在 40 ℃ 下,以料液比为 30∶1(V/m)的 40% 乙醇溶液,用 120 W 的超声功率对葡萄籽作用 10 min,可获得最佳萃取结果。

(七)超声波强化提取酮类成分

黄酮类成分的提取常用水煎煮法、碱提酸沉法或乙醇、甲醇等溶剂浸泡提取。例如,从沙棘废弃果渣中提取沙棘黄酮类化合物和 β_2 胡萝卜素,常规提取条件是先用石油醚脱脂,再以 65% 的乙醇为溶剂,提取温度为 80 ℃,溶剂量为(1∶8)g/mL,提取 3 次,每次 1 h,沙棘果渣的总黄酮得率达 0.534 4%,此条件下改为超声波辅助提取,超声波提取两次,每次仅 15 min 就完成了全部提取过程,并且大大减少了溶剂用量,而黄酮得率保持不变。又如,银杏黄酮的常规水煮提取 4 h 的提取率为 56.5%;而改用循环超声波强化提取设备,仅需在室温下分别提取 10 min 和 30 min,提取率分别达到 82.6% 和 88.3%;对竹叶黄酮以 75% 的丙酮溶液为溶剂提取,水浴80 ℃ 浸提需 1 h,而超声法只需 30 min 即可达到相似的效果;从槐米中提取芦丁,超声波提取 40 min, 提出率是目前得率的 1.7～2.0 倍,可节约槐米药材 30%～40%。超声波提取丹参中脂溶性成分 丹参酮ⅡA 和隐丹参酮脂的最佳条件为体积分数为 90%、料液比为 5∶1 的乙醇,超声提取 45 min,丹参酮ⅡA 和隐丹参酮脂含量分别可达 0.285 6% 和 0.355 5%,均比浸泡法提取 24 h 后的隐 丹参酮脂和丹参酮ⅡA 成分的含量高,提取时间缩短为原来的 1/32。

(八)超声波强化提取萜类、酯类、香豆素、木脂素等成分

萜类是广泛存在于植物体内的天然活性成分,如灵芝中的三萜酸类及山楂中的山楂酸、青蒿 素、银杏内酯、五味子素。传统提取常用溶剂提取,提取时间往往很长,提取率较低。例如,青蒿 素的传统提取方法是在 50 ℃ 以下采用有机溶剂冷浸或搅拌提取,提取率为 60% 左右,提取时间 为 24～48 h,利用循环超声设备提取青蒿素,提取时间缩短为 20 min,提出率可达到 90% 以上, 有机溶剂回收率达到 90%。超声波提取山楂总三萜酸的十批样品表明最佳条件为 95% 的乙醇 浓度、超声功率 200 W、提取时间 20 min,料液比为 1∶10,总三萜酸平均得率可达 0.381%。其 他药材(如夏枯草、大叶紫薇、灵芝、泽泻、川芎类、杜仲、牛蒡子、五味子)也有超声波提取研究报 道,这些成分对热都不稳定,超声波提取是一种较好的选择。

(九)超声技术用于中药复方的提取研究

超声波能有效地提取溶出中药复方的诸多成分(无论何种极性)。例如,六味地黄丸方药的 超声波提取研究,以干膏收率、丹皮酚、总多糖、熊果酸含量为试验指标,采用正交试验设计,在溶 剂用量、温度、超声次数、超声时间、超声功率等因素方面,与传统煎煮、渗漉、回流提取方法进行 比较,得出六味地黄复方的最佳提取工艺为 60% 的乙醇超声波提取,即加 10 倍量初始温度为 60 ℃ 的 60% 的乙醇对复方药材粗粉超声波提取 2 次,每次 30 min,超声频率为 25 kHz。超声法 三指标的综合评分值明显高于其他传统提取法,并具有大生产提取的可行性。

(十)超声强化-超临界流体萃取(USFE)

超声强化-超临界流体萃取的机理不是源于超声空化,而是超声在微环境内产生的机械波动 效应和热效应。

超声场不仅可以强化常规流体对物质的浸提过程,还可以强化超临界状态下物质的萃取过 程。超临界流体萃取(SFE)技术虽然具有无毒、不燃烧、环保、产品质量高等优点,但是在工业化 批量生产中仍存在时间长、传质效率和萃取产率低的问题。USFE 加入超声强化作用能明显提 高萃取率和生产效率,降低单一使用 SFE 的生产能耗和生产成本。例如,紫杉醇的提取中,从 CO_2 消耗量、时间、萃取的浸膏样品中紫杉醇的含量、萃取率等方面进行试验比较,结果表明,单 一用超临界二氧化碳萃取(SCE)完全萃取红豆杉树皮中的紫杉醇所耗时间和 CO_2 的用量是超声 强化-超临界二氧化碳联合萃取(USCE)的近 3 倍;在对 1.1% 的紫杉醇浸膏品样的萃取实验中, USCE 很快达到 100% 萃取,而单纯的 SCE 在 3 倍时间及用量条件下只能达到 41% 的萃取率, 由树皮到萃出物的 USCE 过程,紫杉醇的浓度一次高效、快速、无毒地浓缩了 67 倍左右,萃取的 选择性提高。从麦芽胚中提取麦胚油的 USCE 提取率可提高 10% 并且不会引起麦胚油的降解; 在不同萃取温度、萃取压力、萃取时间和流体流量下,USCE 的合适萃取温度比 SCE 低 10 ℃。 又如,人参皂苷的 USCE 与 SCE 提取研究比较结果是 USCE 的人参皂苷萃取率是 SCE 的

1.64 倍；以 USCE 技术萃取薏苡仁中的薏苡仁油和薏苡仁酯的最适宜的萃取温度仅为 40 ℃，比 SCE 最适宜的萃取温度降低了 5 ℃；最适宜的萃取压力为 20 MPa，比 SCE 的最适宜萃取压力降低了 5 MPa；最佳萃取时间为 3.5 h，比 SCE 的最佳萃取时间缩短了 0.5 h；萃取率提高约 10%。若萃取率相同时，流体流量可减少 0.5 L/h。

（十一）超声波在其他方面的应用

超声波还可应用于蛋白质超滤结晶分离、双水相萃取分离、电渗析分离、膜分离及制剂制备和中药检测/鉴别/萃取分离方面。在检查项中对少数药材和制剂还使用到超声处理，如牛胆粉、跌打止痛膏。

（张建强）

第四节　微波提取法

一、概述

微波提取即微波辅助提取（MAE），是利用微波能加热与样品相接触的溶剂，将所需化合物（目标组分）从中药中提取出来的一种新的提取技术。自 1986 年匈牙利学者 Ganzler 等用微波从土壤、种子、食品和饲料中提取到多种类型化合物以来，微波提取技术的应用范围已从最初的环境分析、样品制备，迅速扩展到食品、化工和农业等领域。近年来，国内外已将微波技术应用于天然药物活性成分的浸提中，并取得了可喜的进展。

二、微波提取法的原理与特点

（一）微波提取法的原理

微波是一种频率在 300～300 000 MHz 的电磁波，介于红外线和无线电波之间，常用微波的频率为 2 450 MHz。微波具有波动性、高频性、热特性、非热特性等特性，其通过离子迁移和偶极子转动引起分子运动的非离子化而产生辐射能。微波在传输过程中遇到不同的物质会依物料性质不同而产生反射、穿透、吸收等不同现象。在快速振动的微波电磁场中，被辐射的极性分子吸收微波辐射能后，通过分子偶极以每秒数十亿次的高速旋转产生热效应。不同物质的介电常数、比热容、形状及含水量不同，吸收微波的能力不同，产生热效应也就不同。一般来说，具有较大介电常数的化合物（如水、乙醇）吸收微波的能力强，在微波辐射下能迅速升温，沸点低的溶剂甚至有过热现象；而极性较小的化合物（如芳香族化合物和脂肪烃类）、无净偶极的化合物（如二氧化碳、二氧六环和四氯化碳）及高度结晶的物质，对微波辐射能量的吸收弱，不易被加热。因此，利用不同物质介电常数的差异，可以达到选择性提取的目的。

微波提取技术发展迅速，但其机制尚未完全明确。学者一般认为，中药微波提取的原理如下。

（1）微波穿透到达药材内部，植物细胞内的水等极性物质吸收微波能，细胞内部温度迅速上升，细胞内部压力增大，当细胞内部压力超过细胞壁膨胀承受能力时，细胞膜（壁）破裂，产生微孔或裂纹，细胞内有效成分自由流出，进入提取溶剂并溶解，通过进一步分离，获得目标组分。但也有研究观察新鲜银杏叶在微波提取条件下植物细胞的微观结构,发现微波提取时植物细胞结构发生了明显的变化,主要表现在有质壁分离现象,细胞器、淀粉粒等胞内物质被破坏,但并没有使细胞壁破裂。

(2)微波所产生的电磁场加速了目标组分由药材内部向提取溶剂界面的扩散速度,缩短其扩散时间,从而大幅度提高提取速率,缩短提取时间,最大限度地保证提取质量。

(3)微波导致细胞内物质的物理或化学结构、性质发生改变,原有的细胞结构遭到破坏变得"疏松",从而使目标组分快速溶出。微波提取还与微波使细胞内水分汽化、使一些蛋白质和酶失活及提高溶剂的活性等有关。

(二)微波提取法的特点

微波提取可以对体系中的一种或几种组分进行选择性加热,可使目标组分直接从中药中分离,而不影响周围的环境温度,因此用于中药提取具有诸多独特的优势,其特点如下。

1.加热均匀,升温迅速

微波提取是利用分子极化或离子导电效应直接对物体不同的深度同时加热,故也称为"体加热",升温迅速、均匀,热效率高。与传统的溶剂提取法相比,可节省 50%～90% 的提取时间;而且传统热提取是以热传导、热辐射等方式由外向内进行的,而微波提取则是内外同时加热,没有高温热源,消除了温度梯度,有效地保护了中药中化学成分的功能,大大提高了提取质量。

2.溶剂用量降低

与常规提取方法相比较,微波提取可减少溶剂用量 50%～90%,从而降低排污量,改善环境。因此微波提取也被誉为"绿色提取工艺"。

3.选择性高,产品质量好

极性较大的分子可以获得较多的微波能,利用这一性质,微波辐射可以选择性地提取极性分子,从而使产品的纯度提高,质量得以改善,而且收率提高;微波提取还可以在同一装置中采用两种以上的提取溶剂分别提取所需成分,降低工艺费用。

4.微波提取无须干燥等预处理

工艺和生产线组成简单,减少了投资。

5.微波提取不存在过热性

提取过程易于控制。

6.微波提取温度低,不易糊化

产品质量稳定,分离容易,后处理方便。

三、微波技术在中药提取中的应用

近年来微波技术在中药提取中的应用研究越来越多,提取的成分涉及生物碱、多酚、黄酮、有机酸、多糖、挥发油、皂苷、萜类等。微波提取与传统提取方法相比,显示了其快速、高效、选择性好、收率高、溶剂用量小、环保等优势。

(一)不同成分的微波提取

1.挥发油的提取

微波提取挥发油的研究报道很多。例如,1992 年 Parc 等从薄荷、海藻中提取有效物质获得成功。利用微波技术从新鲜薄荷叶中提取薄荷油,与传统的乙醇浸提相比,微波提取得到的薄荷油几乎不含叶绿素和薄荷酮。从云南金平产的草果中微波提取挥发油,与常规溶剂提取法和水蒸气蒸馏法相比,草果精油的收率依次为 2.37%、2.17% 与 1.52%;微波提取时间由后两者的数小时缩短到 3 min,而且溶剂正己烷的用量少;用气相色谱质谱联用仪(GC-MS)分析发现,微波提取法和常规溶剂提取法得到的化合物基本相同,说明微波提取法对草果精油的化学成分没有明显影响。

用均匀设计优选蜂胶挥发油的微波提取最佳工艺条件为蜂胶 10 g、石油醚 110 mL,提取 2 次,每次 32 min,提取温度 30 ℃。结果蜂胶挥发油提取率为 13.83%;提取时间大大缩短,约为溶剂法的 4%;蜂胶挥发油提取率较溶剂法提高。直接在微波下照射新鲜的立比草,提取挥发油,以冰水冷却,结果微波提取 5 min 所得的油水混合物与 1.5 h 水蒸气蒸馏出的混合物无质量差异,提取时间缩短,约为蒸馏法的 6%,且不需要加入水作溶剂。

挥发油的沸点较低,传统提取工艺的提取温度高,时间长,易破坏有效成分而导致收率低,相比较而言,微波提取具有提取时间短、提取效率高等优点,有助于提高挥发油的提取效果。但采用微波法提取挥发油时,应该注意不同溶剂对挥发油的提取效率和工艺参数的影响,应多因素优选最佳提取条件。例如,用微波法提取无梗五加果的挥发油,以乙醚为提取溶剂时,提取最佳工艺参数:功率为中火,提取时间为 90 s,液固比(mL/g)为 12.5∶1;而以乙醇为提取溶剂时,提取工艺参数则有所变化:功率为中高火,提取时间为 60 s,液固比(mL/g)为 10∶1,原料浸泡时间为 20 min 时提取效率最高。因此应根据不同中药选择合适的提取溶剂及工艺参数。

2.多糖的提取

用微波技术提取茶多糖,茶叶与水质量比为 1∶15,微波强度为 100%,提取时间为 75 s,与传统提取方法比较,微波提取方法时间短,得率高;通过研究发现,微波对茶多糖抑制 α-淀粉酶活性的作用无影响。微波提取橘皮中果胶,与传统法相比,提取时间缩短 1/3,乙醇用量节约 2/3,且耗能低,工艺操作容易控制,产品的色泽、溶解性、黏度等性质更佳。

多糖的传统提取方法多采用水煎煮法或温浸法,提取时间长,效率低,且多糖稳定性差,而微波提取法可大大缩短提取时间,显著提高多糖收率与纯度。

3.黄酮的提取

与传统水提及乙醇回流提取相比,微波法提取黄酮类成分具有提取率高、提取时间短等优势,但应根据不同中药优选合适的提取条件。例如,用微波法提取杏香兔耳风总黄酮时,最佳工艺条件:以 80% 的乙醇为溶剂,料液比为 1∶20,微波功率为 600 W,提取 20 min。结果总黄酮的提取率达 5.12%。以葛花提取物中总黄酮和葛根素的含量及总黄酮的提取率为考察指标,比较微波提取与乙醇回流法的提取效果,结果微波提取物中总黄酮含量及葛根素含量较乙醇回流法分别高出 13% 和 4%,而微波提取法的溶剂用量和加热时间分别为回流法的 1/5 和 1/30。微波提取甘草黄酮时,提取率则由水提取法的 1.14% 提高到 2.46%,提取时间由 5 h 缩短为 3 min。

4.苷类的提取

从高山红景天根茎中提取红景天苷,微波处理 1.5 min,水提 10 min,红景天苷得率与 70% 乙醇回流 2 h 相比,乙醇回流 2 h 的杂蛋白含量是前者的 1.6 倍。表明微波提取在保持较高收率的同时,大大缩短了提取时间,而且显著提高了苷类成分的纯度。提取三七总皂苷,采用微波法间歇提取 10 次,每次 20 s,和索氏提取 10 h 的提取率相当,远高于超声波提取 100 min 的提取率,而且微波法溶剂用量仅为超声波提取法的 50%,因此微波法具有操作简便、高速、重现性好等特点。

5.生物碱的提取

提取生物碱一般采用酸浸泡法、酸醇法、碱提取法、醇提取法、固-液热提取法等,操作中存在着有效成分损失大、周期长、工序多等缺点。微波提取生物碱则省时,不需要大量酸碱,节省溶剂。例如,从羽扇豆中用微波提取司巴丁,其产率由传统方法的52%±3%提高到80%±3%,且省时、省溶剂。采用微波技术提取关黄柏中的小檗碱,与传统的硫酸浸提法相比,微波提取的时间是硫酸浸提法的1/960,固液比降低1/4,产量提高30%左右,且微波提取法工艺简便、省时、节能、易于控制,明显优于硫酸浸提法。采用微波技术提取麻黄中麻黄碱时,微波提取10 min,与常规水煮法(提取3次,时间依次为30 min、20 min、10 min)相比,麻黄碱收率由0.183%±0.034%提高到0.485%±0.003%,显示微波提取法收率高、省时、便捷的优势。

6.蒽醌的提取

微波法提取决明子中蒽醌,以80%的乙醇为提取溶剂,料液比为1∶50,升温速率为8 ℃/min,微波提取10 min,提取率超过超声波提取2 h、索氏提取2 h。以大黄中游离蒽醌的提取效率为指标,比较微波提取法、常规煎煮法、95%的乙醇回流法,结果提取率分别为1.90%、0.865%、1.92%;而微波提取仅需20 min,而乙醇回流需要120 min,且操作烦琐。

7.萜类的提取

用微波提取法来提取丹参中丹参酮,以95%的乙醇为溶剂,微波提取2 min,固液比为1∶10(g/mL),丹参酮的得率超过传统提取方法,且可以避免传统回流提取时丹参酮因高温受热而分解。而同样的提取率,微波提取、室温提取、加热回流、超声波提取和索氏提取所需的时间依次为2 min、24 h、45 min、75 min和90 min。Mattin等利用微波提取技术从红豆杉中提取紫杉醇,以95%乙醇为溶剂,固液比不超过1∶4(g/mL),85 ℃以下微波辐射9~10 min,与传统方法(紫杉针叶5 g,加95%的乙醇100 mL,适当温度下振摇提取16 h)效果相当,但显著节省了提取时间和溶剂用量。

微波提取法在其他成分的提取中也有应用,例如,以微波法提取金银花中的绿原酸,以35%的乙醇为溶剂,固液比为1∶30(g/mL),以850 W微波辐射1 min,绿原酸收率较超声波法高近20%,且提取时间明显缩短。对甾体、鞣质、强心苷等类化合物也有微波提取的研究报道。

(二)微波技术在中药提取中的应用

微波提取时,应根据中药及目标组分的性质,优选最佳提取工艺参数,包括药材粒度、溶剂种类及用量、微波剂量、微波功率、提取时间、提取温度、药材含水量等。一般可采用单因素试验、正交设计或均匀设计等方法优选各工艺参数,确定药材的最佳提取条件。以微波提取葡萄籽中原花青素为例讲解。

1.样品前处理

取晾干的葡萄籽,适当粉碎,用石油醚脱脂,将脱脂后的葡萄籽粉避光自然晾干,备用。

2.优选提取工艺

以原花青素的收率为考察指标,采用单因素法分别对提取温度、微波输出功率、溶剂体积分数、微波提取时间、固液比等进行优选。

称取脱脂葡萄籽粉100 g,加入适量提取溶剂,置于微波提取罐中,选择一定的提取溶剂,按照一定的固液比例混合,在一定微波输出功率和提取温度下、微波提取一定时间,离心分离得到提取液,测定其中原花青素的含量,计算提取率,优选最佳工艺参数。

(1)提取温度:取脱脂葡萄籽粉100 g,加入70%的乙醇1 000 mL,微波输出功率500 W,分别在 40 ℃、50 ℃、60 ℃、70 ℃、80 ℃及 85 ℃条件下微波提取 3 min。结果随着提取温度升高，原花青素的收率逐渐增大，当温度达到 80 ℃时，原花青素的收率达到最大，此后随温度的升高，原花青素的收率开始下降。因此，微波提取原花青素的最适温度为 80 ℃。

（2）微波输出功率：取脱脂葡萄籽粉 100 g，加入 70% 的乙醇 1 000 mL，微波加热温度为 80 ℃，分别在 400 W、450 W、500 W、600 W、800 W 及 850 W 等微波输出功率下提取 3 min，结果当微波输出功率在 450～800 W 时，原花青素的收率保持相对稳定；当微波功率大于 800 W 时，原花青素的收率明显下降。因此，在实际工作中，应根据提取物的固液总量，考虑降低能耗等因素，选择在 450～800 W 功率范围内提取葡萄籽中的原花青素。

（3）提取溶剂：取脱脂葡萄籽粉 100 g，加入水及不同体积分数乙醇溶液（10%～100%）1 000 mL，微波输出功率 500 W，加热温度 80 ℃，微波提取 3 min。结果随着乙醇体积分数增大，原花青素的收率逐渐增大，当乙醇体积分数为 80% 时，收率达到最大，随后原花青素的收率逐渐下降。结果表明，微波提取葡萄籽中原花青素的溶剂应为 50%～80% 的乙醇溶液。

（4）微波提取时间：取脱脂葡萄籽粉 100 g，加入 70% 的乙醇 1 000 mL，微波输出功率 500 W，加热温度 80 ℃，微波辐照时间分别为 1 min、3 min、5 min、8 min、9 min、13 min。结果显示，随着微波提取时间的延长，原花青素的收率先呈迅速上升趋势，至 3 min 时达到最大，因此确定微波提取最佳时间为 3 min。

（5）固液比：按照不同的固液比，将 100 g 脱脂葡萄籽粉和 80% 的乙醇置于微波提取罐中，在微波输出功率 600 W，加热温度 80 ℃条件下，微波提取 3 min。结果固液比为 1∶6～1∶8 时，原花青素的收率呈上升状态，当固液比达到 1∶8 时，原花青素的收率达到最大；固液比维持在 1∶8～1∶12 时，原花青素的收率变化不大；此后继续加大固液比时，原花青素的收率明显下降。因此从节省溶剂和能源角度考虑，选择固液比 1∶8。

3.微波工艺与传统热回流工艺比较

取脱脂葡萄籽粉 100 g，按固液比 1∶8 加入 80% 的乙醇，提取温度 80 ℃，基本条件相同的情况下，采用实验优选的最佳微波工艺与热回流提取进行比较可知，微波提取 3 min 比热回流提取 90 min 的原花青素的收率高，而且能耗明显降低。

（张建强）

第五节　半仿生提取法

一、中药半仿生提取法的主要特点

（一）分析思维与系统思维的统一

中药及其复方的作用特点是多成分、多途径、多环节、多靶点。基于中药及其复方中部分成分已知，大部分成分未知的现实，利用"灰思维方式"，从生物药剂学的角度模拟口服给药以及药物经胃肠道转运的过程，为经消化道给药的中药制剂设计的半仿生提取法（SBE 法），既坚持了近代科学分析的原则，又把整体与发展的思想包容于自身。对分析思维与系统思维进行分析，看到了分析思维的长处是使构成物的成分精确化、量化，能够较为精确地把握事物，较为深刻地认识事物;其短处是只看到了一个个孤立的要素,而忘记了多要素与整体的联系。系统思维强调的是构成事物要素的系统质,对局部的认识是不精确的、模糊的。取两种思维形式取的长处,舍弃它们各自的短处,把它们统一起来,形成观察问题的新思路。这种新思路概括起来是在中药及其复方提取中坚持"有成分论,不唯成分论,重在机体的药效学反应"。SBE 法以一种或几种单体成分、总浸出物及不同极性部分和/或主要药理作用为指标,综合评判,优选提取工艺,不拘泥于某化学成分或适合纯化学成分的药理模型,而是考虑到综合成分的作用。

(二)单体成分与活性混合物的统一

中药及其复方是一个多元、复杂体系,内在化学成分复杂,很难用其中某一成分的药效或药代参数来代表整个中药或复方的参数。SBE 法工艺条件的优选,既考虑到了单体成分,又考虑到了"活性混合成分"。以单体成分、总浸出物及不同极性部分和/或主要药理作用做指标,同时考虑指标在工艺选择中的主次,给予不同的加权系数,以标准化处理并加权求和后的数值为特征值,输入计算机求得回归方程,优选出 SBE 法工艺参数。按所选的工艺参数进行 SBE 法提取得到的是"活性混合物(包括配位络合物和分子络合物单体)"。这样既能充分发挥混合物成分的综合作用特点,又有利于用单体成分控制制剂质量。

(三)中医治病特点与口服给药特点的统一

辨证论治是中医的特点,方剂是调整体内系统平衡使其最优化的治疗系统,也是中医临床用药的一大特点,中医用药绝不是单体成分,而是多种成分相互作用的综合结果。从化学成分上考虑,这种综合作用可能是一种中药共存成分之间和/或多种中药成分之间的复合作用;从药剂学的角度考虑,中药(饮片)提取过程中,有些成分可能相互作用生成新的化合物;从药物代谢过程考虑,它可能是体内发挥药效过程中的复合作用。口服给药的吸收受消化系统生理状态、药物理化性质和食物等因素的影响。经口服给药的丸剂、散剂和汤剂等有疗效,就说明其药效成分能够被胃肠吸收、代谢和利用。

二、中药复方半仿生提取法研究的基本模式

若采用 SBE 法研究中药复方,通常可作半仿生提取法、水提取法(WE 法)、乙醇提取法(AE 法)提取液的对比研究,选择最佳提取方法和工艺条件。若根据拟选用剂型的特点和要求,需进一步对提取液进行纯化处理,则在选出最佳提取方法和工艺条件后,增加 SBE 液、WE 液的乙醇沉淀浓度的选择和/或其他精制纯化方法的优选。做更多种方法提取液的平行比较研究。最后综合评判,确定对该复方以何种方法提取和纯化为佳。

(一)不含挥发性成分的中药复方研究模式

(1)进行方药基源、性状鉴定与质量标准研究。

(2)优选用 SBE 法的提取条件。

(3)优选用 SBE 法提取方药的组合方式。

(4)用醇提取,优选乙醇浓度。

(5)比较不同方法提取液多指标成分。

(6)比较不同方法提取液的主要药效与毒性。

(7)比较不同方法提取液的含药血清指纹图谱。

(8)比较不同方法提取液的含药血清主要药效。

(9)综合评判该复方以何种方法提取为佳。

(二)含挥发性成分的中药复方研究模式

(1)进行方药基源、性状鉴定与质量标准研究。

(2)进行方中挥发性药物的超临界流体萃取条件优选。

(3)优选萃取后药渣与方中他药的 SBE 法提取条件。

(4)用醇提取、优选乙醇浓度。

(5)比较不同方法提取液的多指标成分。

(6)比较不同方法提取液的主要药效与毒性。

(7)比较不同方法提取液的血清指纹图谱。

(8)比较不同方法提取液的血清主要药效。

(9)综合评判该复方以何种提取方法为佳。

(三)研究模式各步骤主要技术关键

1.进行方药基源、现状鉴定与质量标准研究

首先寻找出中药的主要鉴别特征(饮片性状、组织、粉末等),搞清其品种。然后用其中 1 批次药材或饮片,以综合评判指标(例如,对黄连解毒汤,可用小檗碱、黄芩素、栀子苷、总黄酮、总生物碱、分子量≤1 000 提取物量、高效液相色谱总面积为指标)优选出该复方的最佳提取工艺。再以该提取工艺,对其各单味药分别依法提取,制备样品液,研究各单味药的定性和定量方法,制定含量测定标准。

2.优选用 SBE 法提取的条件

根据 SBE 法理论,在饮片规格(或药材粒度)、提取温度、溶剂用量、滤过、浓缩等条件相同的前提下,确定考察的主要因素为溶剂水的 pH 及提取时间。用均匀设计或正交设计优选提取工艺条件。

对含挥发性物质的复方,先将方中含挥发性成分的中药用超临界流体萃取,将其药渣与方中其他中药混合,再用 SBE 法提取。

3.优选用 SBE 法提取方药的组合方式

将方中饮片分为君药(A)、臣药(B)、佐药(C)、使药(D)4 部分,再排列组合成 15 组:A＋B＋C＋D,ABCD,AB＋C＋D,AC＋B＋D,AD＋B＋C,BC＋A＋D,BD＋A＋C,CD＋A＋B,AB＋CD,AC＋BD,AD＋BC,ABC＋D,ABD＋C,ACD＋B,BCD＋A。其中,AB＋C＋D,表示用优选出的 SBE 法条件提取,AB 为君药与臣药混合提取、滤过、浓缩,C、D 为佐药、使药分别提取、滤过、浓缩,合并 3 种浓缩液,定容,即得该方的 SBE 样品液。其余类推。

4.优选用醇提取的乙醇浓度

将复方用醇提取,乙醇浓度的优选可采用比例分割法,通常在 30％～80％中选择含醇量。

5.比较不同方法提取液的多指标成分

对复方不同方法提取液(SBE 法、WE 法、AE 法等)进行多指标成分的综合比较,目的是优选出能最大限度地提取出复方药效物质的方法与工艺条件。同时也为进一步对该模型复方进行新药研究提供设计思路和技术支撑。

6.比较不同方法提取液的主要药效与毒性

实验结果优化处理方法:将各药效指标测定结果与该组空白对照组测定结果相除,得 R 值,再求各组 R 值的均值 R,以均值作为综合评判指标,大者为佳。

7.比较不同方法提取液的含药血清指纹图谱

比较复方不同方法提取液的血清指纹图谱,并为血清药效学试验确定最佳采血时间。分别用不同方法提取液(如 SBE 法、WE 法、AE 法)及复方原药对照液给动物灌胃,采集不同时刻的血样,分离含药血清,相同采血点用高效液相色谱(HPLC)法和/或高效毛细管电泳(HPCE)法、紫外光谱(UV)法分别测定,求得吸收度和总面积。

分析体外、体内两种相对应指纹图谱,寻找其特征峰的异同,建立模型复方中各单味药和全方的指纹对照图谱。

8.比较不同方法提取液的含药血清主要药效

取大白兔,分别用不同方法提取液(如 SBE 法、WE 法、AE 法)及复方原药对照液灌胃,在最佳采血时刻于动物的心脏取血,用膜滤过-蒸馏技术分离-富集含药血清,进行主要药效学研究。

9.综合评判该复方以何种提取方法为佳

根据 2～8 项试验结果,综合评判,确定该复方药效物质的较佳提取方法与工艺。

10.其他说明

若提取研究结果以 SBE 法为佳,则该复方的定性、定量研究及质量标准的制订,应按选定的SBE 法工艺参数制备样品液。若以 WE 法或 AE 法提取为佳,则以 WE 法提取液或 AE 法提取液为样品液。制剂质量控制,要建立中药本身的基源、性状鉴别等外在质量标准,内在质量控制指标一般应包括单体成分和/或指标成分、分子量≤1 000 的提取物量、其他活性混合物以及复方提取液的指纹图谱和/或含药血清指纹图谱等。

三、单味中药半仿生提取法研究的基本模式

(一)不含挥发性成分的中药研究模式

(1)进行中药基源、性状鉴定与质量标准研究。

(2)优选用 SBE 法的提取条件。

(3)优选用醇提取,乙醇浓度。

(4)比较不同方法提取液的多指标成分。

(5)比较不同方法提取液的主要药效与毒性。

(6)比较不同方法提取液的含药血清指纹图谱。

(7)比较不同方法提取液的含药血清主要药效。

(8)综合评判该中药以何种提取方法为佳。

(二)含挥发性成分的中药研究模式

(1)进行中药基源、性状鉴定与质量标准研究。

(2)优选超临界流体萃取条件。

(3)优选用 SBE 法提取萃取后药渣的条件。

(4)用醇提取,优选乙醇浓度。

(5)比较不同方法提取液的多指标成分。

(6)比较不同方法提取液的主要药效与毒性。

(7)比较不同方法提取液的血清指纹图谱。

(8)比较不同方法提取液的血清主要药效。

(9)综合评判该中药以何种提取方法为佳。

(三)研究模式各步骤主要技术关键简释

1.方药基源、现状鉴定与质量标准研究

首先寻找出中药的主要鉴别特征(饮片性状、组织、粉末等),搞清其品种。然后以同一批药材或饮片,以综合评判指标优选以 SBE 法提取该中药的较佳工艺条件,例如,对甘草可用甘草酸、总黄酮、总多糖、HPLC 总面积、浸膏得率等为综合评判指标,优选 SBE 法较佳工艺条件。以该提取工艺条件,依法提取,制备样品液,研究其定性和定量方法,规定含量标准。

2.优选用 SBE 法的提取条件

根据 SBE 法理论,在饮片规格(或药材粒度)、提取温度、溶剂用量、滤过、浓缩等条件相同的前提下,确定考察的主要因素为溶剂水的 pH 及提取时间。用均匀设计或正交设计优选提取工艺条件。

若为含挥发性成分的中药,应先用超临界流体萃取,再对其药渣用 SBE 法提取。例如,对香附可用 α-香附酮含量、总萃取物得率为指标,优选超临界二氧化碳萃取较佳工艺条件;对其药渣再以分子量不高于 1 000 的提取物、HPLC 总面积、干浸膏为综合评判指标,优选 SBE 法较佳工艺条件。

3.优选乙醇的浓度

将中药用醇提取,乙醇浓度的优选可采用比例分割法,一般在 30%~80% 的范围选择含醇量。

4.比较不同方法提取液的多指标成分

对不同方法提取液(如 SBE 法、WE 法、AE 法)的多指标成分进行综合比较,目的是优选出能最大限度地提取出药效物质的方法与工艺条件。

5.比较不同方法提取液的主要药效与毒性

实验结果优化处理方法:将各药效指标测定结果与该组空白对照组测定结果相除,得 R 值,再求各组 R 值的均值 $\overline{R}$,以均值作为综合评判指标,大者为佳。

6.比较不同方法提取液的含药血清指纹图谱

比较不同方法提取液的血清指纹图谱,并为血清药效学试验确定最佳采血时间。分别用不同方法提取液(如 SBE 法、WE 法、AE 法)及原中药对照液给动物灌胃,采集不同时刻的血样,分离含药血清,对相同采血点用 HPLC 法和/或 HPCE、UV 法分别测定,求得吸收度和总面积。

分析体外、体内两种相对应指纹图谱,寻找其特征峰的异同,建立模型中药的指纹对照图谱。

7.比较不同方法提取液的含药血清主要药效

取大白兔,分别以不同方法提取液(如 SBE 法、WE 法、AE 法)及原中药对照液灌胃,在最佳采血时刻于动物的心脏取血,用膜滤过-蒸馏技术分离-富集含药血清,进行主要药效学研究。

8.综合评判该中药以何种提取方法为佳

根据 2~8 项试验结果,综合评判,确定该中药较佳提取工艺与参数。

9.其他说明

若提取研究结果以 SBE 法为佳,则该中药的定性、定量研究及质量标准的制订,应按选定的 SBE 法工艺参数制备样品液。若以 WE 法或 AE 法提取为佳,则以 WE 法提取液或 AE 法提取液为样品液。

(张建强)

第六节 包合物的制备技术

一、包合技术的含义与分类

(一)包合技术的含义

包合技术是一种分子被包嵌于另一种分子的空穴结构中,形成包合物的技术。通过包合技术形成一类独特形式的络合物称为包合物,又称包藏物、加合物、包含物等。

(二)包合物的分类

包合物的种类很多,名称因分类方法而异。目前包合物的主要分类方法有两种,一是按包合物的结构和性质分类,二是按包合物的几何形状分类。

1.按包合物的结构和性质分类

(1)多分子包合物是若干主分子由氢键连接,按一定方向松散地排列形成晶格空洞,客分子嵌入空洞中而成的包合物。常用的包合材料有硫脲、尿素等。

(2)单分子包合物是单个主分子有一个空洞,由一个客分子嵌入空洞中而成的包合物。环糊精是常用的单分子包合材料。

(3)大分子包合物是天然或人工大分子化合物可形成多孔结构,能容纳一定大小的分子而成的包合物。常用的有葡聚糖凝胶、沸石、硅胶、纤维素、蛋白质等。

2.按包合物的几何形状分类

(1)管状包合物:是由一种分子构成管形或筒形空洞骨架,另一种分子填充于其中而成的包合物。管状包合物在溶液中较稳定,尿素、环糊精、去氧胆酸均形成管状包合物。

(2)笼状包合物:即客分子进入几个主分子构成的笼状晶格中而成的包合物。其空间完全闭合,如对苯二酚包合物。

(3)层状包合物:某些药物与某些表面活性剂形成的胶团,呈栅栏状排列,也可以被认为是层状包合物。

二、包合物的制备

(一)包合物的常用制备方法

制备环糊精包合物的包合过程有几个主要环节,即主分子与客分子在一定条件下,进行包合→放置→滤过→干燥→清洗,最终得到包合物。根据其制备过程的特点,常用以下几种方法。

1.饱和水溶液法

饱和水溶液法是将环糊精制成饱和水溶液,然后将水溶性药物直接加入环糊精饱和溶液中制备环糊精合物的方法。

如果被包合物难溶于水,可先将其溶解于少量有机溶剂(如丙酮、异丙醇)中,再加入环糊精饱和水溶液中,充分搅拌或不断振荡一定的时间,使客分子药物被包合,然后滤过、洗涤、干燥即得。但溶解度大的一部分包合物仍溶解在水溶液中,可加入一种有机溶剂,使其析出沉淀。将析出的固体包合物滤过,再用适当的溶剂洗净、干燥,即得稳定包合物。

2.研磨法

先将环糊精加水2～5倍量研匀,然后加入客分子药物(如果药物为难溶性成分,应先将其溶于少量的有机溶剂中),充分研磨一定时间至呈糊状物,干燥后用适当及适量的有机溶剂洗净,经干燥,即得环糊精包合物。该法其一般工艺路线:β-环糊精加入一定量蒸馏水→研匀→加入药物研磨→得到糊状物→干燥→以有机溶剂洗涤→分离→干燥→干包合物。

3.冷冻干燥法

将环糊精(CD)制成饱和水溶液,加入客分子药物溶解,搅拌混合,使药物被包合,置于冷冻干燥机中冷冻干燥。若制得的包含物溶于水而且在干燥时容易分解或变色,可用冷冻干燥法,且所得成品较为疏松,溶解得好。如果将氟尿嘧啶制成环糊精包合物然后再制成干糖浆,口服后药物易于吸收,增加药物的生物利用度。

4.喷雾干燥法

将CD饱和水溶液加入客分子药物溶解,搅拌混合,使药物被包合,采用喷雾干燥设备进行干燥。此法适用于难溶性、疏水性药物,如地西泮的β-环糊精包合物。

5.超声法

将CD饱和水溶液加入客分子药物溶解,混合后立即用超声波破碎仪或超声波清洗机(选择合适的强度)超声适当时间,代替搅拌,将析出的沉淀以饱和水溶液法处理得包合物。

6.密封控温法

该技术是将主、客分子密封于容器内,通过控制加热温度和时间等因素,使客分子在一定温度下挥发或升华成为气体分子进入主分子空穴中与其相互结合,当温度降低后,主、客分子就以实体物质形式借助分子间范德华力、氢键或离子键等结合方式形成包合物。与其他包合方法相比,该技术制备包合物的制备过程中不需加入任何溶剂,包合物中没有溶剂残留,后处理方便,包合速度快,包合率高,制备工艺简便,对具有升华性质的药物或有挥发成分的中药采用该技术制备包合物有明显的优势。苯甲酸(BA)具有较好的升华性并在水中溶解度较差,对升华性及难溶性药物具有一定代表性,选用BA作为模型药物进行研究,结果表明,控温90 ℃,密封加热3 h为最佳条件。

(二)包合物常用的干燥方法

制得的包合物通常需要干燥。而干燥方法及温度的选择主要根据包合物的性质及药物的性质。常用的干燥方法有以下几种。

1.喷雾干燥法

所制得包合物如果易溶于水,遇热性质又较稳定,可选用喷雾干燥法干燥。其特点是干燥温度高,受热时间短,所得包合物产率高。由于喷雾干燥采用瞬间加热,使β-CD包合物脱包率减少,同时减少了生产步骤,节省资源,适用于工业生产。

2.冷冻干燥法

在冷冻过程中使所制得包合物从溶液中析出,同时也利用低温冷冻的外界条件使其干燥,直接得到干包合物。冷冻干燥法特别适宜于用加热干燥易分解、变色、变性的包合物。由于该法制得的包合物外形疏松、溶解性好,常用于制备粉针剂。

3.减压干燥法

利用减压条件,使包合物在低温下进行干燥,以减少对包合物的破坏。这种方法同样适用于加热易分解、变色、变性的包合物。

4.其他干燥方法

根据包合物的类型、生产设备及环境条件来选干燥方法,有的包合物可在 30 ℃～40 ℃下自然晾干;有的用常温下吹冷风干燥;还有的用 80 ℃～100 ℃烘干。

(三)影响包合工艺的因素

包合条件的选择与包合率有一定的关系。主要包合条件有包合材料,主客分子投料比例,搅拌的时间、速度、温度,反应液 pH,用水量,干燥温度等。采用正交实验或均匀设计法对工艺进行综合评价,通过直观分析、方差分析选择最佳工艺。

1.包合材料

包合材料是影响包合效果的首要因素。环糊精系列是目前最常用的包合材料,而其中 β-CD 在国内外能大量工业生产,而且价格低廉,是首选的一种包合材料。有关 β-CD 包合物的研究报道比较多。

2.主、客分子投料比例

包合物的主、客分子之比一般不遵守化学计量关系。但大多数环糊精包合物组成摩尔比为 1∶1 时,可形成稳定的单分子包合物。不过体积大的客分子(如某一些中药成分)情况比较复杂,当主分子环糊精用量不合适时,也可使包合物不易形成,表现为客分子含量很低。应根据试验结果确定主、客分子投料比例,由于客分子的性质不尽相同,所以主、客分子比例差异较大。

3.包合方法与工艺

选择包合工艺时,可采用正交设计法或用均匀设计法安排试验,根据查阅的文献及预试验结果,找出影响包合工艺的因素,设计出因素和水平。

以挥发油收得率、油利用率为考核指标,对银翘解毒颗粒剂中薄荷、荆芥的混合挥发油 β-CD 包合工艺进行研究,选择了影响包合物的 3 个因素,即挥发油与 β-CD 投料比、包合温度、搅拌时间,结果认为包合温度是影响生产工艺的主要因素,挥发油与 β-CD 的比例为次要因素,而包合时间则影响不大。报道巴豆油 β-CD 包合物制备工艺的研究,对包合物测定含油率后计算油利用率和收得率,分析结果认为,包合温度对含油率和油利用率有显著影响,对收得率无显著影响;投料配比和搅拌时间对含油率有显著影响,但对油利用率和收得率无显著影响。

考察薄荷脑的包合工艺,以包合物薄荷脑回收率为指标,考察薄荷脑与 β-CD 的比例、搅拌时间、包合温度 3 个因素,所得最佳工艺条件是薄荷脑与 β-CD 比例为 1∶10、搅拌时间 15 min、温度 30 ℃,认为薄荷脑与 β-CD 比例对包合量影响最大,搅拌时间次之,而温度影响最小。以挥发油收率、包合物收率为考核指标,优选当归等挥发油的包合条件,选择影响包合物的 4 个因素,即挥发油与 β-CD 投料比、包合温度、搅拌时间、搅拌速度,结果认为投料比、搅拌时间、搅拌速度对挥发油收率影响都较大,包合温度对包合物的收率影响很明显,搅拌时间与搅拌速度对包合物的收率影响不大。

(张建强)

第七节　脂质体的制备技术

一、概述

脂质体是指将药物包封于类脂质(如磷脂、胆固醇)双分子层中形成的超微泡囊体,亦称为类脂小球或液晶微囊。利用人体免疫系统的生理防御反应,脂质体微粒进入体循环后被单核巨噬细胞系统(MPS)视作异物吞噬,使脂质体载药微粒在网状内皮系统(RES)丰富的肝、脾、淋巴系统、肺和骨髓等组织器官积蓄而在病灶具有较高浓度,脂质体膜被溶酶体分解后药物被浓集释放。这对于提高肿瘤药物的治疗指数、减少剂量和降低对正常细胞的毒性有特殊意义。

二、脂质体的制备方法

在制备过程中,涉及脂质的闭合和药物的转载两方面。如果脂质的闭合和药物的转载同时完成,一般称为被动载药技术;如果先制得空白脂质体,再通过特定的手段或条件将药物导入空白脂质体内,则称为主动载药技术。要制得理想的脂质体药物,通常是各种制备技术的综合应用。

(一)被动载药技术

被动载药技术一般是指脂质体的形成和药物的转载在同一步骤完成。为了保证制备的脂质体具有较高的包封率以满足临床要求,一般选用亲脂性药物或与磷脂亲和性较好的药物,否则容易造成包封率和载药量不能满足临床要求,药物容易从脂质体内部渗漏。值得重视的是,在临床使用过程中,脂质体制剂往往需要稀释后再注入人体内,此时脂质体周围溶剂条件的改变可能会导致大量药物的突释,无法发挥脂质体制剂的优越性。

1.薄膜分散法

该法被最早使用且沿用至今。具体操作是将磷脂、胆固醇和脂溶性药物溶解分散在有机溶剂(如氯仿、甲醇)中,装入圆底烧瓶,通过旋转蒸发仪减压除去有机溶剂,在器壁上得到一层干燥的脂质膜,加入含有水溶性药物的缓冲溶液进行振摇,充分溶胀水化。

薄膜分散法加上合适的后处理手段,可得到粒度适宜的脂质体制剂。但此种方法的缺点是使用了有机溶剂氯仿,制备后须考察制剂的有机溶剂残留量问题。工业化生产有一定难度。

2.注入法

制备过程是将药物和磷脂等脂质溶解在有机溶剂(如乙醇或乙醚)中,并将其置于温度高于磷脂相变温度的恒温水浴中,用细孔径的注射器,以适宜的速度将分散的药脂液注入匀速搅拌的缓冲液中。制备过程中通入氮气除去有机溶剂,并控制有机溶剂残留量(8%以内)。严格控制搅拌速度、药脂比例、注入速度、制备温度和时间等参数,以获得理想的粒度分布和包封率。

(二)主动载药技术

与被动载药技术不同,主动载药技术中脂质体的形成和药物的运载不在同一个步骤中完成。其制备工艺通常包括如下步骤:制备空白脂质体;通过透析、柱层析等手段创造特定的梯度;在合适的温度下,将膜内外已经形成梯度的空白脂质体和待包封的药物孵育,完成药物的装载。空白脂质体的形成与被动载药技术中脂质体的制备技术相同,可根据需要和条件选择。主动载药使用的梯度可以为离子形成的扩散电位梯度、pH 梯度或其他适宜的梯度,常用主动载药技术为 pH 梯度法和硫酸铵梯度法。

1.pH 梯度法

(1)载药原理:一些两亲性的药物在非离子状态脂溶性较强,能以电中性的形式跨载脂质双层,但其电离形式却不能以跨越。通常用脂质体包裹酸性缓冲盐,然后用碱将外水相调成中性,人为地建立脂质体内外的 pH 梯度。药物在外水相的 pH 环境下,以亲脂性的中性形式存在而易于跨膜转运进入脂质体双层膜的膜内;而在脂质体内水相中,药物被质子化转为离子形式而无法跨膜转出,因而被包封在脂质体中。外膜的药物进入膜内质子化后以游离型药物稳定地存在于内相缓冲液中形成脂质体。

(2)制法:首先根据药物性质筛选出适宜的内、外相缓冲液的 pH,制备空白脂质体,并将内相缓冲液先包封于空白脂质体内,然后采用一定技术手段(如微孔滤膜滤过、超声法)将制得的空白脂质体的粒度调整到所需的范围,加入药物的溶液,随后将脂质体的外相溶液用缓冲液调节至预定的外相 pH,以一定水浴温度孵育实现药物主动转运,制得载药脂质体。同被动载药技术一样,药脂比例、表面电荷、制备温度、磷脂的种类等因素对 pH 梯度法制备脂质体的质量有影响。

2.硫酸铵梯度法

(1)载药原理:脂质体可以包裹硫酸铵,通过透析等手段在脂质体膜内外建立硫酸铵的浓度差,诱导产生 pH 梯度,内水相的铵根离子解离为 NH_3 和 H^+,NH_3 能轻易地扩散出脂质双分子层而留下 H^+,此时内外相便间接地形成 pH 梯度,溶解在外相的药物主动转运进入脂质体内膜从而达到主动载药的目的。

(2)制备步骤:首先制备空白脂质体,将一定浓度的硫酸铵溶液水化后,经过微孔滤膜或超声方法将粒径处理到适宜的大小,采用透析袋除去空白脂质体外相的硫酸铵。建立内外相的硫酸铵梯度,加入药物的缓冲溶液,进行主动载药过程后即得。

(张建强)

第四章

西药制剂常见类型

第一节 液状制剂

一、概述

(一)液状制剂的定义

液状制剂是指药物分散在液状分散介质中组成的内服或外用的液态制剂。本节不包括由浸出法或经灭菌法制备的液状制剂。

液状制剂是其他剂型(如注射剂、软胶囊、软膏剂、栓剂、气雾剂)的基础剂型,在这些剂型中,普遍使用液状制剂的基本原理,因此液状制剂在药剂学上的应用具有普遍意义。

(二)液状制剂的分类

液状制剂有若干种分类方法,主要分类方法如下。

1.根据药物分散情况分类

根据药物分散情况可将液状制剂分为均相和非均相液状制剂。均相液状制剂中的药物以分子、离子形式分散于液状分散介质中,属于热力学和动力学稳定体系。非均相液状制剂中的药物以分子聚集体(微粒或液滴)的形式分散在液状分散介质中。其分散相与液状分散介质之间存在相界面,因此是热力学或动力学不稳定体系。

2.根据分散相质点的大小分类

可以将液状制剂分为分子分散系统、胶体分散系统和粗分散系统三大类。分子分散系统中分散相的质点一般<1 nm,以分子或离子状态分散在液状分散介质中,有时也称为溶液型液状制剂;胶体分散系统中分散相的质点在1~500 nm;分散相质点>500 nm的为粗分散系统,包括乳浊液和混悬液。亲水性高分子溶液中的高分子化合物虽然以分子形式分散,但由于分子较大(通常在1~500 nm),一般也将其归为胶体溶液。

3.根据给药途径和应用方法分类

根据各种药用溶液的给药途径,可将其分为口服溶液剂、耳用溶液剂、眼用溶液剂、外用溶液剂等。根据各种药用溶液的组成和用途,可分为合剂、芳香水剂、糖浆剂、醋剂、酊剂、滴眼剂、滴

64

鼻剂、灌肠剂、涂膜剂等。

（三）液状制剂的特点和质量要求

1.液状制剂的特点

临床上广泛使用的液状制剂具有如下优点。

（1）与固体制剂相比，药物分散度大，接触面广，通常吸收快，作用迅速。

（2）可以控制每次服药的剂量，便于根据病情及患者个体调节用量。

（3）流动性大，便于腔道给药，如灌肠剂。

（4）能降低某些易溶药物的局部刺激性，例如，口服溴化物、水合氯醛后，局部浓度高，刺激性大，制成液状制剂后，易控制浓度以减少刺激性。

（5）能增加某些药物的稳定性和安全性，例如，甲醛和硝酸甘油，前者易挥发，后者易爆炸，制成溶液后可安全储存和应用。

但液状制剂的缺点也很突出，例如，储存携带不便；水性制剂易霉变，非水性制剂的溶剂常有药理作用；一般情况下，稳定性较固体制剂差，化学性质不稳定药物制成液状制剂后更易分解失效，非均相液状制剂属于物理学不稳定体系。此外，液状制剂对包装材料要求高，易产生配伍禁忌等。

2.液状制剂质量要求

（1）溶液型液状制剂应澄明，应保证乳浊液或混悬液的分散相小而均匀，且在振摇时易于分散。

（2）液状分散介质最好用水，其次是乙醇、甘油、植物油等，最后再考虑其他毒性较小的有机溶剂。

（3）液状制剂应剂量准确，稳定，无刺激性，且具有一定的防腐能力，口服制剂应适口。

（四）分散度与疗效

在液状制剂中，药物的分散度与其吸收速率与疗效密切相关。由于任何药物都必须通过溶解过程形成分子或离子后才能吸收，因此除了机体不能吸收的药物外，一般药物在液状分散介质中的分散度越大，吸收越快，起效也越快。所以溶液型液状制剂吸收最快，其次是胶体型液状制剂，再次是乳剂和混悬剂。通过控制药物的分散度以改变其溶解速度，这是药剂学中控制药物作用速率的一种重要手段，也是制备速效或缓效制剂的一种方法。

但是分散度的大小对制剂的稳定性也有较大的影响，分散度越大，表面能越大，制剂越不稳定，反之则可增加药物的稳定性。

分散溶剂的性质对药物的吸收也有一定的影响。例如，将维生素 A 分别制成水溶液、乳剂、油溶液 3 种制剂，口服后发现水溶液吸收最快，其次是乳剂，油溶液的吸收最差。

因此，在考虑液状制剂的分散度时，首先应明确制剂是速效还是长效，药物的溶解度与稳定性如何，然后考虑分散溶剂和分散体系。

二、常用溶剂

（一）概述

液状制剂的分散溶剂应具有以下条件：化学性质稳定，毒性小，成本低，无嗅味且具有防腐性，不妨碍主药的作用和含量测定。同时符合这些条件的分散溶剂很少，不同的分散溶剂各有其优点与缺点，只有充分掌握溶剂的性质后才能合理地利用。

常用溶剂按其极性可分为极性溶剂与非极性溶剂。

(二)溶剂

1.极性溶剂

由极性分子组成。常用的极性溶剂有以下几种。

(1)水：水是最常用的溶剂。药用水包括蒸馏水、纯水、注射用水、灭菌注射用水。水本身无药理作用，能与多数极性溶剂（如乙醇、甘油、丙二醇）以任意比例混溶或溶解，不能被多数非极性溶剂溶解。水性液状制剂中的药物有时有不稳定现象，容易产生霉变，不宜长久储存。

(2)乙醇：乙醇是药物制剂中仅次于水的最为常用的溶剂。乙醇的溶解能力很强，能溶解苷类、生物碱、挥发油、树脂、色素等，是许多有机化合物的首选溶剂。乙醇能与水以任意比例混合，经常被用在口服产品处方中。乙醇常与其他溶剂（如丙二醇、甘油）合用以减少醇量。乙醇可作为防腐剂，其20％的溶液就具有防腐作用，它也经常与尼泊金酯类、苯甲酸类、山梨酸类等合用作防腐剂。40％以上浓度能延缓某些药物（如巴比妥钠）的水解。但必须注意乙醇的药理作用和潜在的毒性，特别是在儿童用药物制剂中。

75％的乙醇用于表面揉搽、卧床患者的擦洗、仪器的杀菌、注射前皮肤清洁等。其具有挥发性和易燃性，因此应保存在密闭容器中，注意防火。

(3)甘油：甘油是一种带有甜味的黏稠液状物。甘油的溶解性能与乙醇类似，能与水、乙醇、丙二醇等任意混合，在挥发油及脂肪油中不溶。但甘油黏度大，溶解较缓慢。此外，甘油对无机盐的溶解度较乙醇大，能溶解溴、碘、磺胺类药物及其钠盐等，有些药物（如酚、硼酸、鞣酸）在甘油中的溶解度比在水中大。

甘油口服毒性低，味甜，因此常在内服制剂中使用。内服制剂含12％以上甘油时能防止鞣质的析出。但内服过多的甘油有刺激性，而且其黏度大，成本高，故在使用上受到限制。

甘油吸水性很强，在外用制剂中可作保湿剂，但过量使用对皮肤有脱水作用。

(4)丙二醇(PG)：本品为澄明无色、黏稠、具有吸湿性的液状，其味甜，类似于甘油，但微辛。性质与甘油基本相同，但优于甘油。表现为溶解性能好，可溶解很多药物，如磺胺类药、局部麻醉药、维生素A、维生素D、性激素、氯霉素及许多挥发性油等。此外，本品的毒性和刺激性均较小。在口服液中使用浓度为10％～15％，在注射液中使用浓度为10％～60％，在外用制剂中使用浓度为5％～8％。

(5)聚乙二醇(PEG)：低聚合度的聚乙二醇（如PEG 200、PEG 300、PEG 400、PEG 600）为澄明无色、吸潮、具有轻微特殊臭味的黏稠液状，能与水、乙醇、丙酮、氯仿及醇类以任意比例混合，不溶于乙醚和脂肪族碳氢化合物，但溶于芳香族碳氢化合物。本品溶解范围广，能溶解许多水溶性无机盐和水不溶性有机物。本品对一些易水解的药物具有一定的稳定作用。在外用洗剂中，本品能增加皮肤的柔韧性，并具有与甘油类似的保湿或脱水作用。

(6)二甲基亚砜(DMSO)：本品为无色、几乎无味或微有苦味的透明液状。本品溶解能力极强，能与水、乙醇、丙酮、醚、苯和氯仿任意混溶，能溶解石蜡等碳氢化合物，能溶解水溶性药物，也能溶解脂溶性药物，故有"万能溶剂"之称。本品能增加外用制剂中一些药物（如氢化可的松、睾酮、水杨酸）的透皮吸收，但对皮肤略有刺激性，可引起烧灼不适、疼痛发痒、红疹等。

2.非极性溶剂

非极性溶剂不能溶解极性药物，但能溶解具有相似结构或相近分子间力的非极性药物。常用的非极性溶剂有如下几种。

(1)脂肪油:常用的有菜籽油、花生油、芝麻油、玉米油、豆油、棉籽油、蓖麻油、橄榄油等。脂肪油不溶于水,微溶于醇,能溶解生物碱、挥发油及许多芳香族化合物。各国药典收载的脂肪油多用于外用制剂,如滴鼻剂、洗剂、搽剂。缺点是气味差、易酸败、遇碱能皂化变质。

(2)液状石蜡:本品为无色透明油状液状,无臭、无味,是自石油中制得的多种液状烃的混合物。本品在氯仿、乙醚或挥发油中溶解,在水或乙醇中均不溶。本品有轻质、重质之分。前者相对密度为0.828~0.880,黏度为37 mPa·s,多用于外用液状制剂,如滴鼻剂、喷雾剂中;而后者相对密度为0.860~0.905,黏度为38.1 mPa·s以上,多用于软膏、糊剂中。

三、增加药物溶解度的方法

(一)溶解现象

1.溶解和溶解度

溶解是指溶剂和溶质分子间的引力大于溶质分子间的引力时,溶质分散在溶剂中形成溶液的过程。

溶解度是指某种物质在一定温度下,在一定量特定溶剂中所能溶解的最大浓度,即饱和浓度。一般以百分数表示溶解度。

溶解的一般规律是"相似者相溶",即溶质可以溶解在与其极性相似的溶剂中。极性溶质溶解在极性溶剂中,非极性溶质溶解在非极性溶剂中。此外,温度是决定药物溶解度的重要因素之一。大多数药物的溶解度在温度升高后增加,但也有一些药物的溶解度在温度降低时增加。

溶解速率和溶解度的概念不同,溶解速率是指单位时间内溶质溶解的量,反映的是溶解快慢的问题。溶解速率属于化学动力学范畴,溶解度属于热力学范畴。

在药物制剂制备过程中,许多药物的溶解度不能达到有效治疗浓度,针对这些难溶性药物,增加其溶解度在药剂学中具有特殊意义。

2.药物溶液的浓度表示法

药物制剂的浓度常用百分浓度(%)来表示,各种百分浓度的表示方法如表4-1所示。在未注明情况下,如果是气体或固体溶质,则百分浓度为质量/体积百分比;如果是液状溶质,则为体积/体积百分比。

表4-1 药物溶液的百分浓度表示法

表示法	概念	说明
%(W/V)	质量/体积百分比	100 mL溶液中某物质的质量(g)
%(W/W)	质量/质量百分比	100 g制剂中某物质的质量(g)
%(V/V)	体积/体积百分比	100 mL溶液中某物质的体积(mL)

(二)增加药物溶解度的方法

增加药物溶解度的方法很多,这里介绍4种常用的方法。

1.调节pH(制成盐类)

弱酸或弱碱的溶解度通常取决于pH,因此通过调节pH制成盐类,可增加其溶解度。

对于分子中有酸性官能团的物质,可考虑加碱成盐,碱包括氢氧化钠、碳酸氢钠、氨水、氢氧化钾、乙二胺、二乙醇胺等;有机碱类化合物可与酸成盐,如盐酸、硫酸、磷酸、氢溴酸、硝酸、枸橼酸、酒石酸。

但要注意的是,在同一种药物形成的几种不同盐中,不但溶解度有很大差别,而且使用效能、毒性和稳定性也有差异。因此,在考虑溶解度的同时,必须综合考虑其稳定性、毒性、刺激性等。

通过调节 pH 而增加溶解度对某些药物并不总是有效的。例如,弱酸或弱碱药物在通过成盐增加溶解度时,溶液的 pH 可能超过生理耐受的范围,或者影响处方中其他成分的稳定性;而非电解质药物的溶解度不受 pH 影响。

2.应用潜溶剂

在药物的处方或生产工艺过程中常常使用复合溶剂以提高药物的溶解度或溶解速度。药物的溶解度在单一溶剂中较低,而在特定比例的混合溶剂中溶解度却显著增加,这种现象被称为潜溶。显著增加溶质溶解度的复合溶剂称为潜溶剂。

典型的例子是硝酸纤维素,其微溶于乙醇或乙醚,但在乙醇和乙醚的混合溶剂中则易溶。又如,在药剂学中常用于增加药物溶解度的复合溶剂是水和极性溶剂(如乙醇、丙二醇、甘油、聚乙二醇)的混合物;也有其他的一些混合溶剂,如苯甲酸苄酯与植物油、油酸乙酯与乙醇、二甲基乙酰胺与水。

生产过程中使用的复合溶剂更为广泛,一些有机溶剂(如乙醇、氯仿、乙酸乙酯、丙酮、二氯乙烷)的混合溶剂常用于薄膜包衣、微囊或脂质体的制备、喷雾干燥、悬浮造粒等。

潜溶剂的选择主要考虑使用目的。例如,配制苯巴比妥溶液,可选用下述 5 种潜溶剂:30%以上的乙醇溶液、35%以上的丙二醇溶液、25%丙二醇与 5%乙醇的水溶液、25%甘油与 15%乙醇的水溶液、50%甘油与 5%乙醇的水溶液。若苯巴比妥溶液用于静脉注射,上述潜溶剂均可选用;若用于肌内注射,为减少刺激性,应选用含乙醇量少的潜溶剂;若用于口服,由于丙二醇有辛辣味,可选用不含丙二醇的潜溶剂。

对于水性注射液,可选择的溶剂主要是丙二醇、甘油和聚乙二醇。有时为了获得更大的溶解度,也可用乙醇,但应注意两点:一是尽可能选用低浓度的非水溶液;二是此类采用潜溶剂的注射液和其他输液混合滴注时,由于溶剂系统改变可产生沉淀。

3.加入助溶剂

助溶是指在溶液中加入第 3 种物质以增加难溶性药物溶解度的方法。加入的第 3 种物质称为助溶剂。它们一般是低分子化合物,但不是胶体物质或表面活性剂。助溶剂在药剂中的主要应用是有利于难溶性药物液状制剂的配制,从而提高药物浓度,满足医疗要求。

助溶的主要机制是络合、形成复合物(复盐),分子缔合等。例如,碘与碘化钾形成 KI_3、KI_5 或 KI_7 等形式的络合物,使碘在水中的溶解度从 0.03% 提高到 5%;苯甲酸钠和咖啡因形成复盐(安钠咖),使咖啡因的溶解度由 1:50 提高到 1:1.2;乙二胺与茶碱形成分子缔合物(氨茶碱),使茶碱在水中的溶解度由 1:120 增加到 1:5,这时乙二胺对茶碱起到良好的助溶作用。

助溶剂的选择目前尚无明显规律,一般仅根据难溶性药物的结构、性质进行选择。在选择助溶剂时,应考虑如下条件:较少的助溶剂便能使难溶性药物的溶解度有明显增加;不降低药物的疗效和稳定性;无刺激性,无不良反应;价廉易得。

常用的助溶剂有 3 类:①某些有机酸及其钠盐,如苯甲酸、水杨酸、枸橼酸、对羟基苯甲酸及其钠盐;②酰胺或胺类化合物,如乌拉坦、尿素、烟酰胺、乙醇胺、乙二胺;③一些水溶性高分子,如聚乙二醇、聚乙烯吡咯烷酮、羧甲基纤维素钠。

4.加入增溶剂

表面活性剂在水溶液中达到临界胶束浓度后,一些水不溶性或微溶性物质在胶束溶液中的溶解度可显著增加并形成透明胶体溶液,这种现象称为增溶,起增溶作用的表面活性剂称为增溶剂,被增溶的物质称为增溶质。

在选用增溶剂时,应注意以下几个原则。

(1)增溶剂的性质:同系列的表面活性剂中,具有较长碳链的表面活性剂增溶能力较强。这是因为碳链越长,所形成的胶团的内部疏水区越大,有利于药物的增溶。此外,高亲水-亲油(HLB)值的表面活性剂增溶效果好,常用于增溶的表面活性剂的 HLB 值在 15～18。药物与增溶剂有匹配现象,即对不同药物应选择与其相匹配的增溶剂。

(2)增溶剂的用量:表面活性剂增溶体系是水、表面活性剂(增溶剂)和增溶质形成的三元体系。为了配制澄明溶液并在使用稀释时仍保持澄明,须选择适宜的配比。可通过增溶相图确定增溶剂的量。方法是按不同比例称取增溶质和增溶剂并将其混合均匀,分别滴水直至混浊,记录水量,继续滴加水,观察有无从混浊转为澄明、再由清转浊的现象,记录水量。计算所有混浊点处三组分的质量分数,在三角坐标图中定点连线即得增溶相图。增溶相图不仅可以决定增溶剂的最小用量,还可确定增溶质被增溶的最大浓度和可稀释程度,解释三组分产生相变的现象,对指导制剂处方设计有重要作用。

(3)增溶剂的不良反应:在选择增溶剂时须特别注意表面活性剂的毒性、刺激性和溶血等不良作用,这些不良作用与表面活性剂的类型、使用的浓度、制剂的给药途径有关。从毒性和刺激性而言,阳离子表面活性剂＞阴离子型＞非离子型;静脉给药＞口服＞外用。从溶血作用而言,阴阳离子表面活性剂有较强溶血作用,不能用于注射液;非离子表面活性剂的溶血作用随品种和浓度的不同而有所区别。在任何情况下,高浓度增溶剂的不良反应强于低浓度增溶剂。增溶剂的不良反应受多种因素影响,无普遍固定规律。药物制剂在应用增溶剂时,应做相应的药理、毒理试验。

(4)增溶剂的使用方法:一般情况下,先将增溶剂与增溶质混合,必要时加少量水,最好是完全溶解后,再与其他附加剂及溶剂混合,这样可使增溶量增加。若将增溶剂先溶于水后再加增溶质往往不能达到预期的效果。例如,用聚山梨酯-80 增溶棕榈酸维生素 A 时,若将聚山梨酯-80 先溶于水,再加入药物则几乎不溶。

四、溶液型液状制剂

溶液型液状制剂是指小分子药物以分子或离子状态分散在溶剂中形成供内服或外用的真溶液。下面介绍常用的溶液型液状制剂。

(一)溶液剂

溶液剂是指化学药物的内服或外用的均相、澄清溶液。其溶质一般为不挥发性化学药物,溶剂多为水,但也有用其他溶剂的。例如,用油做维生素 D_2 的溶剂。

口服溶液剂常含有矫味剂、着色剂等以增加患者的顺应性;同时,经常加入稳定剂、防腐剂等提高产品的稳定性。

口服溶液剂一般制成适宜的体积以方便患者用药,如 5 mL、10 mL 或 15 mL,有一些儿科用药则按滴给药,但有时个别品种的剂量非常大,如口服结肠灌洗液(含 PEG 3 350),成人推荐剂量为胃肠道镜检前服用 4 L,患者按要求每 10 min 饮服 240 mL 溶液,直至把 4 L 溶液全部服完。

外用溶液剂包括水性溶液及含有乙醇的酊剂。

溶液剂有 3 种制备方法:溶解法、稀释法和化学反应法。目前,化学反应法应用较少。

例1:复方碘溶液。本品主要用于碘缺乏症,采用溶解法制备。处方:碘50 g,碘化钾100 g,蒸馏水加至1 000 mL。制法:取碘及碘化钾,加100 mL蒸馏水溶解后,再加适量的蒸馏水,使全量成1 000 mL即得。

例2:过氧化氢溶液(双氧水)。本品为消毒防腐药,用于清洗化脓性创口等。采用稀释法制备。处方:浓过氧化氢溶液25%(g/g)100 mL,蒸馏水加至1 000 mL。制法:取浓过氧化氢溶液加蒸馏水至1 000 mL,搅匀,即得。

(二)芳香水剂

芳香水剂是指芳香挥发性物质(多为挥发油)的饱和或近饱和水溶液。也可用水与乙醇的混合溶剂制备浓芳香水剂。许多挥发性物质可制备成芳香水剂,如薄荷油、玫瑰油、橙花油、水杨酸甲酯、樟脑、氯仿。芳香水剂的浓度较低,只作为芳香溶剂使用,可矫味、矫臭及作为分散剂。现已不再广泛使用。

如果是纯净的挥发油或化学药物,多用溶解法或稀释法制备;如果是挥发性成分的植物药材,多用蒸馏法制备。

(三)糖浆剂

糖浆剂是指含有药物或芳香物质的浓蔗糖水溶液。糖浆剂中的糖和芳香物质不仅可以掩盖某些药物的苦、咸等不适气味,还香甜诱人,很少或完全不含乙醇,这些特点对不愿服药的儿童患者显得尤为重要,因此有许多药物被制成糖浆剂。

蔗糖在糖浆剂中应用最为广泛,但对于糖尿病患者或必须控制饮食的患者,也可使用其他替代物,如右旋糖酐、山梨醇、甘油。

大部分糖浆剂含有高浓度的蔗糖,通常为60%~80%。这样做的一个原因是使溶液具有合适的甜度和黏稠度,另一个更重要的原因则是防腐。因为在浓蔗糖水溶液中水分极少,微生物(特别是酵母菌和霉菌)无法获得生长所必需的水分。例如,单糖浆是单纯蔗糖的近饱和水溶液,含蔗糖85%(g/mL)或64.7%(g/g),如制备和保存得当,无须再加入防腐剂。

但当糖浆剂中蔗糖的浓度低于65%时,应加适量的防腐剂以阻止或延缓微生物的繁殖。常用0.10%~0.25%的苯甲酸、0.1%~0.2%的苯甲酸钠、0.02%~0.05%的尼泊金、0.001%的8-羟基喹啉硫酸盐或0.01%~0.10%的桂皮醛等。有些挥发油在糖浆中除有矫味作用外,也有防腐能力。例如,0.01%的桂皮油能抑制霉菌,0.1%的桂皮油则可抑制发酵。

糖浆剂可分为两类。一类是含药糖浆,如枸橼酸哌嗪糖浆、磷酸可待因糖浆,主要用于治疗疾病;一类是矫味糖浆,如单糖浆、橙皮糖浆,主要用于矫味。

糖浆剂的制备方法包括溶解法(热溶法、冷溶法)和混合法。

热溶法是将蔗糖溶于一定量的沸水中,继续加热,在适宜的温度加入药物,搅拌溶解,过滤,再从滤器上加水至全量,本法适用于对热稳定的药物。对遇热不稳定或挥发性药物,应在糖浆制备后加入,并将溶液迅速冷却到室温。

为了避免加热引起蔗糖的转化,也可使用冷溶法,通过搅拌使蔗糖溶于冷的蒸馏水中,或含药水溶液中制成糖浆剂。可使用密闭容器或渗漉筒来完成。这种方法较热溶法费时,但产品的稳定性好。

混合法是将药物与糖浆直接混合。药物如果为水溶性固体,可先用少量蒸馏水制成浓溶液;对在水中溶解度较小的药物可酌情加少量适宜溶剂使其溶解,然后加入单糖浆中搅匀;药物如果为含乙醇的制剂,与单糖浆混合时往往发生混浊,此时可将药物置于研钵中,加滑石粉适量研磨,缓缓加入适量蒸馏水,搅匀,并反复滤过至澄清,再加蔗糖,搅拌使之溶解,过滤,并添加蒸馏水至全量即得。

例:磷酸可待因糖浆。本品用混合法制备。本品为镇咳药,用于剧烈咳嗽。口服,一次 2~10 mL,一天 10~15 mL。处方:磷酸可待因 5 g,蒸馏水 15 mL,单糖浆加至 1 000 mL。制法:取磷酸可待因溶于蒸馏水中,加单糖浆至全量,即得。

(四)醑剂

醑剂是指挥发性物质的乙醇或乙醇-水溶液。醑剂中乙醇的浓度很高,通常在 60% 以上。凡用于制备芳香水剂的物质一般都可以制成醑剂,供内服或外用。由于挥发性物质在乙醇中的溶解度一般比水中大,所以醑剂中挥发性成分的浓度比芳香水剂中大得多。但应注意的是,醑剂与水性制剂在混合时易发生混浊,这是由于一些挥发性成分因乙醇浓度降低而分离出来。

与固体制剂相比,醑剂的优势在于其使用方便,有助于吞服固体制剂有困难的患者的服用。

醑剂有治疗用醑剂和非治疗用醑剂。治疗用醑剂如亚硝酸乙酯醑、樟脑醑、芳香胺醑等,可口服、外用或吸入,口服时为减少刺激性,可加入一定量的水;非治疗用醑剂仅作为芳香剂,如复方橙皮醑、薄荷醑。

醑剂可用溶解法、浸渍法或蒸馏法制备。

五、胶体溶液

(一)概述

一般说来,凡药物以 1~500 nm 的粒子均匀分散在液状分散溶剂中形成的液状制剂属于胶体溶液型制剂,如胶浆剂、火棉胶剂、涂膜剂等。胰岛素注射液及一些含蛋白质的生物制品(如血清、类毒素、抗毒素)亦属于胺体溶液。

胶体溶液主要分为两类,即分子胶体和微粒胶体。

分子胶体是指高聚物的溶液,也称亲水胶体,如高分子水溶液。高聚物分子溶解在分散溶剂中,以无规线团的形式存在,与分散溶剂之间无相界面,属于热力学稳定体系。

微粒胶体是指难溶性固体药物的微细粒子分散在溶剂中形成的非均态液状制剂,也称疏水胶体。因为分散相和分散溶剂之间有明显的界面,所以具有很大的界面能,是热力学不稳定体系。且胶体粒子有自发聚集以降低界面能的趋势,因此微粒胶体极易被破坏而聚沉,聚沉之后往往不能恢复。

(二)分子胶体

1.分子胶体的结构、性质与稳定性

亲水性聚合物分子结构中有很多亲水基团(或极性基团),如 $-OH$、$-NH_2$、$-COOH$,这些基团能和水发生水化作用,在高分子周围形成较坚固的水化膜。水化膜可阻碍质点的相互聚集,因此高分子溶液的稳定性较高。

亲水性聚合物分子与水亲和力强的物质(如乙醇、丙酮、大量的电解质)争抢水分子,破坏水化膜,导致高分子聚集沉淀。这种性质可应用于高分子物质的纯化,例如,制备右旋糖酐、羧甲基淀粉钠时,加入大量乙醇,使它们失去水化膜而沉淀分离,通过控制所加入的乙醇浓度,还可获得不同相对分子质量的产品。大量电解质的加入,导致高分子质点水化膜的破坏使其沉淀,这一过程称为盐析。起盐析作用的主要是电解质中的阴离子,不同电解质阴离子盐析能力的强弱顺序称为感胶离子序,一般是枸橼酸根＞酒石酸根＞SO_4^{2-}＞Ac^-＞Cl^-＞NO_3^-＞Br^-＞I^-。

高分子溶液在放置过程中自发地聚集而沉淀的现象称为陈化现象。这是光线、空气、盐类、pH、絮凝剂、射线等共同作用的结果。

高分子溶液常因吸附或解离而带电,例如,纤维素及其衍生物、阿拉伯胶、海藻酸钠溶液带负电荷;血红素带正电荷;蛋白质分子中含有羧基和氨基,因此其荷电情况随溶液 pH 的变化而变化,在等电点时蛋白质分子呈中性,在 pH 大于等电点时,蛋白质分子带负电,在 pH 小于等电点时,蛋白质分子带正电。这种电性的变化在药剂学中有重要的用途。同时要注意,两种带相反电荷的高分子溶液混合时,可因电荷中和而发生絮凝。

2.分子胶体的制备

形成高分子溶液的过程称为胶溶,一般需经过有限溶胀和无限溶胀两个过程。溶胀是指溶剂分子渗透进入高分子化合物分子间的空隙中,与极性基团发生水化作用而使体积膨胀,这一过程称为有限溶胀。由于水分子充满高分子化合物的分子间隙,降低了分子间的相互作用(范德华力),溶胀过程不断进行,最后高分子化合物以分子、离子状态完全分散在水中,形成高分子溶液,这一过程称为无限溶胀。无限溶胀往往需要加热或搅拌才能完成。

有限溶胀和无限溶胀的快慢与高分子化合物的种类有直接关系。例如,制备胃蛋白酶溶液,有限溶胀和无限溶胀均很快,只需将其撒于水面,待其自然溶胀后,搅拌即可。切忌撒入水面即行搅拌,否则形成团块,水分难以渗入,反而影响溶解。

制备明胶溶液时,先将明胶碎成小块,在水中浸泡 3~4 h 使体积膨胀(有限溶胀过程),然后加热并搅拌使明胶溶解(无限溶胀过程)。制备甲基纤维素溶液时,冷水的溶解效果要优于热水。这是因为高温会破坏水分子和甲基纤维素极性基团形成的氢键,降低水化作用,导致溶液混浊;而低温条件下氢键复又形成,溶液重新澄明,因此在配制这类高分子溶液时不应加热,配置后应冷藏。

(三)微粒胶体

微粒胶体(亦称溶胶)是高度分散体系,质点有很小,分散度大,存在强烈的布朗运动,能克服重力作用而不沉降,属于动力学稳定体系;但由于有巨大的界面能,是热力学不稳定体系。一旦粒子相互聚集长大,微粒胶体的动力学稳定性将丧失,此时微粒胶体沉淀,这种现象称为聚集。微粒胶体聚集后往往不能恢复原状。

1.微粒胶体的结构与性质

该体系中分散相的质点可因吸附或解离而带电,为保证整个体系的电中性,带电微粒表面必然吸附带相反电荷的反离子。其中,一部分反离子紧密吸附在带电微粒表面,而另一部分反离子则扩散到溶液中。带电微粒及其紧密吸附的反离子构成吸附层;而扩散的反离子构成扩散层;吸附层和扩散层所带电量相等,而所带电荷则正好相反,它们共同构成了胶体粒子的双电层结构。

在电场作用下,带电胶粒和分散介质(扩散层)之间发生相对移动,表现出电位差,称为电动电位(ξ电位或 ζ电位)。ξ电位的大小与溶液中电解质的浓度有密切关系,电解质浓度大,进入吸附层的反离子多,由于反离子进入吸附层,使吸附层中有较多的电荷被中和,因此 ξ电位就降低。

2.微粒胶体的稳定性

微粒胶体的质点原本是疏水的,但表面形成双电层后,离子的水化作用使胶粒表面溶剂化,带有一层薄的水膜。水膜的存在,也有利于微粒胶体的稳定。但与高分子溶液相比,微粒胶体的稳定性较差,因此在制备微粒胶体时必须加稳定剂。影响微粒胶体稳定性的因素很多,其中主要的有以下几点:

(1)电解质的聚沉作用:在溶胶中加入电解质,导致ξ电位下降,胶粒之间的静电斥力减小,胶粒易合并聚集而沉淀。通常把电解质使溶胶沉淀的作用称为聚沉作用,任何电解质浓度达到一定值时都能使溶胶沉淀。电解质中起聚沉作用的主要是反离子,反离子价数越高,聚沉效率越高,即三价离子聚沉效率>二价离子聚沉效率>一价离子聚沉效率。

(2)溶胶的相互聚沉:电性相反的两种溶胶混合时也可发生相互聚沉。电荷相互中和是聚沉的重要原因。此外,两种胶体的稳定剂也可能发生相互作用,导致溶胶失去保护而聚沉。聚沉的程度与两种胶体的比例有关,在等电点附近聚沉最完全;两者比例相差很大时,聚沉不完全或不发生。

(3)高分子溶液的保护和絮凝:在溶胶中加入一定数量的高分子溶液使其稳定性显著提高的现象称为高分子的保护作用。这是由于高分子吸附在溶胶粒子表面,胶粒表面完全被高分子所覆盖,形成类似高分子粒子的表面结构,因而稳定性增加。但是,如果加入的高分子化合物量太少,反而会导致溶胶的稳定性下降,形成疏松絮状沉淀,这种现象称为高分子的絮凝作用。这是由于高分子溶液的浓度较低,不能完全覆盖溶胶粒子的表面,高分子的架桥作用反而使溶胶粒子加速聚集而絮凝。

3.微粒胶体的制备

微粒胶体的制备方法包括分散法和凝聚法。分散法是将大块物质分散成胶体粒子,而凝聚法则是将离子或分子凝聚成胶体大小的粒子。

(1)分散法:有机械分散法、超声分散法和胶溶法。机械分散法利用胶体磨等设备将大块固体物料粉碎成胶体大小的微粒,再分散在溶剂中。超声分散法利用20 000 Hz以上超声波产生的能量分散固体。胶溶法是将刚刚聚集的胶体粒子重新分散而成微粒胶体,胶体粒子之所以聚集,是由于溶液中含有过多的电解质或者在制备时未加入稳定剂,可设法洗去过量的电解质或者加入少量的稳定剂,则可形成微粒胶体,此法仅适用于新生沉淀。

(2)凝聚法:本法是使分子或离子凝聚成胶粒,基本原则是使药物分子溶液达到过饱和状态,然后控制适宜的条件,使分子或离子以胶体大小的质点析出。凝聚法包括物理凝聚法和化学凝聚法。物理凝聚法是通过改变分散介质的性质使溶解的药物凝聚;化学凝聚法是借助于氧化、还原、水解、复分解等化学反应制备。

(四)举例

1.胶浆剂

胶浆剂是指高分子物质分散在水中形成的黏稠状制剂。其特点是具有黏性,因此能延缓药物的吸收、干扰味蕾的感觉、降低某些药物的刺激性。

常用的胶浆剂有阿拉伯胶浆、西黄蓍胶浆、甲基纤维素胶浆、羧甲基纤维素钠胶浆、淀粉浆等,也有含药物的胶浆,包括盐酸利多卡因胶浆、氯化钾胶浆、盐酸可卡因胶浆等。

例:盐酸可卡因胶浆。本品用作胃镜检查时的麻醉剂。处方:盐酸可卡因5 g,甘油100 mL,枸橼酸1 g,甲基纤维素17 g,5%的羟苯乙酯醇溶液20 mL,蒸馏水加至1 000 mL。制法:取盐酸可卡因和枸橼酸溶于约800 mL蒸馏水中,缓缓加入羟苯乙酯醇溶液,然后撒入甲基纤维素,待其溶解后,加入甘油和蒸馏水至全量,搅匀即得。

2.涂膜剂

涂膜剂是指药物溶解于含成膜材料有机溶剂中,涂搽患处后形成薄膜的外用液状制剂。

涂膜剂中包括成型材料、增塑剂和溶剂。常用成型材料为聚乙烯醇缩甲乙醛,增塑剂为邻苯二甲酸二甲酯,溶剂为乙醇、丙酮等。

涂膜剂的一般制法:涂膜剂中所含药物如果能溶于上述溶剂,可以加入溶解。如果为中草药,则先要制成乙醇提取液或其提取物的乙醇(或丙酮)溶液,再加到基质溶液中。

例:环吡酮胺涂膜剂。本品为淡黄色透明液状,流动性好,涂于皮肤上 7~8 min 成膜,药膜具有良好的柔软性和黏附性。处方与制法:取抗真菌药环吡酮胺,加入无水乙醇与丙酮的混合液中溶解,加蒸馏水适量;称取经过处理的聚乙烯醇(PVA)于定量的蒸馏水中充分溶胀,于水浴上加热溶解,冷却后缓慢加入上述混合液,搅拌均匀,即得含 1% 环吡酮胺的涂膜剂,密闭保存备用。

3.其他制剂

(1)例 1:胃蛋白酶合剂。本品用于缺乏胃蛋白酶或病后消化动能减退引起的的消化不良症。处方:胃蛋白酶(1:1 200)20 g,稀盐酸 10 mL,单糖浆 100 mL,橙皮酊 20 mL,5% 的羟苯乙酯醇溶液 10 mL,蒸馏水加至 1 000 mL。制法:将稀盐酸、单糖浆加入约 700 mL 蒸馏水中,搅匀,再将胃蛋白酶均匀撒布于液面上,让其自然膨胀溶解。将橙皮酊缓缓加入溶液中,另取约 100 mL 蒸馏水溶解 5% 的羟苯乙酯醇液,缓缓加入上述溶液中,再加蒸馏水至全量,搅匀,即得。

(2)例 2:聚维酮碘溶液。本品为分子胶体溶液,属于消毒防腐药,可用于黏膜或体腔。处方:聚维酮碘 100 g,蒸馏水加至 1 000 mL。制法:称取聚维酮碘,撒布于蒸馏水面上徐徐溶解,加蒸馏水至全量,即得。

(3)例 3:火棉胶剂。火棉胶是澄清或稍带乳白色的黏性液状,由硝酸纤维素(4%,W/V)溶解于乙醚-乙醇(3:1,V/V)混合物中而得,为外用制剂,主要应用在绷带或切口缝线处。涂抹于皮肤后,硝酸纤维素随溶剂挥发形成薄膜,起防水及保护作用。在火棉胶中加入蓖麻油,可使产品具有弹性。因为溶剂易挥发、易燃,所以火棉胶应保存于密闭容器中,避火、避光和避免高温。

六、乳剂

(一)概述

乳剂是指一种液状物(分散相、内相或不连续相)以小液滴的形式分散在另外一种液状物(分散介质、外相或连续相)中形成的非均相液状制剂。

根据乳剂中分散相液滴的大小,乳剂可分为普通乳、亚微乳和纳米乳。当分散相液滴在 1~100 μm 时,乳剂是普通乳,为常见的不透明乳白色液状,属于粗分散体系;当分散相液滴在 0.1~0.5 μm 时,乳剂为亚微乳,可静脉注射;当分散相液滴在 0.01~0.10 μm 时,乳剂是透明或半透明液状,又称微乳、纳米乳或胶团乳,属于胶体分散系统。不同的乳剂在性质上有非常显著的差异,但均属于热力学不稳定体系,这是由于乳剂中的内相液滴具有巨大的总表面积和很高的表面自由能。

乳剂中两种液状具有相反的性质,亲水的一相通常是水或水溶液,亲油的一相通常是植物油、矿物油或动物油脂等。水相和油相可以形成两种乳剂,即水包油型(O/W)乳剂和油包水型(W/O)乳剂。前者以油为内相、水为外相;后者则以水为内相、油为外相。

依据水或油的某些性质可鉴别乳剂的类型,常用的方法有稀释法、染色法及导电法。

乳剂可供内服,也可外用。乳剂型制剂很多,如口服乳剂、搽剂、洗剂、滴眼剂、注射剂、软膏剂、眼膏剂及气雾剂中的部分制剂。乳剂的广泛应用和其自身特点有关:乳剂中液滴的分散度很大,药物吸收迅速,起效快,生物利用度高;油性药物制成乳剂能保证剂量准确,而且使用方便;水包油型乳剂可掩盖药物的不良嗅味,并可加入矫味剂;外用乳剂能改善对皮肤、黏膜的渗透性,减少刺激性;静脉注射乳剂注射后分布较快、药效高、有靶向性;静脉营养乳剂是高能营养输液的重要组成部分。

(二)乳剂形成理论

乳剂中的两种液状互不相溶,其中一种液状高度分散在另一种液状中,从而使体系具有相当大的界面及界面自由能,造成体系的不稳定性,为了降低体系的能量,乳液中的小液滴有自发聚结趋势。欲得到稳定的乳液,必须加入起稳定作用的第 3 种物质,即乳化剂。乳化剂之所以能起稳定乳剂的作用,主要是因为乳化剂具有降低界面张力、形成界面膜、形成电屏障等作用。

1.乳剂形成和稳定理论

(1)降低界面张力:常用乳化剂多具有表面活性作用,可降低界面张力,一般能使油、水两相之间的界面张力降低为原来的 $1/25 \sim 1/20$,从而降低分散相液滴的表面自由能以至不易重新聚合。

但应指出,降低界面张力是形成乳剂的有利因素但不是决定因素。有的体系有很低的界面张力,但若没有形成界面膜,则不能获得稳定的乳液;相反,一些含有高分子物质的体系,尽管界面张力较高,仍能形成稳定的乳液。

(2)形成界面膜:乳液中高分散度液滴所具有的强吸附性及乳化剂的两亲性结构,使乳化剂分子富集在两相界面形成坚固的界面膜,此膜可防止内相液滴的接触和融合,此膜的韧性越强,柔性越大,乳剂的稳定性就越好。

界面膜的机械强度决定了乳剂的稳定性。根据乳化剂的种类,界面膜分为 3 类。①单分子膜:形成单分子膜的乳化剂主要是表面活性剂。其有规律地吸附于分散相液滴表面,亲水基团朝向水相,亲油基团朝向油相,形成单分子膜,可明显地降低界面张力,同时有效地防止内相液滴相遇时发生合并,稳定乳剂。②多分子膜:高分子材料在乳剂形成时吸附在分散相液滴的界面上形成坚固的多分子膜,虽不能明显降低界面张力,但可有效阻止油滴的合并。此外,高分子溶液还可增加外相(水相)的黏度,也有利于乳剂的稳定。③固体微粒膜:极其细微的固体粉末如果能同时被水相和油相所润湿,也可用作乳化剂,形成的固体微粒膜可避免分散相液滴的接触和合并。

(3)形成电屏障:亲水性表面活性剂作 O/W 型乳剂的乳化剂时,其亲水基可因解离或吸附而带电,从而形成分散相液滴的电屏障,防止液滴的合并,稳定乳剂。但对 W/O 型乳剂,由于乳化剂的疏水基团向外,分散相液滴不具有电屏障,因此 W/O 型乳剂往往不如 O/W 型乳剂稳定。

乳化剂在乳剂的稳定过程中所起的作用往往是上述几种作用的综合结果。例如,降低界面张力在乳剂形成的初始过程中很重要,但随后形成的界面膜起着更重要的作用。

2.决定乳剂类型的因素

(1)乳化剂的类型:一般而言,乳化剂的类型决定了乳剂的类型,亲水型的乳化剂得到 O/W 型乳剂;亲油型的乳化剂得到 W/O 型乳剂。一些固体粉末(如皂土、氢氧化镁)由于固体更多地为水相所润湿(与水相的亲和力大),所以形成 O/W 型乳剂;而另一些固体粉末(如氢氧化钙、氢氧化锌)因为固体更多地被油相所润湿(与油相的亲和力大),所以形成 W/O 型乳剂。

(2)相体积:一般来说,相体积较大的一相易成为外相。但由于有电屏障,形成具有较高相体积的 O/W 型乳剂也是可能的。而 W/O 型乳剂不具有电屏障,因此 W/O 型乳剂的相体积不能太大,否则容易转型。

(三)乳化剂

乳化剂的作用是降低界面张力、在分散相液滴表面形成界面膜或形成电屏障。乳化剂的选择对乳剂的形成和稳定有重要的影响。

1.常用乳化剂

(1)合成乳化剂:此类乳化剂多为表面活性剂,主要通过降低界面张力和形成单分子膜起稳定作用。如果将适当的表面活性剂混合使用或与油溶性极性化合物联用,可形成致密的复合膜,有利于乳剂的稳定。

常见的阴离子型乳化剂:硬脂酸钠、硬脂酸钾、油酸钠、油酸钾、硬脂酸钙、十二烷基硫酸钠等。常见的两性离子型乳化剂:卵磷脂、大豆磷脂等。常见的非离子型乳化剂:司盘类、吐温类、泊洛沙姆、蔗糖脂肪酸酯类、聚氧乙烯蓖麻油类、聚氧乙烯氢化蓖麻油类等。

(2)天然乳化剂:本类多为亲水性高分子化合物,主要是 O/W 型乳化剂,在内相液滴表面形成多分子膜。由于大多数此类乳化剂的水溶液有较大的黏度,能增加水相的黏度,故有利于乳剂的稳定。使用这类乳化剂一般需加入防腐剂。

常见的有阿拉伯胶、西黄蓍胶、明胶、琼脂、卵磷脂等,其他的乳化剂还有海藻酸钠、皂苷、果胶、蛋白质等。

(3)固体粉末乳化剂:固体粉末和水的亲和力决定了乳剂的类型。被水润湿程度大,接触角 $\theta < 90°$,可形成 O/W 型乳剂,包括氢氧化镁、氢氧化铝、皂土、碳酸钙、二氧化硅等;被水润湿程度小,接触角 $\theta > 90°$,可形成 W/O 型乳剂。这类乳化剂包括氢氧化钙、氢氧化锌、硬脂酸镁、炭黑、松香等。

(4)辅助乳化剂:辅助乳化剂本身乳化能力很弱或无乳化能力,但能提高乳剂的黏度,例如,阿拉伯胶、果胶混合使用可使水相黏度增加,十六醇硬脂酸酯与蜂蜡合用可增加油相黏度,从而降低乳剂的分层,提高乳剂的稳定性。

有些辅助乳化剂能在内相液滴表面形成复合膜,增强界面膜的强度,有利于乳剂的稳定。

常用于增加水相黏度的辅助乳化剂有甲基纤维素、羧甲基纤维素钠、西黄蓍胶等。常用于增加油相黏度的辅助乳化剂有鲸蜡醇、蜂蜡、单硬脂酸甘油酯、硬脂醇等。

2.乳化剂的选择和使用

(1)乳化剂的亲水亲油平衡(HLB)值及其应用:一般来说,每种乳化剂都有一个亲水部分和一个亲脂部分,其亲水亲油的能力可用 HLB 值表示。HLB 值在 3~6 的乳化剂一般具有较高的亲脂性,适宜制备 W/O 型乳剂;而 HLB 值在 8~18 的乳化剂一般具有较高的亲水性,适宜制备 O/W 型乳剂。

除了乳化剂有 HLB 值,乳剂中的油相成分也有确定的 HLB 值。在乳化时,只有选择合适的油相和乳化剂,使两者的 HLB 值相接近(保持差值范围在 0.5~1.0),才能得到稳定的乳剂。必要时,可将两种或多种乳化剂联合使用以达到所需的 HLB 值。此时混合乳化剂的 HLB 值具有加和性,可用下式计算:$HLB = (HLB_A \times W_A + HLB_B \times W_B)/(W_A + W_B)$。

式中:W_A 和 W_B 分别为乳化剂 A 和 B 的质量;HLB_A 和 HLB_B 分别为两者的亲水亲油平衡值。

油相的 HLB 值可查阅文献,也可通过试验获得。其中,系列乳化剂稳定性观察法是简单易行的方法,即对某一乳剂的油相成分,选用一系列不同 HLB 值的混合乳化剂,配制乳浊液,静置观察,最稳定的乳浊液所采用的乳化剂的 HLB 值就是油相的 HLB 值。

（2）根据乳剂的用途来选择：外用乳剂应选用对皮肤、黏膜无刺激性的表面活性剂，且应注意应用皮肤的性质和状况。如果是用于破裂皮肤的乳剂，最好不要使用表面活性剂作乳化剂，因可被吸收而出现毒性。一般不宜采用高分子溶液作乳化剂，因其易于皮肤表面干结成膜，造成不适感。

内服乳剂的乳化剂必须无毒、无刺激性，可选用阿拉伯胶、西黄蓍胶、琼脂等高分子乳化剂及多糖、蛋白质等。使用吐温等表面活性剂时，要尽量避免不良反应。

肌内注射的乳剂可选用非离子型表面活性剂作为乳化剂，如聚山梨酯-80。

静脉注射的乳剂可选用下述表面活性剂作为乳化剂，如 Pluronic F-68 或精制豆磷脂、卵磷脂。

（四）乳剂的制备

1.处方拟定的基本原则

（1）乳剂中内相的相体积比最好在 25%～50%。

（2）根据乳剂的不同类型，选用和油相 HLB 值接近的乳化剂或混合乳化剂。

（3）根据乳剂的类型和用途选择适宜的辅助乳化剂以调节乳剂的黏度，从而使乳剂具有合适的流变性。

（4）乳剂中应根据原料的不同及乳剂的用途，加入相应的防腐剂和抗氧剂。

2.制备工艺

（1）湿胶法：又称水中乳化剂法。先将胶与水溶解形成水溶液，制备时将油相（内相）逐渐加入含乳化剂的水相（外相）中，用力研磨，形成初乳，再加水稀释至全量。在初乳制备过程中，由于水是过量存在的，故有利于形成 O/W 型乳剂。

（2）干胶法：又称油中乳化剂法。取胶粉与油混合，加一定量的水乳化成初乳，再逐渐加水至全量。初乳中油、水、胶有一定的比例，植物油类的比例是 4：2：1；挥发油的比例是 2：2：1；液状石蜡的比例是3：2：1。所用胶粉通常是阿拉伯胶或阿拉伯胶与西黄蓍胶的混合胶，用其他胶做乳化剂时其比例应有所改变。

（3）交替加液法：此法是将油和水分次少量地交替加入乳化剂中，研磨或搅拌以形成乳剂。此法由于两相液状的少量交替混合，黏度较大而有利于乳化。用琼脂、海藻酸钠和卵磷脂等乳化剂制备乳剂时常用此法。

（4）新生皂法：植物油中一般含有少量的游离脂肪酸，可以和碱发生皂化反应，根据此原理可制备乳剂。将植物油与含有碱的水相分别加热，然后将水相加入油相混合搅拌，生成的皂类乳化剂随即乳化而制得稳定的乳剂。与氢氧化钠、氢氧化钾或三乙醇胺等生成的一价皂是 O/W 型乳化剂，与氢氧化钙等生成的二价皂是 W/O 型乳化剂。

（5）转相乳化法：先将乳化剂在油相中溶解，然后在缓慢搅拌下将预热的水相加入热的油相中，开始形成 W/O 型乳剂，随着水相体积的增加，黏度突然下降，转相变型为 O/W 型乳剂。若制备W/O型乳剂，则反之。由于发生了转相，乳剂粒径较细。

（6）直接匀化法：又称机械法，直接将预热好的水相、油相、乳化剂加入乳化设备中（如高效匀乳器）乳化即得，此法主要用于制备以表面活性剂为乳化剂的乳剂。

3.药物的加入方法

若药物能溶于水相，可先加于水相中，然后制成乳剂；若药物溶于油相，则将药物先溶于油相中再制成乳剂。若药物不溶于水相也不溶于油相，可与亲和性大的液状物研磨，再制成乳剂；也可将药物先用少量乳剂研磨至细，再与剩余的乳剂混合均匀。

4.乳化器械

(1)机械搅拌器:乳剂可以用多种机械搅拌器制备,如桨式混合器、涡旋混合器。搅拌制备乳剂,一般尚需进一步通过胶体磨或乳匀机以制备小而均匀的液滴。但机械搅拌器搅拌时能带进相当量的空气,因此不适用于易氧化药物乳剂的制备。

(2)胶体磨:将乳剂通过高速旋转的转子和定子之间的狭小缝隙,粒子由于受到巨大的剪切力而粉碎。采用胶体磨制备的乳剂的质量不如乳匀机或超声波乳化器制备的乳剂的质量,因此胶体磨主要用于制备较黏的乳剂。

(3)乳匀机:其原理是将其他方法制成的粗分散乳剂,在高压力下高速通过匀化阀的窄缝,强力的剪切作用使液滴的粒径减小。通常将两个匀化阀串联进行两步乳化,例如,目前国内使用两步乳匀机制备静脉脂肪乳。

(4)超声波乳化器:常用的超声波乳化器是将其他方法生产的粗分散乳剂经高压喷射,冲击在金属薄片刀刃上,使刀刃激发而产生共振频率震动,液流也受激动而上下震动。当此超声波频率足够高(频率大于 16 kHz)时,液状物受到激烈震荡,从而乳化成细的乳滴。其特点是乳化时间短,乳滴细而均匀,但应注意高能量可导致药物降解。

(五)乳剂的稳定性

1.乳剂的转相

乳剂从一种类型改变为另一种类型称为转相。

乳化剂的性质改变会导致转相,例如,油酸钠可以形成 O/W 型乳剂,但加入足量的氯化钙溶液后,生成的油酸钙可使其转变为 W/O 型乳剂。相体积比是影响乳剂类型的另一种因素,W/O 型乳剂的内相达到 50% 以上时容易发生转相,O/W 型乳剂的内相达到 60% 以上时容易发生转相。温度升高可导致界面膜改变而引发转相,在 40 ℃ 以上尤为明显。

2.乳剂的分层和破裂

由于乳剂的分散相和连续相之间存在密度差,引起分散相液滴的上浮或下沉,这种现象称为分层或乳析。破裂是指乳剂的分散相小液滴不断合并成大液滴,最后形成油、水两层的现象。

分层的乳剂并未破坏,经振摇后能再分散均匀,属于可逆过程,但药品应避免发生这种情况,因为乳剂的分层使产品变得不美观,且有时振摇不充分易导致剂量不准。

乳剂液滴的分层速度受斯托克斯公式中诸因素的影响。为降低分层速度、提高乳剂的稳定性,应尽可能减小内相液滴的粒径,降低分散相和连续相之间的密度差,在合理范围内增加连续相的黏度。

乳剂的破裂比分层更具有破坏性,破裂是不可逆的变化,破裂后的乳剂虽经振摇也不能恢复原有乳剂的状态。破裂与分层可同时发生,也可发生在分层之后。延缓分层对阻止乳剂破裂有一定作用。通常,过冷或过热会促进乳剂的破裂,因此应注意乳剂产品的保存条件。在乳剂处方的筛选优化过程中,应充分考察产品对温度的稳定性。

3.乳剂的败坏

乳剂受外界因素(光、热、空气等)及微生物的作用,体系中油或乳化剂发生变质的现象称为乳剂的败坏,因此应在处方和包装中采取一些措施以尽可能降低这些负面影响。

对光敏感的乳剂使用不透光的容器。对易氧化变质的乳剂通常可加抗氧剂,一般油相中可选用卵磷脂、羟基甲苯丁酸酯、次没食子酸丙酯和维生素 E 等,水相中可选用亚硫酸氢钠和焦亚硫酸钠等。在处方中加入防腐剂可避免微生物对乳剂的破坏性,防腐剂有苯甲酸或苯甲酸钠、乙醇、硝酸(或醋酸)苯汞、苯酚、甲酚或三氯叔丁醇、山梨酸、阳离子表面活性剂等,其中尼泊金类对霉菌、酵母菌及细菌的效果较好。在选用防腐剂时,要特别注意防腐剂在油、水两相中的分配系数,使其在两相中都有一定的防腐能力。

(六)乳剂的质量评价

通常在确定乳剂的优质处方前,要制作很多试验样品,考察其稳定性。除采用留样观察法外,目前尚无统一量化的加速试验方法。下面几种方法有助于对各种乳剂质量和稳定性作定量的比较。

1.测定乳滴粒径

采用显微镜法、库尔特计数器、激光散射光谱法等方法测定乳剂乳滴的大小及分布情况。对不同处方乳剂进行稳定性比较。

乳剂的破坏分两个过程,首先是液滴的接近,但液滴间的液膜并未被破坏;其次是小液滴合并成大液滴。在破坏过程中必然伴随着液滴数量的减少,液滴大小分布曲线向大粒径方向移动。因此,测定乳剂中分散液滴数量或分布曲线随时间的变化即可了解乳剂的稳定性。

2.温度法

如果样品能在 37 ℃保存 3 个月不变化则可以认为其稳定,也可周期性地改变储存温度以加速考察乳剂的稳定性。例如,在 −20 ℃放置 1 d,然后在 50 ℃放置 1 d,循环 3～4 次,或在 4 ℃～40 ℃循环 6 次,能够耐受这种循环的乳剂有较好的稳定性。

3.离心法

将乳剂以 4 000 r/min 的速度离心 15 min,如果不分层则认为乳剂较稳定,也可将乳剂放在 3 750 r/min、半径为 10 mm 的离心机中离心 5 h,相当于放置一年因密度不同产生分层的效果。离心法可以很快观察到乳剂的分层、絮凝或合并等现象,有助于在较短时间内评价处方的优劣。

(七)复乳

复乳是由普通乳剂进一步乳化形成的复杂乳剂体系,又称多层乳剂,如果是 W/O 型乳剂进一步乳化分散在水中,则形成 W/O/W 型复乳;O/W 型乳剂进一步乳化分散在油中,则形成 O/W/O 型复乳。

复乳中各相从内到外依次叫内相、中间相和外相,中间相也被称为液膜。在复乳中,内相和外相被液膜分隔,所以内相和外相的性质相似(如均为水相或均为油相),但组成成分可能不同,在各相中也可溶解不同的药物。

在复乳内相中的药物需通过液膜扩散,复乳具有淋巴趋向性,而且复乳液膜有控制药物释放的特点,复乳可被用作药物的靶向载体,特别是抗癌药物的靶向载体,也可用于其他一些胃肠道药物中毒的解毒。总之,复乳在医药领域具有广阔的应用前景。

复乳的制备通常采用两步乳化法,目前研究较多的是 W/O/W 型复乳,常用的经典方法是用油溶性的非离子型乳化剂 I 先制得 W/O 初乳,再用水溶性的非离子型乳化剂 II 的水溶液与初乳制得 W/O/W 型复乳。

复乳是不稳定的体系,其主要表现为液膜破裂及内相外溢,以 W/O/W 复乳为例,其稳定性常受下列因素的影响。

1.内水相微滴的大小

一般当内水相微滴小,而形成的二级乳剂的乳滴较大时,该复乳就较稳定。

2.内水相和外水相之间的渗透性

渗透性对复乳的稳定性影响较大。以 W/O/W 型复乳为例,如果内水相的渗透压高于外水相,则水分子由外水相渗入内水相,导致内水相膨胀;当内外水相的渗透压相等时,水分停止渗入,但此时油膜变薄,破裂的可能性增加;若内水相仍有较大的渗透压,则 W/O 型乳滴进一步膨胀而引起油膜破裂,内水相外溢,复乳即被破坏。

3.油膜的性质与厚度

在 W/O/W 型复乳中,油膜的性质是决定复乳稳定的主要因素,一般而言,膜的黏度越大,膜越厚,复乳越稳定。膜的黏度取决于两种乳化剂,也取决于内相和连续相中药物的性质。

可在复乳内外水相中加入高分子物质以提高复乳的稳定性,例如,在内水相中添加明胶,可吸附在油水界面形成具有一定机械强度的连续性界面膜,避免乳滴破坏;在外水相中加入高分子材料(如 1% 的 PVP 溶液),可增加外水相黏度,降低复乳液膜的流动,提高复乳的稳定性。

(八)微乳

微乳是由水相、油相、表面活性剂与助表面活性剂在适当比例混合时自发形成的一种透明或半透明的低黏度、各向同性的油水混合系统。

微乳的粒径通常为 10～100 nm,外观为透明或半透明状液状,属于热力学稳定体系。微乳分为 W/O 型、O/W 型和双连续型。

与普通乳剂相比,微乳的粒径要小得多,所需乳化剂的用量更大,一般为油量的 20%～30%,并且通常需要加入助乳化剂。助乳化剂通常为短链醇、胺或其他较弱的两性化合物。

与胶束相比,两者在外观上相似,但在组成和结构上是有区别的。胶束一般小于 10 nm,形成胶束的乳化剂只需达到临界胶束浓度即可,且不需要助乳化剂,水的胶束溶液可用水无限稀释而不出现混浊,对油的增溶量和乳化剂的量成正比。而 O/W 型微乳则不能用水无限稀释,油的增溶量和乳化剂的量无明显的定量关系。

20 世纪 90 年代后,微乳作为药物载体的应用逐渐受到人们的重视,微乳的理论和应用研究获得了迅速的发展。研究表明,在给药体系中使用微乳具有如下特点:口服时药物吸收比固体剂型更快、更有效;可增加扩散进入皮肤的药物量,促进透皮吸收;在开发人工血红细胞和将细胞毒药物靶向给药于癌细胞方面有其独特的潜力。

微乳作为药用载体应用具有较大的潜力和广阔的前景,但仍有许多问题有待进一步的探讨。

七、混悬剂

(一)概述

混悬剂是指难溶性固体药物以微粒状态分散于液状介质中形成的非均相液状制剂。混悬剂属于粗分散体系,分散相粒子大小在 0.1～10.0 μm,一般为 10 μm 以下,但也有的可达 50 μm 或更大。所用分散介质大多为水,也可用油类。混悬剂在医疗上应用较广,在口服制剂、外用制剂、注射剂、滴眼剂、气雾剂及长效制剂中都有应用。

制成混悬剂的重要原因之一是药物的溶解度较低,不能以溶液的形式达到治疗浓度,将药物以固体形式分散在水中形成混悬剂,保证了剂量,同时具有液状制剂方便婴儿、儿童、老年人使用的优点。此外,有些药物在水溶液中的化学性质不稳定,以混悬剂形式给药保证了药物的化学稳定性。有时为了达到长效的目的,也可考虑制成混悬剂。混悬剂可掩盖药物的不良嗅味,例如,氯霉素溶液剂气味不佳,矫味剂很难掩盖这种气味,将其制成不溶性衍生物氯霉素棕榈酸酯后,以混悬剂形式给药,解决了这一个问题,患者顺应性增强。但是应注意的是,剧毒及毒药或剂量小的药物不宜制成混悬剂使用,避免过量服用而导致不良反应。

除含量、外观等制剂的基本要求外,药用混悬剂还应符合以下要求。

(1)良好的混悬剂中药物微粒应缓慢下沉,在储存过程中应不结块,且轻微振摇后能重新均匀分散。

(2)混悬剂应有适宜的黏度,易于倾倒,在使用时对机体组织无不适感。

(3)混悬剂在长期放置后,其混悬粒子的大小应保持不变。

(二)混悬剂的稳定性

对混悬剂不但要求化学稳定而且要求物理稳定。从实际角度看,物理稳定性是混悬剂存在的主要问题。由于混悬剂中分散相固体粒子粒径大于胶粒,易受重力作用而沉降,混悬剂是动力学不稳定体系;同时,微粒具有很大的表面自由能,具有自发聚集和增长的趋势,是热力学不稳定体系。混悬剂的稳定性是较为复杂的问题,与多种因素有关。

1.混悬微粒的沉降

混悬剂中影响粒子沉降的因素可用斯托克斯定律描述,$v = d^2(\rho_2 - \rho_1)g/18\eta$。

式中 v 为沉降速度,d 为微粒直径,ρ_2 为微粒的密度,ρ_1 为分散介质的密度,η 为分散介质的黏度,g 为重力加速度。

该公式是由理想的均匀状态推导而来,不能精确应用于普通混悬剂,但该公式合理地说明了影响混悬剂微粒沉降的主要因素,并为寻求减慢微粒沉降速度的方法提供了理论依据。

由上式可见:在其他因素不变时,大粒子的沉降速度快,小粒子的沉降速度慢,因此通过粉碎固体,减小微粒的半径,可有效减缓沉降速度。减少分散介质和粒子的密度差可延缓微粒的沉降,但此法十分有限,因为大部分分散介质是水,粒子的密度一般大于介质的密度。增加分散介质的黏度是有效延缓沉降的措施,但过高的黏度会导致不易倾倒、剂量不准、难以分散等问题,因此,应在适宜的范围内增加混悬剂的黏度。

2.结晶长大与转型

混悬剂中微粒大小不可能完全一致,在放置过程中,由于具有更大表面自由能的小粒子溶解度较大,在结晶和溶解的动态平衡中,小粒子不断溶解,大粒子不断长大,混悬剂的物理稳定性降低。

很多药物存在多晶型现象,鉴于不同晶型的溶解度不同,在制备具有多晶型药物的混悬液时,溶解度更大的亚稳定型不断溶解,可能会转化为稳定型,并导致稳定型结晶的长大。晶型转化不仅会破坏混悬剂的物理稳定性,还可能降低药效。

针对上述情况,在处方设计及制备过程中,可采取以下措施:①尽量使混悬剂微粒的粒度均匀;②选取稳定型结晶制备混悬剂;③添加亲水性高分子材料表面活性剂(膜屏障)以延缓结晶转化及微粒成长。

3.微粒的荷电与水化

混悬剂中微粒可因本身解离或吸附分散介质中的离子而荷电,具有双电层结构,由于微粒表面带电,水分子在微粒周围可形成水化膜,这种水化作用的强弱随双电层的厚度而改变。微粒荷电使微粒间产生排斥作用,水化膜的存在也可阻止微粒间的相互聚结,这些因素均有利于混悬剂的稳定。

混悬剂中微粒的荷电和水化情况与药物本身的性质及外界因素有关。一般疏水性物质的水化作用弱,亲水性物质的水化作用强,因此亲水性药物的混悬剂稳定性优于疏水性药物;外加电解质对疏水性药物混悬剂的稳定性影响大于对亲水性药物混悬剂的稳定性影响。

4.絮凝与反絮凝

混悬剂中的微粒具有双电层结构(即ξ电位),当ξ电位相对高时(±25 mV或更高),微粒间斥力大于引力,微粒间无法聚集而处于分散状态,称为反絮凝状态;而当ξ电位在(20±25)mV(即微粒间的斥力稍低于引力)时,微粒互相接近,形成疏松的易于分散的絮状聚集体,这种状态称为絮凝状态。

外加电解质通过影响ξ电位而改变混悬剂的状态,加入电解质后使混悬剂的ξ电位降低,使微粒絮凝的电解质称为絮凝剂;使混悬剂的ξ电位增加,防止其絮凝的电解质称为反絮凝剂。同一种电解质可因用量不同,在混悬剂中可以起絮凝(降低ξ电位)或反絮凝(升高ξ电位)作用。

为了避免混悬粒子聚集成大的结晶或块状,形成絮凝状的混悬剂可能是更好的选择。因为絮凝粒子以一种较弱的键合力形成网格结构,从而阻止微粒的沉降。虽然其外观较反絮凝的混悬剂不佳,但这种疏松絮状的结构使聚集体易于再分散,利于混悬剂的稳定。

5.分散相的浓度和温度

在同一种分散介质中,分散相的浓度增加使混悬微粒接触碰撞的机会增加,导致混悬剂稳定性下降。温度的变化可改变混悬剂的黏度,从而影响微粒的沉降速度。此外,温度还能促使结晶长大及晶型转化。因此,混悬剂在储存过程中及跨地区远销时应考虑到气温变化或地区温差的影响。

6.混悬剂的流变性

从混悬剂的稳定性考虑,所配的混悬剂最好是塑性流体或假塑性流体。假塑性流体的特点是静置时(低切变应力情况)黏度大,混悬微粒沉降缓慢;倾倒时(高切变应力情况)黏度降低,方便使用。塑性流体的特点类似于假塑性流体,但具有塑变值,即只有切变应力高于塑变值时,液状物才会流动。通过合理设计处方,可使塑变值落在静置的低切变应力及倾倒的高切变应力之间,使混悬剂静置稳定且易于倾倒。

调整塑变值的方法包括调整微粒大小、微粒与分散介质之间的密度差或用假塑性物质来调整。实践中常将塑性物质(如羧乙烯聚合物)与假塑性物质(如西黄蓍胶)合用作助悬剂。

触变性流体由于其具有的优点也被应用于混悬剂中。其优点是在放置时形成网状凝胶,类似刚性基质,可增加混悬剂的稳定性;在振摇倾倒时基质会松弛形成溶液,具有液状制剂易于服用的特性。

(三)混悬剂的稳定剂

在制备混悬剂时,为增加混悬剂的稳定性,常需加入能使混悬剂稳定的附加剂,称为稳定剂,主要包括助悬剂、润湿剂、絮凝剂和反絮凝剂等。

1.助悬剂

在混悬剂中,把能增加分散介质的黏度、延缓微粒下沉的附加剂称为助悬剂。助悬剂多为亲水性物质,其助悬作用在于增加分散介质的黏度以降低微粒的沉降速度;同时吸附于微粒表面,形成保护屏障,防止或减少微粒间的吸引或絮凝,维持微粒的分散状态。对多晶型药物,助悬剂可延缓亚稳定晶型向稳定晶型的转化,能阻止由于晶型转化或粒度不匀而造成的结晶成长。因此助悬剂是混悬剂中重要的稳定剂。

理想的助悬剂应具备以下特点:助悬效果好,不黏壁,容易重分散,絮凝颗粒细腻,无药理作用。下面介绍常见的助悬剂。

(1)低分子助悬剂:有甘油、糖浆、山梨醇等。亲水性药物的混悬剂可少加,疏水性药物可多加。在内服制剂中经常使用糖浆和山梨醇,有助悬和矫味作用。

(2)高分子助悬剂:分为天然高分子助悬剂和合成高分子助悬剂。

常用的天然高分子助悬剂有阿拉伯胶、西黄蓍胶、海藻酸钠、琼脂、果胶等。天然高分子助悬剂容易被微生物或酶类分解而失去黏性,在使用时应加防腐剂(如苯甲酸钠、尼泊金)。

常用的合成高分子助悬剂有甲基纤维素、羧甲基纤维素、羟丙基纤维素、羟乙基纤维素、聚乙烯吡咯烷酮、聚乙烯醇等。它们的水溶液均透明,性质稳定,受 pH 影响小,但应注意某些助悬剂能与药物或其他附加剂有配伍变化。例如,甲基纤维素与鞣质、浓盐溶液有配伍禁忌。

(3)皂土类:皂土又称硅皂土、膨润土,为天然产的硅胶状的含水硅酸铝。本品不溶于水,但在水中可膨胀,体积约增大为原来的 10 倍,形成兼具假塑性和触变性的高黏度的混悬剂。类似的有皂土镁,为皂土中铝被镁部分取代的产品。此类产品配伍禁忌少,且较稳定,但遇酸能减少水化,多用于外用制剂中。

2.润湿剂

润湿是液状物在固体表面的黏附现象,其实质是固体表面由固气二相的结合转变为固液二相的结合。润湿剂广泛应用于疏水性药物的混悬剂,润湿剂可破坏疏水微粒表面的气膜或降低固液三相之间的界面张力,使之易于润湿,从而产生较好的分散效果。

良好的润湿剂应具有表面活性作用,且有合适的溶解度。一类润湿剂是表面张力小但能与水混溶的液状,如乙醇、甘油,但润湿效果有限;另一类是表面活性剂,润湿效果较好,主要包括吐温类、司盘类、长链烃基或烷烃芳基的硫酸盐和磺酸盐,应根据给药途径选择。

3.絮凝剂与反絮凝剂

常用的絮凝剂和反絮凝剂有枸橼酸盐、酒石酸盐、酒石酸氢盐、磷酸盐等。在选用絮凝剂和反絮凝剂时,要注意以下几个原则:

(1)从用药目的、混悬剂的综合质量及絮凝剂和反絮凝剂的作用特点来选择:例如,造影用混悬剂要求微粒细而分散好,以便充分显示造影后细微的病变情况,此时需使用反絮凝剂。但采用反絮凝剂制备的混悬剂微粒受重力作用先后沉降,大、小微粒填充,形成牢固的不易分散的块状物。因此,对于大多数需储放的混悬剂,则宜选用絮凝剂,使沉降物疏松,易于再分散。

(2)根据絮凝剂或反絮凝剂的能力确定使用的品种和用量:絮凝剂或反絮凝剂的能力遵从舒尔策-哈代规则,即絮凝或反絮凝能力随离子价数的增加而增加,二价离子的絮凝或反絮凝作用是一价离子的 10 倍,三价离子的絮凝或反絮凝作用是一价离子的 100 倍。所以在电解质分子中,多价离子显示了对絮凝或反絮凝效果的决定性作用。

(3)充分考虑絮凝剂与反絮凝剂之间的变化:同一种电解质可因在混悬剂中用量不同,而呈现絮凝作用或反絮凝作用。例如,在 ξ 电位较高的混悬剂中加入带有相反高价电荷的电解质,由于电荷中和,ξ 电位下降,微粒间的斥力降低而絮凝,此时电解质起到絮凝剂的作用。持续加入这种电解质,可使 ξ 电位降至零。若再继续加入同种电解质,微粒又可因吸附溶液中的高价离子而带原粒子的相反电荷,随带电量增加,微粒间斥力增强,微粒又回到单个分散状态,此时电解质起到反絮凝作用。在 ξ 电位较低时,少量电解质的加入会使电荷增加,扩散层变厚,呈现反絮凝效果;适量加入呈絮凝效果;过量加入又呈反絮凝效果。因此在实际应用中应通过测定 ξ 电位、沉降容积比等参数加以判断和选择。

（4）絮凝剂的配伍禁忌：设计处方时，必须注意絮凝剂和助悬剂之间是否有配伍禁忌。常用的高分子助悬剂一般带负电荷，若混悬剂中的微粒亦带负电荷，此时加入的絮凝剂（带正电荷）会导致助悬剂凝结并失去助悬作用。

（四）混悬剂的制备

混悬剂的制备方法有分散法和凝聚法。制备完成的混悬剂一般应储存在密闭容器中，容器上部应留有足够的空间，以保证产品可充分振摇及易于倾倒。混悬剂应避免冷冻、过热和光照等条件。每次使用前均应振摇，这样做的目的是保证固体药物在液状介质中分散均匀，从而保证剂量的准确性。

1.分散法

分散法是制备混悬剂的主要方法，系将固体药物粉碎成微粒，直接分散在含有附加剂的液状介质中制得。在将药物分散于介质之前，应采用适宜的方法降低药物的粒径。例如，采用锤式磨、气流粉碎、喷雾干燥等进行微粉化，所得微粒大小应符合混悬剂中对分散相的要求。

采用该法时应特别注意分散相和分散介质的特征。当分散相和分散介质之间具有亲和性时，简单的研磨混合即可帮助药物均匀分散。当分散相不易被分散介质润湿时，药物粉末应首先被润湿剂分散，使其能被分散介质渗透。小量制备可用乳钵，大量生产可用乳匀机、胶体磨等。药粉被润湿后，分散介质（已加入处方中的适宜成分）以一定的比例加入，充分混合后研磨均匀，再加入部分的介质。

总之，采用机械粉碎的粉末加液研磨和使用润湿剂加以分散是分散法制备混悬剂的主要生产手段。

2.凝聚法

凝聚法系使分子或离子态药物凝聚成不溶性的药物微粒从而制备混悬剂的方法。目前主要使用微粒结晶法。该法将药物溶解于良性溶剂中制成热饱和溶液，在急速搅拌下加入另一种冷却的不良溶剂中，使药物快速结晶，得到 $10\ \mu m$ 以下（占 $80\% \sim 90\%$）的微粒，再将微粒混悬于分散介质中制得混悬剂。

在本法中，影响微粒粒径和均匀度的因素很多，如药物量、溶剂的种类和用量、温度、搅拌速度、加入速度等，因此必须经过试验获得适宜的析晶条件。

（五）混悬剂的质量评价

1.微粒大小

混悬剂中微粒的大小及粒径分布是评定混悬剂质量的重要指标，因为微粒的大小和粒径分布直接影响混悬剂的质量和稳定性，同时和混悬剂的药效及生物利用度也有直接关系。常用的测定方法有显微镜法、库尔特计数法、激光散射光谱法等。

2.微粒的沉降

微粒的沉降是混悬剂物理稳定性的重要指标，可通过沉降容积比的测定进行评价。沉降容积比（F）是指沉降物的高度（H_u）与混悬剂的原始高度（H_0）的比值。F 值在 $0 \sim 1$，F 值越大，说明微粒沉降得越少，混悬剂就越稳定。通过测定沉降容积比，不仅可以比较不同混悬剂的相对稳定性，还可以评价助悬剂和絮凝剂的效果。

3.再分散性

即使是优良的混悬剂，在长期放置后也不可避免地发生沉降，但如果一经振摇，沉降粒子就能很快重新分散均匀，说明混悬剂的再分散性好，仍能保证服用时剂量的准确性。具体考察方法是将混悬剂放置在 100 mL 量筒内使其自然沉降,然后以 20 r/min 的速度旋转,如果一定时间后量筒底部的沉降物能重新分散均匀,说明该混悬剂具有较好的再分散性。

4.絮凝度

理论上絮凝形式的混悬剂较反絮凝形式的混悬剂有更高的物理稳定性。为评价混悬剂的絮凝程度,引入絮凝度的概念。絮凝度是指絮凝剂的加入导致沉降物体积增加的程度。可用下式表示: $\beta = F/F_\infty$。

式中 F 为絮凝混悬剂的沉降容积比, F_∞ 为无絮凝混悬剂的沉降容积比。

β 值越大,说明混悬剂的絮凝程度越高,物理稳定性越好,同时该值也可对比不同絮凝剂的絮凝效果。

5.黏度与流变参数

混悬剂大多属于非牛顿流体,了解混悬剂的流变学性质可以评价混悬剂的物理稳定性,选择适宜的助悬剂,帮助设计处方。流体的流变学性质可通过绘制流变曲线表现,采用旋转黏度计测定不同切变应力条件下的黏度就可得到混悬剂的流变曲线。

6.热储试验和冷储试验

将样品封入安瓿瓶中,在 (50 ± 20) ℃恒温箱里储存 4 周后,分析药物的含量,其分解率应小于 5%,并无严重的相分离、结块和结晶现象,振摇后恢复成均一分散状态,并基本保持原有粒度大小、外观、黏度和分散性能。

在冰冻地区生产和使用的混悬剂必须进行冷储试验。其方法是在冰箱中存放 24 h,再放在室温下融化 8 h,经 3 次反复试验而无相分离现象,且能恢复到原有物理性能。

(六)举例

例:抗酸剂氢氧化铝混悬剂。

处方:氢氧化铝 326.8 g,糖浆 93.0 mL,尼泊金甲酯 0.9 g,矫味剂适量,山梨醇溶液 282 mL,甘油 25 mL,尼泊金丙酯 0.3 g,纯水加至 1 000 mL。

制法:按处方取山梨醇溶液、甘油、糖浆及一定量的纯水,混合均匀,加热后加入尼泊金甲酯和尼泊金丙酯。冷却后,在搅拌条件下加入氢氧化铝和矫味剂,并补加纯水至足量。对得到的混悬剂采用均质混合器或胶体磨继续研磨得到成品。

尼泊金甲酯和尼泊金丙酯为防腐剂,糖浆和山梨醇用来增加混悬剂的黏度和甜味。

(薛子成)

第二节 半固体制剂

一、概述

半固体制剂是指采用适宜的基质制成的一类半固体状药物制剂,主要供外用。此类制剂广泛应用皮肤和黏膜,起局部治疗作用;也可以透过皮肤或黏膜起全身治疗作用。局部皮肤用制剂是以皮肤为靶器官,只作用于皮肤治疗皮肤疾病;透皮吸收制剂则是使药物透过皮肤到达血液而产生全身作用。

皮肤用半固体制剂主要包括软膏剂、乳膏剂、糊剂和凝胶剂等。软膏剂、乳膏剂和凝胶剂也可应用于眼、耳、鼻、阴道等部位。鉴于传统上软膏剂包括软膏剂与乳膏剂，本节在软膏剂中一并讨论乳膏剂；又鉴于某些硬膏剂具有半固体制剂的某些特性，在此一并叙述。

（一）软膏剂

软膏剂是指药物与油脂性或水溶性基质混合制成均匀的半固体外用制剂。

（二）乳膏剂

乳膏剂是指药物溶解或分散于乳液型基质中形成均匀的半固体外用制剂。乳膏剂由于基质不同，可分为水包油型乳膏剂与油包水型乳膏剂。

（三）糊剂

糊剂是指大量的固体粉末（一般25％以上）均匀地分散在适宜的基质中所组成的半固体外用制剂，可分为单相含水凝胶性糊剂和脂肪糊剂。

（四）凝胶剂

凝胶剂是指药物与能形成凝胶的辅料制成均一、混悬或乳液型的稠厚液状或半固体制剂。

（五）硬膏剂

硬膏剂是指药物溶解或混合于半固体或固体的黏性基质中，摊涂于纸、布或兽皮等裱褙材料上，供贴敷于皮肤上的外用剂型。中药硬膏剂称为膏药。

二、软膏剂

软膏剂主要是用于皮肤和黏膜的半固体剂型。它可以含药，也可以不含药，不含药的软膏剂主要用于保护、滋润或润滑皮肤，软膏基质在其中可以作为药物的载体或起到保护、滋润皮肤的物理作用。

（一）软膏剂常用基质及其分类

软膏剂主要由主药和基质两部分组成。软膏剂的理化特性、质量和药物疗效的发挥都与基质有重要关系。

《美国药典》将软膏基质分为碳氢化合物基质、吸收性基质、可水洗性基质和水溶性基质，其中烃类化合物属于碳氢化合物基质，吸水性强的脂肪醇类和羊毛脂类及W/O型乳剂型基质称为吸收性基质，O/W型乳剂基质称为可水洗性基质，水溶性高分子类称为水溶性基质。

《中国药典》1995年版将软膏基质分为油脂性、水溶性和乳剂型。油脂性基质有烃类（如凡士林、液状石蜡）、动物油、植物油、类脂（如羊毛脂）；水溶性基质多为天然或合成的水溶性高分子（如聚乙二醇、甘油明胶）；乳剂型基质主要分为O/W型和W/O型。

《中国药典》2005年版将乳膏剂、糊剂从软膏剂中分出。规定软膏剂是由油脂性或水溶性基质混合制成的半固体制剂。因在基质中药物分散状态不同，有溶液型软膏剂和混悬型软膏剂之分。溶液型软膏剂为药物溶解（或共溶）于基质或基质组分中制成的软膏剂，混悬型软膏剂为药物细粉均匀分散于基质中制成的软膏剂。而将乳膏剂定义为药物溶解或分散于乳液型基质中形成均匀的半固体外用制剂。乳膏剂由于基质不同，可分为水包油型乳膏剂与油包水型乳膏剂。

（二）软膏剂基质的选择

软膏剂基质的选择是由以下因素决定的：药物从软膏中释放的速率；药物起局部作用或是经皮吸收；药物在基质中的稳定性；软膏对皮肤的作用，期望起到保湿、保护作用还是希望基质很容易被水洗去等。基质的选择应尽可能地符合以上大部分要求。

(三)软膏剂的制备与举例

软膏剂的制备可归纳为研合法、熔合法和乳化法。方法的选择应根据药物与基质的性质、制备量及设备条件而定。

1.基质的处理

油脂性基质若质地纯净可直接取用,若混有异物或在大生产时都应加热过滤后使用。一般在加热熔融后须通过数层细布或120目铜丝筛趁热过滤,然后加热至150 ℃,灭菌1 h并除去水分。

2.药物加入的方法

为减少软膏在病患部位的刺激,制剂必须均匀细腻、不含固体粗粒,且药物粒子越细,对药效的发挥越有利。因此在制备时应采取如下方法处理。

(1)可溶于基质中的药物宜溶解在基质中制成溶液型软膏。

(2)对不溶性药物应先用适宜方法磨成细粉,并通过九号筛,先与少量基质研匀。若处方中含有液状石蜡、植物油、甘油等液状组分,可以研匀成细糊状后再与其余基质混匀。

(3)对处方中含量较小的药物(如皮质激素类、生物碱盐类),可用少量溶剂溶解后再加至基质中混匀。用水溶解水溶性药物后,若与油脂性基质混合,可先用羊毛脂或吸水性基质混匀,再与其余基质混匀;与乳剂基质混合时可加入水相;与水溶性基质混合时可直接混合。

(4)对于遇水不稳定的药物(如一些抗生素、盐酸氮芥)不宜用水溶解或用含水基质配制。

(5)半固体黏稠性药物不易与凡士林混匀,可先加等量蓖麻油和羊毛脂混匀,再加入基质中。

(6)樟脑、薄荷脑、麝香草酚等挥发性共溶成分共存时,可先研磨至共熔后再与冷至45 ℃以下的基质混匀;单独使用时可用少量适宜溶剂溶解,再加入基质中混匀,或溶于约40 ℃的基质中。

(7)加热不稳定或挥发性药物加入时,基质温度不宜过高,以减少药物的破坏和损失。

3.软膏剂的制备方法

(1)研合法:凡由半固体和液状组分组成的基质,在常温下通过研磨即能与药物均匀混合者可用此法。混入基质中的药物常不溶于基质。此法适用于少量制备,例如,配制100 g以内的软膏,常在软膏板上用软膏刀进行配制或在乳钵中研合。

(2)熔合法:由熔点较高的组分组成的软膏基质,常温下不能均匀混合者用此法。一般应将熔点高的基质先熔化,再加入熔点低的物质。对可溶于基质的主药可直接混溶于上述基质,对不溶性药物细粉可筛入熔化或软化的基质中,用搅拌混合机混合。

(3)乳化法:将油溶性物质一起加热至80 ℃左右使其熔融;另将水溶性成分溶于水,加热至略高于油相温度,以防止两相混合时油相中的组分过早析出或凝结;在不断搅拌下将水溶液慢慢加入油相中,并搅拌至冷凝,制成乳剂基质。由乳化法制备而成的软膏剂现称为乳膏剂。大生产时,在温度降至30 ℃时再通过乳匀机或胶体磨使其更细腻均匀。

4.软膏剂的质量要求和评定

优良的软膏剂应满足以下条件:外观均匀、细腻、软滑、稠度适宜;易涂布于皮肤或黏膜,无粗糙感;性质稳定,储存时应无酸败、变质、分层等现象;所含药物有良好的释放和穿透性,能保证药物疗效的发挥;无刺激性、过敏性等不良反应;用于创面的软膏剂应无菌及美观,容易洗除等;眼膏剂、眼用乳膏剂基质应过滤并灭菌,应均匀、细腻、无刺激性,并易涂布于眼部,便于药物分散和吸收。

因此,在软膏剂的处方和工艺设计时要充分考虑上述要求,进行软膏或基质的物理性质、刺激性、稳定性及药物在软膏和皮肤或黏膜中的释放、穿透、吸收等项目的考察。

5.软膏剂的包装与储藏

(1)包装材料:包装容器可采用锡管、金属盒、塑料盒、蜡纸盒、广口玻璃瓶等。药厂大量生产多采用软膏管(锡管、铝管或塑料管)包装,使用方便,密封性好,不易污染。

(2)包装方法:药厂多用软膏自动装管、轧尾、装盒联动机包装。除了制剂标签外,《美国药典》规定某些软膏剂应标明所用基质的类型(如水溶性或水不溶性)。

(3)储藏:在阴凉干燥处保存。储藏温度不宜过高或过低,以免基质分层及药物化学降解而影响软膏的均匀性及疗效,光敏感的制剂应包装在不透明或遮光的容器内。

6.举例

(1)例1:氧化锌软膏。

本品具有缓和、收敛和保护的作用,常用于治疗皮炎、湿疹等。

处方:氧化锌 150 g,凡士林加至 1 000 g。

制法:取氧化锌细粉,分次加入熔化的凡士林。充分研匀,直至冷凝,即得。注意:①氧化锌置于空气中易吸水,不易研磨分散均匀而形成小块,应烘干后再使用。②凡士林熔化的温度不宜过高,否则容易引起氧化锌颗粒的聚集。③制备本品时第一次加入熔化的凡士林的量不宜过大,一般以能研成糊状即可。

(2)例2:硫酸新霉素乳膏。

本品为抗菌消炎药,用于治疗痤疮、酒糟鼻、脂溢性皮炎等皮肤病。

处方:硫酸新霉素 10 g,硫黄 30 g,白凡士林 150 g,硬脂酸 150 g,单硬脂酸甘油酯 60 g,聚山梨酯-80 30 g,甘油 75 mL,山梨酸 2 g,蒸馏水加至 1 000 mL。

制法:将白凡士林、硬脂酸和单硬脂酸甘油酯置于水浴上加热至 70 ℃~80 ℃熔化(油相),聚山梨酯-80 溶于水中并加热至 80 ℃(水相)。将油相缓缓倒入水相中,不停地搅拌至乳化完全;将硫黄、山梨酸用甘油碾磨均匀,将硫酸新霉素以少量水溶解,待乳膏冷却至 60 ℃以下时将上述混合物和溶液加入,即得。

三、凝胶剂

除凝胶基质外,凝胶剂处方中还含有药物、复合溶剂、防腐剂、稳定剂等。药用凝胶剂可以有不同的给药途径,包括局部皮肤、眼部、鼻腔、直肠、阴道等给药途径。

凝胶剂分为单相凝胶剂和两相凝胶剂。单相凝胶剂是药物均匀分散,与凝胶剂没有明显分界线的凝胶。有些凝胶中含有絮状颗粒,分为两相,也称为胶浆。例如,镁胶浆是含有氢氧化镁的明胶沉淀物,放置后可变厚,形成触变胶,在使用前必须使凝胶液化便于倒出。在临床上应用较多的是以水凝胶为基质的凝胶剂。本部分主要介绍水凝胶剂。

(一)水性凝胶的基质

常用的有羧基乙烯共聚物(如卡波沫)、海藻酸钠和纤维素衍生物等。这些高分子物质大多在水中溶胀成水性凝胶,一般药物在此类基质释放较快,无油腻性,易涂展、易洗除,对皮肤及黏膜无刺激性,能与水溶液混合并能吸收组织渗出液。但缺点是润滑作用较差,且易失水及霉败,故需加保湿剂及防腐剂。

1.卡波沫

卡波沫商品名为 Carbopol(卡波普),是丙烯酸与丙烯基蔗糖交联的高分子聚合物。为一种引湿性很强的白色松散粉末,按黏度的不同分为 934、940、941 等规格。由于分子中存在大量的羧酸基团,1%水分散液的 pH 约为 3.11,黏性较低。加碱中和后随大分子逐渐溶解,黏度也逐渐上升,在低浓度时形成澄明溶液,在浓度较大时形成半透明且稠厚的凝胶。中和剂可用氢氧化钠、氢氧化钾、碳酸氢钠、硼砂、碱性氨基酸类及有机碱类(如乙醇胺或三乙醇胺)。

卡波沫基质无油腻感,特别适用于脂溢性皮肤病的治疗。盐类电解质可使卡波沫凝胶的黏性下降,阳离子聚合物及碱土金属离子等均可与之结合成不溶性盐,强酸也可使卡波沫失去黏性,在处方设计时须避免。

例:典型卡波沫基质。

处方:卡波沫 940 10 g,乙醇 50 g,甘油 50 g,聚山梨酯-80 2 g,羟苯乙酯 1 g,氢氧化钠 4 g,蒸馏水加至 1 000 g。

制法:将卡波沫与聚山梨酯-80 及 300 mL 蒸馏水混合,将氢氧化钠溶于 100 mL 水后加入上液搅匀,再将羟苯乙酯溶于乙醇和甘油的混合液中,搅匀,即得透明凝胶基质。

2.纤维素衍生物

常用的纤维素衍生物有甲基纤维素(MC)和羧甲基纤维素钠(CMC-Na),两者常用的浓度为 2%～6%。本类基质涂布于皮肤时有较强黏附性,较易失水干燥而有不适感,常加入 10%～15% 的甘油调节。基质中均需加入防腐剂,常用 0.2%～0.5% 的羟苯乙酯。在 CMC-Na 基质中不宜加硝酸苯汞或其他重金属盐作防腐剂,也不宜加入阳离子型药物,否则它们可能与 CMC-Na 形成不溶性沉淀物,从而影响防腐效果或药效,对基质稠度也会有影响。

3.甘油明胶

甘油明胶由明胶、甘油及水加热制成。明胶用量为 1%～3%,甘油为 10%～30%。

4.海藻酸钠

海藻酸钠为黄白色粉末,缓缓溶于水形成黏稠凝胶,常用浓度为 1%～10%。本品水溶液可热压灭菌。加少量钙盐(如枸橼酸钙)能使溶液变稠,但浓度高时可沉淀。

(二)水凝胶剂的制备与举例

对能溶于水的药物常先溶于部分水或甘油中,将其余处方成分按基质配制方法制成水凝胶基质,与药物溶液混匀后加水至足量搅匀即得水凝胶剂。对不溶于水的药物可先用少量水或甘油研细分散,再混合于基质中搅匀即得水凝胶剂。

例:硝酸咪康唑软膏。

处方:硝酸咪康唑 1.8 g,卡波沫 940 2 g,甘油 5 g,聚乙二醇 4000 1.6 g,乙醇 30 mL,三乙醇胺 2.7 g,蒸馏水加至 100 g。

制法:取卡波沫 940,加适量蒸馏水研磨均匀,滴加三乙醇胺调节 pH,使混合物成凝胶状,再加入甘油,研匀。另取药物、PEG 4000 水浴加热,将其溶于无水乙醇中。将药液缓缓加入上述基质中研匀,加蒸馏水至足量并继续研磨至均匀,即得硝酸咪康唑软膏。

四、硬膏剂

(一)硬膏剂的制备

目前,硬膏剂中以黑膏药及橡胶硬膏应用较广,其生产工艺过程分述如下。

1.黑膏药

黑膏药是中药膏药中最常用的一类,其基质是以植物油与红丹经高温炼制而成的铅硬膏。黑膏药一般为黑褐色坚韧固体,用前需烘热,软化后贴于皮肤上。

(1)基质原料的选择。①植物油:应选用质地纯净、沸点低、熬炼时泡沫较少、制成品软化点及黏着力适当的植物油。麻油较好,制品外观光润,质量较理想;棉籽油、豆油、菜油、花生油、混合油等亦可应用。②红丹:主要成分为 Pb_3O_4,含量应在95%以上。本品为橘红色非晶状粉末,使用前应炒去水分,粉碎、过筛使之成细粉,否则容易聚成颗粒,不易与油充分反应。

(2)制备方法。①药材的提取:对大部分不具有挥发物质的动物、植物药材(粗料)切碎后用油加热提取有效成分,除去药渣后备用。处方中芳香挥发性药物、矿物类、树脂类及其他较贵重的药物(细料,如麝香、冰片、乳香)应研成细粉,在摊涂前掺加于制成的膏药中。②炼油:炼油是使油脂在高温条件下氧化、聚合,增加黏度以适合制膏要求,即将除去药渣的油继续加热熬炼,温度控制在270℃～300℃。炼油程度应"老嫩"适宜,以取油少许,滴于水中能聚结成珠而不散为宜。过"嫩"则制成的膏药质软,黏着力强,贴后不易剥离;过"老"则制成的膏药松脆,黏着力小,容易脱落。③下丹:是指在炼成的油中加入红丹,反应生成脂肪酸铅盐的过程。此外,铅盐还可促进油脂进一步氧化、聚合、增稠而致成膏。下丹时将炼油送入下丹锅中,在搅拌中加热,在不低于270℃时徐徐加入红丹,继续搅拌使红丹与油充分化合,并成为黑褐色的稠厚液状,反应程度适宜即得。④去"火毒":油丹化合制成的膏药若直接应用,常对局部产生刺激性,轻则出现红斑、瘙痒,重则发泡溃疡,这种刺激因素俗称"火毒"。所谓"火毒"很可能是油在高温下氧化及分解生成的具有刺激性的低分子分解产物。因此,通常将炼成的膏药以细流倾入冷水中并剧烈搅拌,待冷却凝结后取出反复揉搓,挤除内部水分制成团块,供摊涂;亦可将膏药置于冷水中浸渍较长时间,这类操作过程称去"火毒"。⑤摊涂:将去"火毒"的膏药用文火加热熔化,离火稍冷,加入细料药物并混合均匀,按规定涂于裱褙材料上。膏面可衬纸或折合,放入纸盒或袋中,于干燥处避热储存。

2.橡胶硬膏

橡胶硬膏是用橡胶、松香、油脂性物质及填充剂等混合而制成的基质,或与药物混合后均匀涂布在裱褙材料上制成的一种外用剂型。

橡胶硬膏由3部分组成:①裱褙材料,一般采用漂白细布;②膏面覆盖物,有硬质纱布、玻璃纸或塑料薄膜等,用以避免相互黏着及防止挥发性药物的挥散;③膏料层,由橡胶基质、治疗药物及其他辅助成分组成。

目前,国内制备橡皮膏的生产工艺主要有溶剂法及热压法。

(1)溶剂法。①药料的提取:按处方规定的药料和溶媒,根据医疗要求,选用适当的提取方法,将提取液处理和浓缩成适宜稠度的流浸膏状或稠膏状物。②基质的制备:取生橡胶压成薄片状或条状,投入汽油中,浸渍溶胀后,搅拌溶解,分次加入凡士林、羊毛脂、液状石蜡等,搅拌均匀备用。③调制:取配好的基质浆料,按处方规定的比例加入药料提取物,充分搅匀,过筛,筛滤出的膏料备用。④涂料:将调制好的基质浆料放于装好布裱褙的涂膏机上进行涂膏。⑤回收溶媒:将涂料后的膏布传送进入溶媒回收装置回收溶媒,并自动卷成膏布卷。⑥切割、加衬与包装:将膏布卷按规定的规格切割成片状,并加衬后包装即可。

(2)热压法。①药料的提取:与溶剂法操作相同。②膏料的制备:取生橡胶压成网状,加入处方中挥发油浸泡,使溶胀成胶团,加入凡士林、羊毛脂等,反复炼压后备用。③涂料:将炼压好的膏料于80℃时在涂膏机上进行涂膏。④切割、加衬与包装:将膏布卷按规定的规格切割成片状,并加衬后包装即可。

(二)质量要求

1.外观

膏面应光洁,厚薄均匀,色泽一致,无脱膏现象。布面应平整、洁净,无漏膏现象。盖衬两端应大于胶布。

2.黏着强度试验

取大小适宜的样品,于 37 ℃加热 30 min,一端黏着在 37 ℃加热 30 min 的酚醛型料板上,黏着面积应为 2 cm×2.5 cm,并立即用重 1 kg 的铁滚自然滚压 2 次;胶布的另一端及酚醛型料板均固定于黏着强度计上,开动仪器,至样品拉离酚醛型料板时,由黏着强度计读出其黏着强度,取10 次试验结果的平均值。

3.含膏量试验

取供试品 2 片,除去盖衬,精密称定重量,置于有盖玻璃容器中,加溶剂(氯仿、乙醚等)适量,浸渍,并不时振摇,待布与膏药分离后,取出布,用溶剂洗涤至布上不残留膏料,挥去溶剂,置150 ℃烘箱中干燥 30 min,移入干燥器中冷却 30 min,精密称定,减失重量即为含膏重。

4.耐热性试验

除另有规定外,取供试品 2 片,除去盖衬,置 120 ℃烘箱中加热 30 min,放冷后,膏背面应无泛黄及漏油现象;用手指触试膏面,应仍有黏性。

5.耐寒性试验

取样品,置于 0 ℃冰箱中放置 72 h,取出并做黏着强度试验,应符合规定。

(王春玲)

第三节 临床新剂型

一、缓释、控释制剂

(一)概述

1.缓释、控释制剂的概念

根据《中国药典》2010 年版,缓释、控释制剂的定义如下。

(1)缓释制剂:是指在规定释放介质中,按要求缓慢地非恒速释放药物,与相应的普通制剂比较,给药频率比普通制剂减少一半或给药频率比普通制剂有所减少,且能显著增加患者顺应性的制剂。

(2)控释制剂:是指在规定释放介质中,按要求缓慢地恒速或接近恒速释放药物,其与相应的普通制剂比较,给药频率比普通制剂减少一半或给药频率比普通制剂有所减少,血药浓度比缓释制剂更加平稳,且能显著增加患者顺应性的制剂。

缓释与控释制剂的主要区别在于缓释制剂是按时间变化先多后少地非恒速释放,而控释制剂是按零级释放规律释放,即其释药不受时间影响,恒速释放,可以得到更为平稳的血药浓度,峰谷波动小,甚至吸收基本完全。缓释、控释制剂包括口服普通制剂,也包括眼用、鼻腔、耳道、阴道、直肠、口腔或牙用、透皮或皮下制剂,肌内注射液及皮下植入制剂使药物缓慢释放吸收,避免门肝系统的首过效应制剂。

2.缓释、控释制剂的特点

缓释、控释制剂与普通口服制剂相比较,主要有以下特点。

(1)减少给药次数,方便使用,提高患者的顺应性。特别适用于需要长期服药的慢性疾病(如心血管疾病、心绞痛、高血压、哮喘)患者。

(2)血药浓度平稳,避免或减少峰谷现象,有利于降低药物的毒副作用。

图 4-1 显示服用缓释、控释制剂,普通制剂后相应的血药浓度时间曲线。服用普通制剂后,其血药浓度为单一、短暂的峰形曲线,血药浓度维持在有效浓度范围的时间很短;服用缓释、控释制剂后,血药浓度维持在有效浓度范围内的时间较长,即可在较长时间内维持药效。

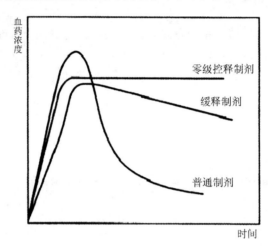

图 4-1　缓释、控释制剂与普通制剂血药浓度时间曲线比较示意图

(3)减少用药的总剂量,可用最小剂量达到最大药效。

(4)避免某些药物对胃肠道的刺激性。

(5)缓释、控释制剂也有其不足:①缓释、控释制剂的设计基于健康人群的药物动力学依据,临床上难以灵活调节给药方案。②易产生体内药物蓄积;口服制剂的释药率及吸收率往往不易获得一致;受胃肠转运时间的限制,在体内吸收不完全,生物利用度低,故存在一定的局限性。③工艺复杂,产品成本较高,价格较高。

(二)缓释、控释制剂的设计

1.对药物的要求

(1)药物半衰期:半衰期为 2～8 h 的药物适宜制成缓(控)释制剂。一般半衰期短于 1 h 或大于 24 h 的药物不宜制成缓(控)释制剂。

(2)有合适的给药剂量:缓释、控释制剂的单剂量最大剂量一般是 0.5～1.0 g。通常缓释、控释制剂中药物所含的药物量比相应一次剂量的普通制剂多,工艺也较复杂。

(3)理化因素:由于大多数药物是有机弱酸或有机弱碱,非解离型药物容易透过脂质膜,所以要了解药物的 pK_a、解离度和水溶性。①pK_a、解离度和水溶性:设计缓(控)释制剂对药物溶解度的要求下限为 0.1 mg/mL。溶解度很小的药物本身具有缓释作用。②分配系数:分配系数小的药物透过生物膜较困难,通常生物利用度较差。

（4）药物的稳定性：口服给药的药物受到胃肠道环境的影响，而且要在胃肠道中停留较长的时间，所以口服给药缓释制剂药物在胃肠道中稳定性良好。

（5）有合适的吸收和代谢部位：①吸收速度常数很低的药物，不太适宜制备成缓（控）释制剂。②局限于小肠的某一特定部位吸收，则制成缓（控）释制剂不利于药物的吸收。③在肠道内吸收前有代谢作用的药物，制成缓（控）释制剂，生物利用度会有所降低。

（6）一般不宜制成缓（控）释制剂的药物：这类药物有剂量很大、药效很剧烈及溶解吸收很差的药物，剂量需要精密调节的药物。适于制备缓（控）释制剂的药物有抗心律失常药、抗心绞痛药、降压药、抗组胺药、支气管扩张药、抗哮喘药、解热镇痛药、抗精神失常药、抗溃疡药、铁盐、氯化钾等。

2.缓释、控释制剂的设计要求

（1）生物利用度：缓（控）释制剂的相对生物利用度应为普通制剂的 $80\%\sim120\%$。若药物的主要吸收部位在胃与小肠，宜设计每 12 h 服一次，若药物在结肠也有一定的吸收，则可考虑每 24 h 服一次。

（2）峰浓度与谷浓度之比：缓（控）释制剂稳态时峰浓度与谷浓度之比应小于或等于普通制剂。根据此项要求，一般半衰期短、治疗指数窄的药物，可设计每 12 h 服一次，而半衰期长的或治疗指数宽的药物则可 24 h 服一次。若设计零级释放剂型（如渗透泵），其峰谷浓度比显著低于普通制剂，此类制剂的血药浓度平稳。

（三）缓释、控释制剂的载体材料

载体材料是调节药物释放速度的重要物质。使用适当的载体材料，可以使缓释和控释制剂中药物的释放速度和释放量达到设计要求，确保药物以一定速度输送到病变部位并在体内维持一定浓度，获得预期疗效，减小毒副作用。缓释、控释制剂中能够起缓（控）释作用的载体材料包括阻滞剂、骨架材料、包衣材料和增稠剂（表 4-2）。

表 4-2　缓控释制剂中常用的载体材料

载体材料类型	具体材料	常用载体材料
阻滞剂	疏水性强的脂肪、蜡类材料	动物脂肪、蜂蜡、巴西棕榈蜡、氢化植物油、硬脂醇、单硬脂酸甘油酯、醋酸纤维素钛酸酯（CAP）、丙烯酸树脂 L 型及 S 型、羟丙甲纤维素钛酸酯（HPMCP）、醋酸羟丙甲纤维素琥珀酸酯（HPMCAS）等
骨架材料	不溶性骨架材料	乙基纤维素（EC）、聚甲基丙烯酸酯、聚氯乙烯、聚乙烯、乙烯-醋酸乙烯共聚物（EVA）、硅橡胶等
	溶蚀性骨架材料	动物脂肪、蜂蜡、氢化植物油、硬脂酸、硬脂醇、单硬脂酸甘油酯等
	亲水胶体骨架材料	甲基纤维素（MC）、羧甲基纤维素钠（CMC-Na）、羟丙甲纤维素（HPMC）、聚维酮（PVP）、卡波沫、海藻酸钠盐或钙盐、脱乙酰壳多糖等
包衣材料	不溶性高分子材料	醋酸纤维素（CA）、EC、EVA 等
	肠溶性高分子材料	CAP、HPMCP、丙烯酸树脂 L 型及 S 型、聚醋酸乙烯苯二甲酸酯（PVAP）、HPMCAS 等
增稠剂	水溶性高分子聚合物	明胶、PVP、CMC-Na、聚乙烯醇（PVA）、右旋糖酐等

(四)缓释、控释制剂的类型

根据释药机制,可将缓释、控释制剂分为骨架型、膜控型和渗透泵型。

1.骨架型缓释、控释制剂

(1)不溶性骨架片:以不溶于水或水溶性极小的高分子聚合物或无毒塑料为材料制成的片剂。其在胃肠道中不溶解,胃肠液渗入骨架空隙后,药物溶解并通过骨架中的极细通道缓慢向外扩散,药物释放后完整骨架随粪便排到体外(图4-2)。

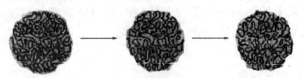

图4-2　不溶性骨架片释药示意图

(2)溶蚀性骨架片:又称蜡质类骨架片,将药物包埋于溶蚀性骨架材料中制成的骨架片。由于固体脂肪或蜡逐渐溶蚀,通过孔道扩散与溶蚀控制药物释放,可加入亲水性表面活性剂或水溶性材料调节释药速度(图4-3)。

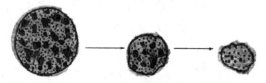

图4-3　溶蚀性骨架片释药示意图

(3)亲水凝胶骨架片:将药物包埋于亲水性高分子材料骨架中制成。遇水或消化液骨架膨胀,在片的表面产生坚固的亲水凝胶层,由凝胶屏障而控制药物释放,保护片芯内部不受溶出溶剂的影响而发生崩解(图4-4)。水溶性药物主要以药物通过凝胶层的扩散为主,难溶性药物则以凝胶层的逐步溶蚀为主。不管释放机制是哪种,凝胶最后完全溶解,药物全部释放,生物利用度高。目前多个此类型的缓控释制剂已被开发。

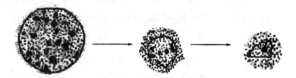

图4-4　亲水性凝胶骨架片释药示意图

2.膜控型缓释、控释制剂

膜控型缓释、控释制剂主要适用于水溶性药物,用适宜的包衣液,采用一定的工艺制成均一的包衣膜,达到缓释、控释目的。其包衣液由包衣材料、增塑剂和溶剂(或分散介质)组成,根据膜的性质和需要可加入致孔剂、着色剂、抗黏剂和遮光剂等。

(1)微孔膜缓控释制剂:此类制剂通常是以水不溶性聚合物作为包衣材料,并在包衣液中加入少量致孔剂调节药物的释放速度。口服后致孔剂遇水部分溶解或脱落,在包衣膜上形成无数微孔,通过微孔控制药物的释放速度(图4-5)。

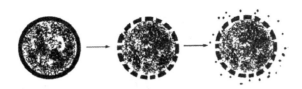

图 4-5 微孔膜包衣小丸示意图

（2）膜控释小片：这类制剂是将药物与辅料按常规方法制粒，压制成小片，其直径为 2～3 mm，用缓释膜包衣后装入硬胶囊使用。同一胶囊内的小片可包上不同缓释作用的包衣或不同厚度的包衣；此类制剂无论在体内还是体外皆可获得恒定的释药速率，是一种较理想的口服控释剂型；其生产工艺也较控释小丸简便，质量也易于控制；生物利用度高。

（3）肠溶膜控释片：此类控释片是药物片芯外包肠溶衣，再包上含药的糖衣层而得。含药糖衣层在胃液中释药，当肠溶衣片芯进入肠道后，肠衣膜溶解，片芯中的药物释出，因而延长了释药时间。

（4）膜控释小丸：此类制剂由丸芯与控释薄膜衣两部分组成。丸芯含药物和稀释剂、黏合剂等辅料，所用辅料与片剂的辅料大致相同，包衣膜包括亲水薄膜衣、不溶性薄膜衣、微孔膜衣和肠溶衣。

3.渗透泵片

渗透泵片是由药物、半透膜材料、渗透压活性物质和推动剂等组成。常用的半透膜材料为无活性并在胃肠道中不溶解的成膜聚合物，仅能透过水分子，不能透过其他物质，常用的有醋酸纤维素、乙基纤维素、乙烯-醋酸乙烯共聚物等。渗透压活性物质起调节药室内渗透压的作用，其用量多少关系到零级释放时间的长短，常用乳糖、果糖、葡萄糖、甘露糖的不同混合物。推动剂亦称为促渗透聚合物或助渗剂，能吸水膨胀，产生推动力，将药物层的药物推出释药小孔，常用者有相对分子质量为 30 000～5 000 000 的聚羟甲基丙烯酸烷基酯，相对分子质量为 10 000～360 000 的 PVP 等。打释药孔时通常用激光打孔，释药孔一般为圆形，其直径由几十到几百微米，释药速度与药物的扩散系数和分子大小、释放介质的黏度、片内外渗透压差有关。另外，渗透泵片中还可加入助悬剂、黏合剂、润滑剂、润湿剂等。渗透泵片有单室和双室渗透泵片。

渗透泵制剂是利用渗透压原理制备的控释制剂，能恒速地释放药物，可制成片剂、胶囊剂与栓剂等剂型。

二、靶向制剂

（一）概述

靶向制剂又称靶向给药系统（targeting drug system，TDS），指载体将药物通过局部或全身血液循环而选择性地浓集定位于靶组织、靶器官、靶细胞或细胞内的给药系统。靶向制剂既能最大限度地发挥药物疗效，降低对其他正常器官、组织及全身的毒副作用；还可以提高药品的稳定性，减少药物的用量，提高患者用药的顺应性，同时具有缓释、控释的性质，被认为是抗癌药物的首选剂型。游离药物与靶向制剂的体内分布见图 4-6。

成功的靶向制剂应满足定位浓集、控制释药、无毒、可生物降解等要求。

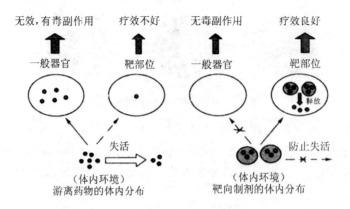

图 4-6 游离药物与靶向制剂的体内分布

(二)靶向制剂的分类

药物的靶向从到达部位可将靶向制剂分为 3 级。第一级指到达特定靶组织或靶器官的靶向制剂,第二级指到达特定靶细胞的靶向制剂,第三级指到达细胞内特定部位的靶向制剂。

按作用方式分类,靶向制剂大体可分为以下 3 类。

1.被动靶向制剂

被动靶向制剂即自然靶向制剂,是利用药物载体,使药物被生理过程自然吞噬而实现靶向的制剂,药物选择性地浓集于病变部位而产生特定的体内分布特征。乳剂、脂质体、微球和纳米粒都可以作为被动靶向制剂的载体。

药物被微粒包裹后进入体内,经正常的生理过程转运至肝、脾、肺等网状内皮系统丰富的部位,并被巨噬细胞作为外来异物吞噬,形成天然倾向的富集作用(图 4-7)。

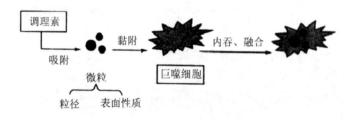

图 4-7 单核吞噬细胞系统摄取微粒机制

2.主动靶向制剂

主动靶向制剂是指以修饰的药物载体作为"导弹",将药物定向地运送到靶区浓集发挥药效。主动靶向制剂包括经过修饰的药物载体和前体药物与药物大分子复合物两大制剂类。

(1)修饰的药物载体有修饰的脂质体、修饰的纳米乳、修饰的微球、修饰的纳米球等。

(2)前体药物和药物大分子复合物:①前体药物是活性药物衍生而成的药理惰性物质,能在体内经化学反应或酶反应,使活性的母体药物再生而发挥其治疗作用。前体药物包括抗癌药前体药物、脑部靶向前体药物和结肠靶向前体药物。②药物大分子复合物指药物与聚合物、抗体、配体以共价键形成的分子复合物,主要用于肿瘤靶向的研究。药物的大分子复合物借助 ERP 效应(肿瘤血管对大分子物质的渗透性增加及大分子物质滞留蓄积于肿瘤的增加),一旦药物大分子复合物内吞进入细胞,有可能在核内的低 pH 环境或蛋白酶的作用下降解,药物释放,发挥作用。

3.物理化学靶向制剂

物理化学靶向制剂是指应用某些物理化学方法使靶向制剂在特定部位发挥药效的靶向制剂。物理化学靶向制剂包括磁性靶向制剂、栓塞靶向制剂、热敏靶向制剂、pH敏感靶向制剂等。

(1)磁性靶向制剂:是指采用磁性材料与药物制成磁导向制剂,在足够强的体外磁场引导下,通过血管到达并定位于特定靶区的制剂。常用的有磁性微球、纳米粒和脂质体等。磁性物质通常是超细磁流体,如$FeO \cdot Fe_2O_3$或Fe_2O_3。制备磁性靶向制剂时,可在制剂成型前加入磁性物质,也可先制备制剂,后进行磁化。

(2)栓塞靶向制剂:是通过插入动脉的导管将栓塞物运输到靶组织或靶器官,以阻断对靶区的供血和营养,使靶区的肿瘤细胞缺血坏死。如果栓塞剂含抗肿瘤药物,则同时具有栓塞和靶向性化疗的双重作用。随着介入性放射学的发展,栓塞材料及方法的日益改进,介入疗法将更为广泛地应用于临床治疗。

(3)热敏靶向制剂:体内发生病变的部位通常由于代谢异常发生一些温度的改变,如肿瘤部位与炎症部位的温度明显高于正常组织,此时利用热敏靶向制剂对药物进行定位释放。另外,也可通过微波加热病灶部位,主动控制药物在该部位的释放。

(4)pH敏感靶向制剂:利用肿瘤间质液的pH比周围正常组织显著低的特点,可设计pH敏感靶向制剂(如pH敏感脂质体、pH敏感的口服结肠定位给药系统),使其在低pH范围内释放药物。

三、经皮吸收制剂

(一)概述

1.经皮吸收制剂的概念

经皮吸收制剂又称经皮给药系统(TDDS),是指经皮肤敷贴方式用药,药物透过皮肤由毛细血管吸收进入全身血液循环并达到有效血药浓度,并在各组织或病变部位起治病或预防疾病的一类制剂。常用的剂型为贴剂。

《中国药典》所述贴剂是指可粘贴在皮肤上,药物可产生全身性或局部作用的一种薄片状制剂。其可用于完整皮肤表面,也可用于有疾患或不完整的皮肤表面。其中用于完整皮肤表面,能将药物输送透过皮肤进入血液循环系统的贴剂称为透皮贴剂。广义的经皮给药制剂除贴剂外还可以包括软膏剂、硬膏剂、涂剂和气雾剂等。

当用于干燥、洁净、完整的皮肤表面,用手压或手指轻压,贴剂能牢牢贴于皮肤表面,从皮肤表面除去时应不对皮肤造成损伤,或引起制剂从背衬层剥离。贴剂在重复使用后对皮肤也无刺激或引起变态反应。

2.经皮吸收制剂的特点

经皮给药制剂与常用普通剂型(如口服片剂、胶囊剂或注射剂)比较具有以下特点。

(1)可避免肝脏的首过效应和胃肠道对药物的降解,减少胃肠道给药的个体差异。

(2)可维持恒定的血药浓度,避免口服给药引起的峰谷现象,降低毒副作用。

(3)延长药物的作用时间,减少用药次数。

(4)使用方便,可以随时给药或中断给药,适用于婴儿、老人和不宜口服的患者。

但TDDS也有其局限性,例如,起效较慢,且多数药物不能达到有效治疗浓度;TDDS的剂量较小,一般每天超过5 mg的药物就不能制成理想的TDDS。对皮肤有刺激性和过敏性的药物不宜设计成 TDDS。另外,TDDS 的生产工艺和条件也较复杂。

3.经皮吸收制剂的组成

经皮吸收制剂的基本组成分为背衬层、有(或无)控释膜的药物储库、黏胶层及临用前需除去的保护层。

(1)背衬层:要求封闭性强,对药物、辅料、水分和空气均无透过性,易于与控释膜复合,背面方便印刷商标、药名和剂量等文字;通常以软铝塑材料或不透性塑料薄膜(聚苯乙烯、聚乙烯)制备。

(2)药物储库:经皮吸收制剂通过扩散而起作用,药物从储库中扩散直接进入皮肤和血液循环,若有控释膜层和粘贴层则通过上述两层进入皮肤和血液循环,经皮吸收制剂的作用时间由药物含量和释放速率所决定。药物储库有骨架型或控释膜型。药物储库由药物、高分子基质材料、透皮促进剂等组成;控释膜是由聚合材料加工而成的微孔膜或均质膜,常用的膜材有乙烯-醋酸乙烯共聚物等。

(3)黏胶层:可用各种压敏胶。

(4)保护层:起防黏和保护制剂的作用。保护层通常为防粘纸、塑料或金属材料,当被除去时,应不会引起储库和粘贴层等的剥离。

4.《中国药典》2010 年版附录对贴剂的质量要求

(1)贴剂所用材料及辅料应符合国家标准有关规定,无毒、无刺激性、性质稳定、与药物不起作用。常用的材料为铝箔-聚乙烯复合膜、防粘纸、乙烯-醋酸乙烯共聚物、丙烯酸或聚异丁烯类压敏胶、硅橡胶和聚乙二醇等。

(2)可根据需要向贴剂中加入表面活性剂、乳化剂、保湿剂、防腐剂或抗氧剂等。必要时还可加入透皮吸收剂。

(3)贴剂外观应完整、光洁,有均一的应用面积,冲切口应光滑,无锋利的边缘。

(4)药物可以溶解在溶剂中,填充入储库,药物储库中不应有气泡,无泄漏。药物混悬在制剂中必须保证混悬、涂布均匀。

(5)压敏胶涂布应均匀,用有机溶剂涂布应照残留溶剂测定法检查。

(6)采用乙醇等溶剂应在包装中注明,过敏者慎用。

(7)贴剂的含量均匀度、释放度、黏附力等应符合要求。

(8)除另有规定外,应密封储存贴剂。

(9)贴剂应在标签中注明每贴所含药物剂量、总的作用时间及药物释放度有效面积。

除另有规定外,对贴剂应进行以下相应检查:含量均匀度、释放度、微生物限度等。

(二)经皮吸收制剂的分类

经皮吸收制剂基本上可分成两大类,即膜控释型和骨架扩散型。膜控释型经皮吸收制剂是药物或透皮吸收促进剂等材料形成储库,由控释膜或控释材料的性质控制药物的释放速率。骨架扩散型经皮吸收制剂是药物溶解或均匀分散在聚合物骨架中,由骨架的组成成分控制药物的释放。膜控释型可再分为复合膜控释型、充填封闭型,骨架扩散型可再分为骨架扩散型、黏胶分散型。

1.复合膜控释型

复合膜控释型 TDDS(图 4-8)系统主要由背衬层、药物储库、控释膜、黏胶层和防粘层组成。

2.充填封闭型

充填封闭型(图 4-9)由背衬层、药物储库、控释膜、黏胶层和防粘层组成,但药物储库是液状或半固体充填封闭于背衬层和控释膜之间,控释膜通常是乙烯-醋酸乙烯共聚物等均质膜。

3.骨架扩散型

骨架扩散型 TDDS(图 4-10)常用亲水性聚合物材料,如天然的多糖与合成的聚乙烯醇、聚乙烯吡咯烷酮、聚丙烯酸酯和聚丙烯酰胺作为骨架,将药物溶解或均匀分散在聚合物骨架中,将含药的骨架贴在背衬材料上,在骨架周围涂上压敏胶加保护膜即成。

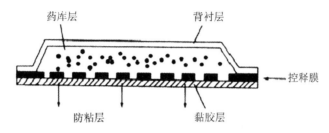

图 4-8　复合膜控释型 TDDS 示意图

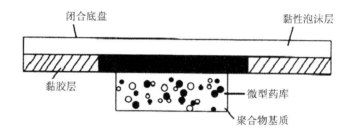

图 4-9　充填封闭型 TDDS 示意图

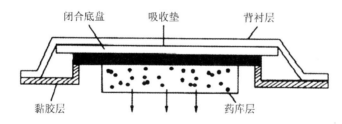

图 4-10　骨架扩散型 TDDS 示意图

4.黏胶分散型

黏胶分散型 TDDS(图 4-11)的药物储库及控释层均由压敏胶组成。

药物分散或溶解在压敏胶中成为药物储库,均匀涂布在不渗透背衬层黏胶层上。为了保证恒定的释药速度,可将该类型的药库按照适宜浓度梯度制备成多层含不同药量及致孔剂的压敏胶层。

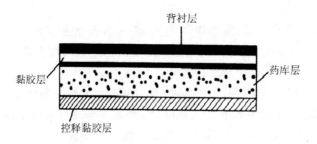

图 4-11　黏胶分散型 TDDS 示意图

(三)促进透皮吸收的方法

1.透皮吸收促进剂

透皮吸收促进剂是指能够可逆地降低皮肤的屏障功能,加速药物穿透皮肤的化学物质。经皮吸收制剂中要加入透皮吸收促进剂,否则药物难以通过皮肤被吸收。常用的透皮吸收促进剂有以下几类。

(1)表面活性剂:可渗入皮肤,与皮肤成分相互作用,改变其透过性质,应用较多的有十二烷基硫酸钠。

(2)二甲基亚砜(DMSO)及其类似物:DMSO 是应用较早的一种透皮吸收促进剂,有较强的吸收促进作用。缺点是具有皮肤刺激性和恶臭,长时间及大量使用 DMSO 可导致皮肤严重刺激性,甚至能引起肝损害和神经毒性等。

癸基甲基亚砜(DCMS)是一种新的促进剂,用量较少,对极性药物的吸收促进能力大于对非极性药物的吸收促进能力。

(3)氮酮类化合物:月桂氮草酮,对亲水性药物的吸收促进作用强于亲脂性药物,与其他促进剂合用效果更好,与丙二醇、油酸等可配伍使用。其化学性质稳定,无刺激性,无毒性,有很强的穿透促进作用,是一种比较理想的促进剂。此类促进剂用量较大时对皮肤有刺激作用。

(4)醇类化合物:包括乙醇、丁醇、丙二醇、甘油及聚乙二醇等,单独应用效果不佳,常与其他促进剂合用,可增加药物及促进剂的溶解度,发挥协同作用。

(5)其他吸收促进剂:有挥发油,包括薄荷油、桉叶油、松节油等;氨基酸及其衍生物;磷脂及油酸等。

2.促进药物透皮吸收的新技术

为了使更多的药物特别是一些亲水性较强及相对分子质量较大的药物(如多肽及蛋白质药物)透皮吸收,TDDS 研究的极为重要的内容就是寻找改进药物透过皮肤屏障的有效方法。目前,促进药物透皮吸收的主要途径和方法有以下几种。

(1)离子导入技术:是指利用电流将离子型药物经由电极定位导入皮肤或黏膜,进入局部组织或血液循环的一种生物物理方法。一些不解离药物如果能在溶液中形成带电胶体粒子(如吸附或离子胶团增溶)亦可采用这一技术给药。①离子导入:离子型药物经皮吸收的主要途径是通过皮肤附属器(如毛囊、汗腺、皮脂腺)支路途径,这些亲水性孔道及其内容物是电的良导体。当在皮肤表面放置正、负两个电极并导入电流时,电流经由这些通道透过皮肤在两个电极间形成回路,皮肤两侧具有的电位差即成为药物离子通过皮肤转运的推动力,离子型药物通过电性相吸原理,从电性相反电极导入皮肤。②电渗析:当在皮肤上施加电流时,皮肤两侧的液体将产生定向移动,液体中的离子即随着进入皮肤,此即电渗析现象。同时在生理 pH 下,阳离子比阴离子获得更大的动量,在阳离子移动方向上引起净体积流,进而引起渗透压差,形成药物扩散的又一驱动力。③电流诱导:当电流加到皮肤上时,孔道处的电流密度相对其他部位要高得多,从而引起皮肤组织结构某种程度上的变化,形成新的孔道。

(2)超声波技术:超声波促进药物经皮吸收的作用机制可分为两种。一种为超声波改变皮肤角质层结构,主要是在超声波作用下角质层中的脂质结构重新排列形成空洞;另一种为通过皮肤附属器产生药物的传递透过通道,主要是在超声波的放射压和超微束作用下形成药物的传递通道。影响超声波促进药物吸收的主要因素有超声波的波长、输出功率及药物的理化性质。一般用于促进药物透皮吸收的超声波波长为 90~250 kHz。

(3)无针注射系统:无针注射系统有两种,即无针粉末注射系统和无针液状注射系统。①无针粉末注射系统:是利用超高速无针注射系统经皮导入固体药物的方法,即利用氦气的超高速流体通过对固体粒子进行加速的方法,将药物粉末透过角质层释放到表皮和真皮表面,该系统的最大特点是无须在角质层上做功就可以把固体药物粉末通过皮肤释放到体内。使用该系统的患者可以自行给药,可以避免由注射针头带来的病毒、微生物等物质的感染。同时,可以把不易透过皮肤的大分子物质、蛋白质类、固体粉末直接打入皮肤中产生吸收。②无针液状注射系统:是通过压力的作用,经装置中的微小细孔把药物溶液打入皮下或皮内,药物溶液在皮内形成药物储库,达到使储库中的药物缓慢释放和吸收的目的。

(郭金胜)

第五章

神经系统临床用药

第一节 镇 痛 药

镇痛药是一类作用于中枢神经系统,选择性地消除或缓解疼痛的药物。本类药物镇痛作用强,反复应用易产生依赖性和成瘾性,造成用药者精神变态而出现药物滥用及停药戒断症状。因此,本类药物又称为麻醉性镇痛药,临床上常用的麻醉性镇痛药包括阿片生物碱类镇痛药和人工合成镇痛药。

一、阿片生物碱类镇痛药

吗啡是阿片中的主要生物碱。通过激活体内的阿片受体而发挥作用。

(一)中枢神经系统作用

1.镇痛镇静

吗啡有强大的选择性镇痛作用,对各种疼痛均有效,对持续性、慢性钝痛的作用大于间断性锐痛。吗啡具有明显的镇静作用,消除由疼痛引起的焦虑、紧张、恐惧等情绪,使患者在安静的环境中易入睡,并可产生欣快感。

2.抑制呼吸

治疗量的吗啡能抑制呼吸中枢,急性中毒时呼吸频率可减慢至 3～4 次/分钟。

3.镇咳作用

此药有强大的镇咳作用,对多种原因引起的咳嗽有效,常被可待因代替。

4.其他作用

该药有缩瞳作用,中毒时瞳孔缩小如针尖。该药还可引起恶心、呕吐。

(二)兴奋平滑肌

1.胃肠道

本药能提高胃肠道平滑肌和括约肌张力,使肠蠕动减慢,可引起便秘。

2.胆管

本药能使胆管括约肌张力提高,胆汁排出受阻,胆囊内压力增大。

3.其他

本药能使膀胱括约肌张力提高,导致排尿困难、尿潴留;也能使支气管平滑肌张力提高,诱发哮喘。

(三)心血管系统作用

吗啡可扩张血管平滑肌,引起直立性低血压;抑制呼吸,使二氧化碳潴留,脑血管扩张,引起颅内压升高。

(四)用途

1.镇痛

该药由于成瘾性大,仅用于其他镇痛药无效的急性锐痛,如严重创伤、烧伤的急性锐痛。对于心肌梗死引起的剧痛,血压正常情况下可用吗啡止痛。

2.心源性哮喘

左心衰竭突发性的急性肺水肿而引起的呼吸困难(心源性哮喘),除应用强心苷、氨茶碱及吸氧外,静脉注射吗啡可产生良好效果。作用机制可能是吗啡扩张外周血管,降低外周阻力,心脏负荷降低,有利于肺水肿消除;其镇痛作用可消除患者的焦虑、恐惧情绪;其可降低呼吸中枢对二氧化碳的敏感性,使呼吸由浅快变深慢。

(五)不良反应

1.不良反应

不良反应有恶心、呕吐、呼吸抑制、嗜睡、眩晕、便秘、排尿困难、胆绞痛等。

2.耐受性和成瘾性

连续多次给药而产生耐受性和成瘾性,可耐受正常量的25倍而不致中毒,成瘾后一旦停药即出现戒断症状,表现为兴奋、失眠、流泪、流涕、出汗、震颤、呕吐、腹泻,甚至虚脱、意识丧失等。成瘾者为获得使用吗啡后的欣快感及避免停药后戒断症状的痛苦,常不择手段去获得吗啡,对社会造成极大的危害。

3.急性中毒

用量过大可引起急性中毒,表现为昏迷、瞳孔极度缩小如针尖、呼吸抑制、血压下降、尿量减少、体温下降。患者可因呼吸麻痹而死亡。抢救可采用人工呼吸、吸氧、注射吗啡拮抗剂纳洛酮等措施,必要时给予中枢兴奋药尼可刹米。

(六)用药注意事项

(1)该药属于麻醉药品,必须严格按照《麻醉药品管理条例》进行管理和使用。

(2)胆绞痛、肾绞痛时须与阿托品合用,单用该药反而加剧疼痛。

(3)疼痛原因未明前慎用,以防掩盖症状,贻误诊治。

(4)禁忌证为支气管哮喘、肺心病、颅脑损伤、颅内高压、昏迷、严重肝功能不全、临产妇和哺乳期妇女等。

二、人工合成镇痛药

哌替啶又名杜冷丁。

(一)作用

1.镇痛镇静

镇痛作用为吗啡的1/10,起效快,持续时间短。镇静作用明显,可消除患者紧张、焦虑、烦躁不安疼痛引起的情绪反应,使患者易入睡。

2.抑制呼吸

抑制呼吸中枢,但作用弱,持续时间短。

3.兴奋平滑肌

提高胃肠道平滑肌及括约肌张力,减少推进性肠蠕动,但作用时间短,不引起便秘,也无止泻作用;兴奋胆管括约肌,甚至引起痉挛,胆管内压力升高;治疗量对支气管平滑肌无影响,大剂量引起收缩;对妊娠收缩无影响,不对抗催产素兴奋子宫的作用,用于分娩止痛不影响产程。

4.扩张血管

此药能扩张血管引起直立性低血压。由于呼吸抑制,使体内二氧化碳蓄积,致脑血管扩张,颅内压升高。

(二)用途

1.镇痛

哌替啶对各种疼痛有效,用于各种剧痛。

2.心源性哮喘

哌替啶可替代吗啡治疗心源性哮喘。

3.人工冬眠

哌替啶与氯丙嗪、异丙嗪组成冬眠合剂,用于人工冬眠疗法。

4.麻醉前给药

麻醉前给药可消除患者的术前紧张和恐惧感,减少麻醉药用量。

(三)不良反应和用药注意事项

(1)不良反应有眩晕、恶心、呕吐、出汗、心悸、直立性低血压等,大剂量可抑制呼吸。久用可产生成瘾性,但较吗啡弱,仍需控制使用。

(2)剂量过大可引起呼吸抑制、震颤、肌肉痉挛、反射亢进甚至惊厥等中毒症状,解救时可配合使用抗惊厥药。

(3)对胆绞痛、肾绞痛者须合用阿托品等解痉药。

(4)新生儿对哌替啶抑制呼吸中枢作用极为敏感,故产前2~4 h不宜使用。

(5)禁忌证与吗啡相同。

(郭金胜)

第二节　镇静药、催眠药和抗惊厥药

一、巴比妥类

(一)苯巴比妥

1.剂型规格

(1)片剂:每片15 mg,30 mg,100 mg。

(2)注射剂:每支0.1 g。

2.作用用途

本品属于长效催眠药,具有镇静、催眠、抗惊厥、抗癫痫作用;与解热镇痛药合用可增加其镇痛作用,还用于麻醉前给药,也用于治疗新生儿高胆红素血症。常用本品的钠盐。

3.用法用量

(1)口服:镇静、抗癫痫,每次 0.015～0.03 g,每天 3 次。催眠,睡前服 0.03～0.09 g。

(2)肌内注射(钠盐):抗惊厥,每次 0.1～0.2 g,必要时 4～6 h 重复 1 次,剂量为 0.2～0.5 g。麻醉前给药,术前 0.5～1.0 h,肌内注射 0.1～0.2 g。

4.注意事项

不良反应可见头晕、嗜睡等,久用可产生耐受性及成瘾性,多次连用应警惕蓄积中毒。少数患者可发生变态反应。用于抗癫痫时不可突然停药,以免引起癫痫发作。肝、肾功能不良者慎用。密闭避光保存。

(二)异戊巴比妥

1.剂型规格

片剂:每片 0.1 g。胶囊剂:每粒 1 g。注射剂:每支 0.1 g,0.25 g,0.5 g。

2.作用用途

本品为中效巴比妥类催眠药,作用快而持续短。临床主要用于镇静、催眠、抗惊厥,也可用于麻醉前给药。

3.用法用量

(1)口服:催眠,于睡前半小时服 0.1～0.2 g。镇静,每次 0.02～0.04 g。剂量:每次 0.2 g,每天 0.6 g。

(2)静脉注射或肌内注射(钠盐):抗惊厥,每次 0.3～0.5 g。剂量:每次 0.25 g,每天 0.5 g。

4.注意事项

肝功能严重减退者禁用。久用本品可产生耐受性、依赖性。老年人或体弱者使用本品可能产生兴奋、精神错乱或抑郁,注意减少剂量。注射速度过快易出现呼吸抑制及血压下降,应缓慢注射,每分钟不超过 100 mg,并严密监测呼吸、脉搏、血压,有异常应立即停药。不良反应有头晕、困倦、嗜睡等。

(三)司可巴比妥

1.剂型规格

胶囊剂:每粒 0.1 g。注射剂:50 mg,100 mg。

2.作用用途

本品为短效巴比妥类催眠药,作用快,持续时间短(2～4 h),适用于不易入睡的失眠者,也可用于抗惊厥。

3.用法、用量

成人用法如下。①口服:催眠,每次 0.1 g;剂量,每次 0.3 g。镇静,每次 30～50 mg,每天 3～4 次。麻醉前给药,每次 0.2～0.3 g,术前 1～2 h 服用。②肌内注射:催眠,0.1～0.2 g。③静脉注射:催眠,每次 50～250 mg。镇静,每次 1.1～2.2 mg/kg 体重。抗惊厥,每次 5.5 mg/kg 体重,需要时每隔 3～4 h 重复注射,静脉注射速度不能超过 50 mg/15 s。

4.注意事项

严重肝功能不全者禁用。老年人及体弱者酌情减量。久用本品易产生耐受性、依赖性。

二、其他催眠药

(一)格鲁米特

1.剂型规格

片剂:每片 0.25 g。

2.作用用途

本品主要用于催眠,服后 30 min 可入睡,持续 4~8 h。对于夜间易醒和焦虑、烦躁引起的失眠效果较好,可代替巴比妥类药物,或与巴比妥类药物交替使用,可缩短快波睡眠时相(REM),久用之后停药能引起反跳,故不宜久用。本品还可用于麻醉前给药。

3.用法用量

口服:①催眠,每次 0.25~0.50 g。②镇静,每次 0.25 g,每天 3 次。③麻醉前给药,前一晚服 0.5 g,麻醉前 1 h 再服 0.5~1.0 g。

4.注意事项

患者有时会出现恶心、头痛、皮疹等。久用能致依赖性和成瘾性。

(二)水合氯醛

1.剂型规格

溶液剂:10%的溶液 10 mL。水合氯醛合剂:水合氯醛 65 g,溴化钠 65 g,琼脂糖浆 500 mL,淀粉 20 g,枸橼酸 0.25 g,浓薄荷水 0.5 mL,蒸馏水适量共配成 1 000 mL。

2.作用用途

本品具有催眠、镇静、抗惊厥作用,多用于神经性失眠、伴有显著兴奋的精神病及破伤风痉挛、士的宁中毒等。临床主要用于催眠,特别是顽固性失眠及其他药物无效时。

3.用法用量

口服:临睡前 1 次口服 10%的溶液 10 mL。以水稀释到体积为原来的 2~3 倍后服用或服其合剂(掩盖其不良臭味和减少刺激性)。灌肠:抗惊厥,将 15~20 mL 10%的溶液稀释到体积为原来的 2~3 倍后一次灌入。

4.注意事项

胃炎、消化性溃疡患者禁用,严重肝、肾功能不全及心脏病患者禁用。本品致死量在 10 g 左右,口服 4~5 g 可引起急性中毒,可见到针尖样瞳孔,其他症状类似巴比妥类药物中毒。长期应用可产生依赖性和成瘾性,突然停药可出现谵妄、震颤等戒断症状。本品刺激性较大,易引起恶心、呕吐。偶尔见变态反应,如红斑、荨麻疹、湿疹样皮炎,偶尔发生白细胞计数减少。

(三)咪达唑仑

1.剂型规格

片剂:每片 15 mg。注射剂:每支 5 mg(1 mL),15 mg(3 mL)。

2.作用用途

本品具有迅速镇静和催眠的作用,还具有抗焦虑、抗惊厥和肌松作用,适用于各种失眠症,特别适用于入睡困难及早醒,亦可作为术前及诊断时的诱眠用药。

3.用法用量

(1)成人。

口服:①失眠症,每晚睡前 7.5~15.0 mg。从低剂量开始,治疗时间为数天至 2 周。②麻醉前给药,每次 7.5~15.0 mg,麻醉诱导前 2 h 服。③镇静、抗惊厥,每次 7.5~15.0 mg。

肌内注射：术前用药，一般为 10～15 mg(0.10～0.15 mg/kg)，术前 20～30 min 给药。可单用，也可与镇痛药合用。

静脉给药：①全麻诱导，0.10～0.25 mg/kg，静脉注射。②全麻维持，分次静脉注射，剂量和给药间隔时间取决于患者当时的需要。③局部麻醉或椎管内麻醉辅助用药，0.03～0.04 mg/kg，分次静脉注射。④加强监护病房(ICU)患者镇静，先静脉注射 2～3 mg，再以 0.05 mg/(kg·h) 静脉滴注维持。

(2)老年人：推荐剂量为每天 7.5 mg，每天 1 次。

(3)儿童：肌内注射，术前给药，剂量为 0.15～0.20 mg/kg 体重，麻醉诱导前 30 min 给药。

4.注意事项

精神病和严重抑郁症中的失眠症患者禁用。器质性脑损伤、严重呼吸功能不全者慎用。长期持续大剂量应用易引起成瘾性。极少有遗忘现象。

(四)溴替唑仑

1.剂型规格

片剂：每片 0.25 mg。

2.作用用途

本品为短效苯二氮䓬类镇静催眠药，具有催眠、镇静、抗惊厥、肌肉松弛等作用。本品临床用于治疗失眠症，还可用于术前催眠。口服吸收迅速而完全，血药浓度达峰时间为 0.5～2.0 h。经肝脏代谢，大部分经肾由尿排出，其余随粪便排出，半衰期为 3.6～7.9 h。

3.用法用量

口服：①失眠症，推荐剂量为每次 0.25 mg，睡前服。②术前催眠，每次 0.5 mg。③用于失眠症，老年人推荐剂量为每次 0.125 mg，睡前服。④用于长时间飞行后调整时差，每次 0.25 mg。⑤用于倒班工作后改善睡眠，每次 0.125 mg。

4.注意事项

精神病(如抑郁症)患者、急性呼吸功能不全者、重症肌无力患者、急性闭角型青光眼患者、孕妇、哺乳期妇女、18 岁以下患者禁用。肝硬化患者慎用。本品可产生药物耐受性或短暂性遗忘。本品可使高血压患者血压下降，使用时应注意。用药期间不宜驾驶车辆或操作机器。

(五)佐匹克隆

1.剂型规格

片剂：每片 7.5 mg。

2.作用用途

本品为环吡咯酮类催眠药，具有很强的催眠和抗焦虑作用，并有肌松和抗惊厥作用。其作用迅速，能缩短入睡时间、延长睡眠时间、减少夜间觉醒和早醒次数。临床主要用于失眠症及麻醉前给药。

3.用法用量

口服：每次 7.5 mg，临睡前服，连服 21 d。肝功能不全者、年龄超过 70 岁者每次 3.75 mg。手术前服 7.5～10.0 mg。

4.注意事项

15 岁以下儿童、孕妇、哺乳期妇女、对本品过敏者禁用。肌无力，肝功能、肾功能、呼吸功能不全者慎用。驾驶员、高空作业人员、机械操作人员禁用。偶尔见嗜睡、口苦等，少数患者可出现便秘、倦怠、头晕等。

(郭金胜)

第三节　抗帕金森病药

帕金森病又称震颤麻痹,是锥体外系功能紊乱引起的中枢神经系统疾病,其主要临床表现为静止性震颤、肌强直、运动迟缓及姿势步态异常等,多见于中老年人,65 岁以上人群患病率为 1 000/10 万。黑质中的多巴胺能神经元上行纤维到达纹状体,其末梢释放多巴胺,为抑制性递质,对脊髓前角运动神经元起抑制作用;纹状体中存在胆碱能神经元,其末梢释放乙酰胆碱,乙酰胆碱为兴奋性递质,对脊髓前角运动神经元起兴奋作用。生理状态下,多巴胺和乙酰胆碱相互制约,处于动态平衡状态,共同调节机体的运动功能。中枢神经系统黑质多巴胺能神经元受损变性,引起黑质-纹状体通路中的多巴胺能神经功能减弱,纹状体多巴胺含量显著降低,造成胆碱能神经功能相对亢进,引起帕金森病(图 5-1)。

抗帕金森病药分为中枢拟多巴胺药和中枢抗胆碱药。

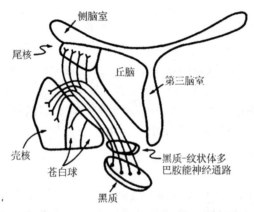

图 5-1　黑质-纹状体多巴胺能神经通路

一、中枢拟多巴胺药

(一)补充中枢递质药

补充中枢递质药以左旋多巴为主。左旋多巴又称 L-多巴,为酪氨酸的羟化物。因多巴胺不能透过血-脑屏障,故选用其前体物质。

1.体内过程

本药口服后在小肠迅速被吸收,12 h 血药浓度达高峰,半衰期为 13 h,吸收后首次通过肝脏大部分被脱羧转化为多巴胺,而多巴胺不易透过血-脑屏障。临床用药过程中,实际进入脑内的左旋多巴不足用量的 1%。若同时给予脱羧酶抑制剂(如卡比多巴),可减少在外周的脱羧,使进入脑组织的左旋多巴量明显增多,以减少用量,并降低外周的不良反应。维生素 B_6 是脱羧酶的辅基,可促进左旋多巴在外周脱羧,降低疗效。

2.作用和临床应用

(1)抗帕金森病:进入中枢的左旋多巴在脑内多巴脱羧酶的作用下,转化为多巴胺,直接补充纹状体内多巴胺递质的不足,从而增强多巴胺能神经的功能,缓解帕金森病症状,临床用于治疗各种类型帕金森病。其作用特点:①对轻症、年轻和治疗初期的患者疗效好,而对重症、年老体弱的患者疗效差。②显效慢,用药后 2～3 周才能改善症状,1～6 个月才能获得稳定疗效。③用药早期效果好,随着治疗时间的延长,疗效逐渐下降。④服药后,先改善肌强直及运动障碍,后缓解肌震颤,但对后者作用差。⑤对氯丙嗪等抗精神病药引起的帕金森病无效。

(2)改善肝昏迷:肝功能衰竭时,体内芳香氨基酸的代谢产物苯乙胺与酪胺难以迅速被氧化解毒,进入脑内后代谢生成为胺类伪递质而干扰去甲肾上腺素(NE)的正常作用,导致中枢神经信息传导障碍。左旋多巴为多巴胺和去甲肾上腺素的前体物质,用药后通过补充脑内多巴胺与去甲肾上腺素以恢复神经系统功能,从而使肝昏迷患者意识苏醒,但无改善肝功能作用。

3.不良反应和用药监护

不良反应主要是体内左旋多巴脱羧产物多巴胺引起的外周反应和部分中枢反应所致。

(1)胃肠道反应:治疗初期 80% 的患者出现厌食、恶心、呕吐等,主要是左旋多巴在外周和中枢脱羧成多巴胺,分别直接刺激胃肠道和兴奋延髓。多潘立酮是消除恶心、呕吐的有效药。

(2)心血管反应:表现有直立性低血压、心律失常,尤其易发生于老年患者。与外周脱羧酶抑制剂合用可减轻心血管反应。心脏病、心律失常患者禁用。

(3)长期用药反应:①长期用药可出现不自主的异常动作,表现为咬牙、吐舌、点头、舞蹈样动作等。②长期用药的患者出现"开-关"现象,即患者突然多动不安(开),而后又出现肌强直、运动不能(关),这两种现象可交替出现。一旦产生,则应减量或停用,7～10 d 再从小剂量开始服用。③出现精神错乱,有逼真的梦幻、幻想、幻视等,也可有抑郁等精神症状。

(二)脱羧酶抑制药

脱羧酶抑制药以卡比多巴和苄丝肼为主。

卡比多巴又名 α-甲基多巴肼、洛得新。苄丝肼又名羟苄丝肼、色丝肼。

1.作用和临床应用

两种药均是脱羧酶的抑制剂,具有较强的抑制外周脱羧酶活性,与左旋多巴合用可明显减少左旋多巴在外周的脱羧作用,使进入脑内的左旋多巴增加,提高治疗帕金森病的疗效。配伍用药还可减少左旋多巴的用量,明显减少其外周不良反应。

左旋多巴的复方制剂帕金宁(左旋多巴与卡比多巴混合比为 10:1)、美多巴(左旋多巴与苄丝肼混合比为 4:1)是治疗帕金森病的首选药。

2.不良反应和用药监护

在使用治疗剂量时不良反应较少见。使用时注意剂量个体化,应逐渐增加剂量至患者的病情有显著改善而无明显不良反应。

(三)多巴胺受体激动药

多巴胺受体激动药以溴隐亭和培高利特为主。

溴隐亭又名溴麦角亭、溴麦亭,为半合成麦角生物碱。培高利特又名硫丙麦角林。

1.作用和临床应用

两种药均能选择性激动黑质-纹状体通路的 D_2 受体,缓解帕金森病患者的肌肉强直和运动障碍,但对改善肌肉震颤疗效差。激动垂体部位的 D_2 受体,可抑制催乳素和生长激素分泌。

临床主要用于不能耐受左旋多巴治疗或用其他药物疗效不佳的帕金森病患者。其抑制催乳素及生长素的分泌,可用于退乳及治疗催乳素分泌过多症和肢端肥大症。

2.不良反应和用药监护

不良反应与左旋多巴相似,有恶心、呕吐、直立性低血压、运动困难和精神症状等,精神症状多见。长期用药偶尔有肢端红痛和肺纤维化,一旦出现应立即停药。有精神病史者、心肌梗死患者禁用,末梢血管疾病、消化性溃疡患者慎用。

(四)促多巴胺释放药

促多巴胺释放药以金刚烷胺为主,金刚烷胺又名金刚胺。

1.作用和临床应用

本药主要是通过促进帕金森病患者脑中黑质-纹状体内残余多巴胺能神经递质的释放,表现为多巴胺受体激动药的作用,产生抗帕金森病效果。同时,金刚烷胺也具有抑制激动多巴胺受体、较弱的中枢抗胆碱作用。对帕金森病的肌肉强的缓解作用较强,疗效虽不及左旋多巴,但优于抗胆碱药。金刚烷胺与左旋多巴合用,能相互补充不足,产生协同作用。

金刚烷胺临床主要用于不能耐受左旋多巴的患者。

2.不良反应和用药监护

常见眩晕、嗜睡、言语不清、运动失调、恶心、呕吐、便秘和口干等不良反应。一天用量若超过300 mg或与抗胆碱药合用,不良反应可明显增强,严重者可致精神错乱和惊厥。长期用药常见下肢网状青斑、踝部水肿等。有癫痫病史、心力衰竭、肾功能不全患者及孕妇禁用。

二、中枢抗胆碱药

中枢抗胆碱药以苯海索为主,苯海索又名安坦。

(一)作用和临床应用

苯海索通过选择性阻断中枢神经系统纹状体内胆碱受体,降低胆碱能神经功能,恢复胆碱能神经与多巴胺能神经的功能平衡,从而改善帕金森病患者的肌肉强直、运动障碍及肌震颤症状,疗效不及左旋多巴和金刚烷胺。其外周抗胆碱作用较弱,仅为阿托品的1/10～1/3。

临床主要用于轻症或不能耐受左旋多巴的患者及抗精神病药引起的帕金森综合征,也可用于脑炎或动脉硬化引起的帕金森病,可有效改善流涎、震颤等症状。

(二)不良反应和用药监护

此药有类似阿托品样不良反应,表现为口干、便秘、尿潴留、瞳孔散大和视物模糊等。前列腺肥大、幽门梗阻和青光眼患者禁用。

(三)制剂和用法

1.左旋多巴

片剂50 mg。口服,抗帕金森病,开始每次0.10～0.25 g,1 d 2～4次,每隔2～4 d递增0.25～0.75 g,直至疗效显著而不良反应不明显为止。一般来讲,有效量为1 d 2～5 g,最大日用量不超过8 g。与外周多巴脱羧酶抑制剂同用,每天0.6 g,最大日用量不超过2 g。治疗肝昏迷,每次0.5～1.0 g,口服或鼻饲,1 d 2～4次或5 g,保留灌肠;或每次0.2～0.6 g,加入5%的葡萄糖注射液500 mL内,缓慢滴入,患者清醒后减量至1 d 0.2 g。

2.复方卡比多巴

片剂,开始治疗时以小剂量为妥,1 d 3次。间隔2～3 d,增加0.5～1.0片,每天剂量:卡比多巴不超过75 mg,左旋多巴不超过750 mg。

3.美多巴

片剂,开始服用时,本品 25 mg,左旋多巴 100 mg,1 d 3 次。每天剂量:美多巴不超过 250 mg,左旋多巴不超过 1 000 mg。

4.溴隐亭

片剂,2.5 mg。口服,开始每次 1.25 mg,1 d 2 次,在 2～4 周每天增加 2.5 mg,逐渐增至 1 d 20 mg,以找到最佳疗效的最小剂量。

5.金刚烷胺

片剂或胶囊剂,100 mg。口服,每次 100 mg,1 d 2 次,早、晚各 1 次。剂量为一次 400 mg。

6.盐酸苯海索

片剂,2 mg。口服,抗帕金森病,开始每次 1～2 mg,1 d 3 次,逐渐递增,1 d 不超过 20 mg。用于抗精神病药引起的帕金森综合征,开始 1 d 1 mg,逐渐递增至 1 d 5～10 mg,1 d 3 次。

（郭金胜）

第四节 抗 癫 痫 药

癫痫是一种由各种原因引起的脑灰质的偶然、突发、过度、快速和局限性放电而导致的神经系统临床综合征,尽管近年来手术方法对难治性癫痫的治疗取得了很大进展,但 80% 的癫痫患者仍然可通过抗癫痫药物获得满意疗效。随着人们对抗癫痫药物的体内代谢和药理学参数的深入研究,临床医师能更加有效地使用抗癫痫药物,使抗癫痫治疗的效益和风险比达到最佳水平。

根据化学结构可将抗癫痫药物分为以下几类。①乙内酰脲类:苯妥英、美芬妥英等。②侧链脂肪酸类:丙戊酸钠、丙戊酰胺等。③亚芪胺类:卡马西平。④巴比妥类:巴比妥钠、异戊巴比妥、甲苯比妥、扑米酮。⑤琥珀酰亚胺类:乙琥胺、甲琥胺、苯琥胺等。⑥磺胺类:乙酰唑胺、舒噻美等。⑦双酮类:三甲双酮、双甲双酮等。⑧抗癫痫新药:氨乙烯酸、氟氯双胺、加巴喷丁、拉莫三嗪、非尔氨酯、托吡酯。⑨激素类:促肾上腺皮质激素,泼尼松。⑩苯二氮䓬类:地西泮、氯硝西泮等。

一、苯妥英钠

苯妥英钠别名为大仑丁、二苯乙内酰脲。

(一)药理作用与应用

该药能稳定细胞膜,调节神经元的兴奋性,抑制癫痫灶内发作性电活动的传播和扩散,阻断癫痫灶对周围神经元的募集作用。对于全身性强直阵挛发作、局限性发作疗效好,对精神运动性发作次之,对小发作无效。是临床上应用最广泛的抗癫痫药物之一。口服主要经小肠吸收,成人单剂口服后 t_{max} 为 3～8 h,长期用药后半衰期为 10～34 h,平均 20 h。有效血药浓度为 10～20 $\mu g/mL$,开始治疗后达到稳态所需时间为 7～11 d。

(二)不良反应

1.神经精神方面

神经症状有眩晕、构音障碍、共济失调、眼球震颤、视物模糊和周围神经病变。精神症状包括智力减退、人格改变、反应迟钝和神经心理异常。

2.皮肤、结缔组织和骨骼

患者可有麻疹样皮疹、多形性红斑、剥脱性皮炎和多毛等表现。齿龈增生常见于儿童和青少年。小儿长期服用可引起钙磷代谢紊乱、骨软化症和佝偻病。

3.造血系统

巨红细胞贫血、再生障碍性贫血和白细胞计数减少等。

4.代谢和内分泌

该药可作用于肝药酶,加速皮质激素分解,也可抑制胰岛素分泌、降低血中三碘甲状腺原氨酸(T_3)的浓度。

5.消化系统

患者可有轻度厌食、恶心、呕吐和上腹疼痛,饭后服用可减轻症状。

6.致畸作用

癫痫母亲的胎儿发生颅面和肢体远端畸形的危险性增加,但是否与服用苯妥英钠有关目前尚无定论。

(三)注意事项

应定期检查血常规和齿龈的情况,长期服用时应补充维生素 D 和叶酸。妊娠哺乳期妇女和肝、肾功能障碍者慎用。

(四)禁忌证

对乙内酰脲衍生物过敏者禁用。

(五)药物相互作用

(1)该药与卡马西平合用,可使两者的浓度交互下降。

(2)该药与苯巴比妥合用,可降低苯妥英钠的浓度,降低疗效。

(3)该药与扑米酮合用,有协同作用,可增强扑米酮的疗效。

(4)该药与丙戊酸钠合用,可使苯妥英钠的血浓度降低。

(5)该药与乙琥胺和三甲双酮合用,可抑制苯妥英钠的代谢,使其血浓度增大,增加毒性作用。

(6)该药与三环类抗抑郁药合用,可使两者的作用均增强。

(7)该药与地高辛合用,可增加地高辛的房室传导阻滞作用,引起心动过缓。地高辛能抑制苯妥英钠的代谢,增加其血浓度。

(8)该药不宜与氯霉素、西咪替丁和磺胺甲噁唑合用。

(9)该药与地西泮、异烟肼和利福平合用时,应监测血浓度,并适当调整剂量。

(10)该药与孕激素类避孕药合用时可降低避孕药的有效性。

(六)用法与用量

成人,50～100 mg,每天 2～3 次,一般 200～500 mg/d,推荐每天 1 次给药,最好晚间服用,超大剂量时可每天 2 次。儿童每天 5～10 mg/kg 体重,分 2 次给药。静脉用药时,缓慢注射(速度低于 50 mg/min),成人 15～18 mg/kg 体重,儿童 5 mg/kg 体重,注射时需进行心电图监测。

(七)制剂

(1)片剂:100 mg。

(2)注射剂:5 mL∶0.25 g。

(3)粉针剂:0.1 g,0.25 g。

二、乙苯妥英

乙苯妥英别名皮加隆、乙妥英、Peganone。

(一)药理作用与应用

本药类似于苯妥英钠,但作用及不良反应均比苯妥英钠小。临床常与其他抗癫痫药合用,对全身性发作和复杂部分性发作有较好疗效。

(二)不良反应

本药的不良反应比苯妥英钠少,有头痛、嗜睡、恶心、呕吐,共济失调、多毛和齿龈增生少见。

(三)用法与用量

口服,成人,开始剂量为 0.5～1 g/d,每 1～3 d 增加 0.25 g,最大可达 3 g/d,分 4 次服用。儿童剂量:1 岁以下 0.3～0.5 g/d,2～5 岁 0.5～0.8 g/d,6～12 岁 0.8～1.2 g/d。

(四)制剂

片剂:250 mg,500 mg。

三、美芬妥英

美芬妥英别名甲妥因、Methenytoin、Methoin。

(一)药理作用与应用

美芬妥英与苯妥英钠相似,但有镇静作用,主要用于对苯妥英钠效果不佳的患者,对小发作无效。

(二)不良反应

毒性较苯妥英钠强,有嗜睡、粒细胞减少、再生障碍性贫血、皮疹、中毒性肝炎反应。

(三)用法与用量

成人,50～200 mg,每天 1～3 次。儿童,25～100 mg,每天 3 次。

(四)制剂

片剂 50 mg,100 mg。

四、丙戊酸钠

丙戊酸钠别名二丙二乙酸钠、抗癫灵、戊曲酯。

(一)药理作用与应用

本药可能通过增加脑内抑制性神经递质 γ-氨基丁酸(GABA)的含量,降低神经元的兴奋性,或直接稳定神经元细胞膜而发挥抗癫痫作用。口服吸收完全,t_{max} 为 1～4 h,半衰期为 14 h,达到稳态所需时间 4 d,有效血浓度为 67～82 $\mu g/mL$。本品是一种广谱抗癫痫药,对各型小发作、肌阵挛发作、局限性发作、大发作和混合型癫痫均有效,对复杂部分性发作、单纯部分性发作和继发性全身发作的效果不如其他一线抗癫痫药。此外本药还可用于治疗小舞蹈病、偏头痛、心律失常和顽固性呃逆。

(二)不良反应

1.消化系统

消化系统不良反应有恶心、呕吐、厌食、消化不良、腹泻和便秘等。治疗过程中还可发生血氨水平升高,少数患者可发生脑病。在用于小儿及合用抗癫痫药的情况下容易发生肝、肾功能不全,表现为头痛、呕吐、黄疸、水肿和发热。一般情况下,肝毒性的发生率很低,约为1/50 000。严重肝毒性致死者罕见。

2.神经系统

神经系统不良反应有震颤,也可有嗜睡、共济失调和易激惹症状。认知功能和行为障碍罕见。

3.血液系统

血小板减少和血小板功能障碍导致出血时间延长、有皮肤紫斑和血肿。

4.致畸作用

妊娠初期服药可致胎儿神经管发育缺陷和脊柱裂等。

5.其他

偶尔见心肌劳损、心律不齐、脱发、内分泌异常、低血糖和急性胰腺炎。

(三)注意事项

服用6个月以内应定期查肝功能和血常规。有先天代谢异常者慎用。

(四)禁忌证

肝病患者禁用。

(五)药物相互作用

(1)丙戊酸钠为肝药酶抑制剂,合用时能使苯巴比妥、扑米酮和乙琥胺的血浓度升高,而苯巴比妥、扑米酮、苯妥英钠、乙琥胺和卡马西平又可诱导肝药酶,加速丙戊酸钠的代谢,降低其血浓度。

(2)该药与阿司匹林合用可使游离丙戊酸钠血浓度显著升高,半衰期延长,导致丙戊酸钠蓄积中毒。

(六)用法与用量

1.抗癫痫

成人维持量为600～1 800 mg/d,儿童体重20 kg以上时,每天剂量不超过30 mg/kg体重,体重＜20 kg时可用至每天40 mg/kg体重,每天剂量一般分2次口服。

2.治疗偏头痛

1 200 mg/d,分2次口服,维持2周可显效。

3.治疗小舞蹈病

口服,每天15～20 mg/kg体重,维持3～20周。

4.治疗顽固性呃逆

口服,初始剂量为每天15 mg/kg体重,以后每2周每天剂量增加250 mg。

(七)制剂

(1)丙戊酸钠片剂:100 mg,200 mg,250 mg。

(2)糖浆剂:5 mL：250 mg;5 mL：500 mg。

(3)丙戊酸胶囊:200 mg,250 mg。

(4)丙戊酸氢钠(肠溶片):250 mg,500 mg。

(5)丙戊酸/丙戊酸钠(控释片):500 mg。

五、丙戊酸镁

(一)药理作用与应用

新型广谱抗癫痫药,药理作用与丙戊酸钠相同。该药适用于各种类型的癫痫发作。

(二)不良反应

不良反应有嗜睡、头昏、恶心、呕吐、厌食胃肠道不适,多为暂时性。

(三)注意事项

孕妇、肝病患者和血小板减少者慎用。用药期间应定期检查血象。

(四)药物相互作用

本药与苯妥英钠和卡马西平合用可增加肝脏毒性,应避免合用。

(五)用法与用量

口服,成人,200～400 mg,每天 3 次,最大可用至 600 mg,每天 3 次。儿童每天 20～30 mg/kg 体重,分 3 次服用。

(六)制剂

片剂:100 mg,200 mg。

六、丙戊酰胺

丙戊酰胺别名丙缬草酰胺、癫健安、二丙基乙酰胺。

(一)药理作用与应用

其抗惊厥作用是丙戊酸钠的 2 倍,该药是一种作用强、见效快的抗癫痫药,临床用于各型癫痫。

(二)不良反应

不良反应有头痛、头晕、恶心、呕吐、厌食和出皮疹,多可自行消失。

(三)用法与用量

口服,成人,0.2～0.4 g,每天 3 次。儿童每天 10～30 mg/kg 体重,分 3 次口服。

(四)制剂

片剂:100 mg,200 mg。

七、唑尼沙胺

唑尼沙胺别名 Exogran。

(一)药理作用与应用

唑尼沙胺具有磺酰胺结构,对碳酸酐酶有抑制作用,对癫痫灶放电有明显的抑制作用。本品口服易吸收,t_{max} 为 5～6 h,半衰期为 60 h。临床主要用于全面性发作、部分性发作和癫痫持续状态。

(二)不良反应

主要不良反应为困倦、焦躁、抑郁、幻觉、头痛、头晕、食欲缺乏、呕吐、腹痛、白细胞减少、贫血和血小板减少。

(三)注意事项

不可骤然停药,肝功能和肾功能不全者、机械操作者、孕妇和哺乳期妇女慎用。定期检查肝、肾功能和血常规。

（四）用法与用量

成人为初始剂量为 $100\sim200$ mg，分 $1\sim3$ 次口服，逐渐加量至 $200\sim400$ mg，分 $1\sim3$ 次口服。每天最大剂量为 600 mg。儿童 $2\sim4$ mg/kg 体重，分 $1\sim3$ 次口服，逐渐加量至 8 mg/kg 体重，分 $1\sim3$ 次口服，每天最大剂量 12 mg/kg 体重。

（五）制剂

片剂：100 mg。

八、三甲双酮

三甲双酮别名 Tridion。

（一）药理作用与应用

三甲双酮在体内代谢成二甲双酮起抗癫痫作用，机制不明。口服吸收好，t_{max} 为 30 min 以内，二甲双酮的半衰期为 10 d 或更长。三甲双酮主要用于其他药物治疗无效的失神发作，也用于肌阵挛和失张力发作。

（二）不良反应

患者可能有骨髓抑制、嗜睡、行为异常、皮疹、胃肠道反应、肾病综合征、肌无力综合征和脱发。有严重的致畸性。

（三）禁忌证

孕妇禁用。

（四）用法与用量

口服，成人维持量为 $750\sim1\,250$ mg/d，儿童每天 $20\sim50$ mg/kg。

（五）制剂

（1）片剂：150 mg。

（2）胶囊剂：300 mg。

（刘莹莹）

第五节 拟 胆 碱 药

拟胆碱药可激动胆碱受体，产生与乙酰胆碱类似的作用。按药物作用机制分为直接拟胆碱药和间接拟胆碱药，直接激动胆碱受体，称胆碱受体激动药；抑制胆碱酯酶活性，间接升高受体部位乙酰胆碱的浓度，提高内源性乙酰胆碱的生物效应，称胆碱酯酶抑制药（或称抗胆碱酯酶药）。若按药物对胆碱受体作用的选择性，分为 M、N 胆碱受体激动药，M 胆碱受体激动药和 N 胆碱受体激动药。

一、M 胆碱受体激动药

M 胆碱受体激动药可分为两类，即胆碱酯类和天然的拟胆碱生物碱。胆碱酯类主要包括乙酰胆碱、卡巴胆碱、醋甲胆碱和贝胆碱。天然的拟胆碱生物碱有毛果芸香碱、槟榔碱和毒草碱。

（一）乙酰胆碱（ACh）

乙酰胆碱为胆碱能神经递质，性质不稳定，极易被体内乙酰胆碱酯酶（AChE）水解破坏，其能特异性作用于各类胆碱受体，选择性差，故无临床实用价值；但其为内源性神经递质，分布较广，具有非常重要的生理功能，因而必须熟悉该递质的作用。其作用如下所述。

1.M 样作用

激动 M 胆碱受体，表现出兴奋胆碱能神经全部节后纤维所产生的作用，如心脏抑制、腺体分泌增加、血管扩张、瞳孔缩小。

（1）扩张血管，降低血压。

（2）抑制心脏，减慢心肌收缩力和心率。

（3）兴奋内脏平滑肌使其收缩。兴奋胃肠道、尿道平滑肌并可促进胃、肠分泌，导致恶心、嗳气、呕吐、腹痛及排便、排尿等症状。

（4）腺体分泌增加，如出汗、流涎。

（5）使瞳孔括约肌和睫状肌收缩，致瞳孔缩小，调节痉挛。

2.N 样作用

（1）激动 N_N 受体（N_1 受体）相当于兴奋神经节，使节后神经兴奋。表现为交感神经和副交感神经同时兴奋所产生的作用，同时兴奋肾上腺素髓质分泌肾上腺素。总体表现为胃肠道、膀胱等处的平滑肌收缩加强，腺体分泌增加，心肌收缩力加强和小血管收缩，血压上升。

（2）激动 N_M 受体（N_2 受体）：本品激动运动终板的 N_M 受体，使骨骼肌收缩。

（二）毛果芸香碱

毛果芸香碱属于 M 胆碱受体激动药，是从毛果芸香属植物中提取出的生物碱。本品选择性地激动 M 胆碱受体，产生 M 样作用。对眼和腺体的作用强，而对心血管的作用小。其作用和临床应用如下所述。

1.眼

滴眼后可引起缩瞳、降低眼内压和调节痉挛等作用（图 5-2）。

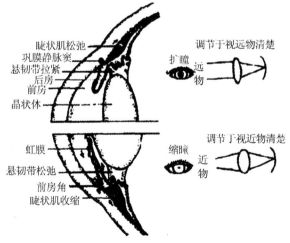

图 5-2　M 胆碱受体激动药和阻滞药对眼的作用

（1）缩瞳：激动虹膜瞳孔括约肌的 M 胆碱受体，使虹膜瞳孔括约肌收缩，瞳孔缩小。局部用药后作用可持续数小时至 1 d。

(2)降低眼内压:通过缩瞳作用可使虹膜向中心拉动,虹膜根部变薄,从而使处于虹膜周围的前房角间隙扩大,房水易于经滤帘进入巩膜静脉窦,使眼内压下降。

(3)调节痉挛:毛果芸香碱激动动眼神经支配的 M 受体。使睫状肌向瞳孔中心方向收缩,导致牵拉晶状体悬韧带松弛,晶状体由于本身弹性变凸,屈光度增加,此时远距离物体不能清晰地成像于视网膜上,故视远物模糊,视近物清楚。这一作用称为调节痉挛。

2.腺体

毛果芸香碱激动腺体的 M 受体,皮下注射 10～15 mg 可使汗腺、唾液腺分泌明显增加。

3.临床应用

本品全身用于抗胆碱药(如阿托品)中毒的抢救,局部用于治疗青光眼。

(1)治疗青光眼:青光眼有闭角型及开角型,毛果芸香碱对这两种类型均适用。低浓度的毛果芸香碱(2%以下)可滴眼,用于治疗闭角型青光眼(充血性青光眼);本品对开角型青光眼(单纯性青光眼)的早期也有一定疗效,但机制未明,常用 1%～2%的溶液滴眼。

(2)治疗巩膜炎:与散瞳药阿托品交替使用,使瞳孔扩、张收缩交替出现,从而防止虹膜睫状体发炎时虹膜与晶状体粘连。

4.不良反应

本品滴眼药液浓度过高(2%以上)或过量吸收后出现 M 胆碱受体过度兴奋症状,可用阿托品拮抗。

5.用药注意及禁忌证

(1)滴眼时应压迫内眦,避免药液流入鼻腔后吸收中毒。

(2)禁用于急性虹膜炎。

(三)卡巴胆碱

卡巴胆碱对 M、N 胆碱受体的作用与乙酰胆碱相似,但其不易被胆碱酯酶水解,作用时间较长。本品对膀胱和肠道作用明显,故可用于术后腹胀气和尿潴留,仅用于皮下注射,禁止静脉注射给药。该药不良反应较多,且阿托品对它的解毒效果差,故目前该药主要用于局部滴眼治疗青光眼。

二、抗胆碱酯酶药

胆碱酯酶是一种水解乙酰胆碱的特殊酶,主要存在于胆碱能神经元、神经肌肉接头及其他某些组织中,此酶对于生理浓度的乙酰胆碱作用最强,特异性也较高。抗胆碱酯酶药与胆碱酯酶的亲和力比乙酰胆碱大得多,分为易逆性抗胆碱酯酶药和难逆性抗胆碱酯酶药。

(一)易逆性抗胆碱酯酶药

1.新斯的明

(1)抑制胆碱酯酶,产生 M 样和 N 样作用:新斯的明可与乙酰胆碱竞争与胆碱酯酶的结合,抑制胆碱酯酶的活性,使胆碱能神经末梢释放的乙酰胆碱破坏减少,突触间隙中的乙酰胆碱积聚,表现出 M 样和 N 样作用。

(2)直接激动 N_M 受体(N_2 受体):新斯的明除了抑制胆碱酯酶的作用外,还能直接与骨骼肌运动终板上 N_M 受体结合,促进运动神经末梢释放乙酰胆碱,加强骨骼肌收缩作用,故对骨骼肌作用最强,对胃肠道和膀胱等平滑肌作用较强,对心血管、腺体、眼和支气管平滑肌作用较弱。

(3)治疗重症肌无力:重症肌无力为神经肌肉接头传递障碍所致慢性疾病,是一种自身免疫性疾病,主要症状是骨骼肌呈进行性收缩无力,临床表现为受累骨骼肌极易疲劳。新斯的明为治疗重症肌无力的常规使用药物,用来控制疾病症状。

（4）治疗术后腹气胀及尿潴留:新斯的明能加快肠蠕动及增加膀胱张力,从而促进排气排尿。

（5）用于阵发性室上性心动过速:新斯的明 M 样作用使心率减慢。

（6）用于非去极化型肌松药的解毒:例如,用于筒箭毒碱中毒的解救。

（7）不良反应较少,过量可产生恶心、呕吐、腹痛、出汗、心动过缓、肌肉震颤和无力。

（8）治疗重症肌无力时,可口眼给药,也可皮下或肌内注射给药。静脉注射给药时有一定危险性,特别要防止剂量过大引起兴奋过度而转入抑制,致使肌无力症状加重。

（9）使用前应先测心率,如果心动过缓,先用阿托品使心率增至 80 次/分钟后再用本品。

（10）解救筒箭毒碱中毒时应先给患者吸氧,并备好阿托品。

（11）禁用于支气管哮喘、机械性肠梗阻、泌尿系统梗阻及心绞痛等患者。

2.毒扁豆碱

毒扁豆碱是从西非毒扁豆的种子中提取的一种生物碱,现已人工合成。

（1）毒扁豆碱的作用与新斯的明相似,但无直接兴奋作用:眼内局部应用时,其作用类似于毛果芸香碱,但奏效快、作用强而持久,表现为瞳孔缩小,眼内压下降,可维持 1～2 d。吸收后外周作用与新斯的明相似,表现为 M、N 胆碱受体激动作用;进入中枢后亦可抑制中枢 AChE 活性而产生作用,表现为小剂量兴奋、大剂量抑制。

（2）局部用于治疗青光眼,常用 0.05％的溶液滴眼。

（3）本品滴眼后可致睫状肌收缩而引起调节痉挛,出现头痛。大剂量中毒时可致呼吸麻痹。

（4）与毛果芸香碱相比,毒扁豆碱刺激性较强,长期给药时,患者不易耐受。临床应用时,可先用本品滴眼数次,后改用毛果芸香碱维持疗效。滴眼时应压迫内眦,以免药液流入鼻腔后吸收中毒。

3.吡斯的明

吡斯的明的作用与新斯的明类似,口服吸收较差,故临床应用时剂量较大,起效缓慢,作用时间较长。主要用于治疗重症肌无力,疗程通常少于 8 周,亦可用于治疗麻痹性肠梗阻和术后尿潴留。不良反应与新斯的明相似,但 M 胆碱受体效应较弱。

4.加兰他敏

加兰他敏是一种从石蒜科植物中提取的生物碱,其作用类似于新斯的明,用于治疗重症肌无力和脊髓灰质炎后遗症,也可用于治疗竞争性神经肌肉阻滞药过量中毒。

5.安贝氯铵

安贝氯铵作用类似于新斯的明,但较持久,主要用于重症肌无力的治疗,尤其适用于不能耐受新斯的明或吡斯的明的患者。

（二）难逆性抗胆碱酯酶药

1.有机磷酸酯类

有机磷酸酯类能与胆碱酯酶牢固结合,且结合后不易水解,因此酶的活性难以恢复,致使体内乙酰胆碱持久积聚而引起中毒。有机磷酸酯类对人、畜均有毒性,主要用于农作物及环境杀虫,常见的有敌百虫、马拉硫磷、乐果、敌敌畏等。有些剧毒物质(如沙林、塔崩及梭曼)还被用作化学战争的神经毒气,在应用时,如管理不妥或防护不严,可造成人、畜中毒。因此,必须掌握其中毒表现及防治解救方法。

2.烟碱

烟碱是 N 胆碱受体激动药的代表,从烟草中提取,可兴奋自主神经节和神经肌肉接头的 N 胆碱受体。其对神经节的 N 受体作用呈双相性,小剂量激动 N 受体,大剂量却阻断 N 受体。烟碱对神经肌肉接头 N 受体作用与其对神经节 N 受体作用类似,由于烟碱作用广泛、复杂,无临床实用价值。

(刘莹莹)

第六节 抗 胆 碱 药

一、M 受体阻滞药

常用的药物有阿托品、东莨菪碱、山莨菪碱、后阿托品、丙胺太林和哌仑西品等,以阿托品为例进行介绍。

(一)药物作用

该药能选择性阻断 M 受体,对抗乙酰胆碱或拟胆碱药的 M 样作用。

(二)临床用途

1.解除平滑肌痉挛

该药对过度兴奋的胃肠平滑肌松弛作用明显,可用于缓解胃肠绞痛及膀胱刺激症状。

2.抑制腺体分泌

该药对汗腺、唾液腺作用最明显,可用于全麻前给药、严重盗汗和流涎症。

3.眼科用药

该药可散瞳、升眼压、导致远视(调节麻痹)。临床可用于虹膜睫状体炎、虹膜晶状体粘连(与缩瞳药交替使用)和小儿验光。

4.兴奋心脏

剂量较大时使心率加快和房室传导加快,常用于治疗窦性心动过缓和房室传导阻滞。

5.扩血管

剂量大时能解除小血管痉挛,用于治疗感染中毒性休克。

6.对抗 M 样作用

该药可用于解救有机磷中毒。有机磷中毒的患者对阿托品的敏感性远比正常人低,其用量不受药典规定的剂量限制,使用总量随中毒程度不同可相差很大。要及早、足量、反复注射阿托品,直至达到"阿托品化"。"阿托品化"的主要指征:瞳孔扩大,不再缩小,口干,皮肤干燥,颜面潮红,肺部湿啰音消失,轻度躁动不安及心率加快等。对以上指征需全面观察,综合分析,灵活判断。

(三)不良反应

1.外周反应

常见口干、皮肤干燥、潮红、视近物模糊、瞳孔扩大、心率加快、体温升高等外周症状。

2.中毒反应

阿托品过量中毒除外周症状加重外,还可出现中枢兴奋症状,如烦躁、谵妄、幻觉甚至惊厥。

严重中毒时由兴奋转入抑制而出现昏迷、呼吸麻痹。

（四）禁忌证

青光眼、前列腺肥大、高热患者禁用。

二、胆碱酯酶复活药

以氯解磷定（又名氯磷定、氯化派姆）为例进行介绍。

（一）药物作用

1.使胆碱酯酶复活

此药与磷酰化胆碱酯酶中的有机磷结合，使胆碱酯酶与有机磷解离，恢复胆碱酯酶的活性。

2.与游离的有机磷结合

防止中毒进一步加深。

（二）临床用途

此药可用于解救有机磷中毒。对有机磷的解毒作用有一定选择性。对内吸磷、对硫磷中毒疗效较好；对敌敌畏、敌百虫中毒效果较差；对乐果中毒则无效。对轻度有机磷中毒，可单独应用氯解磷定或阿托品以控制症状；中度、重度中毒时则必须合并应用阿托品。

三、用药监护

（一）用药监测

（1）使用阿托品的治疗量时应观察心率变化，心率每分钟高于100次、体温高于38 ℃及眼内压高的患者不宜用阿托品。

（2）用药期间注意监测阿托品化指征的出现。

（3）大剂量应用阿托品时应严密观察外周和中枢中毒症状的出现。如果呼吸加快，瞳孔扩大，出现中枢兴奋症状及猩红热样皮疹，多为阿托品中毒，应及时向医师报告，及时处理。对外周症状可用拟胆碱药毛果芸香碱或新斯的明对抗治疗。有机磷中毒，使用阿托品过量时不能用新斯的明。中枢兴奋症状可用镇静药苯巴比妥或地西泮对抗治疗。

（4）应用氯解磷定期间应观察患者的体液平衡情况，如果脱水，需补充体液。

（二）用药护理

（1）应用阿托品，常见外周轻症在停药后可逐渐消失，不需特殊处理。但在用药前应向患者或家属说明药物可能引起的不良反应，并介绍一些简便的防治措施，例如，若口干可少量多次饮水，解除口腔黏膜干燥感。

（2）用阿托品滴眼时应压迫内眦，防止药液经鼻腔黏膜吸收产生不良反应。

（3）应用阿托品等抗胆碱药前应劝患者排尿、排便，用药后多饮水及多食含纤维食物，减少尿潴留及便秘的发生。

（4）有机磷农药中毒时应及早使用胆碱受体阻滞药，防止胆碱酯酶老化。

（5）胆碱酯酶复活药（氯解磷定）在体内迅速被分解，维持时间短（仅1.5～2.0 h），应根据病情需要反复给药，彻底解毒。

（6）阿托品中毒，除按一般中毒处理外，必须及时用4%的鞣酸溶液清除体内过量药物，并皮下注射毛果芸香碱0.25～0.50 mL，每10～15 min1次，至中毒症状消失。

（7）一旦怀疑有机磷酸酯类中毒，应立即除去被污染的衣物，用清水或肥皂水彻底清洗皮肤，减少农药经皮肤黏膜吸收;若为口服中毒,应马上用2%的NaHCO$_3$或1%的盐水反复洗胃,再用硫酸镁导泻。口服敌百虫中毒,不能用碱性溶液洗胃;对硫磷中毒,忌用高锰酸钾洗胃。

(8)抢救有机磷酯酯类中毒患者时,一定要保持患者的呼吸道通畅,防止肺水肿、脑水肿、呼吸衰竭,积极预防感染。

(刘莹莹)

第七节 拟肾上腺素药

拟肾上腺素药是一类能直接或间接激动肾上腺素受体,产生与交感神经兴奋相似效应的药物。按其对不同受体的选择性,可分为α、β受体激动药,α受体激动药,β受体激动药。本节重点介绍的药物就包括α受体激动药(去甲肾上腺素)及β受体激动药(异丙肾上腺素)。

一、α、β受体激动药

(一)肾上腺素

肾上腺素(AD)是肾上腺髓质分泌的主要激素,药用制剂从家畜的肾上腺提取或人工合成。本类药物化学性质不稳定,遇光易失效;在中性尤其碱性溶液中,易氧化变色而失活。

1.体内过程

口服后可被碱性肠液破坏,故口服无效。皮下注射可使局部血管收缩,吸收较慢,作用持续约1h;肌内注射吸收较皮下注射快,作用持续20 min;静脉注射立即生效。

2.药理作用

肾上腺素通过激动α和β受体,产生α和β样效应。

(1)兴奋心脏:通过激动心脏的β$_1$受体使心肌收缩力增强、心率加快、传导加速、心排血量增加。还能扩张冠脉血管,改善心肌的血液供应。但在加强心肌收缩力的同时,增加心肌耗氧量,如果剂量过大或静脉注射速度过快,可引起心脏异位起搏点兴奋,导致心律失常,甚至室颤。

(2)舒缩血管:因血管平滑肌上分布的受体类型和密度不同,对血管的作用不同。激动α受体可使皮肤、黏膜及内脏血管收缩,激动β$_2$受体使骨骼肌血管及冠脉血管扩张。

(3)影响血压:治疗量(0.5～1.0 mg)的肾上腺素激动β$_1$受体,使心脏兴奋,心排血量增加,收缩压升高,由于β$_2$受体对低浓度肾上腺素较敏感,骨骼肌血管的扩张作用抵消或超过了皮肤黏膜血管的收缩作用,故舒张压不变或略有下降,脉压增大。较大剂量的肾上腺素,除强烈兴奋心脏外,还因对受体的激动作用加强,使血管收缩作用超过了血管扩张作用,导致收缩压、舒张压均升高。应用α受体阻滞药(如酚妥拉明)抵消了肾上腺素激动α受体而收缩血管的作用,则肾上腺素激动β$_2$受体而扩张血管的作用会得以充分表现,这时用原剂量的肾上腺素可引起单纯的血压下降,此现象称为肾上腺素升压效应的翻转。故对α受体阻滞药引起的低血压不能用肾上腺素治疗,以免血压降得更低。

(4)扩张支气管:激动支气管平滑肌上的β$_2$受体,使支气管平滑肌松弛;还可抑制肥大细胞释放过敏递质(如组胺、白三烯);肾上腺素还可兴奋α$_1$受体,使支气管黏膜血管收缩,毛细血管通透性降低,有利于减轻或消除黏膜水肿。以上作用均有利于缓解支气管哮喘。

(5)促进代谢：激动 β_2 受体，可促进糖原和脂肪分解，使血糖和血中游离脂肪酸水平均升高。

3.临床应用

(1)心搏骤停：用于溺水、传染病、房室传导阻滞、药物中毒、麻醉及手术意外等引起的心搏骤停。在配合心脏按压、人工呼吸、纠正酸中毒等其他措施的同时，可心内注射 0.5～1.0 mg 的肾上腺素，以恢复窦性心律。对电击所致的心搏骤停，可用肾上腺素配合心脏除颤器或利多卡因抢救。

(2)过敏性休克：AD 是治疗过敏性休克的首选药物，其具有兴奋心脏、收缩血管、舒张支气管、抑制组胺释放等作用，可迅速缓解过敏性休克所致的心跳微弱、血压下降、喉头水肿和支气管黏膜水肿及支气管平滑肌痉挛引起的呼吸困难等症状。

(3)急性支气管哮喘：AD 可舒张支气管平滑肌，消除支气管黏膜充血水肿，抑制过敏物质释放，从而控制支气管哮喘的急性发作。起效快，但持续时间短。

(4)局部应用。①与局部麻醉药配伍：在局麻药中加入适量 AD(1：250 000)，可使局部血管收缩，延缓局麻药的吸收，减少吸收中毒并延长局麻作用时间。但在肢体远端部位(如手指、足趾、耳部、阴茎)手术时，局麻药中不加 AD，以免引起局部组织坏死。②局部止血：对鼻黏膜或牙龈出血，可用浸有 0.1% 的肾上腺素纱布或棉球填塞出血部位，通过收缩局部血管起止血作用。

4.不良反应

常见的不良反应为心悸、头痛、烦躁和血压升高等，血压剧烈升高有发生脑出血的危险；亦可引起心律失常甚至室颤。应严格掌握剂量。

高血压、糖尿病、甲状腺功能亢进及器质性心脏病患者禁用。老年人应慎用。

(二)多巴胺

多巴胺(DA)为合成去甲肾上腺素的前体物质，药用多巴胺为人工合成品。

1.体内过程

口服多巴胺易被破坏而失效，一般用静脉滴注给药。多巴胺不易透过血-脑屏障，几乎无中枢作用，在体内被儿茶酚-O-甲基转移酶(COMT)及单胺氧化酶(MAO)代谢失活。

2.药理作用

多巴胺可直接激动 α、β 和多巴胺受体，对 α、β_1 受体作用明显，对 β_2 受体作用弱。

(1)兴奋心脏：小剂量多巴胺主要激动 β_1 受体，使心肌收缩力增强，心排血量增加。一般剂量对心率影响不明显；大剂量可加快心率，多巴胺兴奋心脏的作用较肾上腺素弱，较少发生心悸及心律失常。

(2)舒缩血管：小剂量可兴奋多巴胺受体，扩张脑、肾、肠系膜血管；大剂量可激动 α 受体，使皮肤、黏膜血管收缩。

(3)影响血压：剂量小时由于兴奋心脏及舒缩血管的综合作用，收缩压升高，舒张压无明显变化。剂量大时，较显著地兴奋心脏和收缩血管，外周阻力增加，收缩压和舒张压均升高。

(4)改善肾功能：小剂量多巴胺可激动肾血管的多巴胺受体，使肾血管扩张，肾血流量增加，肾小球滤过率增多；并能直接抑制肾小管对钠的重吸收，使尿量增多。但在大剂量使用时，多巴胺作用于肾血管的 α 受体，使肾血管收缩，肾血流量减少。

3.临床应用

(1)休克：对于心功能不全、尿量减少的休克患者疗效较好，也可用于感染性休克、出血性休克及心源性休克。但应注意补足血容量和纠正酸中毒。

(2)急性肾衰竭：与利尿药(如呋塞米)合用，可用于急性肾衰竭的治疗。

4.不良反应

使用治疗量不良反应较轻，偶尔见恶心、呕吐、头痛等反应。用量过大或静脉滴注速度过快可致心律失常、血压升高，肾血管收缩引起肾功能下降等，减慢滴速或停药可缓解上述反应。避免药液漏到血管外而引起局部组织缺血坏死。

(三)麻黄碱

麻黄碱(麻黄素)是从中药麻黄中提取的生物碱，现已人工合成。

1.体内过程

口服、注射均易吸收。该药易透过血-脑屏障，在体内仅有少量被 MAO 代谢，一次用药作用可维持3～6 h。大部分以原形经肾排泄，酸性尿液可促进其排泄。

2.药理作用

该药对 α、β 受体均有直接兴奋作用，并能促进肾上腺素能神经末梢释放去甲肾上腺素。与肾上腺素比较，麻黄碱具有以下特点：①兴奋心脏、收缩血管、升高血压、扩张支气管的作用起效慢、效应弱、维持时间持久。②中枢兴奋作用显著。③连续用药可产生快速耐受性。

3.临床应用

(1)某些低血压状态：用于防治硬膜外和蛛网膜下腔麻醉所引起的低血压。

(2)支气管哮喘：扩张支气管作用较肾上腺素弱，起效慢，但作用持久，仅用于轻症哮喘的治疗和预防哮喘发作。

(3)鼻黏膜充血所致鼻塞：药物滴鼻可消除黏膜充血和肿胀。但小儿禁用。

4.不良反应

中枢兴奋所致的不安、失眠等反应常见，晚间服用宜加镇静催眠药。连续滴鼻过久，可产生反跳性鼻黏膜充血。前列腺肥大患者服用该药可增加排尿困难。

高血压、冠心病及甲状腺功能亢进患者禁用。

二、α 受体激动药

(一)去甲肾上腺素

去甲肾上腺素(NA)是去甲肾上腺素能神经末梢释放的主要神经递质，药用去甲肾上腺素为人工合成品。

1.体内过程

口服该药易被破坏，皮下或肌内注射因强烈收缩血管，可发生局部缺血性坏死，故只能静脉给药。该药主要由 COMT 和 MAO 代谢而失活，维持时间短。

2.药理作用

该药主要激动 α 受体，对 $β_1$ 受体激动作用较弱，对 $β_2$ 受体几乎无作用。

(1)收缩血管：通过激动血管平滑肌上的 α 受体，产生强大的收缩血管作用。以皮肤、黏膜血管收缩作用最明显，其次为肾、脑、肝、肠系膜及骨骼肌血管的收缩作用，而对冠脉血管呈扩张作用，原因是心脏兴奋，心肌的代谢产物腺苷增多。

(2)兴奋心脏：去甲肾上腺素可激动心脏的 $β_1$ 受体，但作用强度较肾上腺素弱，可使心肌收缩力增强、心排血量增加、传导速度加快、心肌耗氧量增加。但在整体条件下，由于血压升高，反射性地兴奋迷走神经而减慢心率的作用，该作用超过它直接加快心率的作用，故可使心率减慢。

（3）升高血压：因兴奋心脏而增加心排血量，并收缩血管而加大外周血管阻力，故可使收缩压及舒张压都升高。

3.临床应用

（1）休克：去甲肾上腺素在休克治疗中已不占重要地位，仅用于神经性休克、过敏性休克、心源性休克早期和应用扩血管药无效时的感染性休克。宜小剂量、短时间静脉滴注，以保证心、脑、肾等重要器官的血液供应，长时间或大剂量用药可造成微循环障碍。现主张合用该药与 α 受体阻滞药酚妥拉明，以对抗过强的血管收缩作用，保留其 β 效应，改善微循环。

（2）上消化道出血：将 1～3 mg 该药适当稀释后口服，可使食管和胃黏膜血管收缩，产生局部止血作用。

4.不良反应

（1）局部组织缺血坏死：静脉滴注浓度过高、时间过长或药液漏出血管时，因血管强烈收缩而致局部组织缺血坏死。故静脉滴注时应防止药液外漏，并注意观察局部反应，一旦药液外漏或发现滴注部位皮肤苍白，应立即更换滴注部位，并对原滴注部位进行热敷，用普鲁卡因或 $α_1$ 受体阻滞药酚妥拉明局部浸润注射，以对抗去甲肾上腺素的缩血管作用，防止组织坏死。

（2）急性肾衰竭：静脉滴注时间过长或剂量过大使肾血管强烈收缩，肾血流量减少，出现尿少、尿闭甚至急性肾衰竭。用药期间要观察患者尿量的变化，尿量要保持在每小时 25 mL 以上。

（3）停药反应：长时间静脉滴注去甲肾上腺素，如果骤然停药，可出现血压突然下降，故应逐渐降低滴速后停药。

高血压、冠心病、动脉硬化、甲状腺功能亢进、少尿或无尿患者禁用。

（二）间羟胺

间羟胺主要作用于 α 受体，对 β 受体作用弱，并有促进肾上腺素能神经末梢释放递质的间接作用。与去甲肾上腺素相比，间羟胺收缩血管、升高血压的作用弱而持久。对肾血管作用较弱，较少发生尿少、尿闭等不良反应。对心率影响不明显，很少引起心律失常。该药既能静脉滴注又可肌内注射，应用方便。该药常作为去甲肾上腺素的代用品，用于各种休克和低血压的治疗。不良反应与去甲肾上腺素相似。

（三）去氧肾上腺素

去氧肾上腺素是人工合成品。可以激动 $α_1$ 受体，具有升高血压、减慢心率、散大瞳孔的作用，用于防治低血压，治疗阵发性室上性心动过速。与阿托品相比，去氧肾上腺素的扩瞳作用弱，起效快而维持时间短，该药主要在眼底检查时作为快速扩瞳药。

三、β受体激动药

（一）异丙肾上腺素

异丙肾上腺素为人工合成品。

1.体内过程

口服该药易破坏，常用其气雾剂吸入给药，也可舌下给药或静脉滴注。该药吸收后被 COMT 破坏，代谢速度较慢，故作用时间较肾上腺素略长。

2.药理作用

异丙肾上腺素对 $β_1$ 和 $β_2$ 受体无明显的选择性激动作用，对 α 受体几乎无作用。

（1）兴奋心脏：激动心脏 $β_1$ 受体，使心肌收缩力增强，心率加快，传导加速，心排血量增多，心肌耗氧量明显增加,比肾上腺素作用强。大剂量也可引起心律失常,但比肾上腺素少见,异丙肾上腺素对窦房结的兴奋作用强,因此较少发生室颤。

(2)血管和血压:激动 β_2 受体,使骨骼肌血管扩张,肾、肠系膜及冠状血管有不同程度扩张,血管总外周阻力降低,舒张压下降;心脏兴奋使心排血量增加,故收缩压升高,脉压增大。

(3)扩张支气管:激动支气管平滑肌 β_2 受体,松弛支气管平滑肌,作用较肾上腺素强。也可抑制过敏物质的释放,但对支气管黏膜血管无收缩作用,故消除支气管黏膜水肿的作用不如肾上腺素。

(4)影响代谢:促进糖原和脂肪分解,使血糖及游离脂肪酸水平升高,并能增加组织的耗氧量。

3.临床应用

(1)支气管哮喘:适于支气管哮喘急性发作,常用气雾剂吸入或舌下给药,能迅速控制急性发作。作用快而强,但易引起心悸,久用可产生耐受性。

(2)心搏骤停:对溺水、麻醉意外及药物中毒等引起的心搏骤停,可用 $0.5 \sim 1.0$ mg 该药,心室内注射,使心跳恢复。

(3)房室传导阻滞:该药具有强大的加速房室传导作用,可舌下含服或静脉滴注治疗房室传导阻滞。

(4)休克:异丙肾上腺素能兴奋心脏,增加心排血量及扩张血管,改善微循环,在补足血容量的基础上用于治疗感染性休克及心源性休克。

4.不良反应

(1)一般不良反应:常见心悸、头痛、头晕、低血糖等。

(2)心律失常:对支气管哮喘已明显缺氧者用量过大,易使心肌耗氧量增加,导致心律失常。若哮喘患者自用气雾剂或舌下含化,应嘱咐患者勿超过规定的用药次数及吸入量。

冠心病、心肌炎、甲状腺功能亢进、心绞痛患者禁用。

(二)多巴酚丁胺

多巴酚丁胺系多巴胺的衍生物。口服无效,一般静脉滴注给药。该药能选择性地激动 β_1 受体,使心肌收缩力加强、心排血量增加,适用于心肌梗死并发心功能不全的患者。控制滴速时,一般比较安全。当滴速过快或浓度过高时,可引起心率加快或房室传导加快,少数患者出现心悸,偶尔可见心律失常。

(刘莹莹)

第六章

呼吸系统临床用药

第一节 镇 咳 药

咳嗽是呼吸道受到刺激时所产生的一种保护性反射活动,即呼吸道感受器(化学感受器、机械感受器和牵张感受器)受到刺激时,神经冲动沿迷走神经传到咳嗽中枢,咳嗽中枢被兴奋后,其神经冲动又沿迷走神经和运动神经传到效应器(呼吸道平滑肌、呼吸肌和喉头肌),并引发咳嗽。

轻度咳嗽有利于排痰,一般不需用镇咳药。但严重的咳嗽,特别是剧烈无痰的干咳可影响休息与睡眠,甚至使病情加重或引起其他并发症。此时须在对因治疗的同时,加用镇咳药。由于可能引起痰液增稠和潴留,应避免将止咳药用于慢性肺部感染,由于可能增加呼吸抑制的风险,也应避免用于哮喘。

一般说来,药物抑制咳嗽反射的任意一个环节均可产生镇咳作用。目前常用的镇咳药按其作用部位可分为两大类。①中枢性镇咳药:此类药直接抑制延脑咳嗽中枢而产生镇咳作用,其中吗啡类生物碱及其衍生物(如可卡因、福尔可定、羟蒂巴酚)因具有成瘾性而又被称为依赖性或成瘾性止咳药,此类药物往往还具有较强的呼吸抑制作用;而右美沙芬、喷托维林、氯哌司汀、普罗吗酯则属于非成瘾性或非依赖性中枢镇咳药,且在治疗剂量条件下对呼吸中枢的抑制作用不明显。中枢性镇咳药多用于无痰的干咳。②外周性(末梢性)镇咳药:凡抑制咳嗽反射弧中感受器、传入神经、传出神经以及效应器中任何一部分而止咳者,均属于此类。例如,甘草流浸膏、糖浆可保护呼吸道黏膜;祛痰药可减少痰液对呼吸道的刺激而止咳;平喘药可缓解支气管痉挛而止咳;那可丁、苯佐那酯的局麻作用可麻醉呼吸道黏膜上的牵张感受器而发挥止咳作用等。有些药(如苯丙哌林)兼具中枢性及外周性镇咳作用。

一、可待因

其他名称:甲基吗啡、Methylmorphine、Paveral。

ATC 编码:R05DA04。

(一)性状

常用可待因的磷酸盐,为白色细微的针状结晶性粉末,无臭,有风化性,水溶液显酸性反应。

可待因在水中易溶,在乙醇中微溶,在三氯甲烷或乙醚中极微溶解。

(二)药理学

可待因能直接抑制延脑的咳嗽中枢,止咳作用迅速而强大,其作用强度约为吗啡的1/4。可待因也有镇痛作用,为吗啡的1/12～1/7,但强于一般解热镇痛药。其镇静、呼吸抑制、便秘、耐受性及成瘾性等作用均较吗啡弱。

口服吸收快而完全,其生物利用度为40%～70%。一次口服后,约1 h血药浓度达高峰,$t_{1/2}$为3～4 h。可待因易于透过血-脑屏障及胎盘,主要在肝脏与葡糖醛酸结合,约15%经脱甲基变为吗啡。其代谢产物主要经尿排泄。

(三)适应证

(1)可待因用于各种原因引起的剧烈干咳和刺激性咳嗽,尤其适用于伴有胸痛的剧烈干咳。由于本品能抑制呼吸道腺体分泌和纤毛运动,故对有少量痰液的剧烈咳嗽,应与祛痰药并用。

(2)可待因可用于中等度疼痛的镇痛。

(3)可待因作为局部麻醉或全身麻醉时的辅助用药,具有镇静作用。

(四)用法和用量

(1)成人的用法和用量如下。①常用量:口服或皮下注射,一次15～30 mg,每天30～90 mg。缓释片剂一次1片(45 mg),每天2次。②极量:一次100 mg,每天250 mg。

(2)用于儿童:镇痛,口服,每次0.5～1.0 mg/kg,每天3次,或每天3 mg/kg;镇咳,为镇痛剂量的1/3～1/2。

(五)不良反应

一次口服剂量超过60 mg时,一些患者可出现兴奋、烦躁不安、瞳孔缩小、呼吸抑制、低血压、心率过缓。对小儿过量使用可致惊厥,可用纳洛酮对抗。亦可见恶心、呕吐、便秘及眩晕。

(六)禁忌证

多痰患者禁用,以防因抑制咳嗽反射,大量痰液阻塞呼吸道,继发感染而加重病情。

(七)注意

(1)长期应用亦可产生耐受性、成瘾性。

(2)妊娠期应用本品可透过胎盘使胎儿成瘾,引起新生儿戒断症状,如腹泻、呕吐、打哈欠、过度啼哭。分娩期应用可致新生儿呼吸抑制。

(3)对缓释片必须整片吞服,不可嚼碎或掰开。

(八)药物相互作用

(1)本品与抗胆碱药合用时,可加重便秘或尿潴留的不良反应。

(2)与美沙酮或其他吗啡类中枢抑制药合用时,可加重中枢性呼吸抑制作用。

(3)与肌肉松弛药合用时,呼吸抑制更为显著。

(4)本品抑制齐多夫定代谢,避免二者合用。

(5)与甲喹酮合用,可增强本品的镇咳和镇痛作用。

(6)本品可增强解热镇痛药的镇痛作用。

(7)与巴比妥类药物合用,可加重中枢抑制作用。

(8)与西咪替丁合用,可诱发精神错乱、定向力障碍及呼吸急促。

(九)制剂

普通片剂:每片15 mg;30 mg。缓释片剂:每片45 mg。

注射液:每支 15 mg(1 mL);30 mg(1 mL)。糖浆剂:0.5%,10 mL,100 mL。

二、福尔可定

其他名称:吗啉吗啡、福可定、吗啉乙基吗啡、Pholcodine、Ethnine、Pholdine、Adaphol、Pholevan。
ATC 编码:R05DA08。

(一)性状

福尔可定为白色或类白色的结晶性粉末;无臭,味苦;水溶液显碱性反应。福尔可定在乙醇、丙酮或三氯甲烷中易溶,在水中略溶,在乙醚中微溶,在稀盐酸中溶解。

(二)药理学

本品与磷酸可待因相似,具有中枢性镇咳作用,也有镇静和镇痛作用,但成瘾性较磷酸可待因弱。

(三)适应证

福尔可定可用于剧烈干咳和中等度疼痛。

(四)不良反应

不良反应偶尔见恶心、嗜睡等。可致依赖性。

(五)禁忌证

福尔可定禁用于痰多者。

(六)用法和用量

口服:常用量,一次 5～10 mg,每天 3～4 次;极量,每天 60 mg。

(七)注意

新生儿和儿童易于耐受此药,不致引起便秘和消化紊乱。

(八)制剂

片剂:每片 5 mg;10 mg;15 mg;30 mg。

(九)贮法

本品有引湿性,遇光易变质。应密封,在干燥处避光保存。

三、喷托维林

其他名称:维静宁、咳必清、托可拉斯、Toclase。
ATC 编码:R05DB05。

(一)性状

常用喷托维林的枸橼酸盐,其为白色或类白色的结晶性或颗粒性粉末;无臭,味苦。喷托维林在水中易溶,在乙醇中溶解,在三氯甲烷中略溶,在乙醚中几乎不溶。熔点 88 ℃～93 ℃。

(二)药理学

本品对咳嗽中枢有选择性抑制作用,尚有轻度的阿托品样作用和局麻作用,大剂量对支气管平滑肌有解痉作用,故它兼有中枢性和末梢性镇咳作用。其镇咳作用的强度约为可待因的 1/3。但无成瘾性。一次给药作用可持续 4～6 h。

(三)适应证

喷托维林可用于上呼吸道感染引起的无痰干咳和百日咳等,对小儿的疗效优于成人。

（四）用法和用量

口服，成人每次 25 mg，每天 3～4 次。

（五）不良反应

偶尔有轻度头晕、口干、恶心、腹胀、便秘等不良反应，乃其阿托品样作用所致。

（六）注意

青光眼及心功能不全伴有肺淤血的患者慎用。痰多者宜与祛痰药合用喷托维林。

（七）制剂

片剂：每片 25 mg。滴丸：每丸 25 mg。冲剂：每袋 10 g。糖浆剂：0.145％；0.2％；0.25％。

四、氯哌斯汀

其他名称：氯哌啶、氯苯息定、咳平、咳安宁。

ATC 编码：R05DB21。

（一）性状

氯哌斯汀为白色或类白色结晶性粉末，无臭，味苦，有麻木感，在水中易溶解。熔点为 145 ℃～156 ℃。

（二）药理学

氯哌斯汀为非成瘾性中枢性镇咳药，主要抑制咳嗽中枢，还具有 H_1 受体拮抗作用，能轻度缓解支气管平滑肌痉挛及支气管黏膜充血、水肿，这亦有助于其镇咳作用。本品的镇咳作用较可待因弱，但无耐受性及成瘾性。服药后 20～30 min 生效，作用可维持 3～4 h。

（三）适应证

适应证为急性上呼吸道炎症、慢性支气管炎、肺结核及肺癌所致的频繁咳嗽。

（四）不良反应

偶尔有轻度口干、嗜睡等不良反应。

（五）用法和用量

口服：成人，每次 10～30 mg，每天 3 次；儿童，每次 0.5～1.0 mg/kg，每天 3 次。

（六）制剂

片剂：每片 5 mg；10 mg。

（七）贮法

遮光密封保存。

五、苯丙哌林

其他名称：咳快好、咳哌宁、二苯哌丙烷、咳福乐、Pirexyl、Blascorid。

ATC 编码：R05DB02。

（一）性状

常用其磷酸盐，为白色或类白色粉末；微带特臭，味苦。苯丙哌林在水中易溶，在乙醇、三氯甲烷或苯中略溶，在乙醚或丙酮中不溶。熔点为 148 ℃～153 ℃。

（二）药理学

本品为非麻醉性镇咳剂，具有较强镇咳作用。药理研究结果证明，狗口服或静脉注射本品 2 mg/kg 可完全抑制多种刺激引起的咳嗽，其作用为可待因镇咳作用的 2～4 倍。本品除抑制咳嗽中枢外,尚可阻断肺-胸膜的牵张感受器产生的肺-迷走神经反射,并具有罂粟碱样平滑肌解痉作用,故其镇咳作用兼具中枢性和末梢性双重机制。

本品口服易吸收,服后 15～20 min 即生效,镇咳作用可持续 4～7 h。本品不抑制呼吸,不引起胆管及十二指肠痉挛或收缩,不引起便秘,未发现耐受性及成瘾性。

(三)适应证

本品可用于治疗急性支气管炎及各种原因(如感染、吸烟、刺激物、过敏)引起的咳嗽,对刺激性干咳疗效佳。有报道称本品的镇咳疗效优于磷酸可待因。

(四)不良反应

偶尔见口干、胃部烧灼感、食欲缺乏、乏力、头晕和药疹等不良反应。

(五)用法和用量

成人,口服,一次 20～40 mg,每天 3 次;缓释片一次 1 片,每天 2 次。儿童用量酌减。

(六)禁忌证

对本品过敏者禁用。

(七)注意

服用时需整片吞服,切勿嚼碎,以免引起口腔麻木。妊娠期妇女应在医师指导下应用。

(八)制剂

片(胶囊)剂:每片(粒)20 mg。泡腾片:每片 20 mg。缓释片剂:每片 40 mg。口服液:10 mg/10 mL;20 mg/10 mL。冲剂:每袋 20 mg。

(九)贮法

密闭、避光保存。

六、二氧丙嗪

其他名称:双氧异丙嗪、克咳敏、Oxymeprazine、Prothanon。

(一)性状

其盐酸盐为白色至微黄色粉末或结晶性粉末;无臭,味苦。在水中溶解,在乙醇中极微溶解。

(二)药理学

本品具有较强的镇咳作用,并具有抗组胺、解除平滑肌痉挛、抗感染和局部麻醉作用,还可增强免疫功能,尤其是细胞免疫。

(三)适应证

本品可用于慢性支气管炎,镇咳疗效显著。双盲法对照试验指出,10 mg 本品的镇咳作用约与 15 mg 可待因相当。多于服药后 30～60 min 显效,作用持续 4～6 h。本品尚可用于过敏性哮喘、荨麻疹、皮肤瘙痒症等。未见耐药性与成瘾性。

(四)用法和用量

口服。常用量:每次 5 mg,每天 2 次或 3 次;极量:一次 10 mg,每天 30 mg。

(五)不良反应

常见困倦、乏力等不良反应。

(六)禁忌证

高空作业及驾驶车辆、操纵机器者禁用。①治疗量与中毒量接近,不得超过极量。②癫痫、肝功能不全者慎用。

（七）制剂

片剂：每片 5 mg。颗粒剂：每袋 3 g（含 1.5 mg 二氧丙嗪）。

七、右美沙芬

其他名称：美沙芬、右甲吗喃、Romilar、Tussade、Sedatuss。

ATC 编码：R05DA09。

（一）性状

本品的氢溴酸盐为白色或类白色结晶性粉末，无味或微苦，溶于水、乙醇，不溶于乙醚。熔点为 125 ℃左右。

（二）药理学

本品为吗啡类左啡诺甲基醚的右旋异构体，通过抑制延髓咳嗽中枢而发挥中枢性镇咳作用。其镇咳强度与可待因相等或略强。无镇痛作用，长期应用未见耐受性和成瘾性。治疗剂量不抑制呼吸。

口服吸收好，15～30 min 起效，作用可维持 3～6 h。血浆中原形药物浓度很低。其主要活性代谢产物 3-甲氧吗啡烷在血浆中浓度高，$t_{1/2}$ 为 5 h。

（三）适应证

本药可用于干咳，适用于感冒、急性或慢性支气管炎、支气管哮喘、咽喉炎、肺结核以及其他上呼吸道感染时的咳嗽。

（四）用法和用量

口服，成人，每次 10～30 mg，每天 3 次。每天最大剂量 120 mg。

（五）不良反应

偶尔有头晕、轻度嗜睡、口干、便秘等不良反应。

（六）禁忌证

妊娠 3 个月内妇女及有精神病史者禁用。

（七）注意

妊娠期妇女及痰多患者慎用。

（八）药物相互作用

（1）与奎尼丁、胺碘酮合用，可升高本品的血药浓度，出现中毒反应。

（2）与氟西汀、帕罗西汀合用，可加重本品的不良反应。

（3）与单胺氧化酶抑制剂并用时，可致高热、昏迷等症状。

（4）与其他中枢抑制药合用可增强本品的中枢抑制作用。

（5）酒精可增强本品的中枢抑制作用。

（九）制剂

普通片剂：每片 10 mg；15 mg。分散片：每片 15 mg。缓释片：每片 15 mg；30 mg。胶囊剂：每粒 15 mg。颗粒剂：每袋 7.5 mg；15 mg。糖浆剂：每瓶 15 mg（20 mL）；150 mg（100 mL）。注射剂：每支 5 mg。

复方美沙芬片：每片含对乙酰氨基酚 0.5 g、氢溴酸右美沙芬 15 mg、盐酸苯丙醇胺 12.5 mg、氯苯那敏 2 mg。复方美沙芬片用于流行性感冒、普通感冒及上呼吸道感染，可减轻发烧、咳嗽、咽痛、头痛、周身痛、流涕、打喷嚏、眼部发痒、流泪、鼻塞等症状。口服，每次 1～2 片，每天 3～

4 次。12 岁以下儿童遵医嘱服。主要不良反应为嗜睡,偶尔有头晕、口干、胃不适及一过性转氨酶(ALT)水平升高。肝病患者慎用。

复方氢溴酸右美沙芬糖浆:每 10 mL 内含氢溴酸右美沙芬 30 mg,愈创甘油醚 0.2 g。

(十)贮法

遮光密闭保存。

八、福米诺苯

其他名称:胺酰苯吗啉、Oleptan、Noleptan、Finaten。

(一)性状

本品为白色或类白色粉末,无臭,味苦,具有强烈刺激味。本品在酸中易溶,在乙醇中略溶,在三氯甲烷中微溶,在水中极微溶解。熔点为 206 ℃~208 ℃(熔融时分解)。

(二)药理学

本品的镇咳特点是抑制咳嗽中枢的同时,具有兴奋呼吸中枢作用。其镇咳作用与可待因接近。呼吸道阻塞和呼吸功能不全者使用本品后,可改善换气功能,使动脉氧分压升高,二氧化碳分压降低。

(三)适应证

本品用于各种原因引起的慢性咳嗽及呼吸困难。用于小儿顽固性百日咳,奏效较二氢可待因快,且无成瘾性。对某些病例本品还能促进支气管的分泌,降低痰液的黏滞性,有利于咳痰。

(四)用法和用量

口服,每次 80~160 mg,每天 2~3 次。静脉注射,40~80 mg,加入 25% 的葡萄糖溶液中,缓慢注入。

(五)注意

大剂量可致血压降低。

(六)制剂

片剂:每片 80 mg。注射剂:每支 40 mg(1 mL)。

九、苯佐那酯

其他名称:退嗽、退嗽露、Tessalon、Ventussin。

ATC 编码:R05DB01。

(一)性状

本品为淡黄色黏稠液体,可溶于冷水,但不溶于热水,能溶于大多数有机溶剂。

(二)药理学

本品的化学结构与丁卡因相似,故本品具有较强的局部麻醉作用。本品吸收后分布于呼吸道,对肺脏的牵张感受器及感觉神经末梢有明显抑制作用,抑制肺-迷走神经反射,从而阻断咳嗽反射的传入冲动,产生镇咳作用。本品镇咳作用的强度略低于可待因,但它不抑制呼吸,支气管哮喘患者用药后,使呼吸加深加快,每分钟通气量增加。口服后 10~20 min 产生作用,持续 2~8 h。

(三)适应证

本品可用于急性支气管炎、支气管哮喘、肺炎、肺癌所引起的刺激性干咳、阵咳等,也可用于支气管镜、喉镜或支气管造影前预防咳嗽。

（四）用法和用量

口服，每次 50～100 mg，每天 3 次。

（五）不良反应

本品有时可引起嗜睡、恶心、眩晕、胸部紧迫感和麻木感、皮疹等不良反应。

（六）禁忌证

多痰患者禁用。

（七）注意

服用时勿嚼碎，以免引起口腔麻木。

（八）制剂

糖衣丸或胶囊剂：每粒 25 mg；50 mg；100 mg。

十、那可丁

其他名称：Noscapine。

ATC 编码：R05DA07。

（一）性状

本品为白色结晶性粉末或有光泽的棱柱状结晶，无臭。常用其盐酸盐。本品在三氯甲烷中易溶，苯中略溶，乙醇或乙醚中微溶，在水中几乎不溶。熔点为 174 ℃～177 ℃。

（二）药理学

本品通过抑制肺牵张反射、解除支气管平滑肌痉挛而产生外周性镇咳作用，尚具有呼吸中枢兴奋作用，无成瘾性。

（三）适应证

本品可用于阵发性咳嗽。

（四）用法和用量

口服，每次 15～30 mg，每天 2～3 次，剧咳可用至每次 60 mg。

（五）不良反应

偶尔有恶心、头痛、嗜睡等不良反应。

（六）注意

大剂量可引起支气管痉挛。本品不宜用于多痰患者。

（七）制剂

片剂：每片 10 mg；15 mg。糖浆剂：每瓶 100 mL。

阿斯美胶囊（强力安喘通胶囊）：每粒胶囊含那可丁 7 mg，盐酸甲氧那明 12.5 mg，氨茶碱 25 mg，氯苯那敏 2 mg。口服，成人一次 2 粒，每天 3 次；15 岁以下儿童剂量减半。

（狄咏赟）

第二节 祛 痰 药

痰是呼吸道炎症的产物，可刺激呼吸道黏膜引起咳嗽，并可加重感染。祛痰药可稀释痰液或液化黏痰,使之易于咳出。按其作用方式可将祛痰药分为三类。①恶心性祛痰药和刺激性祛痰药:前者如氯化铵、碘化钾、愈创甘油醚、桔梗流浸膏、远志流浸膏,口服后可刺激胃黏膜,引起轻微的恶心,反射性地促进呼吸道腺体分泌增加,使痰液稀释,易于咳出。后者是一些挥发性物质(如桉叶油、安息香酊),加入沸水中,其蒸汽亦可刺激呼吸道黏膜,增加腺体分泌,使痰液变稀,易于咳出。②黏痰溶解剂:如氨溴索、乙酰半胱氨酸、沙雷肽酶,可分解痰液的黏性成分(如黏多糖和黏蛋白),使黏痰液化,黏滞性降低而易于咳出。③黏液稀释剂:如羧甲司坦、稀化黏素,主要作用于气管、支气管的黏液产生细胞,促其分泌黏滞性低的分泌物,使呼吸道分泌的流变性恢复正常,痰液由黏变稀,易于咳出。

一、氯化铵

其他名称:氯化𨰥、卤砂、Ammonium Muriate、Salmaic。

ATC 编码:G04BA01。

(一)性状

本品为无色结晶或白色结晶性粉末,无臭,味咸、凉,有引湿性。本品在水中易溶,在乙醇中微溶。

(二)药理学

口服后刺激胃黏膜的迷走神经末梢,引起轻度的恶心,反射性地引起气管、支气管腺体分泌增加。部分氯化铵吸收入血后,经呼吸道排出,由于盐类的渗透压作用而带出水分,使痰液稀释,易于咳出。本品能增加肾小管的氯离子浓度,因而增加钠和水的排出,具有利尿作用。口服吸收完全,其氯离子吸收入血后可酸化体液和尿液,并可纠正代谢性碱中毒。

(三)适应证

本品可用于急性呼吸道炎症时痰黏稠不易咳出的病例。常与其他止咳祛痰药配成复方制剂应用。纠正代谢性碱中毒(碱血症)。其酸化尿液作用可使一些需在酸性尿液中显效的药物(如乌洛托品)产生作用;本品也可增强汞剂的利尿作用以及四环素和青霉素的抗菌作用,还可促进碱性药物(如哌替啶、苯丙胺、普鲁卡因)的排泄。

(四)用法和用量

(1)祛痰:口服,成人一次 0.3～0.6 g,每天 3 次。

(2)治疗代谢性碱中毒或酸化尿液:静脉滴注,每天 2～20 g,每小时不超过 5 g。

(五)不良反应

(1)吞服片剂或剂量过大可引起恶心、呕吐、胃痛等胃刺激症状,宜溶于水中、餐后服用。

(2)本品可增加血氨浓度,于肝功能不全者可能诱发肝性脑病。

(六)禁忌证

(1)肝、肾功能不全者禁用。

(2)应用过量或长期服用易致高氯性酸中毒,代谢性酸血症患者禁用。

(七)注意

静脉滴注速度过快,可致惊厥或呼吸停止。溃疡病患者慎用。

(八)药物相互作用

(1)与阿司匹林合用,本品可减慢阿司匹林排泄,增强其疗效。

(2)与氯磺丙脲合用,可增强氯磺丙脲的降血糖作用。

(3)与氟卡尼合用,可减弱氟卡尼的抗心律失常作用。

(4)本品可促进美沙酮的体内清除,降低其疗效。

(5)本品可增加氟卡尼的排泄,降低其疗效。

(6)本品不宜与排钾利尿药、磺胺嘧啶、呋喃妥因等合用。

(九)制剂

片剂:每片 0.3 g。注射液:每支 5 g(500 mL)。

二、溴己新

其他名称:溴己铵、必消痰、必嗽平、溴苄环己铵、Bisolvon、Broncokin。

ATC 编码:R05CB02。

(一)性状

本品为鸭嘴花碱经结构改造得到的半合成品,常用其盐酸盐。本品为白色或类白色结晶性粉末;无臭,无味。本品在乙醇或三氯甲烷中微溶,在水中极微溶解。熔点为 239 ℃~243 ℃。

(二)药理学

本品具有较强的黏痰溶解作用,主要作用于气管、支气管黏膜的黏液产生细胞,抑制痰液中酸性黏多糖蛋白的合成,并可使痰中的黏蛋白纤维断裂,因此使气管、支气管分泌的流变学特性恢复正常,黏痰减少,痰液稀释而易于咳出。本品的祛痰作用尚与其促进呼吸道黏膜的纤毛运动及具有恶心性祛痰作用有关。服药后约 1 h 起效,4~5 h 作用达高峰,疗效维持 6~8 h。

(三)适应证

本品可用于慢性支气管炎、哮喘、支气管扩张、硅沉着病等有白色黏痰又不易咳出的患者。脓性痰患者需加用抗生素控制感染。

(四)用法和用量

口服:成人一次 8~16 mg。肌内注射:一次 4~8 mg,每天 2 次。静脉滴注:每天 4~8 mg,加入 5% 的葡萄糖氯化钠溶液 500 mL。气雾吸入:一次 2 mL,每天 2~3 次。

(五)不良反应

偶尔有恶心、胃部不适,减量或停药后可消失。严重的不良反应为出皮疹、遗尿。

(六)禁忌证

对溴己新过敏者禁用。

(七)注意

本品宜餐后服用,胃溃疡患者慎用。

(八)药物相互作用

本品能增加阿莫西林、四环素类抗生素在肺内或支气管的分布浓度,合用时能增强抗菌疗效。

(九)制剂

片剂:每片 4 mg;8 mg。注射液:每支 0.2%,2 mg(1 mL);4 mg(2 mL)。气雾剂:0.2%溶液。

复方氯丙那林溴己新片:含盐酸氯丙那林 5 mg、盐酸溴己新 10 mg、盐酸去氯羟嗪 25 mg。

复方氯丙那林溴己新胶囊:含盐酸氯丙那林 5 mg、盐酸溴己新 10 mg、盐酸去氯羟嗪 25 mg。

三、氨溴索

其他名称:溴环己胺醇、沐舒坦、美舒咳、安布索、百沫舒、平坦、瑞艾乐、兰苏、兰勃素、Bronchopront、Mucosolvan、Lasolvan、Mucovent、Musco、Bromussyl。

ATC 编码:R05CB06。

(一)性状

常用其盐酸盐。本品为白色或类白色结晶性粉末,无臭。本品溶于甲醇,在水或乙醇中微溶。

(二)药理学

本品为溴己新在体内的活性代谢产物,能促进肺表面活性物质的分泌及气道液体分泌,使痰中的黏多糖蛋白纤维断裂,促进黏痰溶解,显著降低痰黏度,增强支气管黏膜纤毛运动,促进痰液排出。本品改善通气功能和呼吸困难状况。其祛痰作用显著,超过溴己新,且毒性小,耐受性好。

雾化吸入或口服后 1 h 内生效,作用维持 3~6 h。

(三)适应证

本品可用于急、慢性支气管炎及支气管哮喘、支气管扩张、肺气肿、肺结核、肺尘埃沉着病、手术后的咳痰困难等。注射给药可用于术后肺部并发症的预防及早产儿、新生儿呼吸窘迫综合征的治疗。

本品高剂量(每次 250~500 mg,每天 2 次)有降低血浆尿酸浓度和促进尿酸排泄的作用,可用于治疗痛风。

(四)用法和用量

口服:成人及 12 岁以上儿童每次 30 mg,每天 3 次。长期使用(14 d 后)剂量可减半。静脉注射、肌内注射及皮下注射:成人每次 15 mg,每天 2 次。亦可加入生理盐水或葡萄糖溶液中静脉滴注。

(五)不良反应

不良反应较少,仅少数患者出现轻微的胃肠道反应,如胃部不适、胃痛、腹泻。偶尔见皮疹等变态反应,出现过敏症状应立即停药。

(六)禁忌证

对本品过敏者禁用。

(七)注意

妊娠头 3 个月慎用。注射液不应与 pH 大于 6.3 的其他溶液混合。

(八)药物相互作用

(1)本品与阿莫西林、阿莫西林/克拉维酸、氨苄西林、头孢呋辛、红霉素、多西环素等抗生素合用,可增加这些抗生素在肺内的分布浓度,增强其抗菌疗效。

(2)本品与 β_2 受体激动剂及茶碱等支气管扩张剂合用有协同作用。

(九)制剂

片剂:每片 15 mg;30 mg。胶囊剂:每粒 30 mg。缓释胶囊:每粒 75 mg。口服溶液剂:每支 15 mg(5 mL);180 mg(60 mL);300 mg(100 mL);600 mg(100 mL)。气雾剂:每瓶 15 mg(2 mL)。注射液:每支 15 mg(2 mL)。

（十）贮法

遮光、密闭保存。

氨溴特罗口服液：每 100 mL（含盐酸氨溴索 150 mg，盐酸克伦特罗 0.1 mg）。一次 20 mL，每天 2 次。

四、溴凡克新

其他名称：溴环己酰胺、Brovan、Bronquimucil、Brovaxine。

（一）药理学

本品亦为溴己新的活性代谢物，可使痰中酸性黏多糖纤维断裂，降低痰液黏度，使其液化而易于咳出，同时改善肺通气功能。本品口服或直肠给药吸收良好，服后 3～4 h，血浓度达到最高峰。毒性低。

（二）适应证

本品可用于急、慢性支气管炎。

（三）用法和用量

口服，成人每次 15～30 mg，每天 3 次。

（四）制剂

片剂：每片 15 mg；30 mg。

五、乙酰半胱氨酸

其他名称：痰易净、易咳净、富露施、Mucomyst、Airbron、Fluimucil、Mucofilin、Mucisol。
ATC 编码：R05CB01。

（一）性状

本品为白色结晶性粉末，有类似蒜的臭气，味酸，有引湿性，在水或乙醇中易溶。熔点为 101 ℃～107 ℃。

（二）药理学

本品具有较强的黏痰溶解作用。其分子中所含巯基能使白色黏痰中的黏多糖蛋白多肽链中的二硫键断裂，还可通过分解核糖核酸酶，使脓性痰中的 DNA 纤维断裂，故不仅能溶解白色黏痰还能溶解脓性痰，从而降低痰的黏滞性，并使之液化，易于咳出。此外，本品进入细胞内后，可脱去乙酰基形成 L-半胱氨酸，参与谷胱甘肽（GSH）的合成，故有助于保护细胞免受氧自由基等毒性物质的损害。

（三）适应证

（1）本品可用于手术后、急性和慢性支气管炎、支气管扩张、肺结核、肺炎、肺气肿等引起的黏稠分泌物过多所致的咳痰困难。

（2）本品可用于对乙酰氨基酚中毒的解毒以及环磷酰胺引起的出血性膀胱炎的治疗。

（四）用法和用量

（1）喷雾吸入：仅用于非应急情况下。临用前用氯化钠溶液使其溶解成 10% 的溶液，每次 1～3 mL，每天 2～3 次。

（2）气管滴入：急救时以 5% 的溶液经气管插管或气管套管直接滴入气管内，每次 0.5～2.0 mL，每天 2～4 次。

(3)气管注入:急救时以 5% 的溶液用 1 mL 注射器自气管的甲状软骨环骨膜处注入气管腔内,每次 0.5～2.0 mL(婴儿每次 0.5 mL,儿童每次 1 mL,成人每次 2 mL)。

(4)口服:成人一次 200 mg,每天 2～3 次。

(五)不良反应

本品可引起咳呛、支气管痉挛、恶心、呕吐、胃炎等不良反应,减量即可缓解,如遇恶心、呕吐,可暂停给药。支气管痉挛可用异丙肾上腺素缓解。

(六)禁忌证

支气管哮喘者禁用。

(七)注意

(1)本品直接滴入呼吸道可产生大量痰液,需用吸痰器吸引排痰。

(2)不宜与金属、橡皮、氧化剂、氧气接触,故喷雾器须用玻璃或塑料制作。

(3)本品应临用前配制,用剩的溶液应严封贮于冰箱中,48 h 内用完。

(八)药物相互作用

(1)本品可减弱青霉素、四环素、头孢菌素类的抗菌活性,故不宜同时应用;必要时间隔 4 h 交替使用。

(2)本品与硝酸甘油合用可增加低血压和头痛的发生率。

(3)本品与金制剂合用,可增加金制剂的排泄。

(4)本品与异丙肾上腺素合用或交替使用可提高药效,减少不良反应。

(5)本品与碘化油、糜蛋白酶、胰蛋白酶有配伍禁忌。

(九)制剂

片剂:每片 200 mg;500 mg。喷雾剂:每瓶 0.5 g;1 g。颗粒剂:每袋 100 mg。泡腾片:每片 600 mg。

六、羧甲司坦

其他名称:羧甲基半胱氨酸、贝莱、费立、卡立宁、康普利、强利痰灵、强利痰灵、美咳片、Carboxymethyl Cysteine、Mucodyne、Mucotab、Mucocis、Loviscol、Transbronchin。

ATC 编码:R05CB03。

(一)性状

本品为白色结晶性粉末,无臭。本品在热水中略溶,在水中极微溶解,在乙醇或丙酮中不溶,在酸或碱溶液中易溶。

(二)药理学

本品为黏液稀释剂,主要在细胞水平影响支气管腺体的分泌,使低黏度的唾液黏蛋白分泌增加,而高黏度的岩藻黏蛋白产生减少,因而使痰液的黏滞性降低,痰液易于咳出。本品口服有效,起效快,服后 4 h 即可见明显疗效。

(三)适应证

本品可用于慢性支气管炎、支气管哮喘等疾病引起的痰液黏稠、咳痰困难和痰阻气管等;亦可用于防治手术后咳痰困难和肺炎并发症;用于小儿非化脓性中耳炎,有预防耳聋的效果。

(四)用法和用量

口服,成人每次 0.25～0.50 g,每天 3 次。儿童每天 30 mg/kg。

（五）不良反应

偶尔有轻头晕、恶心、胃部不适、腹泻、胃肠道出血、皮疹等不良反应。

（六）注意

（1）本品与强效镇咳药合用，会导致稀化的痰液堵塞气道。

（2）有消化道溃疡病史者慎用。

（3）有慢性肝脏疾病的老年患者应减量。

（七）制剂

口服液：每支 0.2 g（10 mL）；0.5 g（10 mL）。糖浆剂：2%（20 mg/mL）。片剂：每片 0.25 g。泡腾剂：每包 0.25 g。

（八）贮法

密闭，于阴凉干燥处保存。

七、沙雷肽酶

其他名称：舍雷肽酶、达先、敦净、释炎达、Dasen。

（一）性状

沙雷肽酶是从沙雷杆菌提取的蛋白水解酶，为稍有特殊臭味的灰白色到淡褐色粉末。

（二）药理学

本品具有很强的抗感染症、消肿胀作用和分解变性蛋白质、缓激肽、纤维蛋白凝块作用，故可加速痰、脓和血肿液化与排出，促进血管、淋巴管对分解物的吸收，改善炎症病灶的循环，从而起到消炎消肿作用，还能增加抗生素在感染灶和血中的浓度，从而增强抗生素的作用。

（三）适应证

本品可用于手术后和外伤后消炎及鼻窦炎、乳腺淤积、膀胱炎、附睾炎、牙周炎、牙槽肿胀等疾病的消炎，还可用于支气管炎、肺结核、支气管哮喘、麻醉后的排痰困难等。国外报道本品可用于治疗儿童耳炎。

（四）用法和用量

口服：成人每次 5～10 mg，每天 3 次，餐后服。

（五）不良反应

偶尔见黄疸、转氨酶（ALT、AST、γ-GTP）水平升高、厌食、恶心、呕吐、腹泻等。偶尔见鼻出血、血痰等出血倾向。偶尔见皮肤发红，瘙痒、药疹等变态反应。

（六）注意

有严重肝、肾功能障碍和血液凝固异常者慎用。使用本品时应让患者及时咳出痰液，应及时给呼吸道插管患者吸出痰液，以防止痰液阻塞呼吸道。

（七）药物相互作用

（1）本品增加青霉素、氨苄西林、磺苄西林等抗生素在感染灶和血中的浓度，增强抗生素的作用。

（2）本品与抗凝血药合用时，可增强抗凝血药的作用。

（3）本品与促凝血药合用时可产生部分药理性拮抗作用。

（八）制剂

肠溶片：每片 5 mg（10 000 单位）；10 mg（20 000 单位）。

（王春玲）

第三节　平　喘　药

喘息是呼吸系统疾病的常见症状之一,尤其多见于支气管哮喘和喘息性支气管炎,是支气管平滑肌痉挛和支气管黏膜炎症引起的分泌物增加和黏膜水肿所致的小气道阻塞的结果。

哮喘的发病机制包括遗传和环境因素,多数人的哮喘发作包括两个时相,即速发相和迟发相。速发相多与Ⅰ型(速发型)变态反应有关。哮喘患者接触抗原后,体内产生抗体免疫球蛋白 E(IgE),并结合于肥大细胞表面,使肥大细胞致敏。再次吸入抗原后,抗原与致敏肥大细胞表面的抗体结合,使肥大细胞裂解脱颗粒,释放变态反应介质,如组胺、白三烯 C_4 和 D_4(LTC_4 和 LTD_4)、前列腺素 D_2(PGD_2)、嗜酸性粒细胞趋化因子 A(ECF-A)。这些介质引起血管通透性增加,黏膜下多种炎性细胞(如巨噬细胞、嗜酸性粒细胞和多形核粒细胞)浸润,刺激支气管平滑肌痉挛,气道黏膜水肿,黏液分泌增加,从而导致气道狭窄、阻塞甚至气道构形重建。哮喘的迟发相反应可在夜间出现,是继发于速发相的进展性炎症反应,主要是患者支气管黏膜的 Th2 细胞活化,生成 Th2 型细胞因子,进一步吸引其他炎症细胞(如嗜酸性粒细胞)到黏膜表面。迟发相的炎症介质有半胱氨酰白三烯,白介素 IL-3、IL-5 和 IL-8,毒性蛋白,嗜酸性粒细胞阳离子蛋白,主要碱性蛋白以及嗜酸性粒细胞衍生的神经毒素。这些介质在迟发相反应中起重要作用,毒性蛋白引起上皮细胞的损伤和缺失。此外,腺苷、诱导型 NO 和神经肽也可能涉及迟发相反应。

当发生支气管黏膜炎症时,中性粒细胞、嗜酸性粒细胞及肥大细胞释放的溶酶体酶、炎性细胞因子产生的活性氧自由基等可损伤支气管上皮细胞,分布在黏膜的感觉传入神经纤维暴露,并使气管上皮舒张因子(EpDRF)生成减少,遇冷空气、灰尘及变应原刺激时,感觉传入神经通过轴索反射,释放出 P 物质、神经激肽 A 和降钙素基因相关肽(CGRP),引起气道高反应性(bronchial hyperresponsiveness,BHR),则更易诱发和加重喘息。

对哮喘发病机制的解释有受体学说,即认为喘息发作时 β 受体功能低下,这可能与哮喘患者血清中存在 $β_2$ 受体的自身抗体,并导致肺中 $β_2$ 受体密度降低有关。由于在肺中 $β_2$ 受体密度降低的同时,α 受体密度增加,故亦有哮喘发病时的 α 受体功能亢进学说。根据哮喘患者的呼吸道对乙酰胆碱具有高反应性,学者还提出了哮喘发病的 M 胆碱受体功能亢进学说。

平喘药是指能作用于哮喘发病的不同环节,以缓解或预防哮喘发作的药物。常用平喘药可分为以下六类:β 肾上腺素受体激动剂、M 胆碱受体拮抗剂、黄嘌呤类药物、过敏介质阻释剂、肾上腺糖皮质激素类、抗白三烯类药物。近年来的发展趋势是将上述几类药物制成吸入型制剂,或配伍制成复方制剂,以增强呼吸道局部疗效并减少全身用药的不良反应。

一、β 肾上腺素受体激动剂

该类药物包括非选择性的 β 肾上腺素受体激动剂,如肾上腺素、麻黄碱和异丙肾上腺素;选择性 $β_2$ 肾上腺素受体激动剂,如沙丁胺醇、特布他林。它们主要通过激动呼吸道的 $β_2$ 受体,激活腺苷酸环化酶,使细胞内的环磷腺苷(cAMP)含量增加,游离 Ca^{2+} 减少,从而松弛支气管平滑肌,抑制炎性细胞释放变态反应介质,增强纤毛运动与黏液清除,降低血管通透性,减轻呼吸道水肿,而发挥平喘作用。近些年来还有对 $β_2$ 受体选择性更强,作用维持时间更久的福莫特罗、沙美特罗、班布特罗等用于临床。本类药物扩张支气管作用强大而迅速,疗效确实,已成为治疗急性哮喘的一线药物。

(一)麻黄碱

麻黄碱是从中药麻黄中提取的生物碱,可人工合成。

其他名称:麻黄素、Sanedrine、Ephetonin。

ATC 编码:R01AA03。

1.性状

常用其盐酸盐。本品为白色针状结晶或结晶性粉末;无臭,味苦。本品在水中易溶,在乙醇中溶解,在氯仿或乙醚中不溶。熔点为 217 ℃~220 ℃。

2.药理学

本品可直接激动肾上腺素受体,也可通过促使肾上腺素能神经末梢释放去甲肾上腺素而间接激动肾上腺素受体,对 α 和 β 受体均有激动作用。

(1)心血管系统:使皮肤、黏膜和内脏血管收缩,血流量减少;冠脉和脑血管扩张,血流量增加。用药后血压升高,脉压加大。使心收缩力增强,心排血量增加。由于血压升高反射性地兴奋迷走神经,故心率不变或稍慢。

(2)支气管:松弛支气管平滑肌;其 α 效应尚可使支气管黏膜血管收缩,减轻充血水肿,有利于改善小气道阻塞。但长期应用致黏膜血管过度收缩,毛细血管压增加,充血水肿加重。此外,α 效应尚可加重支气管平滑肌痉挛。

(3)中枢神经系统:兴奋大脑皮层和皮层下中枢,产生精神兴奋、失眠、不安和震颤等。

口服后易自肠吸收,可通过血-脑屏障进入脑脊液。V_d 为 3~4 L/kg,吸收后仅少量脱胺氧化,79%以原形经尿排泄。作用较肾上腺素弱而持久 $t_{1/2}$ 为 3~4 h。

3.适应证

本品可预防支气管哮喘发作和缓解轻度哮喘发作,对急性重度哮喘发作效果不佳。本品可用于蛛网膜下腔麻醉或硬膜外麻醉引起的低血压及慢性低血压症,治疗各种原因引起的鼻黏膜充血、肿胀引起的鼻塞。

4.用法和用量

(1)支气管哮喘:口服,成人常用量一次 15~30 mg,每天 45~90 mg;极量,一次 60 mg,每天 150 mg。皮下或肌内注射:成人常用量一次 15~30 mg,每天 45~60 mg;极量,一次 60 mg,每天 150 mg。

(2)蛛网膜下腔麻醉或硬膜外麻醉时维持血压:麻醉前皮下注射或肌内注射 20~50 mg。用于治疗慢性低血压症,每次口服 20~50 mg,每天 2 次或 3 次。

(3)解除鼻黏膜充血、水肿:以 0.5%~1.0%的溶液滴鼻。

5.不良反应

大量长期使用可引起震颤、焦虑、失眠、头痛、心悸、有发热感、出汗等不良反应。晚间服用时,常加服镇静催眠药(如苯巴比妥)以防失眠。

6.禁忌证

甲状腺功能亢进症、高血压、动脉硬化、心绞痛等患者禁用。

7.注意

短期反复使用可致快速耐受现象,作用减弱,停药数小时可恢复。

8.药物相互作用

麻黄碱与巴比妥类、苯海拉明、氨茶碱合用产生的中枢抑制、抗过敏、抗胆碱作用可解除支气管痉挛、减少腺体分泌。忌与帕吉林等单胺氧化酶抑制剂合用,以免引起血压过高。

9.制剂

片剂:每片 15 mg;25 mg;30 mg。注射液:每支 30 mg(1 mL);50 mg(1 mL)。滴鼻剂:0.5%(小儿);1%(成人);2%(检查、手术或止血时用)。

(二)异丙肾上腺素

其他名称:喘息定、治喘灵、Isoproterenol、Isuprel、Aludrine。

ATC 编码:R03AB02。

1.性状

常用其盐酸盐。本品为白色或类白色结晶性粉末;无臭,味微苦,遇光和空气渐变色;在碱性溶液中更易变色;在水中易溶,在乙醇中略溶,在三氯甲烷或乙醚中不溶。熔点为 165 ℃ ～170 ℃。

2.药理学

本品为非选择性肾上腺素 β 受体激动剂,对 β_1 和 β_2 受体均有强大的激动作用,对 α 受体几乎无作用。主要作用如下。

(1)本品作用于心脏 β_1 受体,使心收缩力增强,心率加快,传导加速,心排血量和心肌耗氧量增加。

(2)本品作用于血管平滑肌 β_2 受体,使骨骼肌血管明显舒张,肾、肠系膜血管及冠状动脉亦不同程度地舒张,血管总外周阻力降低。其心血管作用导致收缩压升高,舒张压降低,脉压变大。

(3)本品作用于支气管平滑肌 β_2 受体,使支气管平滑肌松弛。

(4)本品促进糖原和脂肪分解,增加组织耗氧量。

本品口服无效,临床多采用气雾吸入给药,亦可舌下含服,在 2～5 min 经舌下静脉丛吸收而迅速奏效。其生物利用度为 80%～100%。有效血浓度为 0.5～2.5 mg/mL,V_d 为 0.7 L/kg。在肝脏与硫酸结合,在其他组织被儿茶酚氧位甲基转移酶甲基化代谢灭活。静脉给药后,尿中排泄原形药物和甲基化代谢产物各占 50%。气雾吸入后,尿中排泄物全部为甲基化代谢产物。

3.适应证

(1)支气管哮喘:适用于控制哮喘急性发作,常气雾吸入给药,作用快而强,但持续时间短。

(2)心搏骤停:治疗各种原因(如溺水、电击、手术意外和药物中毒)引起的心搏骤停。必要时可与肾上腺素和去甲肾上腺素配伍使用。

(3)本品可治疗房室传导阻滞。

(4)抗休克:心源性休克和感染性休克。对中心静脉压高、心排血量低者,应在补足血容量的基础上再用本品。

4.用法和用量

(1)支气管哮喘:舌下含服,成人常用量,一次 10～15 mg,每天 3 次;极量,一次 20 mg,每天 60 mg。气雾剂吸入,常用量,一次 0.1～0.4 mg;极量,一次 0.4 mg,每天 2.4 mg。重复使用的间隔时间不应少于 2 h。

(2)心搏骤停:心腔内注射 0.5～1.0 mg。

(3)房室传导阻滞:二度者采用舌下含片,每次 10 mg,每 4 h 1 次;三度者若心率低于

40 次/分钟,可将 0.5～1.0 mg 异丙肾上腺素溶于 200～300 mL 5％的葡萄糖溶液,缓慢静脉滴注。

(4)抗休克:将 0.5～1.0 mg 异丙肾上腺素加于 200 mL 5％的葡萄糖溶液中,静脉滴注,滴速为 0.5～2.0 μg/min,根据心率调整滴速,使收缩压维持在 12.0 kPa(90 mmHg),脉压在 2.7 kPa(20 mmHg)以上,心率 120 次/分钟以下。

5.不良反应

常见心悸、头痛、头晕、喉干、恶心、软弱无力及出汗等不良反应。对已有明显缺氧的哮喘患者用量过大,易致心肌耗氧量增加,易致心律失常,甚至可致室性心动过速及心室颤动。成人心率超过 120 次/分钟,小儿心率超过 140 次/分钟时,应慎用。

6.禁忌证

冠心病、心绞痛、心肌梗死、嗜铬细胞瘤及甲状腺功能亢进患者禁用。

7.注意

舌下含服时,宜将药片嚼碎;含于舌下,否则达不到速效。过多、反复应用气雾剂可产生耐受性,此时,不仅 β 受体激动剂之间有交叉耐受性,对内源性肾上腺素能递质也产生耐受性,使支气管痉挛加重,疗效降低,甚至增加死亡率。故应限制吸入次数和吸入量。

8.药物相互作用

(1)本品与其他拟肾上腺素药有相加作用,但不良反应也增多。

(2)本品与普萘洛尔合用时,可拮抗本品的作用。

(3)三环类抗抑郁药可能增强其作用。

(4)本品与三环类抗抑郁药丙咪嗪、丙卡巴肼合用可增加本品的不良反应。

(5)本品与洋地黄类药物合用,可加剧心动过速。

(6)钾盐引起血钾水平升高,增强本品对心肌的兴奋作用,易致心律失常,禁止合用。

(7)本品与茶碱合用可降低茶碱的血药浓度。

9.制剂

片剂:每片 10 mg。纸片:每片 5 mg。

气雾剂:浓度为 0.25％,每瓶可喷吸 200 次左右,每揿约 0.175 mg。注射液:每支 1 mg(2 mL)。

复方盐酸异丙肾上腺素气雾剂(愈喘气雾剂):每瓶含盐酸异丙肾上腺素 56 mg 和愈创甘油醚 70 mg,按盐酸异丙肾上腺素计算,每次喷雾吸入 0.1～0.4 mg,每次极量 0.4 mg,每天2.4 mg。

10.贮法

遮光、密闭保存。

(三)沙丁胺醇

其他名称:舒喘灵、索布氨、阿布叔醇、羟甲叔丁肾上腺素、柳丁氨醇、啾必妥、万托林、爱纳灵、Albuterol、Ventolin、Proventil、Saltanol、Etinoline。

ATC 编码:R03AC02。

1.性状

常用其硫酸盐。本品为白色或类白色的粉末;无臭,味微苦;在水中易溶,在乙醇中极微溶解,在乙醚或三氯甲烷中几乎不溶。

2.药理学

本品为选择性β_2受体激动剂,能选择性激动支气管平滑肌的β_2受体,有较强的支气管扩张作用。于哮喘患者,其支气管扩张作用约为异丙肾上腺素的10倍。抑制肥大细胞等致敏细胞释放变态反应介质亦与其支气管平滑肌解痉作用有关。对心脏的β_1受体的激动作用较弱,故其增加心率作用仅及异丙肾上腺素的1/10。

因不易被消化道的硫酸酯酶和组织中的儿茶酚氧位甲基转移酶破坏,故本品口服有效,作用持续时间较长。口服生物利用度为30%,服后15～30 min生效,2～4 h作用达高峰,持续6 h以上。气雾吸入的生物利用度为10%,吸入后1～5 min生效,1 h作用达高峰,可持续4～6 h,维持时间为同等剂量异丙肾上腺素的3倍。V_d为1 L/kg。大部分在肠壁和肝脏代谢,进入循环的原形药物少于20%。本品主要经肾排泄。

3.适应证

本品可用于防治支气管哮喘,哮喘型支气管炎和肺气肿患者的支气管痉挛。制止发作多用气雾吸入,预防发作则可口服。

4.用法和用量

口服:成人,每次2～4 mg,每天3次。气雾吸入:每次0.1～0.2 mg(即喷吸1～2次),必要时每4 h重复1次,但24 h内不宜超过8次,粉雾吸入,成人每次吸入0.4 mg,每天3～4次。静脉注射:一次0.4 mg,用20 mL 5%的葡萄糖注射液或2 mL氯化钠注射液稀释后缓慢注射。静脉滴注:1次0.4 mg,用100 mL 5%的葡萄糖注射液稀释后滴注。肌内注射:一次0.4 mg,必要时4 h可重复注射。

5.不良反应

偶尔见恶心、头痛、头晕、心悸、手指震颤等不良反应。剂量过大时,可见心动过速和血压波动。一般减量即恢复,严重时应停药。罕见肌肉痉挛,变态反应。

6.禁忌证

对本品及其他肾上腺素受体激动剂过敏者禁用。

7.注意

(1)心血管功能不全、高血压、糖尿病、甲状腺功能亢进患者及妊娠期妇女慎用。

(2)对氟利昂过敏者禁用本品气雾剂。

(3)长期用药亦可形成耐受性,不仅疗效降低,还可能使哮喘加重。

(4)本品缓释片不能咀嚼,应整片吞服。

8.药物相互作用

(1)与其他肾上腺素受体激动剂或茶碱类药物合用,其支气管扩张作用增强,但不良反应也可能加重。

(2)β受体拮抗剂(如普萘洛尔)能拮抗本品的支气管扩张作用,故不宜合用。

(3)单胺氧化酶抑制剂、三环抗抑郁药、抗组胺药、左甲状腺素等可增加本品的不良反应。

(4)本品与甲基多巴合用时可致严重急性低血压反应。

(5)本品与洋地黄类药物合用,可增加洋地黄诱发心动过速的危险性。

(6)在产科手术中合用本品与氟烷,可加重宫缩无力,引起大出血。

9.制剂

片(胶囊)剂:每片(粒)0.5 mg;2 mg。缓释片(胶囊)剂:每粒4 mg;8 mg。气雾剂:溶液型,药液浓度 0.2%,每瓶 28 mg,每揿 0.14 mg;混悬型,药液浓度 0.2%(g/g),每瓶 20 mg(200 揿),每揿 0.1 mg。粉雾剂胶囊:每粒 0.2 mg;0.4 mg,用粉雾吸入器吸入。注射液:每支 0.4 mg(2 mL)。糖浆剂:4 mg(1 mL)。

(四)特布他林

其他名称:间羟叔丁肾上腺素、间羟舒喘灵、间羟舒喘宁、间羟嗽必妥、叔丁喘宁、比艾、博利康尼、喘康速、Brincanyl、Brethine、Bristurin。

ATC 编码:R03AC03。

1.性状

常用其硫酸盐。本品为白色或类白色结晶性粉末;无臭,或微有醋酸味;遇光后渐变色。熔点为255 ℃。本品易溶于水,在甲醇或己醇中微溶,在乙醚、丙酮或三氯甲烷中几乎不溶。

2.药理学

本品为选择性 $β_2$ 受体激动剂,其支气管扩张作用与沙丁胺醇相近。于哮喘患者,2.5 mg本品的平喘作用与 25 mg 麻黄碱相当。动物或人的离体实验证明,其对心脏 $β_1$ 受体的作用极小,其对心脏的兴奋作用比沙丁胺醇小,仅及异丙肾上腺素的 1/100。但临床应用时,特别是大量或注射给药仍有明显心血管系统不良反应,这除了与它直接激动心脏 $β_1$ 受体有关外,尚与其激动血管平滑肌 $β_2$ 受体,舒张血管,使血流量增加,通过压力感受器反射地兴奋心脏有关。

口服生物利用度为 15%±6%,约 30 min 出现平喘作用,有效血浆浓度为 3 $μg/mL$,血浆蛋白结合率为 25%。因其不易被儿茶酚氧位甲基转移酶、单胺氧化酶或硫酸酯酶代谢,故作用持久。2～4 h 作用达高峰,可持续 4～7 h。V_d 为(1.4±0.4)L/kg。皮下注射或气雾吸入后 5～15 min生效,0.5～1.0 h 作用达高峰,作用维持 1.5～4.0 h。

3.适应证

(1)本品可用于支气管哮喘、哮喘型支气管炎和慢性阻塞性肺疾病的支气管痉挛。

(2)连续静脉滴注本品可激动子宫平滑肌 $β_2$ 受体,抑制自发性子宫收缩和催产素引起的子宫收缩,预防早产。同样原理本品可用于胎儿窒息。

4.用法和用量

口服:成人,每次 2.5～5.0 mg,每天 3 次,一天中总量不超过 15 mg。静脉注射:一次 0.25 mg,若 15～30 min 无明显临床改善,可重复注射一次,但 4 h 中总量不能超过 0.5 mg。气雾吸入:成人每次 0.25～0.50 mg,每天 3～4 次。

5.不良反应

少数病例可见手指震颤、头痛、头晕、失眠、心悸及胃肠障碍,偶尔见血糖及血乳酸水平升高。口服 5 mg时,手指震颤的发生率可达 20%～33%。故应以吸入给药为主,只在重症哮喘发作时才考虑静脉应用。

6.禁忌证

禁用于对本品及其他肾上腺素受体激动剂过敏者、严重心功能损害者。

7.注意

高血压病、冠心病、糖尿病、甲状腺功能亢进、癫痫患者及妊娠期妇女慎用。

8.药物相互作用

(1)与其他肾上腺素受体激动药合用可使疗效增强,但不良反应也增多。

(2)β受体阻滞剂(如普萘洛尔、醋丁洛尔、阿替洛尔、美托洛尔)可拮抗本品的作用,使疗效降低,并可致严重的支气管痉挛。

(3)与茶碱类药合用,可增加松弛支气管平滑肌的作用,但心悸等不良反应也增加。

(4)单胺氧化酶抑制药、三环抗抑郁药、抗组胺药、左甲状腺素等可增加本品的不良反应。

9.制剂

片剂:每片 1.25 mg;2.5 mg;5 mg。胶囊:每粒 1.25 mg;2.5 mg。注射剂:每支 0.25 mg (1 mL)。气雾剂每瓶 50 mg(200 喷);100 mg(400 喷,每喷 0.25 mg)。粉雾剂:0.5 mg(每吸)。

(五)氯丙那林

其他名称:氯喘通、氯喘、喘通、邻氯喘息定、邻氯异丙肾上腺素、Isoprophenamine、Asthone。

1.性状

常用其盐酸盐。本品为白色或类白色结晶性粉末;无臭,味苦;在水或乙醇中易溶,在三氯甲烷中溶解,在丙酮中微溶,在乙醚中不溶。熔点为 165 ℃～169 ℃。

2.药理学

本品为选择性 β_2 受体激动剂,但其对 β_2 受体的选择性低于沙丁胺醇。本品有明显的支气管扩张作用,对心脏的兴奋作用较弱,仅为异丙肾上腺素的 1/3。口服后 15～30 min 生效,约 1 h 达最大效应,作用持续 4～6 h。气雾吸入 5 min 左右即可见哮喘症状缓解。

3.适应证

本品可用于支气管哮喘、哮喘型支气管炎、慢性支气管炎合并肺气肿,可止喘并改善肺功能。

4.用法和用量

口服,每次 5～10 mg,每天 3 次。预防夜间发作可于睡前服 5～10 mg。气雾吸入,每次 6～10 mg。

5.不良反应

用药初 1～3 d,个别患者可见心悸、手指震颤、头痛及胃肠道反应。继续服药,不良反应多能自行消失。

6.禁忌证

对本品过敏者禁用。

7.注意

心律失常、高血压、肾功能不全、甲状腺功能亢进及老年患者慎用。

8.药物相互作用

(1)与茶碱类及抗胆碱能支气管扩张药合用,其支气管扩张作用增强,不良反应也增强。

(2)与其他肾上腺素 β_2 受体激动剂有相加作用,但不良反应(如手指震颤)也增多。

(3)β 受体阻滞剂(如普萘洛尔)可拮抗本品的作用。

(4)三环类抗抑郁药可能增强其作用。

9.制剂

片剂:每片 5 mg;10 mg。气雾剂:2%的溶液。

复方氯丙那林片:每片含盐酸氯丙那林 5 mg、盐酸溴己新 10 mg、盐酸去氯羟嗪 25 mg。用于祛痰、平喘、抗过敏,每次 1 片,每天 3 次。

(六)妥洛特罗

其他名称:喘舒、妥布特罗、丁氯喘、叔丁氯喘通、氯丁喘安、Chlobamol、Lobuterol。

ATC 编码:R03CC11。

1.性状

常用其盐酸盐。本品为白色或类白色的结晶性粉末,无臭,味苦。熔点为 161 ℃～163 ℃。本品溶于水、乙醇,微溶于丙酮,不溶于乙醚。

2.药理学

本品为选择性 β_2 受体激动剂,对支气管平滑肌具有较强而持久的扩张作用,对心脏的兴奋作用较弱。离体动物实验证明,本品松弛气管平滑肌作用是氯丙那林的 2～10 倍,而对心脏的兴奋作用是异丙肾上腺素的 1/1 000,作用维持时间为异丙肾上腺素的 10 倍。临床试用表明,本品除了有明显的平喘作用外,还有一定的止咳、祛痰作用,而对心脏的兴奋作用极微弱。一般口服后5～10 min 起效,作用可维持 4～6 h。

3.适应证

本品可用于防治支气管哮喘、哮喘型支气管炎等。

4.用法和用量

口服,每次 0.5～2 mg,每天 3 次。

5.不良反应

偶尔有心悸、手指震颤、心动过速、头晕、恶心、胃部不适等反应,一般停药后即消失。偶尔见变态反应。

6.注意

冠心病、心功能不全、肝和肾功能不全、高血压病、甲状腺功能亢进症、糖尿病患者慎用。

7.药物相互作用

本品与肾上腺素、异丙肾上腺素合用易致心律失常。与单胺氧化酶抑制药合用可出现心动过速、躁狂等不良反应。

8.制剂

片剂:每片 0.5 mg;1 mg。

复方妥洛特罗片(复方叔丁氯喘通片):每片含盐酸妥洛特罗 1.5 mg、盐酸溴己新 15 mg、盐酸异丙嗪 6 mg。每次 1 片,每天 2 或 3 次。

小儿复方盐酸妥洛特罗片:盐酸妥洛特罗 0.5 mg,盐酸溴己新 5 mg,盐酸异丙嗪 3 mg。

二、M 胆碱受体拮抗剂

迷走神经在维持呼吸道平滑肌张力上具有重要作用。呼吸道的感受器(如牵张感受器)、刺激感受器的传入和传出神经纤维均通过迷走神经。呼吸道内迷走神经支配的 M 胆碱受体分为三个亚型:①主要位于副交感神经节及肺泡壁内的 M_1 受体,对平滑肌收缩张力的影响较小。②位于神经节后纤维末梢的 M_2 受体,主要通过抑制末梢释放递质乙酰胆碱而起负反馈调节作用。③位于呼吸道平滑肌、气管黏膜下腺体及血管内皮细胞的 M_3 受体,兴奋时可直接收缩平滑肌,使呼吸道口径缩小。哮喘患者 M_3 受体功能亢进,使气管平滑肌收缩,黏液分泌,血管扩张及炎性细胞聚集,从而导致喘息发作;而 M_2 受体功能低下,负反馈失调,胆碱能节后纤维末梢释放乙酰胆碱增加,更加剧呼吸道内平滑肌收缩痉挛。但迄今尚未寻找到理想的选择性 M_3 受体拮抗剂。最早应用的非选择性 M 胆碱受体拮抗剂阿托品虽能解痉止喘,但对呼吸道内 M_1、M_2 及 M_3 受体的拮抗无选择性,对全身其他组织的 M 胆碱受体亦具有非选择性拮抗作用,可产生广泛而严重的不良反应,使其应用受限。目前所用抗胆碱平喘药均为阿托品的衍生物(如异丙托溴铵等),对呼吸道 M 胆碱受体具有一定的选择性拮抗作用,但对 M 受体各亚型无明显选择性。

(一)异丙托溴铵

其他名称:异丙阿托品、溴化异丙托品、爱全乐、爱喘乐、Atrovent。

ATC 编码:R03BB01。

1.性状

常用其溴化物。本品为白色结晶性粉末,味苦,溶于水,略溶于乙醇,不溶于其他有机溶剂。熔点为 232 ℃～233 ℃。

2.药理学

异丙托溴铵是对支气管平滑肌 M 受体有较高选择性的强效抗胆碱药,松弛支气管平滑肌作用较强,对呼吸道腺体和心血管系统的作用较弱。其扩张支气管的剂量仅及抑制腺体分泌和加快心率剂量的 1/20～1/10。气雾吸入本品 40 μg 或 80 μg 对哮喘患者的疗效相当于气雾吸入 2 mg 阿托品、70～200 μg 异丙肾上腺素或 200 μg 沙丁胺醇的疗效。用药后痰量和痰液的黏滞性均无明显改变,但国外报道,本品可促进支气管黏膜的纤毛运动,利于痰液排出。本品为季铵盐,口服不易吸收。气雾吸入后 5 min 左右起效,30～60 min 作用达峰值,维持 4～6 h。

3.适应证

本品可用于缓解慢性阻塞性肺疾病(COPD)引起的支气管痉挛、喘息症状。防治哮喘,尤其适用于因用 β 受体激动药产生肌肉震颤、心动过速而不能耐受此类药物的患者。

4.用法和用量

气雾吸入:成人,一次 40～80 μg,每天 3～4 次。雾化吸入:成人一次 100～500 μg(14 岁以下儿童 50～250 μg),用生理盐水稀释到 3～4 mL,置于雾化器中吸入。

5.不良反应

常见口干、头痛、鼻黏膜干燥、咳嗽、震颤。偶尔见心悸、支气管痉挛、眼干、眼调节障碍、尿潴留。极少见变态反应。

6.禁忌证

本品禁用于对本品及阿托品类药物过敏者和幽门梗阻者。

7.注意

(1)青光眼、前列腺增生患者慎用。

(2)雾化吸入时避免药物进入眼内。

(3)对于窄角青光眼患者,合用本品与 β 受体激动剂可增加青光眼急性发作的危险性。

(4)使用与 β 受体激动剂组成的复方制剂时,须同时注意二者的禁忌证。

8.药物相互作用

其与 β 受体激动药(沙丁胺醇、非诺特罗)、茶碱、色甘酸钠合用可相互增强疗效。金刚烷胺、吩噻嗪类抗精神病药、三环抗抑郁药、单胺氧化酶抑制药及抗组胺药可增强本品的作用。

9.制剂

气雾剂:每喷 20 μg,40 μg;每瓶 200 喷(10 mL)。吸入溶液剂:2 mL,异丙托溴铵 500 μg。雾化溶液剂:50 μg(2 mL);250 μg(2 mL);500 μg(2 mL);500 μg(20 mL)。

复方异丙托溴铵气雾剂(可必特,Combivent):每瓶 14 g(10 mL),含异丙托溴铵(以无水物计)4 mg,硫酸沙丁胺醇 24 mg,每揿含异丙托溴铵(以无水物计)20 μg、硫酸沙丁胺醇 120 μg。每瓶总揿次为 200 喷。

(二)氧托溴铵

其他名称:溴乙东莨菪碱、氧托品、Ventilat。

本品为东莨菪碱衍生物。对支气管平滑肌具有较高选择性。作用维持时间较长,可达 8 h 以上。本品无阿托品的中枢性不良反应,治疗剂量对心血管系统无明显影响。本品为季铵盐,口服不易由胃肠道吸收,须采用气雾吸入给药。本品用于支气管哮喘、慢性喘息性支气管炎和慢性阻塞性肺疾病。气雾吸入:成人和学龄儿童每天吸入 2 次,每次 2 揿,每揿约为 100 μg。

三、黄嘌呤类药物

茶碱及其衍生物均能松弛支气管平滑肌,但其作用机制仍未完全阐明。体外试验证明,茶碱能抑制磷酸二酯酶(PDE)活性,使环磷酸腺苷(cAMP)破坏减少,细胞中的 cAMP 水平升高。学者曾认为这种作用可能与其松弛支气管平滑肌作用有关。然而茶碱抑制磷酸二酯酶的浓度为使支气管平滑肌松弛的浓度的 20 倍,再加上其他很强的磷酸二酯酶抑制剂均无支气管扩张作用,故目前学者对上述解释有异议,并提出了其他几种可能性。其一是茶碱的支气管平滑肌松弛作用与其和内源性腺苷 A_1 和 A_2 受体结合,拮抗腺苷的支气管平滑肌收缩作用有关,但不能解释的是 PDE 抑制剂恩丙茶碱有支气管扩张作用,但无腺苷受体拮抗作用。其二是茶碱刺激肾上腺髓质释放内源性儿茶酚胺,间接发挥似肾上腺素作用。其三是茶碱可增强膈肌和肋间肌的收缩力,消除呼吸肌的疲劳。

(一)氨茶碱

其他名称:茶碱乙烯双胺、茶碱乙二胺盐、Aminodur、Diaphylline、Theophylline、Euphyllin、Ethylenediamine。

ATC 编码:R03DA05。

1.性状

本品为白色至微黄色的颗粒或粉末;易结块;微有氨臭,味苦。本品在空气中吸收二氧化碳,并分解成茶碱。水溶液呈碱性反应。本品在水中溶解,在乙醇中微溶,在乙醚中几乎不溶。熔点为 269 ℃~274 ℃。

2.药理学

本品为茶碱和乙二胺的复合物,含茶碱 77%~83%。乙二胺可增加茶碱的水溶性,并增强其作用。主要作用如下。

(1)松弛支气管平滑肌,抑制过敏介质释放。在解痉的同时还可减轻支气管黏膜的充血和水肿。

(2)增强呼吸肌(如膈肌、肋间肌)的收缩力,减少呼吸肌疲劳。

(3)增强心肌收缩力,增加心排血量,低剂量一般不加快心率。

(4)舒张冠状动脉、外周血管和胆管平滑肌。

(5)增加肾血流量,提高肾小球滤过率,减少肾小管对钠和水的重吸收,具有利尿作用。

(6)有中枢神经兴奋作用。

茶碱口服吸收完全,其生物利用度为 96%。用药后 1~3 h 血浆浓度达峰值,有效血浓度为 10~20 μg/mL。血浆蛋白结合率约为 60%。V_d 为(0.5±0.16) L/kg。80%~90%的药物在体内被肝脏的混合功能氧化酶代谢。本品的大部分代谢物及约 10%的原形药均经肾脏排出。正常人 $t_{1/2}$ 为(9.0±2.1)h,早产儿、新生儿、肝硬化患者、充血性心功能不全患者、肺炎患者、肺心病

患者的 $t_{1/2}$ 延长,例如,肝硬化患者 $t_{1/2}$ 的 7～60 h,急性心功能不全患者的 $t_{1/2}$ 为 3～80 h。

3.适应证

(1)本品可治疗支气管哮喘和喘息性支气管炎,与 β 受体激动剂合用可提高疗效。在哮喘持续状态,常选用本品与肾上腺皮质激素配伍进行治疗。

(2)本品可治疗急性心功能不全和心源性哮喘。

(3)本品可治疗胆绞痛。

4.用法和用量

口服:成人常用量,每次 0.1～0.2 g,每天 0.3～0.6 g;极量,一次 0.5 g,每天 1 g。肌内注射或静脉注射:成人常用量,每次 0.25～0.50 g,每天 0.5～1.0 g;极量,一次 0.5 g。以 20～40 mL 50%的葡萄糖注射液稀释后缓慢静脉注射(不得少于 10 min)。静脉滴注:以 500 mL 5%的葡萄糖注射液稀释后滴注。直肠给药:栓剂或保留灌肠,每次 0.3～0.5 g,每天 1～2 次。

5.不良反应

常见恶心、呕吐、胃部不适、食欲减退、头痛、烦躁、易激动、失眠等。少数患者可出现皮肤变态反应。

6.禁忌证

禁用于以下患者:①对本品、乙二胺或茶碱过敏者。②急性心肌梗死伴有血压显著降低者。③严重心律失常者。④活动性消化性溃疡者。

7.注意

(1)本品呈较强碱性,局部刺激作用强。口服可致恶心、呕吐。一次口服最大耐受量 0.5 g。餐后服药、与氢氧化铝同服或服用肠衣片均可减轻其局部刺激作用。肌内注射可引起局部红肿、疼痛,现已极少用。

(2)静脉滴注过快或浓度过高(血浓度＞25 μg/mL)可强烈兴奋心脏,引起头晕、心悸、心律失常、血压剧降,严重者可致惊厥。故必须稀释后缓慢注射。

(3)其中枢兴奋作用可使少数患者发生激动不安、失眠等。剂量过大时可发生谵妄、惊厥,可用镇静药对抗。

(4)肝和肾功能不全、甲状腺功能亢进症患者慎用。

(5)可进入胎盘及乳汁,故妊娠期妇女及乳母慎用。

(6)不可露置空气中,以免变黄失效。

8.药物相互作用

(1)红霉素、罗红霉素、四环素类、依诺沙星、环丙沙星、氧氟沙星、克拉霉素、林可霉素等可降低氨茶碱的清除率,升高其血药浓度。

(2)苯巴比妥、苯妥英、利福平、西咪替丁、雷尼替丁等可刺激氨茶碱在肝中代谢,使其清除率增加;氨茶碱可干扰苯妥英的吸收,两者的血浆浓度均下降,合用时应调整剂量。

(3)维拉帕米可干扰氨茶碱在肝内的代谢,增加血药浓度和毒性。

(4)氨茶碱可加速肾脏对锂的排泄,降低锂盐的疗效。

(5)咖啡因或其他黄嘌呤类药物可增加氨茶碱的作用和毒性。

(6)本品可提高心肌对洋地黄类药物的敏感性,合用时后者的心脏毒性增强。

(7)普萘洛尔可抑制氨茶碱的支气管扩张作用。

(8)稀盐酸可减少氨茶碱在小肠吸收。酸性药物可增加其排泄,碱性药物减少其排泄。

(9)静脉输液时,应避免与维生素C、促皮质激素、去甲肾上腺素、四环素族盐酸盐配伍。

9.制剂

片剂:每片0.05 g;0.1 g;0.2 g。肠溶片:每片0.05 g;0.1 g。注射液:①肌内注射用每支0.125 g(2 mL);0.25 g(2 mL);0.5 g(2 mL)。②静脉注射用每支0.25 g(10 mL)。栓剂:每粒0.25 g。

氨茶碱缓释片:每片0.1 g;0.2 g。每12 h口服一次,每次0.2~0.3 g。

复方长效氨茶碱片:白色外层含氨茶碱100 mg、氯苯那敏2 mg、苯巴比妥15 mg、氢氧化铝30 mg;棕色内层含氨茶碱和茶碱各100 mg。外层在胃液内迅速崩解,而呈速效;内层为缓释层,在肠液内缓慢崩解以维持药效。口服,每次1片,每天1或2次。

阿斯美胶囊剂(Asmeton):每粒含氨茶碱25 mg、那可丁7 mg、盐酸甲氧那明12.5 mg、氯苯那敏2 mg。口服,成人一次2粒,每天3次。15岁以下儿童的剂量减半。

止喘栓:成人用,每个含氨茶碱0.4 g、盐酸异丙嗪0.025 g、苯佐卡因0.045 g;小儿用,每个含量减半,每次1个,睡前塞入肛门。喘静片:含氨茶碱、咖啡因、苯巴比妥、盐酸麻黄碱、远志流浸膏。每次1~2片,每天3次。极量,每天8片。

10.贮法

密封、避光、于干燥处保存。

(二)多索茶碱

其他名称:枢维新、Ansimar。

ATC编码:R03DA11。

1.性状

多索茶碱是茶碱的N-7位上接1,3-二氧环戊基-2-甲基的衍生物。本品为白色针状结晶粉末,在水、丙酮、乙酸乙酯、三氯甲烷、苯溶剂中可溶解1%,加热可溶于甲醇和乙醇,不溶于乙醚和石油醚。

2.药理学

本品对磷酸二酯酶有显著抑制作用。其支气管平滑肌松弛作用是氨茶碱的10~15倍,并有镇咳作用,且作用时间长,无依赖性。本品为非腺苷受体拮抗剂,因此无类似茶碱所致的中枢和胃肠道等肺外系统的不良反应,也不影响心功能。但大剂量给药可引起血压下降。

3.适应证

本品用于支气管哮喘、喘息性支气管炎及其他伴支气管痉挛的肺部疾病。

4.用法和用量

口服:每天2片或每12 h 1~2粒胶囊,或每天冲服1~3包散剂。对急症患者可先注射100 mg多索茶碱,然后每6 h静脉注射1次,也可每天静脉滴注300 mg。

5.不良反应

少数人用药后可见头痛、失眠、易怒、心悸、心动过速、期前收缩、食欲缺乏、恶心、呕吐上腹不适或疼痛、高血糖及尿蛋白。

6.制剂

片剂:每片200 mg;300 mg;400 mg。胶囊剂:每粒200 mg;300 mg。散剂:每包200 mg。注射液:每支100 mg(10 mL)。葡萄糖注射液:每瓶0.3 g,葡萄糖5 g(100 mL)。

(三)二羟丙茶碱

其他名称:喘定、甘油茶碱、Dyphylline、Glyphylline、Neothylline、Lufyllin。

ATC 编码:R03DA01。

1.性状

本品为白色粉末或颗粒,无臭,味苦,在水中易溶,在乙醇中微溶,在三氯甲烷或乙醚中极微溶解。熔点为 160 ℃～164 ℃。

2.药理学

平喘作用与氨茶碱相似。本品 pH 近中性。本品对胃肠刺激性较小,口服易耐受。肌内注射疼痛反应轻。心脏兴奋作用仅为氨茶碱的 1/20～1/10。

3.适应证

本品可用于支气管哮喘、喘息性支气管炎,尤其适用于伴有心动过速的哮喘患者,亦可用于心源性肺水肿引起的喘息。

4.用法和用量

口服:每次 0.1～0.2 g,每天 3 次。极量,一次 0.5 g,每天 1.5 g。肌内注射:每次 0.25～0.50 g,静脉滴注:用于严重哮喘发作,每天将 0.5～1.0 g 加入 1 500～2 000 mL 5%的葡萄糖注射液中滴入。直肠给药:每次 0.25～0.50 g。

5.不良反应

偶尔有口干、恶心、头痛、烦躁、失眠、易激动、心悸、心动过速、期前收缩、食欲减退、呕吐、上腹不适或疼痛、高血糖及尿蛋白。

6.注意

(1)哮喘急性发作的患者不宜首选本品。

(2)静脉滴注速度过快可致一过性低血压和外周循环衰竭。

(3)大剂量可致中枢兴奋,甚至诱发惊厥,预服镇静药可防止。

7.药物相互作用

(1)本品与拟交感胺类支气管扩张药合用具有协同作用。

(2)本品与苯妥英钠、卡马西平、西咪替丁、咖啡因及其他黄嘌呤类合用可增强本品的作用和毒性。

(3)克林霉素、林可霉素、大环内酯类及喹诺酮类抗菌药可降低本品的肝脏清除率,使本品的血药浓度升高,甚至出现毒性反应。

(4)碳酸锂加速本品清除,降低本品的疗效。本品也可使锂从肾脏排泄增加,影响其疗效。

(5)本品与普萘洛尔合用可降低本品的疗效。

8.制剂

片剂:每片 0.1 g;0.2 g。注射液:每支 0.25 g(2 mL)。葡萄糖注射液:每瓶 0.25 g,葡萄糖 5.0 g(100 mL)。栓剂:每粒 0.25 g。

(四)茶碱

其他名称:迪帕米、Etipramid。

ATC 编码:R03DA04,R03DA54,R03DA74,R03DB04。

药理学及适应证与氨茶碱相同。

茶碱控释片(舒弗美):含无水茶碱 100 mg。早、晚各服 1 次,成人每天 200～400 mg,儿童

8～10 mg/kg。茶碱缓释胶囊(茶喘平):为无水茶碱的微粒制剂,长效、缓释。口服后在胃肠内吸收慢,约 5 h 达血药浓度峰值。作用持续 12 h,血药浓度平稳持久。胶囊剂:每粒 125 mg;250 mg。口服:成人及 17 岁以上青年,每次 250～500 mg;13～16 岁,每次 250 mg;9～12 岁,每次 125～250 mg;6～8 岁,每次 125 mg。每 12 h 服 1 次,餐后服,勿嚼碎。

四、过敏介质阻释剂

以色甘酸钠为代表的抗过敏平喘药的主要作用是稳定肺组织肥大细胞膜,抑制过敏介质释放;对多种炎性细胞(如巨噬细胞、嗜酸性粒细胞及单核细胞)活性亦有抑制作用。此外,此类药尚可阻断引起支气管痉挛的神经反射,降低哮喘患者的气道高反应性。

(一)色甘酸钠

其他名称:色甘酸二钠、咽泰、咳乐钠、Cromolyn Sodium、Intal、Nalcrom。

1.性状

本品为白色结晶性粉末;无臭,有引湿性,遇光易变色;在水中溶解,在乙醇或氯仿中不溶。

2.药理学

本品无松弛支气管平滑肌作用和 β 受体激动作用,亦无直接拮抗组胺、白三烯等过敏介质作用和抗感染症作用。但在抗原攻击前给药,可预防速发型和迟发型过敏性哮喘,亦可预防运动和其他刺激诱发的哮喘。目前学者认为其平喘作用机制如下。

(1)稳定肥大细胞膜,阻止肥大细胞释放过敏介质:可抑制肺组织肥大细胞中磷酸二酯酶活性,致使肥大细胞中 cAMP 水平升高,减少 Ca^{2+} 向细胞内转运,从而稳定肥大细胞膜,抑制肥大细胞裂解、脱颗粒,阻止组胺、白三烯、5-羟色胺、缓激肽及慢反应物质等过敏介质释放,从而预防变态反应的发生。

(2)直接抑制兴奋刺激感受器而引起的神经反射,抑制反射性支气管痉挛。

(3)抑制非特异性支气管高反应性(BHR)。

(4)抑制血小板活化因子(PAF)引起的支气管痉挛。

本品口服极少吸收。干粉喷雾吸入时,其生物利用度约为 10%。吸入剂量的 80% 以上沉着于口腔和咽部,并被吞咽入胃肠道。吸入后 10～20 min 即达峰血浆浓度(正常人的数据为 14～91 ng/mL,哮喘患者的数据为 1～36 ng/mL)。血浆蛋白结合率为 60%～75%。本品迅速分布到组织中,特别是肝和肾。V_d 为 0.13 L/kg。血浆 $t_{1/2}$ 为 1.0～1.5 h。本品经胆汁和尿排泄。

3.适应证

(1)支气管哮喘:可用于预防各型哮喘发作。对外源性哮喘疗效显著,特别是对已知抗原的年轻患者疗效更佳。对内源性哮喘和慢性哮喘亦有一定疗效,约半数患者的症状改善或完全控制。对依赖肾上腺皮质激素的哮喘患者,用本品后可减少或完全停用肾上腺皮质激素。对运动性哮喘患者预先给药几乎可防止全部病例发作。一般应于接触抗原前一周给药,但对运动性哮喘可在运动前 15 min 给药。与 β 肾上腺素受体激动剂合用可提高疗效。

(2)本品可用于治疗过敏性鼻炎、季节性花粉症、春季角膜炎、结膜炎、过敏性湿疹及某些皮肤瘙痒症。

(3)溃疡性结肠炎和直肠炎:本品灌肠后可改善症状,内镜检和活检均可见炎症及损伤减轻。

4.用法和用量

(1)支气管哮喘:粉雾吸入,每次 20 mg,每天 4 次,症状减轻后,每天 40～60 mg;维持量,每天 20 mg。气雾吸入,每次 3.5～7.0 mg,每天 3～4 次,每天最大剂量 32 mg。

(2)过敏性鼻炎:干粉吸入或吹入鼻腔,每次 10 mg,每天 4 次。

(3)季节性花粉症和春季角膜炎、结膜炎:滴眼,2%的溶液,每次 2 滴,每天数次。

(4)过敏性湿疹、皮肤瘙痒症:外用 5%～10%的软膏。

(5)溃疡性结肠炎、直肠炎:灌肠,每次 200 mg。

5.不良反应

少数患者因吸入的干粉刺激,出现口干、咽喉干痒、呛咳、胸部紧迫感,甚至诱发哮喘,预先吸入 β 肾上腺素受体激动剂可避免其发生。

6.禁忌证

对本品过敏者禁用。

7.注意

(1)原来用肾上腺皮质激素或其他平喘药治疗者,用本品后应继续用原药至少 1 周或至症状明显改善后,才能逐渐减量或停用原用药物。

(2)获明显疗效后,可减少给药次数。如需停药,亦应逐步减量后再停。不能突然停药,以防哮喘复发。

(3)用药过程中如遇哮喘急性发作,应立即改用其他常规治疗方法,如吸入 β 肾上腺素受体激动剂,并停用本品。

(4)肝、肾功能不全者和妊娠期妇女慎用。

8.制剂

粉雾剂胶囊:每粒 20 mg,装于专用喷雾器内吸入。气雾剂:每瓶 700 mg(200 揿),每揿 3.5 mg。软膏:5%～10%。滴眼剂:0.16 g/8 mL(2%)。

9.贮法

本品有吸湿性,应置于避光干燥处保存。

(二)酮替芬

其他名称:噻喘酮、甲哌噻庚酮、Zaditen、Zasten。

ATC 编码:R06AX17。

1.性状

常用其富马酸盐。本品为类白色结晶性粉末;无臭,味苦;在甲醇中溶解,在水或乙醇中微溶,在丙酮或三氯甲烷中极微溶解。熔点为 191 ℃～195 ℃。

2.药理学

本品为强效抗组胺和过敏介质阻释剂。本品不仅能抑制抗原诱发的肺和支气管组织肥大细胞释放组胺和白三烯等炎症介质,还可抑制抗原、血清或钙离子介导的嗜碱性粒细胞及中性粒细胞释放组胺及白三烯,还有强大的 H_1 受体拮抗作用。此外,本品还抑制哮喘患者的气道高反应性,但其不改变痰的性质,亦不影响黏液纤毛运动。

口服迅速从胃肠道吸收,3～4 h 达血药浓度峰值,作用持续时间较长,每天仅需给药 2 次。

3.适应证

本品适用于支气管哮喘,对过敏性、感染性和混合性哮喘均有预防发作效果。本品可用于治疗喘息性支气管炎、过敏性咳嗽、过敏性鼻炎、过敏性结膜炎及过敏性皮炎。

4.用法和用量

(1)口服:①片剂,成人及儿童均为每次 1 mg,每天 2 次,早、晚服用。②小儿可服其口服溶液,每天 1～2 次(一次量:4～6 岁,2 mL;6～9 岁,2.5 mL;9～14 岁,3 mL)。

(2)滴鼻:一次 1～2 滴,每天 1～3 次。

(3)滴眼:滴入结膜囊,每天 2 次,一次 1 滴,或每 8～12 h 滴 1 次。

5.不良反应

口服或滴鼻后可见镇静、嗜睡、疲倦、乏力、头晕、口(鼻)干等不良反应,少数患者出现变态反应,表现为皮肤瘙痒、皮疹、局部水肿等。

6.禁忌证

禁用于对本品过敏者。

7.注意

(1)妊娠期妇女慎用。对 3 岁以下儿童不推荐使用。

(2)用药期间不宜驾驶车辆、操作精密机器、高空作业等。

(3)出现严重不良反应时,可暂时将本品剂量减半,待不良反应消失后再恢复原剂量。

(4)应用本品滴眼期间不宜佩戴隐形眼镜。

8.药物相互作用

(1)本品与抗组胺药有协同作用。

(2)本品与酒精及镇静催眠药合用可增强困倦、乏力等症状,应避免合用。

(3)本品与抗胆碱药合用可增加后者的不良反应。

(4)本品与口服降血糖药合用时,少数糖尿病患者可见血小板数减少,故二者不宜合用。

(5)本品抑制齐多夫定肝内代谢,避免合用。

9.制剂

片剂:每片 0.5 mg;1 mg。胶囊剂:每粒 0.5 mg;1 mg。口服溶液:1 mg(5 mL)。滴鼻液:15 mg(10 mL)。滴眼液:2.5 mg(5 mL)。

五、肾上腺皮质激素

肾上腺糖皮质激素是目前最为有效的抗变态反应炎症药物,已作为一线平喘药物用于临床。其平喘作用机制包括:①抑制参与炎症反应的免疫细胞(如 T 或 B 淋巴细胞、巨噬细胞、嗜酸性粒细胞)的活性和数量。②干扰花生四烯酸代谢,减少白三烯和前列腺素的合成。③抑制炎性细胞因子(如白细胞介素、肿瘤坏死因子及干扰素)的生成。④稳定肥大细胞溶酶体膜,减少细胞黏附分子、趋化因子等炎性介质的合成与释放。⑤增强机体对儿茶酚胺的反应性,减少血管渗出及通透性。此外平喘作用机制可能与抑制磷酸二酯酶,增加细胞内 cAMP 含量,增加肺组织中 β 受体的密度,具有黏液溶解作用等有关。

根据哮喘患者的病情,糖皮质激素类的给药方式可有以下两种。①全身用药:当严重哮喘或哮喘持续状态经其他药物治疗无效时,可通过口服或注射给予糖皮质激素控制症状,待症状缓解后改为维持量,直至停用。常用泼尼松、泼尼松龙及地塞米松。②局部吸入:为避免长期全身用药所致的严重不良反应,目前多采用局部作用强的肾上腺糖皮质激素(如倍氯米松、布地奈德、氟替卡松)气雾吸入。因上述两种方式给药后均需潜伏期,即在哮喘急性发作时不能立即奏效,故应作为预防性平喘用药或与其他速效平喘药联合应用。

(一)倍氯米松

其他名称：倍氯松、必可酮、双丙酸酯、二丙酸倍氯松、Akdecin、Proctisone、Beconase、Becotide。

ATC 编码：R03BA01。

1.性状

本品为倍氯米松的二丙酸酯；为白色或类白色粉末，无臭；在丙酮或三氯甲烷中易溶，在甲醇中溶解，在酒精中略溶，在水中几乎不溶。

2.药理学

本品是局部应用的强效肾上腺糖皮质激素。因其亲脂性强，气雾吸入后，可迅速透过呼吸道和肺组织而发挥平喘作用。其局部抗感染、抗过敏疗效是泼尼松的 75 倍，是氢化可的松的 300 倍。每天 200～400 μg 即能有效地控制哮喘发作，平喘作用可持续 4～6 h。

本品气雾吸入方式给药后，进入呼吸道并经肺吸收入血，其生物利用度为 10%～20%。另有部分沉积于咽部，咽下后在胃肠道吸收，40%～50% 经肝脏首过效应灭活。本品在循环中由肝脏连续代谢而逐渐减少。因其含有亲脂性基团利于透过肝细胞膜，更易与细胞色素 P450 药物代谢酶结合，故具有较高清除率，比口服用药的糖皮质激素类的清除率高，因而全身不良反应较小。V_d 为 0.3 L/kg。$t_{1/2}$ 为 3 h，有肝脏疾病时可延长。其代谢产物的 70% 经胆汁排泄，10%～15% 经尿排泄。

3.适应证

本品吸入给药可用于慢性哮喘患者；鼻喷用于过敏性鼻炎；外用治疗过敏所致炎症性皮肤病，如湿疹、神经性或接触性皮炎、瘙痒症。

4.用法和用量

气雾吸入，成人开始剂量每次 50～200 μg，每天 2 次或 3 次，每天最大剂量 1 mg。儿童用量依年龄酌减，每天最大剂量 0.8 mg。长期吸入的维持量应个体化，以减至最低剂量又能控制症状为准。

粉雾吸入，成人每次 200 μg，每天 3～4 次。儿童每次 100 μg，每天 2 次或遵医嘱。

5.不良反应

少数患者发生声音嘶哑和口腔咽喉部念珠菌感染。每次用药后漱口，不使药液残留于咽喉部可减少发病率。

6.注意

(1)在依赖口服肾上腺皮质激素的哮喘患者，由于本品奏效较慢，在吸入本品后，仍需继续口服肾上腺皮质激素，数天后再逐渐减少肾上腺皮质激素的口服量。

(2)因哮喘持续状态患者不能吸入足够的药物，故疗效常不佳，不宜用。

(3)长期大量吸入时(每天超过 1 000 μg)，仍可抑制下丘脑-垂体-肾上腺皮质轴，导致继发性肾上腺皮质功能不全等不良反应。

(4)活动性肺结核患者慎用。

7.制剂

气雾剂：每瓶 200 喷(每喷 50 μg；80 μg；100 μg；200 μg；250 μg)；每瓶 80 喷(每喷 250 μg)。粉雾剂胶囊：每粒 50 μg；100 μg；200 μg。喷鼻剂：每瓶 10 mg(每喷 50 μg)。软膏剂：2.5 mg/10 g。霜剂：2.5 mg/10 g。

(二)布地奈德

其他名称:普米克、普米克令舒、英福美、Pulmicort、Pulmicort Respules、Inflammide。

ATC 编码:R03BA02。

1.性状

本品为白色或类白色粉末,无臭,几乎不溶于水,略溶于乙醇,易溶于二氯甲烷。

2.药理学

本品是局部应用的不含卤素的肾上腺糖皮质激素类药物。因本品与糖皮质激素受体的亲和力较强,故局部抗感染作用更强,约为丙酸倍氯米松的 2 倍,氢化可的松的 600 倍。其肝脏代谢清除率亦高,成人消除半衰期约为 2 h,儿童消除半衰期约 1.5 h,因而几乎无全身肾上腺皮质激素作用。

3.适应证

本品可用于肾上腺皮质激素依赖性或非依赖性支气管哮喘及喘息性支气管炎患者,可有效地减少口服肾上腺皮质激素的用量,有助于减轻肾上腺皮质激素的不良反应,用于慢性阻塞性肺疾病。

4.用法和用量

气雾吸入:成人,开始剂量每次 200～800 μg,每天 2 次,维持量因人而异,通常为每次 200～400 μg,每天 2 次;儿童,开始剂量每次 100～200 μg,每天 2 次,维持量亦应个体化,以减至最低剂量又能控制症状为准。

5.不良反应

吸入后偶尔见咳嗽、声音嘶哑和口腔咽喉部念珠菌感染。每次用药后漱口,不使药液残留于咽喉部可减少发病率。偶尔有变态反应,表现为皮疹、荨麻疹、血管神经性水肿等。极少数患者喷鼻后,出现鼻黏膜溃疡和鼻中隔穿孔。

6.禁忌证

本品禁用于对本品过敏者、中度及重度支气管扩张症患者。

7.注意

活动性肺结核患者及呼吸道真菌、病毒感染者慎用。

8.制剂

气雾剂:每瓶 10 mg(100 喷,200 喷),每喷 100 μg、50 μg;每瓶 20 mg(100 喷),每喷 200 μg;每瓶60 mg(300 喷),每喷 200 μg。粉雾剂:每瓶 20 mg;40 mg。每喷 200 μg。

(三)氟替卡松

其他名称:辅舒酮、辅舒良、Flovent、Flixotide、Flixonase。

ATC 编码:R03BA05。

1.药理学

本品为局部用强效肾上腺糖皮质激素药物。在目前已知吸入型糖皮质激素类药物中其脂溶性为最高,其易于穿透细胞膜与细胞内糖皮质激素受体结合,与受体具有高度亲和力。本品在呼吸道内浓度和存留时间较长,故其局部抗感染活性更强。吸入后 30 min 作用达高峰,起效较布地奈德快 60 min。口服生物利用度仅为 21%,分别是布地奈德的 1/10 和倍氯米松的 1/20。肝清除率亦高,吸收后大部分经肝脏首过效应转化成为无活性代谢物,消除半衰期为 3.1 h。在常规剂量下全身不良反应很少。

2.适应证

雾化吸入用于慢性持续性哮喘的长期治疗,亦可治疗过敏性鼻炎。

3.用法和用量

(1)支气管哮喘:雾化吸入。成人和 16 岁以上青少年起始剂量:①轻度持续,每天 200～500 μg,分 2 次给予。②中度持续,每天 500～1 000 μg,分 2 次给予。③重度持续,每天 1 000～2 000 μg,分 2 次给予。16 岁以下儿童起始剂量,根据病情及身体发育情况酌情给予,每天 100～400 μg;5 岁以下每天 100～200 μg。维持量亦应个体化,以减至最低剂量又能控制症状为准。

(2)过敏性鼻炎:鼻喷,一次 50～200 μg,每天 2 次。

4.制剂

气雾剂:每瓶 60 喷;120 喷(每喷 25 μg;50 μg;125 μg;250 μg)。喷鼻剂:每瓶 120 喷(每喷 50 μg)。

舒利迭复方干粉吸入剂(Seretide):每瓶 60 喷;120 喷(每喷含昔萘酸沙美特罗/丙酸氟替卡松分别为 50 μg/100 μg;50 μg/250 μg;50 μg/500 μg)。

（王春玲）

第七章

心血管系统临床用药

第一节 强 心 苷

一、概述

强心苷主要包括洋地黄类制剂以及从其他植物提取的强心苷(如毒毛花苷 K、羊角拗苷、羚羊毒苷、黄夹苷和福寿草总苷),它们是具有选择性作用于心脏的强心苷,在临床上已经使用了200 多年。虽然仍有许多问题有待进一步研究,但临床实践和研究表明,洋地黄类制剂仍是目前治疗心力衰竭的常用、有效的药物之一。尽管新的增强心肌收缩力的药物不断问世,但没有任何一种强心药物能取代洋地黄的位置。洋地黄类强心苷不但能减轻心力衰竭患者的症状,改善患者的生活质量,而且能降低心力衰竭患者的再住院率,对死亡率的影响是中性的,这是儿茶酚胺类和磷酸二酯酶类强心剂所不能比拟的。

洋地黄类制剂现已有 300 余种,但临床上经常使用的只有 5～6 种。在临床实践中,如果能掌握好一种口服制剂和一种静脉制剂,就能较好地处理充血性心力衰竭。为此,应掌握洋地黄的负荷量、维持量、给药方法、适应证、特殊情况下的临床应用、中毒的临床表现及处理方法。

洋地黄类制剂是通过增强心肌收缩力的药理作用而发挥其治疗心力衰竭作用的,因此,它不能治疗那些只有心力衰竭症状和体征,但并非因心肌收缩力减小所致病的患者,它也不能用于治疗因舒张功能障碍所致心力衰竭的患者,特别是那些心腔大小和射血分数正常的患者;也就是说,使用洋地黄类制剂治疗心力衰竭只适用于那些心腔增大和射血分数降低的心力衰竭患者。使用洋地黄类制剂治疗室上性心动过速、心房扑动和心房颤动时,必须排除预激综合征和室性心动过速,否则可能招致致命性后果。

本节重点介绍临床上常用、疗效肯定的一些制剂。

二、药理作用

(一)正性肌力作用

洋地黄的正性肌力作用是其抑制心肌细胞膜上的 Na^+,K^+-ATP 酶,抑制 Na^+ 和 K^+ 的主动转运,结果使心肌细胞内 K^+ 减少,Na^+ 增加。细胞内 Na^+ 增加能刺激 Na^+、Ca^{2+} 交换增加。结果,进入细胞的 Ca^{2+} 增加,Ca^{2+} 具有促进心肌细胞兴奋-收缩偶联的作用,故心肌收缩力增强。已知心肌耗氧量主要取决心肌收缩力、心率和室壁张力这 3 个因素。虽然洋地黄使心肌收缩力增强可导致心肌耗氧量增加,但同时又使衰竭的心脏排空充分,室腔内残余的血量减少,心脏容积随之缩小,室壁张力下降,这又降低了心肌耗氧量。而且,心肌收缩力增强,心排血量增加,又能反射性地使心率下降和降低外周血管阻力,使心排血量进一步增加,这都有利于进一步降低心肌耗氧量。因此,对心力衰竭来说,使用洋地黄后心肌总的耗氧量不是增加而是减少,心脏工作效率提高。

(二)电生理影响

治疗剂量的洋地黄略降低窦房结的自律性、减慢房室传导、降低心房肌的应激性及缩短心房肌的不应期而延长房室结的不应期。中毒剂量的洋地黄使窦房结的自律性明显降低、下级起搏点的自律性增强及浦肯野纤维的舒张期除极坡度变陡,形成的后电位震荡幅度增大,窦房、房室间以及心房内传导减慢,心房肌、房室结和心肌不应期延长。中毒剂量的洋地黄所引起的电生理改变,为冲动形成或传导异常所致的心律失常创造了条件。

(三)自主神经系统效应

洋地黄可通过自主神经系统作用于心肌,具有拟迷走和拟交感作用。其拟迷走神经系统作用使窦性心律减慢、房室传导减慢和心房异位起搏点自律性降低,心房不应期缩短。洋地黄的拟交感作用使心肌收缩力增强。大剂量的洋地黄还能兴奋中枢神经系统,并可因交感神经冲动增强而诱发异位性心律失常。

鉴于不同的洋地黄制剂的拟迷走和拟交感神经作用不同,学者提出了极性和非极性洋地黄的概念。极性洋地黄(如毒毛花苷 K、毛花苷 C 和地高辛)的拟迷走作用较强。非极性强心苷的拟交感作用较强,具有较强的正性肌力作用,但易诱发或加重异位激动形成。

(四)外周血管作用

洋地黄本身具有增加外周阻力的作用。但心力衰竭患者使用洋地黄后心肌收缩力增强,心排血量增加,故反射性地使交感神经活性降低,小动脉和小静脉扩张,外周阻力反较使用洋地黄前下降,因而有助于使心排血量进一步增加。

(五)对肾脏的作用

心力衰竭患者使用洋地黄后尿量增加。洋地黄对肾脏的作用可能是通过:①心排血量增加而使肾血流量增加,肾小球滤过率增加;②肾血流量增加后,肾素-血管紧张素-醛固酮系统活性下降,这既可以使外周阻力进一步下降,又可使尿量增加;尿量增加可能不是洋地黄对肾脏直接作用的结果。

(六)对心率的影响

治疗剂量的洋地黄可使心力衰竭患者的心率下降,其主要机制如下:洋地黄的拟迷走神经作用使窦房结的自律性降低;在心肌收缩力增加的同时,心排血量增加,通过颈动脉窦、主动脉弓的压力感受器的反射机制,使交感神经紧张性下降;心排血量增加使肾血流量增加,因而肾素-血管紧张素-醛固酮系统的活性降低。

三、临床应用

(一)常用强心苷简介

临床上经常使用的强心苷有 5 种,分别是洋地黄叶、洋地黄毒苷、地高辛、毛花苷 C 和毒毛花苷 K。

使用上述任何一种洋地黄制剂,都需要熟练掌握其剂量、负荷量、给药方法及维持量的补充方法,及时判断洋地黄的体存量是否不足或过量;这就要求用药医师随时观察心脏病患者用药后的治疗反应,必要时测定血液中洋地黄的浓度,以供用药时参考。

(二)有关强心苷的基本概念

近年来,药代动力学研究表明,任何一种药物,只要用药剂量和时间间隔不变,那么经过该药的 5～6 个半衰期以后,该药在体内的血药浓度就会达到一个稳态水平,被称为"坪值"水平,即坪值浓度。此后,即使继续用药,体内的总药量也不会再改变。"坪值"是一个随着用药剂量和时间间隔变化的量。例如,每天用药剂量较大或用药间隔较短,坪值就高;反之则低。以地高辛为例,其半衰期为 36 h,每天服用 0.25 mg,经过 7 d 就会达到坪值水平,此时地高辛的血清浓度为 1.0～1.5 ng/mL,是发挥强心作用的最佳水平。但是,药物的吸收、代谢和排泄受体内多种因素的影响;因此,药物的血浓度或坪值也不是绝对不变的。在定时定量服用地高辛一段时间后,有可能发生地高辛用量不足或过量中毒的情况。这就要求用药过程中密切观察患者的治疗反应,监测地高辛的血药浓度。

以往过分强调在短时间内给患者较大剂量的洋地黄,以达到最大疗效而不出现中毒反应,此时体内蓄积的洋地黄的量被称为"化量""饱和量"或"全效量"。近年来研究表明,洋地黄的作用与其血浓度的关系并非"全和无"的关系,而是小剂量(低浓度)小作用,大剂量(较高浓度)大作用,即两者呈线性关系。为此,学者又提出"负荷量"的概念和"每天维持量"疗法,以达到有效血浓度的给药方法。

(1)体存量:指患者体内洋地黄的蓄积量。

(2)化量、饱和量和全效量:三者的含义基本相似,指达到最大或最好疗效时洋地黄的体存量。

(3)有效治疗量、负荷量:两者的含义相近,指发挥较好疗效时最小的洋地黄体存量,相当于洋地黄化量的 1/2～2/3。临床上采用负荷量的概念后,大大减少了洋地黄中毒的发生率,而治疗心力衰竭的疗效并未降低。负荷量概念及用药方法尤其适用于慢性充血性心力衰竭的患者。

(4)维持量及维持量疗法:维持量是指每天必须给适当剂量的洋地黄,以补充药物每天在体内代谢及排泄的量,从而保持洋地黄的有效血浓度相对稳定。

洋地黄的维持量疗法是指每天给予维持量的洋地黄剂量,经过该药的 5 个半衰期后,其体内的洋地黄浓度便达到有效治疗水平。然后,继续给予维持量,以补充每天的代谢和排泄量。显而易见,每天维持量疗法只适用于半衰期较短的洋地黄制剂(如地高辛),而不适用于半衰期较长的洋地黄制剂(如洋地黄叶);因为若采用地高辛每天维持量疗法,达到有效治疗浓度 7 d,而洋地黄毒苷则需要 28 d。每天维持量疗法只适用于那些轻、中度慢性充血性心力衰竭的患者。

(三)给药方法

1.速给法

在 24 h 内达到负荷量,以静脉注射为好,亦可采用口服途径。速给法适用于急危重患者,如急性左心衰竭、阵发性室上性心动过速和快速性心房颤动患者。

2.缓给法

在2～3 d达到负荷量,以口服为好,适用于轻症和慢性患者。

3.每天维持量疗法

每天服用维持量的洋地黄,经过该药的5个半衰期以后,即可达到该药的有效治疗浓度。地高辛的半衰期短,所以每天口服0.25 mg,5～7 d即可达到负荷量的要求;而洋地黄毒苷的半衰期长,需经1个月才能达到负荷量的要求;故每天维持量疗法只适用于地高辛,而不适用于洋地黄毒苷。慢性或轻度心功能不全患者用这种方法较好。

4.补充维持量

每1例患者每天补充多少以及维持给药多长时间,应根据患者的治疗反应来决定。例如,地高辛的维持量,有的患者只需要0.125 mg,而个别患者可达0.5 mg。

(四)制剂的选择

1.根据病情轻重缓急选

病情紧急或危重者,易选用起效快、经静脉给药的制剂,如毛花苷C、毒毛花苷K;反之,可口服地高辛或洋地黄毒苷。

2.根据洋地黄的极性、非极性特点选

极性强心苷包括毒毛花苷K、毛花苷C和地高辛,其拟迷走神经作用较强,容易引窦性心动过缓,房室传导阻滞及恶心、呕吐等反应,因而适用于阵发性室上性心动过速、快速性心房颤动或心房扑动等。非极性强心苷包括洋地黄毒苷、洋地黄叶,其拟交感作用较强,很少引起恶心、呕吐;发生窦性心动过缓或房室传导阻滞也较少,能更充分地发挥正性肌力作用,使心力衰竭症状得到更好的改善。

(五)适应证和禁忌证

1.适应证

(1)适应证包括各种原因引起的急、慢性心功能不全。

(2)适应证包括室上性心动过速。

(3)适应证包括快速心室率的心房颤动或心房扑动。

洋地黄是治疗收缩功能障碍所致心功能不全最好的强心药,一系列临床试验研究表明,洋地黄不仅能显著改善心力衰竭的症状和体征,改善患者的生活质量,还能减少住院率,对死亡率的影响为中性的。这是任何其他类别的强心剂所不能比拟的。目前医师认为,只要患者有心力衰竭的症状和体征,就应长期使用洋地黄治疗。

2.禁忌证

(1)预激综合征合并室上性心动过速、快速性心房颤动或心房扑动(QRS波群宽大畸形者)。

(2)室性心动过速。

(3)禁忌证包括肥厚性梗阻型心肌病。

(4)房室传导阻滞。

(5)禁忌证包括单纯二尖瓣狭窄、窦性心律时发生的肺淤血症状。

(6)禁忌证包括电复律或奎尼丁复律。

(六)特殊情况下强心苷的临床应用

(1)对高输出量心力衰竭患者,洋地黄的疗效较差,纠正原有的基础病变更为重要。高输出量心脏病常见于甲状腺功能亢进、脚气性心脏病、贫血性心脏病、动静脉瘘、慢性肺心病、急性肾小球肾炎、妊娠、类癌综合征和高动力性心血管综合征。

（2）肺心病患者由于慢性缺氧及感染，对洋地黄的耐受性很低，疗效较差，且易发生心律失常，故与处理一般心力衰竭有所不同。强心剂的剂量宜小，一般为常规剂量的 1/2～2/3，同时宜选用作用快、排泄快的强心剂，如毒毛花苷 K 或毛花苷 C。低氧血症和感染均可使心律增快，故不宜以心率作为衡量强心药疗效的指标。用药期间应注意纠正缺氧，防治低钾血症。应用洋地黄的指征：①感染已控制，呼吸功能已改善，利尿剂不能取得良好疗效而反复水肿的心力衰竭患者；②以右心衰竭为主要表现而无明显急性感染的诱因者；③出现急性左心衰竭者。

（3）预激综合征合并心房颤动或扑动时，由于大部分激动经旁路下传心室，故可引起极快的心室率。若此时使用洋地黄，则可使旁路不应期进一步缩短，使房室传导进一步减慢，心房激动大部分经旁路传到心室，可引起极快的心室率，使 R-R 间期有可能缩小到 0.20～0.25 s，此时室上性激动很容易落在心室易损期上，从而引起心室颤动。故凡有条件的医院在使用洋地黄以前应常规描记心电图，以排除心房颤动合并预激的可能。

（4）预激综合征合并室上性心动过速、QRS 波群宽大畸形者，不宜使用洋地黄治疗；因为患者有可能转变为预激合并心房颤动，进而引起心室颤动。

（5）治疗室性期前收缩一般不选用洋地黄治疗，但若室性期前收缩是由心力衰竭引起、且的确与洋地黄无关时，使用洋地黄治疗不但无害，反而有利于消除室性期前收缩。由洋地黄中毒引起的室性期前收缩应立即停用洋地黄。

（6）急性心肌梗死合并心房颤动或室上性心动过速者，一般不首选洋地黄治疗，因洋地黄增加心肌耗氧量和心肌应激性，不仅可能引起梗死面积扩大，还可能引起室性心律失常或猝死。但急性心肌梗死合并心房颤动及充血性心力衰竭时，仍可慎用洋地黄制剂。

（7）急性心肌梗死合并充血性心力衰竭时，若无快速性心房颤动或阵发性室上性心动过速，头 24 h 内不主张使用洋地黄。还有的学者认为，急性心肌梗死头 6 h 内为使用洋地黄的绝对禁忌证，12 h 内为相对禁忌证，24 h 后在其他治疗无效的情况下才考虑使用洋地黄。还有的学者认为，心肌梗死 1 周内使用洋地黄也不能发挥有益作用。

急性心肌梗死后早期使用洋地黄治疗其合并的心力衰竭，疗效不佳的主要原因是：心室尚未充分重塑，心室腔尚未扩大，此时心力衰竭的主要原因是心室舒张功能障碍；因此，使用洋地黄治疗无效，反而有害。

（8）室性心动过速是使用洋地黄的禁忌证，但若室性心动过速确是由心力衰竭引起的，并且与洋地黄中毒无关，使用多种抗心律失常药物无效者，仍可使用洋地黄治疗。

（9）二尖瓣狭窄患者在窦性心律情况下发生心力衰竭，是二尖瓣口过小，导致肺淤血所致。此时使用洋地黄对二尖瓣口的大小无影响，却使右室心肌收缩力增强，右室排血量增多，故肺淤血更为严重。二尖瓣狭窄合并快速性心房颤动时使用洋地黄，是为了控制心室率、延长心室充盈期，故心排血量增加。

（10）病窦综合征合并心功能不全的患者是否使用洋地黄治疗仍有争议。近年来的研究表明，洋地黄并不抑制窦房传导，反而促进其传导，缩短窦房结恢复时间，并可防治心力衰竭；特别是对慢快综合征的防治有重大作用。一般来说，病窦综合征患者快速性心律失常发作时，可使用洋地黄，但剂量宜偏小；如果是病窦综合征合并心力衰竭，应慎用洋地黄，对这种患者可选用非强心苷类正性肌力药物，如多巴胺或多巴酚丁胺，必要时应安置人工心脏起搏器。

(11)房室传导阻滞合并充血性心力衰竭是否可使用洋地黄仍有争议。学者一般认为,一度房室传导阻滞的心力衰竭患者慎用洋地黄,二度房室传导阻滞的心力衰竭患者最好不用洋地黄,以防发展为三度房室传导阻滞;三度房室传导阻滞的心力衰竭患者不应使用洋地黄。二、三度房室传导阻滞的心力衰竭患者,可使用多巴胺或多巴酚丁胺治疗;如果必需使用洋地黄治疗应先安置人工心脏起搏器。

(12)室内传导阻滞常指左或右束支阻滞,或双束支阻滞。治疗剂量的洋地黄不抑制室内传导;因此,室内传导阻滞不是使用洋地黄的反指征。洋地黄不增加室内传导阻滞发展为三度房室传导阻滞的发生率。

(13)肥厚性梗阻型心肌病患者一般禁忌使用洋地黄,因为洋地黄增强心肌收缩力,加重梗阻症状。但肥厚型心肌病合并快速性心房颤动或心力衰竭时,可使用洋地黄,因此时心排血量下降,梗阻症状已不突出,故可使用洋地黄治疗,但剂量应减少。

(14)心内膜弹力纤维增生症合并心力衰竭时,强调长期使用洋地黄维持治疗,一直到症状消失,X射线检查结果、心电图恢复正常2年后才逐渐停药。不应突然停药,以防死亡。但患者对洋地黄的耐受性较低,易发生洋地黄中毒,故洋地黄的用量应偏小,并应密切观察治疗反应。

(15)法洛四联症患者应慎重使用洋地黄,因洋地黄可以加重右室漏斗部的肌肉痉挛,使右室进入肺动脉的血流进一步减少,加重缺血症状。

(16)心绞痛患者一般不使用洋地黄缓解症状。但夜间心绞痛患者发作前常有血流动力学改变,如肺毛血管楔压和肺动脉压升高,外周血管阻力增加,心排血指数下降,提示夜间心绞痛可能与夜间心功能不全有关;故夜间心绞痛可试用洋地黄治疗。卧位心绞痛可能与卧位时迷走神经张力增大致冠状动脉痉挛有关;也可能与卧位时回心血量增多致心功能不全有关,故卧位心绞痛仍可试用洋地黄治疗。此外,伴有心脏肥大及左心室功能不全的患者,在发生心肌梗死前使用洋地黄能减少心肌缺血程度和减少心肌梗死面积。

(17)高血压病患者发作急性左心衰竭或伴有充血性心力衰竭时,不应首选洋地黄治疗。对这种患者应首先使用血管扩张剂和利尿剂,迅速降低心脏前后负荷。若患者的血压降为正常水平以后仍有心力衰竭症状存在,才考虑使用洋地黄制剂。

(18)电复律及奎尼丁复律前必需停用地高辛1d以上,停用洋地黄毒苷3d以上,以防转复心律过程中发生严重室性心律失常或心室颤动。

(19)缩窄性心包炎患者使用洋地黄不能缓解症状,但在心包剥离术前使用洋地黄可防止术后发生严重心力衰竭和心源性休克。

(20)无心力衰竭的心脏病患者是否需要使用洋地黄应具体情况具体分析。心脏病患者处于分娩、输血输液和并发肺炎时,可预防性给予洋地黄。感染性休克患者经补液、纠正酸中毒、合用抗生素和激素后,休克仍未满意纠正时,可给予洋地黄。有的学者认为,对心脏增大的幼儿,特别是心胸比例>65%者,应预防性给予洋地黄。

(21)快速性心房颤动合并或不合并心力衰竭的患者,使用洋地黄控制心室率时,应将心室率控制在休息时70～80次/分钟,活动后不超过100次/分钟。单独使用洋地黄控制心室率疗效不好时,可用维拉帕米或普萘洛尔。近年来,有的学者提出,维拉帕米与洋地黄合用可引起致命性房室传导阻滞,且维拉帕米有诱发洋地黄中毒的危险,故不主张合用两种药;而普萘洛尔与洋地黄合用,有诱发或加重心力衰竭的危险,故提出硫氮䓬酮与洋地黄合用疗效较好。使用洋地黄控制快速性心房颤动患者的心室率时,洋地黄的用量可以稍大一些,对未使用过洋地黄的患者在头

24 h内可分次静脉注射毛花苷C,总量达1.2 mg。此外,在静脉注射毛花苷C 0.2～0.4 mg后,个别患者的心室率反而较用药前增快,此时应进行心电图检查,排除预激综合征后,再静脉注射毛花苷C 0.2～0.4 mg,可使心率有明显下降。

(22)窦性心律的心力衰竭患者使用洋地黄时,不应单纯以心率的快慢来指导用药,若在使用比较足量的洋地黄以后心率仍减慢不明显,应注意寻找有无使心率加快的其他诱因,如贫血、感染、缺氧、甲状腺功能亢进、血容量不足、风湿活动、心肌炎、发热。

心力衰竭患者达到洋地黄化的指标应是综合性的,下列指标可供用药时参考:窦性心律者,心率减少到70～80次/分钟,活动后为80～90次/分钟。心房颤动者,心率应减少到70～90次/分钟。尿量增多,水肿消退,体重减轻;呼吸困难减轻,发绀减轻;肺水肿减轻,肺部啰音减少;肿大的肝脏缩小;患者的一般状况改善,如精神好转,体力增加,食欲增进。

(23)妊娠心脏病患者,在妊娠期间应避免过劳、保证休息、限盐、避免并治疗心力衰竭的其他诱因。风湿性心脏病患者心功能Ⅱ～Ⅳ级,有心力衰竭史、心脏中度扩大或严重二尖瓣狭窄、心房颤动或心率经常在110次/分钟以上者,应给予适当剂量的洋地黄。在分娩期,若心率>110次/分钟,呼吸>20次/分钟,有心力衰竭先兆者,为防止发生心力衰竭,应快速洋地黄化。孕妇已出现心力衰竭时,如果心力衰竭严重,应选择作用快速的制剂。使用快速制剂使症状改善后,可改用口服制剂。

(24)甲状腺功能亢进引起的心脏病,绝大多数合并快速性心房颤动,在使用洋地黄类制剂控制心室率的同时,应特别注意甲亢的治疗。这种患者对洋地黄的耐受性大,如果使用了足量的洋地黄以后,心室率控制仍不满意,加用β受体阻滞剂可收到良好疗效。如果甲亢合并心房颤动的患者无心力衰竭,单独使用β受体阻滞剂控制心室率就可获得良效。

四、强心苷中毒

洋地黄的治疗量大,是洋地黄中毒量的60%,洋地黄的中毒量大,是洋地黄致死量的60%。心力衰竭患者洋地黄中毒的发生率可达20%,并且洋地黄中毒是患者的死亡原因之一。洋地黄中毒的诱发因素很多,但最重要的是心功能状态和心肌损害的严重程度。有学者报告,正常人一次口服地高辛100片,经治疗后好转,治疗过程中未出现或仅出现一度房室传导阻滞等心脏表现;换言之,在常规使用洋地黄的过程中,若患者出现洋地黄中毒的心脏表现,常提示其心肌损害严重。下面讨论洋地黄中毒的诱因、临床表现及防治方法。

(一)强心苷中毒的诱发因素

1.洋地黄过量

洋地黄过量常见于较长期使用洋地黄而剂量未做适当调整的患者。只要剂量及用药间隔不变,其坪值应稳定在某一水平上。但洋地黄的吸收、代谢及排泄受许多因素的影响,特别是受肝、肾功能状态的影响,故长期服用固定剂量的洋地黄者,可发生洋地黄不足或中毒。也有个别患者在短期内使用过多的洋地黄而引起中毒。

2.严重心肌损害

严重心肌炎、心肌病、大面积心肌梗死及顽固性心力衰竭等严重心肌损害的患者对洋地黄的耐受性降低,其中毒量与治疗量十分接近,有的患者的中毒量甚至小于治疗量,故很容易发生洋地黄中毒,并且其中毒表现几乎都是心脏方面的。健康人对洋地黄的耐受性很强,即使一次误服十几倍常用量的洋地黄(如地高辛),也很少出现心脏方面的毒性表现。

3.肝、肾功能损害

洋地黄毒苷、毛花苷 C 等主要经肝脏代谢,地高辛、毒毛花苷 K 等主要经肾脏代谢,故肝肾功能不全的患者仍按常规剂量使用洋地黄时,易发生中毒。肝脏病变时使用地高辛,肾脏病变时使用洋地黄毒苷,可减少中毒的发生率。

4.老年人和瘦弱者

老年人和瘦弱者,身体肌肉总量减少,而肌肉可以结合大量洋地黄,故肌肉瘦弱者易发生洋地黄中毒。肥胖者和瘦弱者,只要他们的肌肉净重相似,则他们的洋地黄治疗量和中毒水平也相似。老年人不仅肌肉瘦弱,还常有不同程度的肝、肾功能减退,故易发生洋地黄中毒。此外,老年人易患病窦综合征,也是容易发生中毒的原因之一。许多学者建议,老年心力衰竭患者服用洋地黄的剂量应减半,例如,每天口服地高辛 0.125 mg。

5.甲状腺功能减退

甲状腺功能减退的患者对洋地黄的敏感性增大,故易发生中毒。使用洋地黄治疗甲状腺功能减退合并心力衰竭的患者时,应使用 1/2～2/3 的常规剂量;并且,同时加用甲状腺素。应从小剂量甲状腺素开始服用,若剂量过大,反而会诱发或加重心力衰竭。

6.电解质紊乱

低钾、低镁和高钙时易发生洋地黄中毒。故使用洋地黄过程中应避免低钾、低镁和高钙血症。使用排钾性利尿剂时,应注意补钾。只要不是高镁血症,常规静脉补镁还有助纠正心力衰竭。长期使用糖皮质激素的心力衰竭患者容易发生低钾血症;故这种患者使用洋地黄过程中,一般不宜补钙,以防诱发洋地黄中毒,甚至发生心室颤动。但若患者发生明显的低钙症状,如低钙抽搐,则可以补钙。低钙患者补钙还可以提高洋地黄的疗效。补钙途径可以是口服、静脉滴注或静脉注射,但应避免同时静脉注射洋地黄和钙剂,如果需要静脉注射这两种药物,则两药的注射间隔应为 3 h 以上,最好在 8 h 以上。

7.缺氧

缺氧可使心肌对洋地黄的敏感性增大,从而诱发洋地黄中毒。肺心病患者洋地黄的治疗量应较一般患者减少 1/2。

8.严重心力衰竭

严重心力衰竭提示心肌损害严重,故易发生洋地黄中毒。心力衰竭的程度越重,使用洋地黄越要小心谨慎。

9.风湿活动

有风湿活动的患者常合并风湿性心肌炎,使心肌损害进一步加重,故易发生洋地黄中毒。风湿性心脏瓣膜病合并风湿活动常不易诊断,下列指标提示合并风湿活动:常患感冒、咽炎并伴有心悸、气短;出现不明原因的肺水肿;血沉增快或右心衰竭时血沉正常,心力衰竭好转时血沉反而增快;有关节不适感;常出现心律失常,如期前收缩、阵发性心动过速和心房颤动;低热或体温正常但伴有明显出汗;出现无任何其他原因的心功能恶化;出现新的杂音或心音改变(需排除感染性心内膜炎);洋地黄的耐受性低,疗效差,容易中毒。

(二)强心苷中毒的表现

1.胃肠道反应

厌食、恶心和呕吐,有的患者表现为腹泻,极少表现为呃逆,上述症状若发生在心力衰竭好转后或发生在增加洋地黄剂量后,排除其他药物的影响,应考虑为洋地黄中毒。

2.心律失常

在服用洋地黄过程中,心律突然转变,如由规则转变为不规则、由不规则转变为规则、突然加速或显著减慢,都是诊断洋地黄中毒的重要线索。强心苷中毒可表现为各种心律失常,其中房室传导阻滞的发生率为42%。但具有代表性的心律失常是房性心动过速伴房室传导阻滞及非阵发性交界性心动过速伴房室分离。房室传导阻滞伴异位心律提示与洋地黄中毒有关。心房颤动患者若出现成对室性期前收缩,应视为洋地黄中毒的特征性表现。多源性室早呈二联律及双向性或双重性心动过速也具有诊断意义。

3.心功能再度恶化

经洋地黄治疗后心力衰竭一度好转,但在继续使用洋地黄的过程中,无明显原因的心功能再度恶化,应疑及强心苷中毒。

4.神经系统表现

神经系统表现有头痛、失眠、忧郁、眩晕和乏力甚至精神错乱。

5.视觉改变

黄视、绿视及视觉改变。

在服用洋地黄的过程中,心电图可出现鱼钩形的 ST-T 变化,这并不表示为洋地黄中毒的毒性作用,只表示患者已使用过洋地黄。而且,在洋地黄中毒引起心律失常时,心电图上一般不出现这种特征性的 ST-T 改变。

应用洋地黄制剂治疗心力衰竭时,测定其血清浓度,对诊断洋地黄中毒有一定参考价值。一般,地高辛治疗浓度在 0.5~2.0 ng/mL。地高辛浓度 1.5 ng/mL 多表示无中毒。但患者的病情各异,心肌对洋地黄的敏感性和耐受性差异很大,因此,不能单凭测定其血清浓度作出有无中毒的结论,必须结合临床表现进行全面分析。

(三)强心苷中毒的处理

1.停用强心苷

若有低钾、低镁等电解质紊乱,应停用利尿剂。胃肠道反应常于停药后 2~3 d 消失。

2.补钾

洋地黄中毒常伴有低钾,但血清钾正常并不代表细胞内不缺钾,故低钾和血钾正常者都应补钾。心电图上明显 u 波与低钾有关,但低钾并不一定都出现高大 u 波;心电图上 u 波高大者一般提示低钾,故 u 波高大者可以补钾。补钾可采用口服或静脉滴注,静脉补钾的浓度不宜超过 5‰,最好不超过 3‰。补钾量应视病情及治疗反应而定。补钾时切忌静脉注射,以防发生严重心律失常而死亡。但有学者报告,2 例患者因低钾(血清钾水平分别为 2.0 mmol/L 及 2.2 mmol/L)发生心室颤动,各种治疗措施(包括反复电除颤)均不能终止心室颤动发作,最后将 1~2 mL 10%的氯化钾加入 20 mL 5%的葡萄糖液中静脉注射而终止了心室颤动发作。

3.补镁

镁是 ATP 酶的激动剂,缺镁时钾不易进入细胞内,故顽固性低钾经补钾治疗仍无效时,常表明患者缺镁,此时应予补镁。有的学者认为,洋地黄中毒时,不论血钾水平如何,也不论心律失常的性质如何,只要不是高镁血症,均可补镁。补镁后洋地黄中毒症状常很快消失。补镁还有助于纠正心力衰竭、增进食欲。肾功能不全、神志不清和呼吸功能抑制者应慎重补镁,以防加重昏迷及诱发呼吸停止。补镁方法为 10 mL 25%的硫酸镁稀释后静脉注射或静脉滴注,但以静脉滴注较安全,每天 1 次,7~10 d 为 1 个疗程。

4.苯妥英钠

苯妥英钠为治疗洋地黄中毒引起的各种期前收缩和快速性心律失常最安全、有效的药物,治疗室性心动过速更为适用。服用洋地黄患者必需紧急电复律时,也常在复律前给予苯妥英钠,以防引起更为严重的心律失常。给药方法:首次剂量 100～200 mg,溶于 20 mL 注射用水中静脉注射。每分钟 50 mg。必要时每隔 10 min 静脉注射 100 mg,但总量为 250～300 mg。继之口服,每次 50～100 mg,每 6 h 1 次,维持 2～3 d。

5.利多卡因

利多卡因适用于室性心律失常。常用方法:首次剂量为 50～100 mg,溶于 20mL 10％的葡萄糖注射液中,静脉注入;必要时,每隔 10～15 min 重复注射 1 次,但总量为 250～300 mg。继之以 1～4 mg 静脉滴注。

对洋地黄中毒引起的快速性心律失常也可以选用美西律、普萘洛尔、维拉帕米、普鲁卡因胺、奎尼丁、溴苄胺和阿普林定等治疗。有学者报告,使用酚妥拉明、胰高血糖素及氯氮䓬等治疗亦有效。

6.治疗缓慢型心律失常

一般,停用洋地黄即可,若心律＜50 次/分钟,可皮下、肌内或静脉注射 0.5～1.0 mg 阿托品或 10 mg 山莨菪碱等。一般,不首选异丙肾上腺素,以防引起或增加室性异位搏动。

7.考来烯胺

在肠道内络合洋地黄,打断洋地黄的肝-肠循环,从而减少洋地黄的吸收和血液浓度。用药方法:每次 4～5 g,每天 4 次。

8.特异性地高辛抗体

本品可用于治疗严重的地高辛中毒,它可使心肌地高辛迅速转移到抗体上,形成失去活性的地高辛片段复合物。虽然解毒效应迅速而可靠,但可致心力衰竭的恶化。

9.电复律和心脏起搏

洋地黄中毒引起的快速性心律失常一般不采用电复律治疗,因为电复律常引起致命性心室颤动。只有在各种治疗措施均无效时,电复律才作为最后一种治疗手段。在电复律前应静脉注射利多卡因或苯妥英钠,复律应从低能量开始,无效时逐渐增加除颤能量。洋地黄中毒引起的严重心动过缓(心室率＜40 次/分钟),伴有明显的脑缺血症状或发生晕厥等症状、药物治疗无效时,可考虑安置人工心脏起搏器。为预防心室起搏时诱发严重心律失常,易同时使用利多卡因或苯妥英钠。

五、与其他药物的相互作用

(一)抗心律失常药物

1.奎尼丁

地高辛与奎尼丁合用,可使 90％以上患者的血清地高辛浓度升高,有的甚至升高至原来的 2～3 倍,并可由此引起洋地黄中毒的症状及有关心电图表现。奎尼丁引起血清地高辛浓度升高的机制:竞争组织结合部,使地高辛进入血液;减少地高辛经肾脏及肾外的排除;可能增加胃肠道对地高辛的吸收速度。合用两种药时,为避免发生地高辛中毒,应将地高辛的剂量减半,或采用替代疗法,即将地高辛改为非糖苷类强心剂,或将奎尼丁改为普鲁卡因胺或丙吡胺等。

2.普鲁卡因胺

合用两种药时,血清地高辛浓度无明显改变。普鲁卡因胺可用于治疗洋地黄中毒引起的快速性心律失常。但普鲁卡因胺为负性肌力、负性频率及负性传导药物,与地高辛合用仍应慎重,特别是静脉注射时更应注意。

3.利多卡因

洋地黄与利多卡因合用,无不良相互作用。利多卡因常用于洋地黄中毒引起的快速性室性心律失常。

4.胺碘酮

胺碘酮与洋地黄合用,血清地高辛浓度升高 69％,最高可达 100％。血清地高辛浓度升高值与胺碘酮的剂量及血药浓度呈线性关系,停用胺碘酮 2 周,血清地高辛浓度才逐渐降低。胺碘酮使血清地高辛浓度升高的机制:减少肾小管对地高辛的分泌;减少地高辛的肾外排泄;将组织中的地高辛置换出来,减少了地高辛的分布容积。合用两种药时,地高辛用量应减少 1/3,并密切观察治疗反应 1～2 周。

5.美西律

美西律对地高辛的血清浓度无明显影响,故美西律常用于治疗已使用地高辛患者发生的室性心律失常。

6.普萘洛尔

地高辛与普萘洛尔合用治疗快速性心房颤动时有协同作用,但合用两种药时可发生缓慢心律失常;对心功能不全者可能会加重心力衰竭,合用两种药时,普萘洛尔的剂量要小,逐渐增加剂量,并应密切观察治疗反应。

7.苯妥英钠

苯妥英钠是目前治疗地高辛中毒引起的各种快速性心律失常的首选药物。苯妥英钠为肝药酶诱导剂,与洋地黄毒苷合用时可促进洋地黄毒苷的代谢,因地高辛主要经肾脏代谢,故苯妥英钠对其代谢影响较小。

8.丙吡胺

丙吡胺属于ⅠA类抗心律失常药物,药理作用与普鲁卡因胺相似,对房室交界区有阿托品样作用,可使不应期缩短。因此,合用两种药治疗快速性心房颤动时,有可能使地高辛失去对心室律的保护作用和使心室律增加的潜在危险,故两药不宜合用,更不适用于老年患者。丙吡胺对地高辛的血清浓度并无明显影响。

9.普罗帕酮

普罗帕酮与地高辛合用,可使地高辛的血清浓度增加 31.6％,这是由于普罗帕酮可降低地高辛的肾清除率。

10.溴苄胺

溴苄胺具有阻滞交感神经、提高心肌兴奋阈值的作用,可用于消除地高辛所致的各种快速性心律失常,如室性早搏二联律、多源性室性期前收缩、室性心动过速和心室颤动。但亦有报告称合用两种药引起新的心律失常。

11.缓脉灵

地高辛与缓脉灵合用,血清地高辛浓度无明显改变。

12.哌甲酯

地高辛与哌甲酯合用,血清地高辛浓度无明显改变。

13.西苯唑林

西苯唑林的药理作用与奎尼丁相似,但西苯唑林与地高辛合用时,血清地高辛浓度改变不明显,合用两种药时不必调整剂量。

（二）抗心肌缺血药物

1.硫氮䓬酮

硫氮䓬酮与地高辛合用后,地高辛血清浓度升高22％～30％。这是由于硫氮䓬酮可使地高辛的体内总清除率降低,半衰期延长。

2.硝苯地平

硝苯地平与地高辛合用,地高辛的肾清除率减少29％,血清地高辛浓度增加43％。但有人认为,硝苯地平对血清地高辛浓度无明显影响。

3.维拉帕米

动物实验和临床观察表明,维拉帕米与地高辛合用7～14 d后,地高辛的血清浓度增加70％以上,因而可诱发洋地黄中毒。中毒的主要表现是房室传导阻滞和非阵发性结性心动过速。临床上合用两种药的主要适应证是单用地高辛仍不能较好控制快速性心房颤动的心室率。为防止合用两种药时发生洋地黄中毒,应将这两种药物适当减量。由于维拉帕米抑制肾脏对地高辛的清除率,肾功能不全时合用两种药后更易致地高辛浓度显著而持久地升高。维拉帕米和洋地黄毒苷合用,也可使洋地黄毒苷的血药浓度升高,但不如与地高辛合用时那样显著,系因洋地黄毒苷主要经肝脏代谢。

4.硝酸甘油

硝酸甘油与地高辛合用后,肾脏对地高辛的清除率增加50％,血清地高辛浓度下降。故合用两种药时应适当增加地高辛的剂量。

5.普尼拉明

普尼拉明属于钙离子通道阻滞剂,具有扩血管作用,与地高辛合用未见不良反应,并且普尼拉明可抵消地高辛对室壁动脉血管的收缩作用。

6.潘生丁

潘生丁能改善微循环,扩张冠状动脉,有利于改善心功能,增强地高辛治疗心力衰竭的效果。但潘生丁有冠脉窃血作用,故合用两种药时应注意心电图变化。

7.马导敏

马导敏又称马多明,具有扩张冠状动脉和舒张血管平滑肌的作用,故能减轻心脏前后负荷;与地高辛合用适用于缺血性心肌病合并心力衰竭的治疗。

（三）抗高血压药物

1.利血平

利血平具有对抗交感神经、相对增强迷走神经兴奋性、减慢心律和传导的作用;与地高辛合用时可引起严重心动过缓及传导阻滞,有时还能诱发异位节律。但在单用地高辛控制快速性心房颤动的心室率不够满意时,加用适量利血平可获得一定疗效。

2.肼屈嗪

肼屈嗪具有扩张小动脉、减轻系统血管阻力和心脏后负荷的作用,与地高辛合用治疗心力衰竭有协同作用。肼屈嗪可增加肾小管对地高辛的总排泄量,合用两种药后地高辛的总清除率增加 50%。但两药长期合用是否需要增加地高辛的剂量尚无定论。

3.利尿剂

氢氯噻嗪不改变地高辛的药代动力学,但合用非保钾性利尿药与地高辛后,可因利尿剂致低钾血症而增加地高辛的毒性。低钾能降低地高辛的清除率,使其半衰期延长,当血钾低至 2～3 mmol/L 时,肾小管几乎停止排泄地高辛。故合用两药时应注意补钾。螺内酯能抑制肾小管分泌地高辛,口服 100 mg 螺内酯,可使血清地高辛浓度平均升高 20%,但个体差异很大。

4.卡托普利

合用卡托普利与地高辛治疗充血性心力衰竭具有协同作用。但合用两药 2 周后血清地高辛浓度增加,使地高辛中毒的发生率明显增加。这是由于卡托普利抑制地高辛的经肾排泄,并且能把地高辛从组织中置换到血液中。合用两药时应尽量调整地高辛的剂量。

5.胍乙啶

胍乙啶能增强颈动脉窦压力感受器对地高辛的敏感性,合用两药后易发生房室传导阻滞。

(四)血管活性药物

1.儿茶酚胺类

合用肾上腺素、去甲肾上腺素和异丙肾上腺素与地高辛,易引起心律失常。若使用洋地黄的患者发生病窦综合征或房室传导阻滞,静脉滴注异丙肾上腺素可取得一定疗效,但应密切观察治疗反应。

2.非糖苷类强心剂

合用多巴胺、多巴酚丁胺与地高辛治疗充血性心力衰竭,可取得协同强心作用。低剂量的多巴胺(不超过 2 μg/kg/min)还具有降低外周阻力、增加肾血流量的作用。但合用两种药易诱发心律失常。合用洋地黄与磷酸二酯酶抑制剂(如氨力农、米力农)可取得协同强心作用,氨力农还具有扩张外周血管、减轻心脏负荷作用。合用胰高血糖素与地高辛,不仅可取得治疗心力衰竭的协同作用,还可抑制地高辛中毒所致的心律失常。

3.酚妥拉明

合用酚妥拉明与地高辛治疗心力衰竭可取得协同疗效,并且患者的心律改变也不明显,但合用这两种药有时可引起快速性心律失常。

4.硝普钠

硝普钠与地高辛合用,可使肾小管排泄地高辛增多,血清地高辛浓度下降。但合用两药是否需补充地高辛的剂量,尚有不同看法。

5.抗胆碱能药物

阿托品、山莨菪碱、东莨菪碱、溴丙胺太林和胃疡平等抗胆碱能药物与地高辛同服,由于前者抑制胃肠蠕动,延长地高辛在肠道内的停留时间,致使肠道吸收地高辛增多,血清地高辛浓度升高。合用抗胆碱能药物与地高辛,治疗急性肺水肿可能有协同作用,但应注意不能使患者的心率过于加速。该类药物还用于治疗洋地黄中毒诱发的缓慢心律失常。由于该类药物能阻断地高辛的胆碱能反应,故有进一步加强心肌收缩力和增加心排血量的作用。

6.糖皮质激素

合用糖皮质激素与地高辛治疗顽固性心力衰竭所致水肿有一定疗效。这是由于糖皮质激素能反馈性抑制垂体分泌抗利尿激素,从而产生利尿作用;抑制心肌炎性反应,改善心肌对洋地黄的治疗反应。糖皮质激素具有保钠排钾倾向,长期使用可引起低钾血症,增加对洋地黄的敏感性,故合用两药时应注意补钾。

7.氯丙嗪

氯丙嗪能阻断肾上腺素能受体和 M-胆碱能受体,具有利尿和减轻心脏负荷的作用,与洋地黄合用,可加强心力衰竭治疗效果。但氯丙嗪可引起血压下降,老年人尤其要注意。氯丙嗪可增加肠道对地高辛的吸收,致使血清地高辛浓度升高,以致诱发洋地黄中毒。有人认为,不宜合用两药;必须合用强心苷时,可选用毒毛花苷 K。

(五)钾、镁和钙盐

1.钾盐

钾离子与洋地黄竞争洋地黄受体,减弱强心苷的作用。低钾时,心肌对洋地黄的敏感性增加,易发生洋地黄中毒,长期使用利尿剂和洋地黄的患者应注意补钾。已发生洋地黄中毒的患者只要不是高钾血症或伴有严重肾衰竭者,均应补钾。

2.镁盐

长期心力衰竭患者易发生缺镁。缺镁是低钾血症不易纠正、洋地黄效果不佳和易发生洋地黄中毒的重要原因之一。洋地黄中毒患者只要没有高镁血症,无昏迷及严重肾功能障碍,均可补镁治疗。

3.钙盐

洋地黄的正性肌力作用是通过钙而实现的,低钙可致洋地黄疗效不佳,高钙又能诱发洋地黄中毒。使用洋地黄的患者发生低钙抽搐时应补钙。补钙时应注意:首先测定血钙浓度,明确为低钙血症时再补钙;补钙以口服最为安全。但口服起效慢,故紧急情况下仍以静脉补钙为佳,一般先静脉注射,继之给以静脉滴注;静脉注射洋地黄和钙剂绝不能同时进行,可于静脉注射洋地黄制剂后 4~6 h 再注射钙制剂,或在静脉注射钙剂 1~2 h 后再使用洋地黄。

(六)洋地黄自身

不同的洋地黄类制剂的用药剂量、用药途径及半衰期不同,但治疗心力衰竭的机制无本质区别。临床上选用洋地黄制剂的种类,主要依据病情的轻重缓急和医师本人的经验。心力衰竭患者对一种洋地黄制剂的治疗反应不佳时,换用另一种制剂或加用另一种制剂并不能提高疗效,反而使问题复杂化。下列情况可出现先后使用两种洋地黄制剂的情况。

(1)长期口服一定剂量的地高辛,但心力衰竭在近期内恶化,估计为地高辛用量不足时,慎重静脉注射 0.2 mg 毛花苷 C 或 0.125 mg 毒毛花苷 K,若心力衰竭症状好转,则证实为地高辛用量不足,可继续口服地高辛并相应增加剂量。但如果能测定血清地高辛浓度,则应先测定之,证实为地高辛浓度未达到治疗浓度时,再注射上述药物,则更为安全可靠。

(2)对两周内未使用过洋地黄的急性心力衰竭患者,可先静脉注射毛花苷 C 等快效制剂,待心力衰竭控制后,再给予口服地高辛维持治疗效果。

(3)长期使用地高辛控制快速性心房颤动的心室率,心室率突然加速,估计地高辛剂量不足,可静脉注射毛花苷 C 0.2~0.4 mg,常可使心室率满意控制。

(七)其他药物

1.甲巯咪唑

顽固性心力衰竭,经常规治疗效果不佳时可加用甲巯咪唑联合治疗。联合用药时,地高辛的剂量维持不变,甲巯咪唑的用法为每次 10 mg,口服,每天 3 次,连用 2 周。

2.抗凝剂

在使用地高辛治疗心力衰竭的基础上,每天静脉滴注 50～100 mg 肝素,对心力衰竭治疗有一定疗效。有人报告,合用强心苷与口服抗凝剂或肝素时,可减弱抗凝剂的作用。故合用两药时应注意监测凝血指标的变化。

3.抗生素

同服地高辛与青霉素、四环素、红霉素和氯霉素等时,由于肠道内菌丛变化,地高辛在肠道内破坏减少,吸收增加,生物利用度增加,使血清地高辛浓度升高到原来的 2 倍以上。同服地高辛与新霉素,因新霉素损伤肠黏膜,减少肠道对地高辛的吸收,地高辛的血清浓度下降 25%。

4.甲氧氯普胺

合用地高辛与甲氧氯普胺等促进胃肠道蠕动的药物,因肠蠕动加快,地高辛在肠道内停留时间缩短,减少了地高辛在肠道内的吸收率,故血清地高辛浓度下降,其疗效也随之减弱。

5.考来烯胺

洋地黄毒苷参与肝肠循环,考来烯胺在肠道内与洋地黄结合,干扰其肝肠循环,影响洋地黄毒苷的吸收,使其血药浓度下降,疗效减弱。考来烯胺亦可与地高辛发生络合反应,减少其吸收,降低其生物利用度。两药如需口服,应间隔 2～3 h。

6.琥珀胆碱

琥珀胆碱能释放儿茶酚胺并引起组织缺氧,与洋地黄制剂合用易发生室性期前收缩。

7.苯巴比妥、保泰松和苯妥英钠

上述三种药均为肝药酶诱导剂,与洋地黄制剂合用时血药浓度降低。由于洋地黄毒苷主要经肝脏代谢,地高辛主要经肾脏排泄,故上述三种药对洋地黄毒苷的影响远大于对地高辛的影响。

8.抗结核药物

利福平为肝药酶诱导剂,与洋地黄制剂合用后,可加速洋地黄制剂的代谢,使其血药浓度下降,异烟肼和乙胺丁醇也可使洋地黄毒苷的血药浓度下降,但它们对地高辛的影响较小。

9.抗酸剂

同服氢氧化铝、三硅酸镁、碳酸钙和碳酸铋等抗酸剂与地高辛,均能减少肠道对地高辛的吸收。为避免这种不良的相互影响,服用两类药的间隔应在 2 h 以上。

10.西咪替丁

合用西咪替丁与地高辛,对地高辛的血药浓度无明显影响。合用西咪替丁与洋地黄毒苷因前者延缓洋地黄毒苷的经肝代谢,洋地黄毒苷的血药浓度升高。故合用两药应减少洋地黄毒苷的剂量。

（谢新全）

第二节　β受体阻滞剂

肾上腺素 β 受体阻滞剂的出现是近代药理学的一项重大进展,是药理学发展的典范。自第一代 β 受体阻滞剂——普萘洛尔问世以来,新的 β 受体阻滞剂不断涌现,加速了受体学说的深入发展,目前β受体阻滞剂的治疗指征已扩大到多种器官系统疾病,近年来又有重要进展。

β受体阻滞剂属于抗肾上腺素药,能选择性地与肾上腺素受体中的β受体相结合,从而妨碍去甲肾上腺素能神经递质或外源性拟肾上腺素药与β受体结合,产生抗肾上腺素作用。根据β受体的药理特征可将其分为选择性和非选择性两类,部分β受体阻滞剂具有内源性拟交感活性。

一、β受体阻滞剂的药理作用及应用

(一)药理作用

1.受体选择性

受体选择性也称心脏选择性作用。β受体分布于全身器官血管系统,中枢β受体兴奋时,心率加快,肾交感神经冲动增加,尿钠水平减少;突触前膜β受体兴奋时,可使血压升高。突触后膜β受体包括心脏β受体和血管β受体。肠道、心房和心室以β_1受体为主,左心室的β_2受体占全部β受体的1/4;心脏β受体兴奋时,使心率加快,心肌收缩力增强;肠道β_1受体兴奋时,肠道松弛。血管床、支气管、子宫和胰岛等部位的β受体以β_2受体为主,当β_2受体兴奋时,支气管和血管床扩张,子宫松弛,胰岛素分泌增加。β受体被经典地分为心肌内的β_1受体和支气管及血管平滑肌上的β_2受体,目前对某些β受体尚难分类。近年来研究表明,β_2受体与腺苷酸环化酶的偶联效率高于β_1受体,但β_1在数目上比β_2多,且最重要的心脏神经递质-去甲肾上腺素与β_1的亲和力是β_2受体的30～50倍,因此调节正常心肌收缩力的主要受体是β_1受体。位于细胞膜上的β受体是腺苷酸环化酶系统的一部分。它们与鸟苷酸调节蛋白(G),共同组成腺苷酸环化酶系统(RGC复合体:受体-G蛋白-腺苷酸环化酶)。动物离体心房和离体气管试验表明普拉洛尔、阿替洛尔、美托洛尔等对心房肌的效应是对气管平滑肌的效应的10～100倍,故它们为选择性β_1受体阻断剂。非选择性β受体阻滞剂(如普萘洛尔)对不同部位的β_1、β_2受体的作用无选择性,故被称为非选择性β受体阻滞剂。它还可以增强胰岛素的降血糖和延缓血糖的恢复,并可致外周血管痉挛。这些不良反应都与β_2受体阻断有关;而β_1受体选择性阻断却不同,例如,阿替洛尔没有增强胰岛素降血糖和延缓血糖恢复的作用,普拉洛尔的肢端动脉痉挛反应较普萘洛尔少。

2.内源性拟交感活性(ISA)

内源性拟交感活性指其部分激动肾上腺素能受体的能力。在交感神经张力很低的情况下,某些β受体阻滞剂,(如氧烯洛尔、吲哚洛尔、醋丁洛尔)具有部分内源性交感激动活性。其激动过程缓慢,激动作用远低于纯激动剂,例如,吲哚洛尔的部分激动作用足以抗衡静息时阻断交感神经冲动所引起的心脏抑制作用,而在运动时交感神经活动增加,β阻断作用表现得较强,于是ISA就显示不出来。

3.膜稳定作用

一些β受体阻滞剂具有局部麻醉作用。例如,普萘洛尔、醋丁洛尔在电生理研究中表现为奎尼丁样稳定心肌细胞电位作用,即膜稳定效应;表现为抑制细胞膜上钠离子运转,降低O相上升速度,而对静息电位和动作电位时间无影响。膜稳定作用与β受体阻滞剂作用及治疗作用无关,其主要临床意义仅在于局部滴眼用以治疗青光眼时,局部麻醉作用成为不良反应。因此,不具有膜稳定作用、β受体阻断较强的噻吗洛尔就成为适宜的治疗青光眼的滴眼剂。

β受体阻滞剂的分类方法很多,国内多采用杨藻宸的受体亚型的选择性和ISA为纲的分类方法。近年,许多学者根据药物对受体的阻断部位而分为3代β受体阻滞剂,例如:β受体(无选择性)为第一代,β_1受体选择阻断剂为第二代,β_1受体＋α_1或α_2受体阻断剂为第三代。这种分类方法已被广大临床医师所接受。

(二)临床应用

各种β受体阻滞剂的药效学和药代动力学彼此不同,作用机制大致相似。目前,对β受体阻滞剂的研究旨在寻找不良反应少,特别是对脂质代谢无不良影响的高效品种,寻找对心脏有选择性、兼有α受体阻断活性和直接扩张血管作用的β受体阻滞剂以及半衰期短的超短效品种。

β受体阻滞剂可用于治疗下列疾病。

1.心律失常

β受体阻滞剂抗心律失常机制,主要是通过阻断儿茶酚胺对心脏β受体介导的肾上腺素能作用,从而延长房室结不应期;其次是阻断细胞钙离子内流,此与β受体阻断效应无关。β受体阻滞剂既有轻度镇静作用,又可阻断儿茶酚胺的心脏效应。具有膜稳定作用的β受体阻滞剂比具有 ISA 者更有优越性,因为后者对β受体的内在轻度兴奋作用不利于室性心律失常的控制。现已证明,β受体阻滞剂对于因运动而增加的或由运动引起的室性期前收缩具有显著的抑制作用。长程普萘洛尔或美托洛尔治疗,可预防急性心肌梗死后 3 个月内室性期前收缩次数及其复杂心律失常的发生率,并可抑制短阵室性心动过速复发,使梗死后 1 年内死亡率降低 25%。而β受体阻滞剂对溶栓再灌注早期心律失常未见明显效果,但不排除降低再通后心室颤动发生的可能性。β受体阻滞剂还可用于治疗窦性心动过速、快速性室上性心动过速(包括心房颤动、心房扑动)。

2.心绞痛

β受体阻滞剂在治疗心绞痛时欲达到临床满意的效果,用量必须足以产生明显的β受体阻断效应。一般而论,β受体阻滞剂抗心绞痛作用是通过减慢心率、降低血压及抑制心肌收缩力,从而降低心肌需氧量而实现的。所有β受体阻滞剂治疗心绞痛的疗效可能是同等的,因此对没有其他疾病的患者选用何种药物亦不重要。理论上,β受体阻滞剂对变异型心绞痛不利,这是因为它使α受体的生物活性不受拮抗,导致血管收缩。心外膜大的冠脉内α受体数量多于β受体,用药后β受体被抑制,而α受体相对活跃,使得冠状动脉痉挛。

3.心肌梗死

目前,临床越来越趋向将β受体阻滞剂用于急性心肌梗死的早期;特别是采用静脉给药的方法,β受体阻滞剂可能降低心室颤动的危险性,也可能使梗死面积不同程度地缩小,长程治疗可明显减少猝死,降低死亡率。β受体阻滞剂通过降低心率、心肌收缩力和血压而减少心肌耗氧量,还通过降低缺血心脏儿茶酚胺水平,促使冠脉血流发生有利的再分布。据文献报道,早期(胸痛开始 4~12 h)静脉注射,继而改口服,可降低磷酸激酶峰值。普萘洛尔、普拉洛尔和美托洛尔可改善心肌细胞的缺血损伤、减轻 ST 段抬高,阿替洛尔可保护 R 波,普萘洛尔和噻吗洛尔可减少 Q 波的发生,缩小梗死面积。

4.高血压

β受体阻滞剂被广泛用作降压药,单独应用时降压效果与利尿剂相同,但降压的确切机制至今仍然不是十分明确,可能是早期抑制肾素释放及其活性,以减少心排血量。对于高肾素型高血压,特别是β受体功能较强的年轻高肾素型患者疗效较佳。有血管扩张作用的β受体阻滞剂(如具有 ISA 效应的β受体阻滞剂)可降低全身血管阻力。无血管扩张作用的常规β受体阻滞剂后期使血管阻力下降,其作用部位可能是抑制突触前膜的β受体。对心动过缓、肢体血管病变或老年人更为适宜。另一方面,在高血压合并心绞痛时,减慢心率的β受体阻滞剂似乎更为可取。此外,长期使用β受体阻滞剂治疗高血压病可降低高血压患者的心血管病事件的发生率。

研究显示,高血压病患者外周血淋巴细胞β受体密度较正常人明显增加,但受体亲和力不变(外周淋巴细胞β受体密度与心肌细胞β受体密度呈显著正相关,两者均受内源性儿茶酚胺的动态调节)。

研究观察到,Ⅰ、Ⅱ期高血压病患者的β受体密度明显上调(30.8%与56.7%),对羟甲叔丁肾上腺素的敏感性显著增加(较对照组分别下降20.7%与37.9%),其中并发左室肥厚者的上述二项指标均明显高于无左室肥厚者。这提示心肌β受体密度及功能的变化可能与高血压及其并发左室肥厚有关。在高血压适应性初期,循环内分泌系统(交感-儿茶酚胺系统与肾素-血管紧张素系统)的活化启动了一系列临床型病理生理过程。Lands报道,原发性高血压(EH)患者心血管系统代偿阶段心肌β受体密度的上调与血浆肾上腺素及去甲肾上腺素浓度增加有关。心肌肥厚的实验显示血管紧张素转化酶抑制剂(ACEI)可加速血管紧张素Ⅱ(AngⅡ)合成,通过三磷酸肌醇(IP)和二酯酰甘油(DAG)激活蛋白激酶C,促使转录因子蛋白磷酸化并与DNA相互作用。导致心肌蛋白与受体合成增加;心肌受体数目增加,循环内分泌中靶激素的心血管细胞生物活化作用随之增强,通过增加细胞内cAMP与蛋白激酶A含量,激活转录因子蛋白而参与心肌肥厚的病理过程。

Ⅲ期EH患者的β受体密度明显下调,敏感性显著降低。Stiles等发现,随着循环内分泌的持续激活,心肌β受体可能对靶激素或对cAMP及蛋白激酶A发生同源或异源脱敏,导致其数目减少,敏感性降低。Katz提出,超负荷状态下心肌蛋白基因表达异常,也可引起心肌细胞寿命缩短,质量降低。Lejemtel等则认为,心肌细胞生化异常与能量耗竭是导致心肌受体数目减少、功能减退的主要原因。

这些研究结果为临床上使用β受体阻滞剂治疗高血压病提供了理论依据。β受体阻滞剂的降压机制如下。

(1)心排血量降低:服用非内源性拟交感的β受体阻滞剂后,心排血量降低15%,周围血管自行调节使末梢血管阻力减低,血压下降。使用内源性拟交感作用的β受体阻滞剂后,心排血量仅轻度降低,但长期服药治疗可使末梢血管阻力明显降低,血压下降。

(2)肾素分泌受抑制:β受体阻滞剂可使肾素释放减少60%,血管紧张素Ⅱ及醛固酮分泌减少,去甲肾上腺素分泌受抑制。其中,醛固酮的分泌受抑制可能是主要降压机制。

(3)中枢性降压作用:脂溶性β受体阻滞剂容易通过血-脑屏障,刺激中枢α肾上腺素能受体,局部释放去甲肾上腺素,使交感神经张力降低,血压下降。

(4)拮抗突触前膜β受体:突触前膜β$_2$受体被阻滞后,去甲肾上腺素释放受抑制;但选择性β$_1$受体阻断剂无此作用。

(5)其他:普萘洛尔的降压效果能被吲哚美辛所抑制,故其降压作用可能与前列腺素分泌有关。

5.心肌病

(1)肥厚型心肌病:β受体阻滞剂可减轻肥厚心肌的收缩,改善左心室功能,减轻流出道梗阻程度,减慢心率,从而增加心搏出量,改善呼吸困难、心悸和心绞痛症状。目前,普萘洛尔仍为标准治疗药物,大剂量普萘洛尔(平均每天462 mg)被认为可减少室性心律失常。较低剂量的β受体阻滞剂(平均每天280 mg的普萘洛尔或相当剂量的其他β受体阻滞剂)对心律失常无效。对可能发生猝死的患者,可能需用其他抗心律失常药物。

（2）扩张型心肌病：近年来研究表明，长期服用 β 受体阻滞剂对某些扩张型心肌病患者有效，能够逆转心力衰竭及提高远期生存率。Swedberg 讨论了扩张型心肌病 β 受体阻滞剂应用的经验，认为传统的洋地黄和利尿剂治疗基础上加用 β 受体阻滞剂可以改善扩张型心肌病患者的临床症状，提高心肌功能和改善预后。详细机制不明，这可能与其心肌保护作用有关。而 Yamada 认为，心肌纤维化的程度和类型可能是判断 β 受体阻滞剂治疗扩张型心肌病是否有效的重要预测指标。

6.慢性心力衰竭

20 世纪以来，心力衰竭的治疗决策经历了 4 个不同的阶段，尤其 20 世纪 80 年代以来 β 受体阻滞剂用于治疗心力衰竭，提高了心力衰竭患者的远期生存率，降低了病死率。研究证明，心力衰竭不仅是血流动力学的紊乱，还是神经介质系统的紊乱，心脏和血管的多种激素系统（如交感神经系统、肾素-血管紧张素-醛固酮系统）被激活，故用正性肌力药物有时会有害无利，加重心肌缺氧缺血而使心力衰竭恶化。

在心力衰竭病理状态下，β_1 受体减少，这时 β_2 受体密度不变或变化不明显；此时，β_2 受体可能发挥重要的代偿作用。使用 RT-PCR 技术研究证明，心力衰竭时，左心室 β_2 受体 mRNA 水平无变化，β_1 受体 mRNA 水平下降，且下降程度和心力衰竭的严重程度呈正相关。研究还证明，β_1 受体 RNA 水平的下降和受体蛋白的下降密切相关，说明 β 受体改变主要是其 mRNA 水平变化引起的 β 受体的改变，通过 G 蛋白（GS）下降——腺苷酸环化酶活性下降的途径，使水解蛋白激酶不激活或少激活，从而减弱正性肌力作用。

激动剂与受体结合引起信号传导与产生生物效应的同时，往往会发生对激动剂敏感性下降。这种负反馈机制在精确调节受体及自我保护中具有重要意义。β 受体对激动剂的反应敏感性降低，心肌收缩力减弱，这种改变叫 β 受体减敏。β 受体对儿茶酚胺的减敏，可维持应激情况下心肌细胞活力，减轻高浓度去甲肾上腺素引起钙超载后对心肌的损伤。但心力储备能力因此下降，使心力衰竭进一步恶化。

导致 β 受体敏感性下调的原因有两种：①受体数量下调；②受体功能受损。

受体数量下降发生得较慢，常发生在激动剂刺激数小时到数天，一般 24 h 后才能达到高峰。引起 β 受体数量下降的主要原因：受体生成减少减慢，是因为基因转录成 mRNA 减少，且受体 mRNA 的半衰期也缩短，导致合成减少；受体降解增多、增快。至于为什么只有 β_1 受体 mRNA 水平下降，而 β_2 受体改变不明显，这主要是由于在对内源性激动剂的亲和力方面，β_1 受体对肾上腺素的亲和力远远小于对去甲肾上腺素的亲和力，而 β_2 受体则相反。心力衰竭时，交感神经兴奋，β_1 受体受到交感神经末梢释放的去甲肾上腺素的强烈刺激，使 β_1 受体数目显著减少，而 β_2 受体仅受到血循环中肾上腺素的轻微刺激，数目减少不明显，故仅表现为轻微功能受损。β 受体功能受损主要因为与 G 蛋白分离，使受体快速减敏，通过这种机制可使受体功能下降70％。另一种途径是通过蛋白激酶 A 使受体磷酸化，从而直接引起受体脱联与减敏。在受体快速减敏中上述二种酶的活性作用各占 60％ 和 40％。

β_1 受体数量下降和功能抑制，导致 β 受体反应性下降，尽管这种下降会保护心肌避免过度刺激，但同时会使心脏对活动的耐受性降低，使心力衰竭进一步恶化。

学者据此提出心力衰竭用 β 受体阻滞剂治疗的理论：①上调心肌细胞膜的 β 受体数目，增加对儿茶酚胺的敏感性。Heilbram 报告 14 例原发性心肌病并重度心力衰竭患者，使用美托洛尔治疗 6 个月后 β 受体上调到 105％，对 β 受体激动剂的反应性明显提高，使心肌收缩力加强。

②降低肾素、血管紧张素Ⅱ和儿茶酚胺的水平。③增加心肌修复中的能量,防止心肌细胞内 Ca^{2+} 超负荷。④改善心肌舒张期弛张、充盈和顺应性。⑤有抗缺血和抗心律失常作用,还可能有通过部分交感神经作用调节免疫功能。近年来许多学者认为,β受体阻滞剂,特别是具有额外心脏作用的第三代β受体阻滞剂(如卡维地洛、拉贝洛尔),可能使心力衰竭患者的血流动力学和左心室功能改善。卡维地洛治疗心力衰竭的机制除了与β受体阻滞剂作用有关以外,还与其α阻断剂效应及抗氧化作用和保护心肌作用有关。目前,至少已有 20 个较大系列临床试验证明,β受体阻滞剂治疗慢性充血性心力衰竭,可降低病死率,延长患者的寿命,改善患者的生活质量,减少住院率。临床上经常使用的β受体阻滞剂有康克、倍他乐克和卡维地洛等。β受体阻滞剂适用于缺血性和非缺血性心力衰竭患者,但纽约心脏病协会(NYHA)Ⅳ级严重心力衰竭患者暂不适用于本品,应待心功能达Ⅱ、Ⅲ级后再加用本品。使用时,应自小剂量开始(如康可 1.25 mg/d,倍他乐克每次 6.25 mg),逐渐增加剂量(每 1~2 周增加 1 次剂量),发挥最好疗效时需 3 个月,故短期内无效者不宜轻易停药。若用药过程中病情恶化则可减量或暂停β受体阻滞剂,待心功能好转后,再恢复用药。现主张,慢性心力衰竭患者应坚持长期甚至终身服用β受体阻滞剂,洋地黄、利尿剂、ACEI 及β受体阻滞剂是目前治疗慢性充血性心力衰竭的常规四联疗法。

β受体阻滞剂治疗心力衰竭的作用机制:①减慢心室率;②减少心肌耗氧和左心室做功;③使循环中儿茶酚胺浓度不致过度升高,并能对抗其毒性作用;④有一定抗心律失常作用;⑤膜稳定作用;⑥上调心肌β肾上腺素能受体,使受体密度及反应性增加。

β受体阻滞剂治疗收缩性和舒张性心力衰竭均有一定疗效,可试用于下列疾病:①瓣膜性心脏病,特别是合并心室率明显增快者;②冠心病或急、慢性心肌梗死合并轻、中度心功能不全者;③原发性心肌病,包括扩张型、肥厚型和限制型;④高血压性心脏病;⑤甲状腺功能亢进性心脏病等。合并下列疾病者不宜使用:①支气管哮喘;②明显的心动过缓;③慢性阻塞性肺疾病;④周围血管疾病;⑤心功能Ⅳ级症状极严重者。

1999 年 8 月在巴塞罗那召开的第 21 届欧洲心脏病学会会议及 1999 年 6 月在瑞典哥登伯格举行的欧洲心脏病学会心力衰竭组第三届国际会议上,学者均充分肯定了β受体阻滞剂治疗充血性心力衰竭的疗效。会议主要围绕以下几个问题进行了讨论。

(1)β受体阻滞剂治疗心力衰竭的疗效如下。与对照组相比,β受体阻滞剂治疗组:①全因死亡率降低 34%;②猝死率下降 44%;③全因住院率下降 20%;④因心力衰竭恶化住院下降 36%。

(2)β受体阻滞剂治疗心力衰竭的适应证:①各种原因(包括缺血性和非缺血性)引起的充血性心力衰竭;②无年龄限制(各种年龄组,最高年龄达 80 岁);③无性别差异;④不论是否合并糖尿病或高脂血症;⑤各种级别的心功能(NYHA 分级),但严重的Ⅳ级心功能患者除外。

(3)作用机制:①对抗交感神经及儿茶酚胺类物质的不良作用;②减慢心率作用;③减轻心肌缺血;④抗心律失常作用,尤其是减少猝死的发生率;⑤心肌保护作用;⑥降低肾素分泌;⑦改善外周阻力。

(4)用药方法:在具体用药过程中应注意以下几点。①首先使用洋地黄、利尿剂和/或 ACEI 作为基础治疗,待患者症状及体征改善后,再使用β受体阻滞剂;②对β受体阻滞剂应从小剂量开始用药,例如,康可 1.25 mg/d,倍他乐克每次 6.25 mg,阿替洛尔每次 6.25 mg,逐渐增加剂量。经过 15 周加大至最大剂量,康可 10 mg/d,倍他乐克每次 25~50 mg;③β受体阻滞剂治疗心力衰竭发挥疗效较慢,常需 3~6 个月,故短时期内无效或病情轻微加重时,不宜贸然停药;④部分心力衰竭患者用药过程中,病情明显加重,此时应减少β受体阻滞剂的用量或停药,待心力衰竭症状改善后再使用β受体阻滞剂;⑤β受体阻滞剂需长期甚至终身服用;⑥β受体阻滞剂与ACEI均可降低心力衰竭患者的死亡率,但β受体阻滞剂优于ACEI;若合用两种药则优于单用任意一种药物。

值得注意的是,一种无内源性拟交感活性的非选择性β受体阻滞剂——卡维地洛,近年来在心力衰竭的治疗中倍受重视。目前,至少已有四组临床试验,都在使用洋地黄、ACEI和利尿剂的基础上加用卡维地尔,剂量为3.125～6.250 mg,每天2次开始,逐渐加量至25～50 mg,每天2次,用6～12个月,结果卡维地尔组的死亡危险性较对照组降低65%,住院危险性降低27%,显示了良好的临床效果。卡维地尔治疗充血性心力衰竭的主要机制:①β受体阻断作用;②α受体阻断作用;③抗氧化作用。卡维地尔主要适用于慢性充血性心力衰竭 NYHA Ⅱ～Ⅲ级患者;忌用于严重或需住院治疗的心力衰竭患者,高度房室传导阻滞、严重心动过缓者,休克患者,哮喘患者,慢性阻塞性肺病患者,肝功能减退患者。目前医师认为,使用卡维地尔治疗充血性心力衰竭应在使用洋地黄、利尿剂和ACEI的基础上进行,剂量大小应以患者能耐受为准。不宜合用卡维地尔与硝苯地平,以防引起血压突然下降;卡维地尔还能掩盖低血糖症状,故糖尿病患者使用卡维地尔时应监测血糖。

7.其他心脏病

(1)二尖瓣狭窄并心动过速:β受体阻滞剂在休息及活动时都使心率减慢,从而使舒张期充盈时间延长,改善工作耐量。但对合并心房颤动的患者,有时需加用地高辛来控制心室率。

(2)二尖瓣脱垂综合征:β受体阻滞剂已成为治疗此病伴随的室性心律失常的特效药。

(3)夹层动脉瘤:夹层动脉瘤高度紧急状态时,静脉注射β受体阻滞剂,可降低高儿茶酚胺状态、降低血压、减慢心率,阻止夹层扩展,减少临床死亡率。

(4)法洛四联症:应用普萘洛尔,每天2次,每次2 mg/kg,往往可有效地控制发绀的发作,可能是抑制了右心室的收缩力。

(5)Q-T间期延长综合征:神经节间失调是Q-T间期延长的重要原因,而普萘洛尔预防性治疗可使病死率由71%降至6%,通常应从小剂量开始,无效时逐渐加量,直至有效或不能耐受。

8.非心脏作用

(1)甲状腺毒症:β受体阻滞剂与抗甲状腺药物或放射性碘合用或单独应用,可作为手术前的重要用药。β受体阻滞剂已成为手术前治疗甲状腺毒症的常用药物。因它能控制心动过速、心悸、震颤和神经紧张,减轻甲状腺内的多血管性,故有利于手术治疗。

(2)偏头痛:偏头痛的机制目前尚不清楚,原发性血小板、5-HT异常学说在偏头痛理论中占据重要位置,广谱的β受体阻滞剂普萘洛尔作为防治偏头痛的一代药已使用多年。而血小板膜表面是$β_2$受体,故近年来又有学者提出用$β_2$受体阻断剂和美托洛尔$β_1$受体阻断剂治疗偏头痛同样获得良好的临床效果。

(3)门静脉高压及食道静脉曲张出血:是肝硬化患者的重要死亡原因之一,死亡率高达28%～80%。既往曾应用普萘洛尔治疗以降低门静脉压力,减少食道静脉曲张再次破裂出血的危险性,但有一定的不良反应,例如,它可使血氨水平升高,诱发或加重肝性脑病。近年来,临床使用纳多洛尔的治疗效果较普萘洛尔好,不良反应少。

9.抗精神病作用

β受体阻滞剂能与去甲肾上腺素或拟交感药物竞争β受体,可抑制交感神经兴奋引起的脂肪和糖原分解,从而能促进胰岛素降血糖的作用。普萘洛尔脂溶性高,故易通过血-脑屏障,因而在中枢能发挥β受体阻断作用,它不仅作用于突触后膜,还可作用于突触前膜的β受体,故可减少中枢神经系统去甲肾上腺素的释放。

(1)配合胰岛素治疗精神病:可减少精神患者的心动过速、多汗、焦虑、躁动不安、震颤和癫痫样发作等症状。

(2)躁狂性精神病的冲动行为:普萘洛尔可使行为障碍明显减轻,因而可试用于难治性精神分裂症的患者,与氯丙嗪有协同作用。

(3)慢性焦虑症:患者不但伴有自主神经功能紊乱的精神症状,而且往往伴有明显的躯体症状,两者可相互促进构成恶性循环。普萘洛尔对缓解躯体症状(如肌紧张、心律失常、震颤)及精神症状(如易怒、伤感和恐惧)均有一定效果。

(4)震颤综合征:普萘洛尔对各种震颤均有治疗效果,包括药源性震颤(尤其是锂盐和异丙肾上腺素所致的震颤)、静止性震颤、老年性及家族性震颤、脑外伤及酒精中毒戒断后震颤。

(5)可卡因吸收过量:可卡因是表面麻醉剂,吸收过量主要表现为心血管及精神方面的症状,普萘洛尔可起到挽救患者生命的作用。

10.蛛网膜下腔出血

在蛛网膜下腔出血早期用普萘洛尔治疗的长期随访显示有益的疗效,近几年钙离子通道阻滞剂有取代β受体阻滞剂的趋势。

11.青光眼

青光眼表现为眼内压升高,视神经萎缩,视盘变化及视野丧失。对原发性开角型青光眼及高眼压症,静脉注射β受体阻滞剂或滴眼可降低眼内压,但滴眼作用更明显。目前临床常用药物有噻吗洛尔、倍他洛尔和左布洛尔等。

二、β受体阻滞剂的不良反应

(一)心功能不全

心功能不全初期,交感神经兴奋以维持心排血量,但与此同时,也开始了神经内分泌激素等对心肌的损害过程;因此当心功能不全时,须首先用正性肌力的药物或利尿剂、扩血管药初步纠正心功能不全,然后尽早使用β受体阻滞剂;如果心功能不全严重,则慎用β受体阻滞剂;当心功能为 NYHA Ⅱ～Ⅲ级时,可自小剂量开始使用β受体阻滞剂,以后逐渐加量,达到最大耐受量或靶剂量后,继续维持治疗。严重心脏反应常在治疗开始时发生,这可能由于维持心脏正常功能的β受体机制突然被阻断,即使开始用小剂量β受体阻滞剂,有时也会发生。但近年来新的阻断剂(如具有β受体和α受体双重阻断作用的第三代β受体阻滞剂)更适用于心功能不全的患者,其特点:①选择性β受体阻断;②通过阻断 α_1 肾上腺素能作用,扩张血管平滑肌;③抗氧化和保护心肌作用。

(二)哮喘

无选择性β受体阻滞剂禁用于哮喘患者,即使应用 β_1 选择性药和具有 ISA 的吲哚洛尔也应慎用。正在发作和近期发作的哮喘患者禁用任何β受体阻滞剂。

(三)停药反应

长期应用β受体阻滞剂,突然停药,可使心绞痛加剧,甚至诱发心肌梗死。其发病机制可能有各种因素:心绞痛患者长期应用β受体阻滞剂特别是无选择性的药物,突然停药导致运动耐受量降低,心血管交感神经阻断作用的终止,引起心肌需氧量的急剧增加;长期应用β受体阻滞剂可增加β受体数量,突然停药,β效应升高。因此,心脏缺血患者长期应用β受体阻滞剂停药前必须逐渐减量。减药过程以2周为宜。

(四)外周血管痉挛

外周血管痉挛主要表现为四肢冰冷、脉细弱或不能触及以及雷诺氏现象等,可能是由心排血量减少和外周血管收缩所致。应用选择性作用于$β_1$受体和具有ISA或第三代β受体阻滞剂可能会好一些。

(五)低血糖

人的肌糖原分解主要经$β_2$受体调节,而肝糖原分解除β受体参与外,尚有α受体参与,β受体阻滞剂可使非糖尿病和糖尿病患者的糖耐量降低,使餐后血糖水平升高20～30 mg/L,诱发高渗性高血糖昏迷。停用β受体阻滞剂后,其对血糖的影响可持续达6个月之久。β受体阻滞剂影响糖代谢的主要机制是直接抑制胰岛β细胞分泌胰岛素,其可能的原因是β受体阻滞剂影响微循环血流,从而干扰了β细胞的去微粒过程;也可能是由于β受体阻滞剂改变了机体细胞膜的稳定性,使其对胰岛素的敏感性降低。β受体阻滞剂还可以使低血糖持续的时间延长,甚至加重低血糖;这是由于β受体阻滞剂可掩盖患者的震颤和心动过速症状。在使用β受体阻滞剂过程中若发生低血糖,由于α刺激效应缺乏β刺激效应的拮抗,患者可发生严重高血压危象。健康人用普萘洛尔对血糖无影响,只有运动所致血糖升高可被普萘洛尔抑制。对于胰岛素所致低血糖以及饥饿或疾病等原因引起的肝糖原降低,普萘洛尔可延缓血糖恢复正常。选择性$β_1$受体和具有ISA的阻断剂影响血糖作用可能较轻。

(六)血脂水平的影响

β受体阻滞剂影响脂代谢的机制,多数学者认为是肾上腺素能机制起的作用。脂蛋白代谢时有几种主要酶参加,其中脂蛋白酯酶(LPL)和卵磷脂-胆固醇酰基转移酶剂(LCAT)被抑制,使脂蛋白代谢产生不利的影响,LPL能促进血浆蛋白的甘油三酯(TG)分解,LCAT能够使卵磷脂β位的脂酰基转移到胆固醇的分子并分别生成溶血卵磷脂和胆固醇。激活人体内α受体时将抑制LPL和LCAT的活性。使用β受体阻滞剂,尤其使用部分激动活性的β受体阻滞剂剂量较大时,将使β受体明显抑制,而α受体的活性相对增强,继而抑制了LPL和LCAT的活性,产生对脂代谢的不利影响。Day早在1982年对β受体阻滞剂影响脂代谢的解释是组织中LPL被抑制也许就是α受体相对兴奋的结果,因而延长了TG的清除时间,使血浆TG水平升高,同时降低肝脏产生高密度脂蛋白(HDL)。使用β受体阻滞剂还降低胰岛素的分泌,使糖代谢紊乱,间接使脂代谢发生变化。而兼有α、β阻断作用的拉贝洛尔对脂代谢无影响,这进一步提示了肾上腺素能机制。

(七)中枢神经系统反应

脂溶性高的β受体阻滞剂(如普萘洛尔、丙烯洛尔)可引起神经系统反应,是因为它们较易透过血-脑屏障。长期应用大剂量普萘洛尔可致严重的抑郁症、多梦、幻觉和失眠等。

(八)消化道反应

用β受体阻滞剂可致腹泻、恶心、胃痛、便秘和腹胀等不良反应。

(九)骨骼肌反应

普萘洛尔具有神经肌肉阻滞作用,发生长时间的箭毒样反应,可能与阻断骨骼肌$β_2$受体有关。此外吲哚洛尔、普萘洛尔和普拉洛尔都可致肌痛性痉挛,其机制不明。

(十)眼、皮肤综合征

此征主要表现为眼干燥症、结膜炎和角膜溃疡伴有皮肤病变,如牛皮癣样皮疹,少数患者有硬化性腹膜炎。

(十一)心动过缓和房室传导阻滞

β受体阻滞剂降低窦房结和房室结细胞的自律性,引起窦性心动过缓和心脏传导阻滞。所以心脏传导阻滞(如二度以上传导阻滞、病窦或双结病变)患者应禁忌使用。

(十二)β受体阻滞剂停药综合征

β受体阻滞剂停药综合征是指服用β受体阻滞剂的患者突然停服药物后出现的一组临床症状和体征。

1.产生机制

产生机制可能与下列因素有关:使用β受体阻滞剂后,体内β受体数目增加,即向上调节;一旦停用β受体阻滞剂后,则数目增多的β受体对儿茶酚胺的总反应增加、敏感性增强;突然停用β受体阻滞剂后,心肌耗氧量增加,血小板的黏着性和聚积性增加,血液循环中的儿茶酚胺和甲状腺素水平升高,氧离解曲线移位,血红蛋白向组织内释放氧减少,肾素-血管紧张素-醛固酮系统活性增强。

2.临床表现

患者可表现为焦虑、不安、神经质、失眠、头痛、心悸、心动过速、乏力、震颤、出汗、厌食、恶心、呕吐和腹痛,有的患者还可出现严重的高血压、脑疝、脑血管意外、甲状腺功能亢进、快速性心律失常、急性冠状动脉供血不足和原有的冠心病恶化,例如,心绞痛由稳定型转变为不稳定型,甚至发生急性心肌梗死及猝死。本征可发生在停药后1~2 d或延迟到数周。

3.防治方法

(1)避免突然中断使用的β受体阻滞剂。需要停药者应在2周内逐渐减量,最后完全停药。

(2)在减量及停药期间应限制患者活动,避免各种精神刺激。

(3)一旦发生停药综合征,要立即给予原先使用过的β受体阻滞剂,剂量可比停药前的剂量要小一些,并根据临床表现给予相应处理。

(十三)中毒

服用过量的β受体阻滞剂可引起心动过缓、血压下降、室性心律失常、眩晕、思睡及意识丧失等。中毒症状一般是在服药后半小时开始出现,12 h最为严重,可持续72 h。

(十四)其他

少数患者出现乏力、血肌酸磷酸激酶(CPK)水平升高、谷丙转氨酶(SGOT)水平升高、白细胞总数下降、感觉异常、皮疹和血尿素氮(BUN)水平升高等。妊娠期使用β受体阻滞剂,可使胎儿生长迟缓、呼吸窘迫、心动过缓、和低血糖。

三、β受体阻滞剂与其他药物的相互作用

(一)洋地黄

洋地黄为正性肌力药物,β受体阻滞剂为负性肌力药物,合用两种药对心肌收缩力有拮抗作用。

合用地高辛与艾司洛尔可使地高辛血清浓度增加9.6%,因此合并用药时应慎重,以防洋地黄中毒。

合用阿替洛尔与地高辛治疗慢性心房颤动,可以控制快速的心室率,使患者静息及运动心室率平均减少 24%,心功能改善,不良反应轻微。

(二)酸酯类

1.异山梨酯

合用 β 受体阻滞剂与异山梨酯适用于治疗心绞痛。普萘洛尔剂量较大时可减少心绞痛的发作及异山梨酯用量,并能增加运动耐受量,能对抗异山梨酯引起的反射性心动过速,而异山梨酯能对抗普萘洛尔引起的心室容积增加及心室收缩时间延长。两种药的作用时间相似,合用可提高抗心绞痛的疗效。但合用两种药的剂量不宜过大,否则会使压力感受器的反应、心率和心排血量调节发生障碍,导致血压过度下降,冠脉血流反而减少,从而加剧心绞痛。

2.硝酸甘油

使用 β 受体阻滞剂的心绞痛患者仍发作心绞痛时,可舌下含化或静脉滴注硝酸甘油,一般可取得满意疗效。合用两种药的应注意发生直立性低血压(初次试用时宜取坐位)。近年来有人报告,合用艾司洛尔与硝酸甘油治疗心绞痛疗效好,不良反应少。

硝酸甘油不宜与具有内源性拟交感活性的 β 受体阻滞剂合用,以防出现心率明显加速的不良反应。

(三)钙离子通道阻滞剂

1.硝苯地平

许多临床研究证实,普萘洛尔与硝苯地平是治疗心绞痛的有效药物,合用 β 受体阻滞剂与硝苯地平为治疗心绞痛患者的有效联合。普萘洛尔可抵消硝苯地平反射性增快心率的作用,硝苯地平可抵消普萘洛尔增加的外周阻力,合用两种药特别适用于劳力性心绞痛;尤其是单用疗效较差时,合用疗效更佳。

2.维拉帕米

有报道称合用 β 受体阻滞剂与维拉帕米可引起低血压、心动过缓和房室传导阻滞,甚至导致不可逆性房室传导阻滞和猝死,故禁忌合用这两种药。但有的学者仍认为,合用对高血压病、心绞痛有效,且具有安全性,但只限于服用普萘洛尔未引起严重左心功能不全、临界低血压、缓慢心律失常或传导阻滞者。

3.硫氮䓬酮

β 受体阻滞剂与硫氮䓬酮均具有负性肌力和负性传导作用,合用两种药可诱发心力衰竭、窦性心动过缓、窦性静止、房室传导阻滞和低血压等。对已有心功能不全、双结病变者不宜合用这两种药物,以防引起严重后果。

(四)抗心律失常药物

1.美西律

合用普萘洛尔与美西律治疗心律失常有明显的协同作用,对美西律治疗无效的室性期前收缩、室性心动过速有协同效果。有学者报道,单用美西律治疗室性期前收缩,其有效率为 14%,合用普萘洛尔有效率为 30%。

2.利多卡因

β 受体阻滞剂可降低心排血量及肝血流,β 受体阻滞剂对肝微粒体药物代谢酶有抑制作用,特别是拉贝洛尔、氧烯洛尔、噻吗洛尔和美托洛尔等的抑制作用更为明显;而阿替洛尔、索他洛尔的抑制作用较小。合用 β 受体阻滞剂与利多卡因后,利多卡因经肝脏代谢减弱,半衰期延长,血药浓度升高,甚至出现毒性反应。合用两者时,应减少利多卡因的剂量。此外,利多卡因又能使β受体阻滞剂减弱心肌收缩力的作用进一步加重,合用两者时,应注意心功能变化。

3.奎尼丁

合用普萘洛尔与奎尼丁常用于心房颤动的复律治疗。普萘洛尔对心肌细胞的电生理作用与奎尼丁有相似之处,故合用两种药可减少奎尼丁的用量,并增加其安全性。普萘洛尔可加快心肌复极、缩短动作电位时程及 Q-T 间期,故可抵消奎尼丁所致的 Q-T 间期延长。普萘洛尔可抑制房室结、减慢房室传导,并延长房室结的不应期,因而可避免单用奎尼丁在复律前由心房颤动变为心房扑动时出现的心室率加快现象。合用两种药治疗预激综合征伴室上性心动过速有明显疗效;治疗室性心动过速亦有协同作用。但两种药均有负性肌力作用,心功能不全者禁用。

4.普鲁卡因胺

临床上合用普鲁卡因胺与普萘洛尔较少。使用奎尼丁转复心房颤动时,如果出现奎尼丁引起的金鸡纳反应(耳鸣、恶心、呕吐和头晕等),可使用普鲁卡因胺代替奎尼丁。有关普鲁卡因胺与普萘洛尔相互作用可参阅奎尼丁与普萘洛尔的相互作用。

5.丙吡胺

合用普萘洛尔和丙吡胺,对心肌的抑制作用增强,可使心率明显减慢,有发生心搏骤停和死亡的危险。有学者报道,使用 10 mg 普萘洛尔和 80 mg 丙吡胺,静脉注射,治疗心动过速,1 例恶化,1 例死亡。故合用两种药应慎重。

6.胺碘酮

合用普萘洛尔与胺碘酮可引起心动过缓、传导阻滞,甚至心搏停搏。Derrida 报告,对 1 例心房扑动患者用胺碘酮＋洋地黄后心室率仍快,服用 1 次剂量普萘洛尔后,心搏骤停。对另 1 例急性心肌梗死患者静脉注射胺碘酮后,使其口服普萘洛尔,2 次发生严重心动过缓迅即转为心室颤动。

7.氟卡尼

索他洛尔为新型 β 受体阻滞剂。单用氟卡尼疗效不佳的复杂性室性期前收缩患者用索他洛尔后室性期前收缩减少 85％。合用普萘洛尔与氟卡尼,两种药的血浆浓度均有增加(低于30％),半衰期无改变,患者的 P-R 间期延长,心率无明显改变,血压有所下降。

8.普罗帕酮

普罗帕酮属于Ⅰ类抗心律失常药物,能抑制动作电位 O 相上升速度,延长动作电位时程,延长 P-R、QRS 和 Q-T 间期,合用其与美托洛尔可防止Ⅰ类药物提高儿茶酚胺的水平和由此而产生不利影响。因此,美托洛尔能增强普罗帕酮抗心律失常作用。

9.妥卡尼

合用普萘洛尔与妥卡尼,治疗室速的疗效满意。Esterbrooks 报告,合用两种药治疗 6 例室性心动过速,5 例急性期得到控制,其中 4 例远期疗效满意。

(五)利尿剂

合用普萘洛尔与氢氯噻嗪治疗高血压病有良好疗效。两种药的作用方式不同,普萘洛尔为弱碱性药物,氢氯噻嗪为弱酸性药物。两种药的药动学及药效学互不相干,从不同的组织部位产生协同降压作用。合用苄氟噻嗪与普萘洛尔治疗高血压病,可互相克服各自限制降压的代偿机制。利尿剂可拮抗普萘洛尔引起的体液潴留,普萘洛尔又可减弱利尿剂引起的血浆肾素水平升高及低血钾症;合用两种药后甚至不必补钾。

噻嗪类利尿剂有使血脂和血糖水平升高的不良反应。合用其与普萘洛尔可使血脂水平升高更为明显,可促进动脉硬化,近年新型 β 受体阻滞剂问世克服了这方面的不良反应。例如,波吲洛尔、美托洛尔、醋丁洛尔和西利洛尔等药对血脂、血糖均无影响,甚至西利洛尔还有降低低密度脂蛋白水平和轻度升高高密度脂蛋白水平的作用。

(六)调节血压药物

1.甲基多巴

有报道称合用普萘洛尔与甲基多巴治疗高血压病,可取得满意疗效。但有人观察,服用甲基多巴的高血压患者静脉注射普萘洛尔后血压升高,并出现脑血管意外。动物实验证明,普萘洛尔能增强甲基多巴的代谢产物 α-甲基去甲肾上腺素的升压作用;故合用两种药应慎重。必须合用时,应适当调整剂量。

2.α-肾上腺素阻断剂

妥拉苏林、酚苄明可分别与普萘洛尔合用治疗嗜铬细胞瘤,以防血压急剧上升。普萘洛尔能减弱妥拉苏林解除外周动脉痉挛的作用,这可能是由于普萘洛尔阻滞了可使外周血管舒张的 β_2 受体。

哌唑嗪是一种高度选择性突触后膜 α_1-肾上腺素能受体阻断剂,具有良好的降压作用。由于它降低血胆固醇和甘油三酯浓度,使高密度脂蛋白/低密度脂蛋白比例上升,故目前被认为是治疗高血压的理想药物。哌唑嗪与普萘洛尔合用降压效果增强,前者可改变后者对血胆固醇和甘油三酯水平的不良影响。但普萘洛尔可加重哌唑嗪的首剂效应,即引起急性直立性低血压和心动过速等。相互作用的发生机制可能是普萘洛尔抑制哌唑嗪的代谢,故合用两种药时应调整哌唑嗪的首次量。

3.利血平

利血平可使儿茶酚胺耗竭,导致普萘洛尔的 β 阻断作用增加,于是可发生广泛的交感神经阻滞,故合用两种药时应密切注意患者的反应。

4.可乐定

普萘洛尔主要阻断心脏和肾脏的 β 受体,降低心脏泵血速率和肾素水平,因而发挥降压作用。可乐定主要通过兴奋中枢 α 受体、阻断交感胺的释放而降压。合用两种药具有协同降压作用。但一旦停用可乐定可出现血压反跳现象,有时血压可超过治疗前水平。血压反跳的主要原因是普萘洛尔阻断了外周 β 受体扩血管作用,使 α 受体缩血管作用占优势。基于上述理由,目前临床上不主张合用两种药。

5.肼屈嗪

普萘洛尔对抗肼屈嗪增快心率的不良反应。由于肼屈嗪减少肝血流量,故可减少普萘洛尔的经肝代谢,增加其生物利用度。合用两种药时,可先用普萘洛尔,再加用肼屈嗪,以提高抗高血压的疗效。

6.肾上腺素

普萘洛尔能增强肾上腺素的升压作用,引起反射性迟脉和房室传导阻滞。这是由于普萘洛尔阻断 β 受体的扩血管作用后,再注射肾上腺素可兴奋 α 受体,引起血压上升、血流量减少、血管阻力增加,因而出现反射性心动过缓,有致命的危险。已使用普萘洛尔的非选择性 β 受体阻滞剂的患者再使用肾上腺素时,必须注意血压的变化。

7.二氮嗪

二氮嗪是治疗高血压危象的有效和安全药物,但本品可引起心率加快,导致心肌缺血,使血浆肾素活性升高。加用普萘洛尔可使心率减慢、血浆肾素活性下降,减少心肌耗氧量及减轻心肌缺血。合用两种药不会引起严重低血压,并能有效地控制心率,对伴有心绞痛或心肌梗死的患者尤为有利。

8.氯丙嗪

合用普萘洛尔与氯丙嗪可同时阻断 α 和 β 受体,故降压作用增强。合用两种药对彼此的药物代谢均有抑制作用,故合用两种药时,剂量都要相应减少。有报道称普萘洛尔可逆转氯丙嗪所致的心电图异常。

9.卡托普利

卡托普利治疗高血压的机制是通过抑制血管紧张素Ⅰ转变为血管紧张素Ⅱ,从而使外周血管的 α 受体兴奋性降低而实现的。普萘洛尔为非选择性 β 受体阻滞剂,在阻滞心脏 β_1 受体而使心肌收缩力降低的同时,又阻断外周血管的 β_2 受体,这样就会使 α 受体兴奋占相对优势。因此,合用卡托普利与普萘洛尔治疗高血压疗效不佳。在使用卡托普利治疗高血压病过程中,若加用普萘洛尔后,有时可使降低的血压升高。而合用卡托普利与选择性 β 受体阻滞剂,则可使降压效果增强。这是由于选择性 β 受体阻滞剂对外周血管的 β_2 受体阻断作用很轻微。

10.异丙肾上腺素

异丙肾上腺素为 β 受体激动剂,β 受体阻滞剂可抑制异丙肾上腺素的作用,故两药不宜同时使用。对需要使用 β 受体阻滞剂的支气管哮喘患者,可选用选择性 β_1 受体阻断剂。

(七)内分泌有关的药物

1.胰高血糖素

β 受体阻滞剂有抑制胰高血糖素分泌和对抗胰高血糖素升高血糖水平的作用,故合用两种药对低血糖者的血糖水平恢复正常不利。

胰高血糖素具有促进心肌收缩力和提高心率的作用,能对抗普萘洛尔的抑制心肌作用,故对普萘洛尔引起的心力衰竭具有良好的治疗效果。

2.口服降糖药

普萘洛尔能增加低血糖的发生率和严重程度;并且,β 受体阻滞剂的作用使低血糖的有关症状(如心悸、焦虑)表现不明显,从而使低血糖恢复时间延长、血压升高和心率减慢。故有人建议,正在使用磺脲类降糖药的患者不应再使用非选择性 β 受体阻滞剂;必须使用 β 受体阻滞剂时,可考虑使用选择性 β 受体阻滞剂。

3.胰岛素

糖尿病患者使用胰岛素过量可发生低血糖反应,严重者可危及生命。低血糖时,反射性肾上腺素释放增多,从而使血糖水平升高、血压升高及心率增快。非选择性 β 受体阻滞剂可抑制肾上腺素的升高血糖水平作用,阻断 β_2 受体作用及减弱 β_1 受体对心脏的兴奋,因而可掩盖低血糖症状和延缓低血糖的恢复。长期服用普萘洛尔,特别是与噻嗪类利尿剂合用时,可致糖耐量降低,加重糖尿病的病情,使胰岛素的治疗效果不佳。β 受体阻滞剂可抑制胰岛素分泌,不仅使血糖水平升高,还可加重糖尿病患者的外周循环障碍,偶尔可引起肢体坏疽。对于必须使用 β 受体阻滞剂的糖尿病患者,可选用 β_1 受体阻断剂,因其对胰腺分泌和外周血管的不良影响减小。

4.抗甲状腺药物

合用普萘洛尔与甲巯咪唑等抗甲状腺药物治疗原发性甲亢和甲状腺毒症时疗效增强,不仅可使心悸多汗、神经过敏等症状改善,震颤和心动过速得到控制,还可使血清 T_3 和 T_4 水平下降较快而明显。对甲状腺毒症患者进行甲状腺部分切除时,可以合用普萘洛尔与卢戈液以做术前准备。

(八)中枢性药物

1.二氮䓬类

普萘洛尔减少肝血流量,抑制肝微粒体药物氧化酶的活性,从而降低地西泮等苯二氮䓬类的代谢清除率,延长其半衰期,普萘洛尔对劳拉西泮和阿普唑仑的药动学过程影响较小,只是减慢其胃肠道的吸收率。普萘洛尔与地西泮合用治疗焦虑症的疗效优于单用地西泮。

2.三环类抗抑郁药及氯丙嗪

合用普萘洛尔与三环类抗抑郁药,抗焦虑作用增强。合用普萘洛尔与氯丙嗪,互相促进血药浓度升高,引起低血压。

3.左旋多巴

普萘洛尔可对抗多巴胺 β 肾上腺素能作用,从而产生左旋多巴样作用。对伴有震颤的帕金森氏综合征,普萘洛尔可提高左旋多巴的疗效。普萘洛尔还可使左旋多巴诱导的生长激素分泌增多,长期合用者应定期监测血浆生长激素水平。

4.吗啡

合用吗啡与艾司洛尔,特别是在心肌梗死时并发心律失常时联合用药,吗啡可增强艾司洛尔的稳态血浆浓度。所以艾司洛尔的静脉输注速度应当减慢。因艾司洛尔的半衰期极短,故安全性可以得到保证。

普萘洛尔能增强吗啡对中枢神经系统的抑制作用,甚至引起死亡。

5.奋乃静

合用普萘洛尔与奋乃静,普萘洛尔的代谢受到损失。

6.苯妥英钠

合用普萘洛尔与苯妥英钠,心脏抑制作用增强。如需合用,特别是静脉注射苯妥英钠时,应特别慎重。

7.巴比妥类

巴比妥类可使 β 受体阻滞剂代谢加快。已服用普萘洛尔的患者开始服或停用巴比妥类药物时,应注意其对 β 受体阻滞剂经肝代谢的影响,而相应调整 β 受体阻滞剂的用量。巴比妥类对于以原形经肾脏排泄的 β 受体阻滞剂(如索他洛尔)的影响不大,故可以合用。

8.麻醉剂

合用 β 受体阻滞剂与箭毒碱,神经肌肉阻断作用增强;特别是应用较大剂量的普萘洛尔时,应注意临床反应。

长期应用 β 受体阻滞剂患者,使用丁卡因、丁哌卡因做脊椎麻醉时,不应在麻醉前停用 β 受体阻滞剂,否则可引起心动过速、心律不齐和心绞痛。

对已使用普萘洛尔等 β 受体阻滞剂患者使用麻醉剂时,最好不要使用含有肾上腺的局麻药物。

β 受体阻滞剂不宜用于治疗那些由抑制心肌的麻醉剂(如氯仿和乙醚)所致的心律失常。非心肌抑制麻醉剂产生的心律失常可用普萘洛尔治疗,但要注意可能发生低血压。

(九)非类固醇解热镇痛药

1.阿司匹林

据报道,普萘洛尔每次 20 mg,阿司匹林每次 0.5～1.0 g,均每天 3 次口服,治疗偏头痛的有效率达 100%。合用两种药治疗偏头痛有协同作用。方法安全有效,服用时间越长,效果越好,连服6个月疗效更显著。心率低于 60 次/分钟者应停药。

2.吲哚美辛

β 受体阻滞剂的抗高血压作用与前列腺素有关,吲哚美辛是前列腺素抑制剂。所以,合用两种药时,在开始使用或停用吲哚美辛时,应注意 β 受体阻滞剂降压作用的改变,并相应调整 β 受体阻滞剂的用量。

3.其他抗炎药

普萘洛尔能使氨基比林、水杨酸类、保泰松和肾上腺皮质激素等的抗炎作用减弱或消失。

(十)胃肠道药物

1.H_2受体阻断剂

西咪替丁可使肝微粒体酶系对普萘洛尔等 β 受体阻滞剂的代谢减慢,减弱肝脏对普萘洛尔的首过效应。故合用两种药时普萘洛尔的半衰期延长,血药浓度升高。西咪替丁还能增加 β 受体阻滞剂降低心率的作用,结果产生严重的心动过缓、低血压等。因此,使用普萘洛尔、拉贝洛尔等 β 受体阻滞剂者,使用及停用西咪替丁时,应注意患者的反应。

合用雷尼替丁与普萘洛尔,雷尼替丁对普萘洛尔的代谢和药物影响很小。故必须合用普萘洛尔与 H_2受体阻断剂合用时,为减少药物相互作用,可选用雷尼替丁。

2.氢氧化铝凝胶

合用氢氧化铝凝胶与 β 受体阻滞剂,可使 β 受体阻滞剂吸收减少,从而影响 β 受体阻滞剂的疗效,故不宜同时服用这两种药。

(十一)其他药物

1.氨茶碱

β 受体阻滞剂可抑制肝微粒体药物代谢酶系,故合用氨茶碱与普萘洛尔或美托洛尔时,氨茶碱的清除率下降。但氨茶碱的药理作用为抑制磷酸二酯酶、影响环磷酸腺苷的灭活、兴奋 β 肾上腺素能受体,故可对抗普萘洛尔的作用。同时,普萘洛尔可因阻滞 β 受体而引起支气管平滑肌痉挛,加剧哮喘,合用两种药发生药理拮抗。若必须合用氨茶碱类药与 β 受体阻滞剂,可选用 $β_1$ 受体阻断剂。

2.抗组胺药

普萘洛尔与抗组胺药有拮抗作用。氯苯那敏对抗普萘洛尔有阻断作用,这是因为氯苯那敏可阻断肾上腺素神经摄取递质。但氯苯那敏可加强普萘洛尔的奎尼丁样作用,合用两种药对心肌的抑制作用增强。

3.呋喃唑酮

呋喃唑酮与普萘洛尔不宜同时服用,应在停服呋喃唑酮 2 周后再服用普萘洛尔。

4.麦角生物碱

麦角生物碱具有收缩动脉的作用,临床上经常用于治疗偏头痛,而 β 受体阻滞剂亦用于预防和治疗偏头痛,不良反应是抑制血管扩张,引起肢体寒冷。合用两种药可致协同效应,故合用这类药物应谨慎。

5.降脂酰胺

合用降脂酰胺与普萘洛尔后,普萘洛尔的 β 阻断作用减弱;而停用普萘洛尔时,又易发生普萘洛尔停药综合征,表现为心绞痛加重,患者可发生心肌梗死。

6.利福平

利福平可促进美托洛尔的经肝代谢,已使用美托洛尔的患者再使用或停用利福平时,应注意其对美托洛尔的影响,并适当调整美托洛尔的剂量。

7.乙醇

乙醇对普萘洛尔的血浆浓度无显著影响。合用两种药对心率的抑制作用并不比单用普萘洛尔时更强,对血压也无明显影响,有报道称 β 受体阻滞剂可用于治疗醉酒所引起的谵妄和震颤。

四、剂量与用法

(一)剂量

使用任何一种 β 受体阻滞剂均应从小剂量开始,然后逐渐增加剂量,直到取得满意疗效或出现较明显的不良反应。每一种 β 受体阻滞剂的常规剂量至今仍无统一的规定,而且每例患者的个体反应不同,也不可能规定统一的用药剂量。例如,国内报道普萘洛尔的用药剂量范围为 $30\sim240$ mg/d,国外有报告高达 $400\sim800$ mg/d。使用阿替洛尔治疗心绞痛的剂量达 $37.5\sim75.0$ mg/d时,有的患者即可出现心动过缓;而治疗肥厚型心肌病时,用药剂量达 300 mg/d 时,患者未出现不适表现。无论使用多大剂量,都要密切观察治疗反应。逐渐加量和逐渐减量停药是使用 β 受体阻滞剂的一个重要原则。

(二)疗程

疗程应视治疗目的而定,例如,治疗心肌梗死的疗程为数月至数年,而治疗肥厚型心肌病和原发性 Q-T 间期综合征则可能需终生服药。

(谢新全)

第三节　钙离子通道阻滞剂

钙离子通道阻滞剂是一类选择性作用于慢通道、抑制 Ca^{2+} 跨膜内流,进而影响 Ca^{2+} 在细胞内作用而使整个细胞功能发生改变的药物。该类药物自 20 世纪 60 年代问世以来,其作用机制、药理及临床应用取得了重大进展,现钙离子通道阻滞剂已广泛用于高血压、冠心病、心绞痛、心律失常及肥厚型心肌病等心血管疾病的治疗。此外,人们在临床实践中还发现钙离子通道阻滞剂对多种器官均可产生效应,提示钙离子通道阻滞剂具有潜在广泛的治疗作用。尽管近年来某些临床资料提出了一些不利于钙离子通道阻滞剂的观点和证据,从而引发了对钙离子通道阻滞剂临床应用的争议和再评价,但此类药物仍是心血管疾病治疗中常用的药物之一。

一、分类

钙离子通道阻滞剂种类繁多,具有共同的钙拮抗作用而被归列在一起,但其化学结构、与慢通道结合程度、相对选择性及对组织器官的药理效应等方面均有所不同甚或差异极大,因而目前尚缺乏令人满意的分类方法。现在较常用的分类法如下。

（一）按化学结构分类

1.苯烷胺类

苯烷胺类如维拉帕米、盖洛帕米、泰尔帕米。

2.二氢吡啶类

二氢吡啶类如硝苯地平、尼群地平、尼卡地平、非洛地平、伊拉地平、达罗地平、尼鲁地平、尼莫地平、尼索地平、尼伐地平、马尼地平、贝尼地平、拉西地平、巴尼地平。

3.苯噻氮唑类

苯噻氮唑类如地尔硫草。

4.其他

其他如氟桂利嗪、桂利嗪、哌克昔林、苄普地尔、普尼拉明、特罗地林、芬地林、匹莫齐特、五氟利多和氟斯匹灵。

（二）按有无电生理作用分类

按有无电生理作用分类分为有电生理作用与无电生理作用两大类。前者具有负性变时、负性变力以及负性变传导作用,可减轻心肌收缩力和降低氧耗量,主要药物有维拉帕米、盖洛帕米、硫氮草酮和苄普地尔等,常用于快速性心律失常及伴有心率增快的高血压或冠心病患者;后者无或有轻微电生理作用,对心脏传导系统和心肌收缩力无明显影响,其中某些药物可因扩血管作用而反射性地引起心率增快,主要药物有硝苯地平及其二氢吡啶类药物、氟桂利嗪和哌克昔林等,可用于高血压及血管痉挛性疾病的治疗。此种分类法虽然过于笼统和简单,但对于临床选择用药尚有一定指导意义。

（三）按作用部位及用途分类

(1)主要作用于心肌细胞:如维拉帕米。

(2)主要作用于窦房结和房室结:如维拉帕米、硫氮草酮。

(3)主要作用于血管平滑肌:①主要作用于冠状动脉,如硝苯地平、硫氮草酮;②主要作用于脑血管,如尼卡地平、尼莫地平;③主要作用于周围血管,如利多氟嗪、氟桂利嗪。

（四）按生化及电生理特点分类

1982 年,Fleckenstein 提议分为两类,之后又增补为 3 类。

A 类:药效及特异性高,对电压依赖性通道选择性强,可抑制 90% 的 Ca^{2+} 内流而不影响 Na^+ 及 Mg^{2+} 内流,包括维拉帕米、甲氧帕米、硫氮草酮、硝苯地平及其他二氢吡啶类衍生物。

B 类:选择性稍差,可抑制 50%～70% 的 Ca^{2+} 内流,同时可抑制 Na^+、Mg^{2+} 内流,包括普尼拉明、哌克昔林、异搏静、芬地林、氟桂利嗪、桂利嗪、特罗地林、双苯丁胺。

C 类:有轻度钙拮抗作用的某些局麻、除颤及抗心律失常药物,如氯丙嗪及某些 β 受体阻滞剂。

（五）世界卫生组织（WHO）分类法

WHO 专家委员会按钙离子通道阻滞剂的结合部位及选择性、精确的细胞与药理学作用机制分为两组 6 个亚类,包括以下几种。

(1)对慢通道有选择性作用者,Ⅰ类为维拉帕米及其衍生物,Ⅱ类为硝苯地平及其他二氢吡啶衍生物,Ⅲ类为硫氮草酮类。

（2）对慢通道呈非选择性作用者，Ⅳ类如氟桂利嗪、桂利嗪等二苯哌嗪类，Ⅴ类如普尼拉明类，Ⅵ类如哌克昔林、苄普地尔和卡罗维林。

（六）其他分类法

1992年，Spedding和Paoletti又提出如下分类法，将钙离子通道阻滞剂分为5大类。

Ⅰ类：选择性作用于L型通道上明确位点的药物，又细分为以下几种。①1,4-二氢吡啶类结合点（受体）：硝苯地平、尼群地平和尼卡地平等；②苯噻氮唑类结合位点：硫氮䓬酮等；③苯烷胺类结合位点：维拉帕米、盖洛帕米和泰尔帕米等。

Ⅱ类：作用于L型通道上未知位点的化合物，如SR33557、HOE166和McN6186。

Ⅲ类：选择性作用于其他亚型电压依赖性通道（voltage dependent Ca^{2+} channel，VDC）的药物（迄今未发现对此类通道具有高选择性的药物）：①T型通道：氟桂利嗪、粉防己碱等；②N型通道：ω-芋螺毒素；③P型通道：漏斗网型蜘蛛毒素。

Ⅳ类：非选择性通道调节药物，如芬地林、普尼拉明和苄普地尔等。

Ⅴ类：作用于其他类型钙离子通道的药物如下。①肌浆网Ca^{2+}释放通道：兰诺丁。②受体控制性钙离子通道（receptor operated Ca^{2+} channel，ROC），可被相应受体拮抗剂阻断：兴奋性氨基酸通道；α受体偶联通道；血管紧张素偶联通道；核苷酸/核苷酸偶联通道。

二、作用机制与药理效应

（一）作用机制

钙离子通道阻滞剂作用的精确部位及机制尚不十分清楚，但它们的化学结构各不相同，立体构型也不一样，提示钙离子通道阻滞剂之间不可能以任何相同机制或简单的构效关系作用于单一受体部位。钙离子通道阻滞剂可能对Ca^{2+}转运与结合的所有环节与调控机制均有抑制和影响。目前已知细胞内外Ca^{2+}的平衡与调节（离子转运）有以下几种方式。

（1）经慢通道发生慢内向离子流（SIC）。慢通道对Ca^{2+}的通透性除受Ca^{2+}浓度的控制外，还受神经介质的调控，因而慢通道又分为VDC和ROC。VDC有两个闸门，外闸门受电位控制，内闸门则受环磷酸腺苷（cAMP）的调节。当细胞膜去极到一定水平（如在心肌为$-40\sim+10\text{ mV}$）时此通道即被激活开放，产生SIC形成动作电位平台，激活后由于内向Ca^{2+}电流的增加与膜电位降低，随即开始较激活速率更慢的失活过程，即该通道存在"开""关"和"静息"3种状态。VDC至少存在4个亚型：L、T、N、P，它们的电生理与药理学特征有所不同，其中L亚型最受重视，因为该通道是主要对Ca^{2+}兴奋或阻滞剂敏感的钙离子通道亚型，其活化阈值高（-10 mV）、灭活慢，与心血管系统、平滑肌、内分泌细胞及某些神经元的兴奋——收缩偶联有关，L亚型通道又有α_1、α_2、β、γ和δ 5个亚单位组成，α_1亚单位具有钙离子通道及受体结合功能，α_2及β亚单位具通道阻滞作用；ROC存在于多种细胞尤其是血管平滑肌的胞质膜上，能对去甲肾上腺素、组胺和5-羟色胺等发生反应，产生Ca^{2+}内流及细胞内贮存Ca^{2+}的释放，ROC激活后对后者作用更大。

（2）Ca^{2+}渗入：当胞外Ca^{2+}浓度低时，可使胞质膜通透性改变，发生"渗漏"，增加Ca^{2+}流入，此可能与某些血清Ca^{2+}不足所并发的高血压有关。

（3）Na^+/Ca^{2+}交换：具有双向性，取决于细胞内外两种离子浓度梯度，当胞内Na^+浓度高而胞外Ca^{2+}浓度高时两者可发生交换，此机制与心肌糖苷的正性肌力作用有关。

（4）胞质膜上Ca^{2+}-ATPase，可利用ATP分解的能量将Ca^{2+}逆离子梯度由胞内泵到胞外。

（5）肌浆网系膜上的Ca^{2+}，Mg^{2+}-ATPase将Ca^{2+}泵入肌浆网，而跨膜Ca^{2+}内流可触发肌浆

网(SR)按离子浓度释放 Ca^{2+}(SR 内 Ca^{2+} 10^{-4}M,胞质内为 10^{-7}M),这一个过程与心肌纤维的兴奋-收缩偶联有关。

(6)线粒体可吸收胞质内 Ca^{2+},而通过 Na^+、Ca^{2+} 交换释放 Ca^{2+}。

以上为 Ca^{2+} 的平衡与调控机制,其中(1)(2)(3)(4)为 Ca^{2+} 细胞内外的跨膜转运,(5)(6)为细胞内转运过程;对不同类型的组织,这些机制有不同的重要性。心肌和内脏平滑肌肌浆内 Ca^{2+} 的浓度被上述转运系统的精确调控,心脏血管效应才得以发挥正常。钙离子通道阻滞剂也正是通过对 Ca^{2+} 运转的影响,使细胞内 Ca^{2+} 减少,可使细胞电位发生改变或钙与心肌内收缩蛋白、血管平滑肌内钙调蛋白等钙敏蛋白的结合受抑或 Ca^{2+}-蛋白复合物的调节作用减弱,从而发挥一系列的药理学效应。

尽管理论上推测钙离子通道阻滞剂的作用部位绝非一处,但绝大部分钙离子通道阻滞剂是通过阻滞慢钙离子通道和慢钙-钠通道而减少 Ca^{2+} 进入胞内的,事实上,只有对钙离子通道有阻滞作用的药物才真正具有治疗价值。现已有足够的证据表明,钙离子通道阻滞剂实际上具有药理学与治疗学的抑制部位仅是 VDC 中的 L 通道。不同钙离子通道阻滞剂对通道蛋白的结合位点可能不同,有学者认为硝苯地平等二氢吡啶类衍生物作用于通道外侧的膜孔蛋白,维拉帕米作用于通道内侧的膜孔蛋白而与外侧膜孔蛋白受体的亲和力极低,硫氮草酮则主司通道的变构部位,从而改变钙离子通道的构象等。当然这一学说有待于更进一步证实。

不同组织及相同组织的不同部位(如心肌、冠状动脉、脑血管及外周血管)Ca^{2+} 转运途径不同,钙离子通道被活化的途径不一(VDC 或 ROC),活化机制迥异(有的以 Ca^{2+} 内流为主,有的以胞内贮存 Ca^{2+} 释放为主),膜稳定性不同(钙离子通道存在"静息""开放"和"灭活"3 种状态),钙离子通道阻滞剂与药物的亲和力、离散度有差异,构成了钙离子通道阻滞剂对不同组织敏感性及临床适应证不同的基础,也是钙离子通道阻滞剂理效应不一的重要原因。

(二)药理作用

钙不仅为人体生理功能所必需,还参与或介导许多病理过程。细胞内 Ca^{2+} 过多(亦称钙"超载"),在高血压起病、心律失常形成、动脉粥样硬化发病以及血管与心肌的脂氧化损伤等病理过程中起着重要作用。虽然钙离子通道阻滞剂的作用不尽相同,作用机制未完全明了,但多种钙离子通道阻滞剂在不同程度上具有下述作用。

(1)抑制心肌 Ca^{2+} 跨膜 SIC,使胞质内游离 Ca^{2+} 浓度下降、心肌收缩力减弱呈负性肌力作用,降低心肌耗能及耗氧。应当指出,不同的钙离子通道阻滞剂在整体动物实验中表现出来的负性肌力作用差异甚大,例如,硝苯地平由于舒张血管作用较强甚至出现反射性增强心肌收缩力。

(2)抑制窦房结自律性及减慢房室传导,呈现负性变时及负性变传导作用。

(3)防止心肌细胞内 Ca^{2+}"超负荷",保护心肌免遭脂氧化损伤,对缺血心肌有保护作用。

(4)扩张冠状动脉、脑血管及肾动脉,促进冠状动脉侧支循环形成,改善心、脑和肾等重要器官供血。

(5)扩张肺及周围血管,降低总外周阻力,使血压、肺动脉压降低及心脏前、后负荷减轻;总体来讲,钙离子通道阻滞剂舒张动脉血管作用强于舒张静脉血管作用。

(6)在某种程度上可减轻血管及心脏的重塑作用,使管壁顺应性增加、靶器官结构改变及功能损害减小。

(7)抑制支气管、肠道及泌尿生殖道平滑肌,缓解平滑肌痉挛。

(8)抑制血小板聚集,改进低氧血症时血流变异常,改善红细胞的变性。

(9)对血脂代谢无不良影响,某些钙离子通道阻滞剂可升高高密度脂蛋白胆固醇(HDL-ch)或降低低密度脂蛋白胆固醇(LDL-ch)。

(10)改善胰岛素抵抗,增加组织对胰岛素的敏感性。

(11)可抑制血管平滑肌细胞增殖及向内膜下迁移,此与抑制动脉粥样硬化有关,二氢吡啶类药物有抑制和延缓粥样硬化进程的作用。

(12)抑制兴奋-分泌偶联,影响多种腺体的分泌。

(13)抑制内皮素分泌,减少前嘌呤物质丧失,维持细胞 Ca^{2+}、Na^+ 和 K^+ 平衡,减轻血管切应力损伤。

(14)逆转心室肥厚及有轻度利钠、利尿作用。

(15)硝苯地平、硫氮䓬酮、氨氯地平和维拉帕米对高血压患者的肾功能有短期良好作用。硫氮䓬酮对胰岛素依赖型和非依赖型糖尿病、肾病患者有减少尿蛋白分泌的作用。

需要指出的是,钙离子通道阻滞剂的上述作用除因药物不同而表现各异外,其在体内的净效应还取决于各种作用的相对强度以及用药途径、剂量、体内反射机制等影响因素。

三、临床应用

近年来,随着临床与基础研究的不断深入,钙离子通道阻滞剂的应用范围越来越广,已由最初单纯治疗心血管疾病发展到应用于多个系统的多种疾病。

(一)高血压病

目前,钙离子通道阻滞剂已广泛用于高血压病的治疗,尤其是二氢吡啶类药物,由于其显效快、效果明显,使血压下降平稳,长期使用有效,且对血脂、血糖、尿酸、肌酐及电解质等无不良影响,已被列为高血压治疗的一线药物。与其他降压药相比,钙离子通道阻滞剂更适合于年龄大、基础血压高、低肾素型及外周血管阻力高者,一般 $50\%\sim70\%$ 的单用钙离子通道阻滞剂患者可获得满意效果。钙离子通道阻滞剂与 β 受体阻滞剂、ACEI 及利尿剂配伍应用时其降压效果更好,可根据病情选用。对高血压合并冠心病、心绞痛、心律失常、脑血管疾病及外周血管病者,选用相应的钙离子通道阻滞剂不但能降低血压,而且对其并发症治疗也十分有效,但钙离子通道阻滞剂远期应用能否降低心血管并发症的发生率与死亡率,国际上尚未取得一致意见,仍有待于前瞻性大规模长效钙离子通道阻滞剂抗高血压临床试验加以验证。国内近期已结束的一项临床多中心研究观察了尼群地平对老年单纯收缩期高血压的影响,初步表明钙离子通道阻滞剂对高血压病脑血管并发症有降低发生率作用,但对心血管并发症的发生的影响似乎不明显。

近来,有人认为在预防高血压患者主要心血管事件中,钙离子通道阻滞剂的作用不及 β 受体阻滞剂或小剂量噻嗪类利尿剂。美国一份权威性荟萃资料分析了 9 个临床试验共 27 743 例患者,结果发现在降低血压方面,钙离子通道阻滞剂与 β 受体阻滞剂、ACEI 及噻嗪类利尿剂没有明显差异;但服用钙离子通道阻滞剂组的患者中,急性心肌梗死和心力衰竭发生的危险性分别增加了 26%,主要心血管事件危险增加了 11%。因此,Furberger 等认为,β 受体阻滞剂、ACEI 及小剂量噻嗪类利尿剂仍然是治疗高血压的首选药物,只有在这些药物治疗失败或患者不能耐受时,才考虑换用钙离子通道阻滞剂。然而,2000 年公布的 NORDIL 试验否定了此说。NORDIL 试验证实,硫氮䓬酮在治疗高血压时与利尿剂、β 受体阻滞剂比较,不但同样具有显著减少心血管事件发生和死亡的效果,而且比利尿剂、β 受体阻滞剂减少了 20% 的脑卒中发生率。硫氮䓬酮的良好疗效可能与其逆转左室肥厚、交感神经激活作用小及抑制心律失常等发生有关。针对伴有至少一项心血管高危因素的高血压患者进行治疗的INSIGHT试验更进一步证实,拜新同(一种长效的硝苯地平制剂)组和利尿剂(氢氯噻嗪和米吡嗪联用)组的终点事件(包括心肌梗死、中风、心血管病死亡和心力衰竭等)的发生率没有差别,总的事件的发生率均为12%,且拜新同单药治疗即可有效控制血压,长期用药无增加癌症和严重出血的危险性,从而确立了钙离子通道阻滞剂用药的安全性。上述资料充分说明,钙离子通道阻滞剂仍是可供选用的一线抗高血压药物,特别是其价格低廉、疗效可靠,更适合于国内治疗高血压病的应用。

目前,对钙离子通道阻滞剂降压应用的新趋势如下:第三代二氢吡啶类药物(如氨氯地平、非洛地平)降压有效而作用时间长;非二氢吡啶类药物(如维拉帕米),尤其是其缓释型制剂,虽然对心脏的选择性强,但能降低血浆去甲肾上腺素水平,因此,对应激状态及扩张周围血管,降压有独特作用;用短效的硝苯地平降压治疗,对无明显并发症的老年人疗效较好,由于其具有交感激活作用,对大多数中青年患者不适用,已有两项前瞻性的临床试验对短效硝苯地平及利尿剂与ACEI的降压效果进行比较,发现三类药物的降压作用相同,但前者防止心血管事件的发生明显较后两者减少。此外,人们在临床实践中还发现,若二氢吡啶类药物降压无效,通常加服利尿剂不能增强其疗效;相反,高Na^+饮食可加强其疗效,可能与钙离子通道阻滞剂有内源性钠利尿作用有关,摄取Na^+增加、体内Na^+水平升高也可调节钙离子通道阻滞剂受体的结合率。

降压谷峰值比(T:P)是1988年由美国食品药品监督管理局(FDA)提出的一项评价降压药优劣的指标,近年来已被作为降压药筛选与审批新药的标准。T:P亦即降压药最小与最大疗效之比,提出此概念的目的在于强调稳态给药结束后血压应控制满意且降压作用须平稳维持24 h之久,以避免血压的过大波动。FDA认为,理想的降压药谷值效应至少应为峰值效应的50%,即T:P≥50%。据报道缓释硝苯地平10~30 mg,每天1次,T:P为50%;氨氯地平5~10 mg,每天1次,T:P为66%;拉西地平的T:P≥60%,提示钙离子通道阻滞剂是一类较为理想的降压药物。

(二)快速型心律失常

目前,用于治疗心律失常的钙离子通道阻滞剂均为有电生理效应的药物,如维拉帕米、盖洛帕米、硫氮䓬酮及哌克昔林。其中,维拉帕米可抑制慢反应细胞的V_{max},延缓房室结慢径路的传导,从而终止房室结双径路的折返激动,已成为目前治疗房室结内折返性心动过速的首选药物。对于房性心动过速、心房扑动和心房颤动患者,钙离子通道阻滞剂可通过抑制房室传导而减慢其心室率,一部分患者可转复为窦性心律。此外,钙离子通道阻滞剂尚可减轻延迟后除极的细胞内Ca^{2+}超负荷,阻断早期后除极的除极电流,抑制触发活动性心律失常,对部分室性心律失常有效。近年来,屡有报道,维拉帕米或硫氮䓬酮对缺血性再灌注心律失常有预防作用,对左室肥厚所合并的恶性室性心律失常也有潜在的治疗价值,可防止患者猝死。

(三)缺血性心绞痛及动脉粥样硬化

大多数钙离子通道阻滞剂具有扩张冠状动脉、解除冠状动脉痉挛、增加冠脉血流作用,并能降低心脏前、后负荷及减弱心肌收缩力,从而减少心肌氧耗量、恢复氧供需平衡,因此可用于各种类型的心绞痛治疗,尤其对变异性心绞痛效果较好。目前,多数学者更趋向于选择维拉帕米、硫氮䓬酮及长效二氢吡啶类制剂,短效的硝苯地平已较少应用,因有报道称部分患者用硝苯地平后心绞痛症状加重,这可能与用药后血压下降太大,冠状动脉血流灌注减少或反射性心率加快,不利于氧供求平衡有关,也可能是冠状动脉侧支循环再分布产生"窃血现象"所致。近年来,某些实验及临床研究提示,钙离子通道阻滞剂有"心血管保护作用",可抑制氧自由基所致的脂质过氧化作用,减轻缺血与再灌注损伤。已有资料证实,钙离子通道阻滞剂用于经皮冠脉腔内血管成形术(PTCA)及溶栓后的缺血再灌注治疗取得较好效果。

自1981年国外学者 Henry 和 Bentley 首次报道硝苯地平对实验性动脉粥样硬化的抑制作用以来,10余年间钙离子通道阻滞剂的抗动脉粥样硬化作用日益受到关注。动脉粥样硬化是缓慢的发病过程,其病理改变主要为动脉管壁的 Ca^{2+} 沉积(钙化)及由 Ca^{2+} 作为信息物质所介导的内皮细胞损害、脂质沉积、动脉中层平滑肌细胞增殖及迁移、血小板聚集,甚或血栓形成为其特征。钙离子通道阻滞剂通过减少 Ca^{2+} 沉积及细胞内 Ca^{2+} 超负荷,可有效地保护血管内皮细胞、维持胞膜的完整性与通透性,抑制血栓烷素 A_2(TXA_2)及内皮素(ET)形成、刺激前列环素(PGI_2)的释放,以此延缓或削弱动脉粥样硬化的发病。维拉帕米、硫氮䓬酮及大多数二氢吡啶类钙离子通道阻滞剂的抗动脉粥样硬化作用均曾有报道。国际硝苯地平抗动脉粥样硬化研究(INTACT)发现,与安慰剂组比较,治疗3年时冠状动脉粥样硬化新生病灶的危险性降低28%,继续治疗3年则新生病灶的危险性进一步减少78%,证实硝苯地平可有效抑制冠状动脉粥样硬化的进程。

(四)心肌肥厚

钙离子通道阻滞剂应用于高血压性型脏病或肥厚型心肌病,不但能增加心肌活动的顺应性、改善心脏舒张功能,而且可减轻甚或逆转心肌肥厚,目前已证实对心肌纤维增殖有抑制作用的药物中,钙离子通道阻滞剂较大多数药物作用强而仅次于 ACEI 类。对于肥厚性梗阻型心肌病,用钙离子通道阻滞剂治疗并不增加其收缩期流出道的压力阶差。

(五)脑血管及中枢神经系统疾病

正常情况下大脑具有稳定的较高的氧代谢,维持人体中枢机能必须有充足的脑血流,否则,脑灌注不足经一定时间可迅速产生乳酸,酸中毒又使脑血流调节功能丧失,进而引起脑细胞代谢衰竭甚至导致坏死。已知,休息时神经元细胞内 Ca^{2+} 浓度较胞外低,胞内 Ca^{2+} 浓度常在脑缺血损伤时增加,而胞内 Ca^{2+} 超负荷则又加剧脑细胞损伤死亡,从而形成恶性循环。近年来大量研究证实,钙离子通道阻滞剂可抑制这个过程,并通过脑血管扩张作用改善脑血流供应,因而用于脑缺血、蛛网膜下腔出血、脑复苏及偏头痛,取得一定效果,几组大型临床试验已就尼莫地平对缺血性脑卒中的作用得出肯定结论;最近,ASCZEPIOS 试验及 FIST 试验正分别对伊拉地平和氟桂利嗪的作用进行观察,希望不久即可得出结论。

(六)肺与肺动脉疾病

许多呼吸道疾病、肺循环障碍及急性微血管性肺损伤的病理生理均与 Ca^{2+} 有关,例如,发生过敏性哮喘时 IgE 介导的肥大细胞释放化学物质及炎症介质(兴奋-分泌偶联)、气管平滑肌痉挛与收缩(兴奋-收缩偶联)、某些血管活性介质的合成及神经冲动的传导等均受细胞内、外 Ca^{2+} 的调节,Ca^{2+} 还影响某些趋化作用物质(如白细胞介素)的合成与释放,因而,钙离子通道阻滞剂对呼吸系统疾病的治疗及预防价值受到广泛重视。实验研究及临床观察发现,钙离子通道阻滞剂可抑制化学递质及气管平滑肌组胺的释放、TXA_2 和 PGF_2 等所诱发的气道平滑肌痉挛,并能抑制冷空气及运动诱导的支气管痉挛,从而减轻支气管哮喘发作。但总的说来,钙离子通道阻滞剂对呼吸道平滑肌的舒张效应较小,仍不能作为一线药物应用。不过,其新一代制剂尤其是气雾剂可能有更大作用。

目前,钙离子通道阻滞剂对原发性或继发性肺动脉高压的作用的报道虽然不多,对病程及预后的影响尚缺乏长期对照研究,但钙离子通道阻滞剂(尤其是硝苯地平)对慢性阻塞性肺病的肺动脉高压可降低肺血管阻力,在选择性病例中可改善症状及血流动力学效应,其次研究得较多的药物为硫氮䓬酮,但药物的选用剂量及投药方式的报道不一,尚有待于进一步探讨。

(七)其他

钙离子通道阻滞剂对肾脏的保护作用、在胃肠道及泌尿生殖系统疾病中的应用等也受到广泛重视并取得重大进展,但仍需不断完善资料及进行长期的对照观察。

四、钙离子通道阻滞剂在某些心脏疾病应用中的争议与评价

(一)心肌梗死

钙离子通道阻滞剂能否用于急性心肌梗死(AMI),目前意见不一。部分学者认为,钙离子通道阻滞剂用于 AMI 早期可限制或缩小梗死面积。1990 年的丹麦维拉帕米二次心肌梗死试验(DAVIT Ⅱ)表明维拉帕米可减少再梗死;DAVIT Ⅰ 及 DAVIT Ⅱ 的汇集资料证实了维拉帕米治疗组患者的心血管事件发生率、死亡率及再梗死率均降低,其疗效类似于多数 β 受体阻滞剂。对于心电图显示的无 Q 波性心肌梗死,早期(24～72 h)应用硫氮䓬酮可显著减少再次心肌梗死及梗死后难治性心绞痛的发生率,目前已引起临床广泛注意。有人观察了维拉帕米与非洛地平对 AMI 后心率变异性的影响,提示维拉帕米能增加副交感神经活性、恢复交感神经与副交感神经的平衡,对 AMI 早期心率变异性有较好的影响,而非洛地平则无此作用,这可能是维拉帕米改善 AMI 患者预后的重要原因之一。但也有相反报道认为,钙离子通道阻滞剂非但不能减少心肌梗死患者死亡与再梗死危险,反而能增加其死亡率,1995 年 3 月,Psaty 等在美国第 35 届心血管病流行病学与预防年会上提出,使用硝苯地平者与用利尿剂、β 受体阻滞剂比较,心肌梗死的危险增加 60%;Furberger 等也收集了 16 个硝苯地平用于冠心病治疗的随机二级预防试验资料,于同年 9 月再次报告中等到大剂量的短效钙离子通道阻滞剂硝苯地平能增加冠心病的死亡率,有学者并由此推及其他钙离子通道阻滞剂(特别是二氢吡啶类)也有类似的不良作用,曾一度引起学者们的关注。Braun 等曾于次年在世界著名的《美国学院心脏病杂志》上撰文不支持所谓钙离子通道阻滞剂在治疗各类慢性冠心病时将会增加其死亡危险比例或对心肌梗死患者的存活有不利影响的观点,但对于心肌梗死患者应用钙离子通道阻滞剂,医药界目前持审慎态度。多数学者认为,AMI 早期除非有适应证,否则不应常规使用钙离子通道阻滞剂,如需选用时当充分估计所选药物的负性肌力以及对心率、血压及传导系统的影响。

(二)心功能不全

一般应避免将维拉帕米、硫氮䓬酮等有负性肌力的药物应用于收缩功能障碍的充血性心力衰竭(CHF)患者,这已成为医师的共识。已有研究证实维拉帕米可使 CHF 恶化,MDPIT 试验也表明硫氮䓬酮可增加心肌梗死后伴有左室功能不全患者的病死率。然而,二氢吡啶类钙离子通道阻滞剂能否应用于 CHF 仍存有较大争议。医师曾认为,钙离子通道阻滞剂可使血管扩张、降低心脏前、后负荷以利于心脏做功,且可改善心肌缺血、防止心肌病变时的心肌细胞内 Ca^{2+} 积聚及局部微血管痉挛而出现的心肌局灶性坏死,因而钙离子通道阻滞剂可能有助于 CHF 的治疗。钙离子通道阻滞剂曾被推荐为治疗轻、中度 CHF 的首选药物,被希望应用于 CHF 早期阻止原发病的进一步发展恶化,在晚期则可降低心脏后负荷、改善心脏做功能力,使 CHF 缓解。有学者观察到氨氯地平、非洛地平等可改善 CHF 患者的血流动力学效应,不过,随后的进一步观察却发现硝苯地平及某些二氢吡啶类药物使心功能恶化,究其原因时许多学者把钙离子通道阻滞剂对 CHF 的不利影响归咎于其负性肌力作用及反射性兴奋交感神经和激活肾素—血

管紧张素系统的作用。

目前尚无大规模的临床试验评价硝苯地平对 CHF 的远期影响。初步研究表明,新一代的血管选择性钙离子通道阻滞剂可缓解症状、提高运动耐量,其神经内分泌激活不明显。前瞻性随机氨氯地平存活评价(prospective randomized amlodipine survival evaluation,PRAISE)及 PRAISE2 分别对氨氯地平在严重充血性心力衰竭中的作用及氨氯地平用于治疗心力衰竭患者的高血压或心绞痛的安全性进行了评价,试验结果提示人们:尽管氨氯地平未加重患者的心力衰竭及增加心肌梗死、致命性心律失常或因严重心血管事件的住院率,但该药亦未能进一步改善心力衰竭患者预后,因而,在充分使用治疗心力衰竭药物的基础上,不宜将氨氯地平作为针对心力衰竭的常规治疗药物。心力衰竭患者常合并控制不满意的高血压或心绞痛,此时,应首选 ACEI、利尿剂、β受体阻滞剂等进行治疗。如果这些药物仍不能控制心力衰竭患者的高血压或心绞痛,或患者不能耐受这些药物,使用长效钙离子通道阻滞剂氨氯地平是安全的。它与传统的短效钙离子通道阻滞剂不同,它并不恶化心力衰竭患者的心功能或预后。

近些年来,随着对心脏功能研究的不断深入,对心功能不全的认识水平也有了较大提高,心脏舒张功能障碍及无症状心功能不全逐渐受到重视。肥厚型心肌病或高血压、冠心病的早期,心脏收缩功能可能正常,而心脏舒张功能已有损害,此时洋地黄等正性肌力药物的应用受到限制,越来越多的研究表明,维拉帕米、硫氮䓬酮及氨氯地平等可改善患者的舒张功能,显示了钙离子通道阻滞剂在改善心脏舒张功能方面的良好应用前景。

五、药物介绍

(一)维拉帕米及其同系物

本品为人工合成的罂粟碱衍化物,系最早被研究应用的钙离子通道阻滞剂,1962 年由 Hass 首先合成并用于临床。

1.化学结构

盐酸维拉帕米化学结构见图 7-1。

图 7-1　盐酸维拉帕米化学结构

2.理化性质

本品为白色或类白色结晶性粉末,无臭、味苦,熔点为 141 ℃~145 ℃。本品溶于水、乙醇或丙酮,易溶于甲醇、氯仿,不溶于乙醚。5%水溶液的 pH 为 4.5~6.5。

3.药动学

静脉给予维拉帕米后 1~2 min 即可测出血流动力学效应(血压降低)和电生理效应(P-R 间期延长),但前者效应时间短暂,5 min 时低血压效应即达高峰,10~20 min 作用消失;后者作用时间较长,其负性传导作用在 10~20 min 达顶峰,6 h 时仍可测出,提示房室结组织对该药有明显的亲和力。维拉帕米血浆浓度>75 ng/mL 时,阵发性室上性心动过速即可转复为窦性心律,一次静脉给药 0.10~0.15 mg/kg 即可达此浓度,然后按每分钟 0.005 mg/kg 静脉滴注,能较长时间地维持血浆治疗浓度。

口服维拉帕米几乎从胃肠道完全吸收,但由于通过肝脏时的首过效应,其生物利用度已降至10%～35%,因此,欲得到与静脉注射给药相等的药理效果,口服剂量与静脉注射剂量应有明显差别,即口服剂量为静脉注射剂量的8～10倍才能达到相应的血液浓度。血清中90%的维拉帕米与蛋白质结合,半衰期为3～7 h。口服或静脉注射药物,70%以代谢产物的形式由肾脏排泄,15%经胃肠道排出,只有3%～4%以原形在尿中出现。维拉帕米经肝脏通过N-脱甲基作用和N-脱羟基作用产生多种代谢产物,其主要代谢物去甲基维拉帕米的血流动力学效应和冠状动脉扩张作用强度较弱,活性仅为母体成分的20%。此外,服用相同剂量的维拉帕米时,患者之间血浆中的浓度可有差异,但血浆浓度＞100 ng/mL时,血浆浓度与疗效之间的相关性已甚小。

4.治疗学

(1)室上性快速型心律失常:维拉帕米阻抑心肌细胞膜钙慢通道,使钙内流受阻,可抑制窦房结和房室结慢反应细胞动作电位4位相自动除极化速率,降低其自律性并抑制动作电位0相除极速度和振幅,减慢冲动传导、延长房室传导时间,尤其是使房室结有效不应期显著延长,使单向阻滞变为双向阻滞,从而消除折返,临床上用于阵发性室上性心动过速(PSVT),能有效地使其转复为窦性心律(有效率达80%～90%),尤其是对房室结折返性PSVT更为有效,是紧急治疗PSVT患者的首选药物。对心房扑动或心房颤动患者,维拉帕米可减慢其心室率,个别患者可转复为窦性心律(心房颤动转复率仅2%～3%)。

用法及用量:维拉帕米一般于PSVT发作时,首次静脉给予维拉帕米3～5 mg(小儿)和5～10 mg(成人),将其稀释于10～20 mL葡萄糖注射液中缓慢静脉推注,如无效,20～30 min可重复注射,总量不宜超过20 mg。频繁发作PSVT的患者,每天口服320～480 mg,可有效地预防复发;对心房颤动或心房扑动患者,初始注射5～10 mg后通常能减慢心室率至80～110次/分钟,此后可继续静脉滴注或口服维持此心率。

Fleckenstein曾观察过18例心房扑动患者静脉注射10 mg维拉帕米的治疗效果,发现用药后15例心室率减慢(其中4例转为窦性心律),有效率为83.3%,心房扑动转复率为22.2%(4/18)。注意静脉注射给药期间应严密监测血压与心电图。对预激综合征合并的快速心律失常应根据电生理检查结果决定是否选用,维拉帕米对预激综合征并发PSVT而QRS波群不增宽者(心房激动经房室结正向传入心室)的疗效较好,可中止发作,否则应避免使用;对心房颤动或心房扑动合并预激综合征时,由于维拉帕米可使更多的心房激动经旁路传入心室,以致心室率增快甚或诱发心室颤动,故应忌用。维拉帕米对房性期前收缩有一定效果,对室性心律失常的效果较差。

(2)缺血性心脏病:维拉帕米通过Ca^{2+}拮抗作用松弛血管平滑肌,能有效地降低血管阻力、减轻心脏射血负荷及预防冠状动脉痉挛;另外,该药的负性变时及负性变力作用有利于降低心肌氧耗及增加舒张期冠状动脉血流灌注,对缺血性心脏病治疗有效,所以该药在临床上可用于劳力性心绞痛、变异性心绞痛及不稳定型心绞痛。劳力性心绞痛患者,平均每天剂量为240～480 mg,可有效地缓解劳力性心绞痛,其用量每天320～480 mg的疗效类似于或优于β受体阻滞剂,对变异性心绞痛(平均口服剂量每天450 mg)及不稳定型心绞痛(口服剂量每天320～480 mg)也收到良好效果,心绞痛发作次数和硝酸甘油用量减少,暂时性ST段偏移得以改善。一般应用方法:维拉帕米开始口服40～80 mg,每8 h 1次,以后递增至每天240～360 mg或更大耐受剂量。

(3)肥厚型心肌病:临床研究证实,维拉帕米不但降低心脏后负荷、左心室与流出道间压力阶差及直接抑制心肌收缩力,而且能减轻甚或逆转心肌肥厚。近期一项研究观察了 7 例肥厚型心肌病患者每天口服 360 mg 维拉帕米,连服 1 年、1 年半及 2 年时的治疗效果,发现患者不但临床症状(心前区疼痛、劳力性呼吸困难、晕厥)减轻,左心室顺应性改善,而且经电镜检查显示治疗后心肌细胞结构较之前清晰,肌束走向紊乱变轻,肌原纤维排列仅轻度异常。还有研究报告维拉帕米在减轻左心室肥厚的同时可减少 74% 的室性心律失常,并降低其严重性。

(4)轻、中度高血压:维拉帕米尤其适合于老年高血压患者的治疗。一般,治疗剂量为每天 80~320 mg。治疗初期可口服 40 mg 维拉帕米,每天 3 次,若 1 周后无效渐增至 80 mg,每天 4 次,一般于用药 4 周后血压趋于稳定,处于正常水平,其总有效率可达 92.5%,心率由治疗前平均 86 次/分钟降至 72 次/分钟。血压稳定 4 周后可逐渐减至最小有效剂量维持治疗。

(5)应激状态或窦性心动过速:心率增加是处于应激状态的重要指标之一,心率增快常与高血压、TC 及 TG 水平升高、体重指数升高、胰岛素抵抗、血糖升高及 HDL-ch 水平降低等密切相关,故心率增快是心血管病和死亡的一个独立危险因素。人心率的快慢与寿命的长短呈反比,故控制心率、祛除应激状态十分必要。目前医师认为,使用维拉帕米控制心率较使用 β 受体阻滞剂可能更好,因维拉帕米不会引起继发性血儿茶酚胺或去甲肾上腺素水平升高。用药方法:口服维拉帕米,使心率控制在 50~60 次/分钟。

(6)特发性室性心动过速:特发性室性心动过速(简称室速)主要指无器质性心脏病基础的分支性室性心动过速,室速发作时常表现为左束支阻滞合并电轴左偏或右偏。该类室速有时对其他抗心律失常药物反应不佳,而对维拉帕米的治疗反应良好,故有人又称之为"维拉帕米敏感性室速"。

5.药物相互作用

(1)与地高辛合用:维拉帕米可使地高辛的肾脏和非肾脏清除减少,它虽不影响肾小球滤过率,但可使地高辛的肾小管分泌量明显下降,合用两种药时,地高辛总清除率平均减低 35%,血药浓度增加 40%。有人指出,地高辛的血药浓度增加发生在合用两种药的 7~14 d。血清地高辛浓度的增加易导致洋地黄中毒,故有人主张应避免联合用药。若必须合用时应减少两种药的用量,或减少 35% 的地高辛。

(2)与普萘洛尔合用:维拉帕米和普萘洛尔均有 Ca^{2+} 拮抗作用,前者可阻碍 Ca^{2+} 通过细胞膜,后者能抑制 Ca^{2+} 在肌浆网内被摄取和释放,故合用两种药时可产生相加的负性肌力、负性频率及负性传导作用,易诱发低血压、呼吸困难、心动过缓、心力衰竭甚或心脏停搏。一般于维拉帕米停药 2 周后方可应用普萘洛尔。

(3)与硝酸酯类合用:维拉帕米与硝酸甘油合用,后者增加心率的不良反应可为前者所抵消,而治疗作用相加,故两者合用对治疗难治性心绞痛效果较好,但合并用药可引起血压轻度下降,应用时宜注意。

(4)与某些抗心律失常药合用:合用维拉帕米和奎尼丁时可发生直立性低血压,合用两者治疗肥厚型心肌病时更是如此,这种不良反应可能是奎尼丁、α 肾上腺素的阻滞效应和维拉帕米周围血管扩张联合作用的结果;同理合用丙吡胺与维拉帕米时也应小心;合用维拉帕米与胺碘酮,由于两者均可抑制窦房结自律性、房室传导和心肌收缩力,故可诱发心率减慢、房室传导阻滞、低血压和心力衰竭。

(5)与其他药物合用:维拉帕米增加血清卡马西平浓度,对血清卡马西平浓度稳态患者应避免长期使用;长期口服锂剂治疗者应用维拉帕米后血清锂浓度常可降低;维拉帕米还可增加异氟烷的心肌抑制作用及神经肌肉阻滞剂的作用,亦增加茶碱的血浓度;转氨酶诱导剂(如利福平、巴比妥类、苯妥英钠、扑痫酮和卡马西平)可使维拉帕米的血浓度降低;磺唑酮明显增加维拉帕米的清除率,口服维拉帕米的生物利用度可从27%降低至10%;合用抗癌药物COPD(环磷酰胺、长春新碱、丙卡巴肼和泼尼松)或VAC(长春地辛、阿霉素和顺铂)化疗方案与维拉帕米时,维拉帕米的浓度-时间曲线下面积(AUC)降低35%。

6.不良反应与防治

不良反应发生率为9%~10%,严重反应需停药者仅占1%。口服维拉帕米耐受良好,不良反应轻微,较常见的不良反应为胃部不适、便秘、眩晕、面部潮红、头痛、神经过敏和瘙痒,其中便秘和无症状的一度房室传导阻滞常超过半数,出现这两种不良反应,无须改变用药,对便秘可用缓泻剂(如麻仁丸)加以控制,其余不良反应大多较轻,可稍减量或加用其他药物。个别患者可伴发踝部水肿,通常并非充血性心力衰竭的表现,可用缓和的利尿剂治疗。

静脉注射维拉帕米时,血压常有一过性轻度下降,偶尔可发生严重的低血压和房室传导障碍。对有窦房结功能不良、传导系统疾病或已给予β受体阻滞剂的患者,静脉注射给药可引起严重的窦性心动过缓、心脏传导阻滞甚或心脏停搏。此外,对充血性心力衰竭患者,维拉帕米可引起血流动力学恶化。上述情况一旦发生,应立即进行抢救。在大多数情况下,静脉注射阿托品(1 mg)可改善房室传导,静脉注射1~2 g葡萄糖酸钙(以等量25%的葡萄糖注射液稀释至10~20 mL,以小于每分钟2 mL的速度注射),然后以5 mmol/h静脉滴注维持,有助于改善心力衰竭。可给血压低者静脉滴注多巴胺,发生严重心动过缓时可肌内注射或静脉滴注异丙肾上腺素。药物治疗无效时应采用胸外心脏按压及心脏起搏暂时维持,直到维拉帕米短时间的作用消失为止。

充血性心力衰竭、病窦综合征、二度至三度房室传导阻滞、洋地黄中毒和低血压患者应忌用。曾有维拉帕米引起肝脏毒性的报道,因此肝功能不良者应慎用。

7.制剂

片剂:40 mg。

注射剂(粉):5 mg。

(二)硝苯地平及其他二氢吡啶衍生物

1.化学结构

硝苯地平化学结构见图7-2。

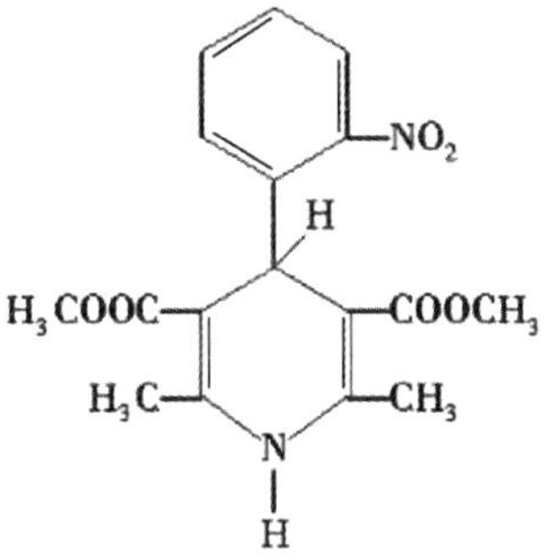

图7-2 硝苯地平化学结构

2.理化性质

本品为黄色针状结晶或结晶粉末,无臭、无味,熔点为 171.5 ℃～173.5 ℃。本品不溶于水,微溶于甲醇、乙醇和乙醚,易溶于丙酮、氯仿和醋酸乙酯,遇光不稳定。

3.药动学

口服或舌下含服硝苯地平后几乎完全被吸收(>90%),仅 20%～30% 经门静脉为肝脏所摄取代谢,生物可用度达 65% 以上。口服给药 15 min 起效,1～1.5 h 血药浓度达高峰,作用时间可持续 4～8 h;舌下给药 2～3 min 起效,15～20 min 达高峰。大部分硝苯地平与蛋白结合,转变为无活性的极性形式,其中绝大部分经氧化而成为一种"游离酸",小部分被转变为内环酯。80% 的代谢产物经肾排泄(其中 90% 在 24 h 内排出);也有一部分经肠肝循环而被吸收,经胃肠道排泄的代谢产物占 15%;只有微量的原形硝苯地平在尿中出现。生物半衰期为 4～5 h,需多次给药才能达到有效血浓度。长期服用期间该药或其代谢产物无蓄积作用,对其他药物血浆浓度也不构成明显影响,故可合用该药与硝酸盐、β 受体阻滞剂、地高辛、呋塞米、抗凝剂、抗高血压药及降血糖药。

拜新同控释片具有推拉渗透泵系统,可使药物恒定释放 16～18 h,口服吸收好,一次给药后 6 h 达血药峰值并可使血药浓度平稳地维持 24 h,生物利用度达 75%～85%。由于药物缓慢释放,血药浓度恒定而无普通制剂给药后的波峰效应,所以更适于临床应用。

4.治疗学

(1)药理作用:与维拉帕米不同,硝苯地平对心肌电生理特别是对传导系统没有明显的抑制作用,所以缺乏抗心律失常作用。它在整体条件下也不抑制心脏,其直接负性肌力作用可为交感神经系统反射性兴奋所完全抵消甚或表现为正性肌力作用。硝苯地平的突出效应在于松弛血管平滑肌、降低周围血管阻力,使动脉压下降,减轻左心室工作负荷及心室壁张力,从而降低心肌氧耗;同时使冠状动脉扩张、增加冠状动脉血流和改善对心肌的供氧。此外,硝苯地平尚有促进冠状动脉侧支循环及抗血小板聚集作用。

(2)临床应用如下。

轻、中度高血压及急症高血压:降压作用强大、迅速而完全,一般在给药后 30～60 min 见效,维持时间达 3 h。一般高血压患者,每天 20～60 mg,分 3～4 次口服,控释片 30～60 mg,每天 1 次;高血压危象或高血压伴有急性左心衰竭者,可立即舌下含服 10～20 mg,待血压下降并平稳后改为口服维持。

各种类型的心绞痛:硝苯地平广泛应用于变异型心绞痛,疗效好,能显著减少心绞痛的发作次数和硝酸甘油用量,长期口服治疗可控制 50% 的心绞痛患者的发作,90% 的患者症状得以减轻;对慢性稳定型心绞痛效果亦佳,可使 70% 的患者的心绞痛改善,运动耐量增加 30%;不稳定型心绞痛(冠状动脉阻塞兼痉挛)患者,当住院用 β 受体阻滞剂或静脉滴注硝酸甘油无效时,选用硝苯地平通常可获得良好效果。此外,对伴有窦房结功能不良、房室传导障碍的心绞痛患者等不适于维拉帕米治疗者仍可选用硝苯地平。剂量与用法:舌下、口服及静脉给药均可。舌下含服每次 10 mg,10 min即可起效;口服每次 10～20 mg,每天 3 次;静脉注射每次 1 mg。控释片每天 1 次,给药 30～90 mg。

肺动脉高压:适于伴左至右分流的先心病肺动脉高压及原发性肺动脉高压,患者舌下含服硝苯地平 1 h 后,肺动脉压、肺总阻力指数及肺血管阻力指数明显下降,心排血量、心排血指数及氧输送量明显增加,血流动力学指标有所改善。推荐用药剂量为:体重<30 kg 者一次 10 mg,体重 30～60 kg 者一次 20 mg,体重>60 kg 者一次 30 mg,碾碎舌下含化或口服,若耐受良好可长期服用,每天 120～240 mg,分次口服。

雷诺病:口服硝苯地平,每次 10～20 mg,每天 3 次,有效率为 60％～88％。

5.不良反应与防治

不良反应主要由其扩张周围动脉所致。5％的长期用药的患者出现头痛,其他不良反应尚有头晕、面色潮红、低血压、肢端麻木、恶心、呕吐、乏力、精神不振、牙龈肿胀及踝部水肿,因反应轻微,一般无须停药。对硝苯地平所致的钠潴留,加服利尿剂大多可以防止。只有 4.7％的长期用药患者因不良反应严重而停药。少数患者服用硝苯地平 30 min 后心绞痛或心肌缺血加重,可能是严重的冠状动脉固定性狭窄再加上血压下降或心率加快,使冠状动脉灌注不足致心肌氧供求失衡,也可能是冠状动脉"窃血"所致。偶尔有硝苯地平引起红斑性肢痛和粒细胞缺乏症的报道。硝苯地平唯一的绝对禁忌证是低血压。

6.药物相互作用

(1)与 β 受体阻滞剂合用:合用两种药时,由于 β 受体阻滞剂减弱了硝苯地平的反射性心动过速作用,常有良好效果且不良反应减少,适用于高血压或缺血性心脏病的治疗。

(2)与硝酸酯类合用:两种药均可引起头痛、面红、心率加快及血压下降,当合用治疗心绞痛时虽然正性作用相加,但是不良反应加重,故一般不提倡合用两种药。

(3)与阿司匹林合用:合用该药与阿司匹林能明显增强阿司匹林的抗血小板聚集和抗血栓形成作用,并减少其用量和不良反应。合用两者的体内效果优于体外效果,这可能与硝苯地平促使 PGI_2 生成、抑制 Ca^{2+} 内流及扩张血管作用有关,但亦应注意,合用两者易诱发出血倾向。

(4)与其他药物:可使血清奎尼丁的浓度明显降低,从而减弱奎尼丁的抗心律失常作用,但停用硝苯地平后,血清奎尼丁的浓度会反跳性增加;动物试验中,硝苯地平与氟烷对离体大鼠心肌有相加的负性变力作用;西咪替丁可降低肝血流量,是肝细胞微粒体药物代谢氧化酶的强力抑制剂,与硝苯地平联用时可降低硝苯地平的清除率,合用时硝苯地平的剂量应减少 40％。

7.制剂

片剂:10 mg。控释片:20 mg;30 mg。胶囊剂:5 mg。

(张春雷)

第四节　调血脂及抗动脉粥样硬化药

一、概述

动脉粥样硬化的发生和发展是一个复杂的动态过程,其始动步骤可能与动脉内皮功能障碍有关,涉及因素有血脂异常、高血压、吸烟及糖尿病等。其中,血脂异常最为重要。流行病学调查研究表明,不同国家或地区人群中的 TC 水平与冠心病的发病率和死亡率呈正相关。例如,芬兰人的 TC 水平最高,则冠心病的发病率也最高;而日本人的 TC 水平最低,则冠心病发病率也最低。大系列临床研究和长时间随访观察表明,高胆固醇血症在动脉粥样硬化发生和发展过程中,所起的危害性作用明显大于高血压和糖尿病,如果高胆固醇血症合并高血压和/或糖尿病,则其危害性增加。动脉内皮功能障碍导致其分泌一氧化氮、选择性通透、抗白细胞黏附、抑制平滑肌细胞增殖以及抗凝与纤溶等功能受损,致使血浆中脂质与单核细胞积聚于内皮下间隙,低密度脂蛋白胆固醇氧化为氧化低密度脂蛋白(OX-LDL),单核细胞变为巨细胞,经清道夫受体成为泡沫细胞,形成脂质核心,而血管平滑肌细胞迁移到内膜而增殖形成纤维帽。脂质核心有很强的致血栓作用,纤维帽含致密的细胞外基质,它能使质核与循环血液分隔,从而保持斑块的稳定。

粥样斑块可分为两类:一类为稳定斑块,其特点是纤维帽厚、血管平滑肌细胞含量多,脂质核心小,炎症细胞少,不易破裂;另一类为脂质含量多(占斑块总体积的40%以上),纤维薄、胶原与血管平滑肌细胞少,炎症细胞多,故易于破裂。1995年公布的Falk等的4项研究分析表明,急性冠状动脉综合征(包括心肌梗死、不稳定型心绞痛)的主要原因是粥样斑块破裂或糜烂引起血栓形成,并最终导致冠脉血流阻断。在急性冠脉综合征的患者中。其血管病变狭窄<50%者占68%,而狭窄>70%者仅占14%,这说明,稳定斑块可以减少心血管病事件。此外,多项临床试验证明,调脂治疗可使一部分冠状动脉粥样斑块进展减慢或回缩。因此,调脂治疗是防治动脉粥样硬化的重要措施之一。

血脂是指血浆或血清中的中性脂肪或类脂。中性脂肪主要是甘油三酯,而类脂主要是磷脂、非酯化胆固醇、胆固醇酯及酯化脂肪酸。

脂质必须与蛋白质结合成脂蛋白才能在血液循环中运转,脂蛋白是由蛋白质、胆固醇、甘油三酯和磷脂组成的复合体。脂蛋白中的球蛋白称为载脂蛋白(Apo)。正常血浆利用超速离心法可分出4种主要脂蛋白,即乳糜微粒(CM)、极低密度脂蛋白(VLDL)、低密度脂蛋白(LDL)和高密度脂蛋白(HDL),载脂蛋白的成分为ApoA、ApoB、ApoC、ApoD、ApoE。每一型又可分若干亚型,例如,ApoA可分AⅠ、AⅡ、AⅥ;ApoB可分B48、B100;ApoC可分CⅠ、CⅡ、CⅢ;ApoE可分EⅠ、EⅢ等。用区带电泳法可将脂蛋白分为CM、前β(pre-β)、β及α脂蛋白。

脂蛋白代谢需要酶的参与,主要的酶有脂蛋白脂酶(LPL)和卵磷脂胆固醇转酰酶(LCAT)。如果这些酶缺乏,就会产生脂代谢紊乱。血脂水平过高是由于血浆脂蛋白移除障碍或内源性产生过多,或两者同时存在。

血脂异常一般是指血中总胆固醇(TC)、低密度脂蛋白胆固醇(LDL-C)、甘油三酯(TG)水平超过正常范围和/或高密度脂蛋白胆固醇(HDL-C)水平降低,也常称高脂血症,主要是指TC水平和/或LDL-C和/或TG水平升高以及HDL-C水平降低。

血脂异常是脂蛋白代谢异常的结果。研究表明,高胆固醇血症、低密度脂蛋白血症、ApoB水平升高和高密度脂蛋白水平降低、TG水平升高是冠心病的重要危险因素。血脂水平长期异常,冠心病事件的发生率增加。长期控制血脂于合适的水平,可以预防动脉粥样硬化,而控制血脂水平可以减轻动脉粥样硬化斑块,减少心血管病事件。北欧辛伐他汀生存研究(4S)表明,心肌梗死后和心绞痛患者接受为期6年的辛伐他汀治疗,与安慰组相比较,治疗组主要冠状动脉性事件发作的危险性降低34%,死亡危险性降低30%,需要接受冠脉搭桥手术的患者减少37%。Hebert等分析他汀类使LDL-C水平下降30%,非致死性和致死性冠心病的发生率下降33%,脑卒中的发生率下降29%,心血管疾病死亡率下降28%,总死亡率下降22%。

近年来,学者对高甘油三酯(TG)血症在动脉粥样硬化中的意义的认识正在加深,目前学者认为,单纯高甘油三酯血症也是心血管病的独立危险因素,降低血甘油三酯水平,可降低心血管病临床事件的发生率及死亡率。但当高甘油三酯血症伴有高胆固醇血症或低高密度脂蛋白血症时,则冠心病事件的发生率和死亡率显著增加。研究发现富含TG的脂蛋白(TRL)与富含胆固醇的脂蛋白(CRL)之间通过脂质交换机制取得平衡,每一种脂蛋白都有很大的变异。LDL-C为致动脉粥样硬化最强的脂蛋白,但其危害性因其颗粒大小而不同。LDL-C可分为三个亚型,

LDL-C$_3$即为小而密 LDL(SLDL),对 LDL 受体亲和力低于大而松的 LDL-C$_1$ 和 LDL-C$_2$,在血浆中停留时间长,不易从血液中清除,半衰期较其他亚型长,且易进入动脉内膜,易被氧化,被巨噬细胞吞噬,成为动脉粥样硬化的脂肪,有高度的致动脉粥样硬化作用。而通过脂质交换机制,LDL-C 的大小及分型比例受 TG 水平的控制。当 TG 水平升高时,LDL-C 亚型分布有变化,SLDL 增加而 HDL-C 减少,形成 TG 水平高、HDL-C 水平低及 SLDL 水平升高三联症。这种三联症有极强的致动脉粥样硬化作用。目前学者已普遍认为甘油三酯水平升高是独立的心血管疾病危险因素。人们在以往使用他汀类或贝特类调血脂药物治疗血脂异常以及冠心病一、二级预防中所获得的益处,很可能也是得益于这些药物在降低水平 TC 水平的同时,也降低了 TG 水平。

我们已经认识到 HDL-C 是一种"好的胆固醇",这是因为 HDL-C 具有逆转运胆固醇的作用,它可以将动脉壁中多余的胆固醇直接或间接地转运给肝脏,使胆固醇经相应受体途径进行分解代谢。因此升高 HDL-C 水平不仅有降低 TC 水平的作用,还具有防治动脉粥样硬化的作用。VAHIT 试验表明,吉非贝齐可使 HDL-C 水平上升,TG 水平下降,使冠心病死亡率及心肌梗死的发生率下降 22%。

二、血脂异常的分型

血脂异常可分为原发性和继发性。

继发性血脂异常的基础疾病主要有甲状腺机能过低、糖尿病、慢性肾病和肾病综合征、阻塞性肝胆疾病、肝糖原贮存疾病、胰腺炎、酒精中毒、特发性高血钙、退行球蛋白血症(多发性骨髓瘤、巨球蛋白血症及红斑狼疮)、神经性厌食症等。另外,还有一些药物(如噻嗪类利尿剂、含女性激素的口服避孕药、甲状腺素、促进合成代谢的类固醇激素、黄体内分泌素以及某些 β 受体阻滞剂),也能引起继发性脂质代谢异常。妊娠血脂代谢的变化属生理性。

(一)世界卫生组织(WHO)分型

将高脂血症分为以下五型,各型的实验室检查、特点及其与临床的联系见表 7-1。

表 7-1 高脂蛋白血症分型

表型	试管内血清 4 ℃冰箱过夜	区带脂蛋白电泳谱	血脂	备注
I	血清透明,顶端有"奶油层"	CM↑	TC↑,TG↑	不发或少发冠心病,易发胰腺炎
IIa	血清透明,顶端无"奶油层"	LDL-C↑	TC↑↑	易发冠心病
IIb	血清透明,顶端无"奶油层"	LDL-C↑,VLDL-C↑	TC↑↑,TG↑	易发冠心病
III	血清透明,顶端有"奶油层"	介于 LDL-C 与 VLDL-C 间的 β-VLDL-C↑	TC↑↑,TG↑	易发冠心病,需超速离心后才能确诊
IV	血清透明,顶端无"奶油层"	VLDL-C↑	TC↑,TG↑↑	易发生冠心病
V	血清透明,顶端有"奶油层"	CM↑,VLDL-C↑	TC↑,TG↑↑	少发冠心病

(二)血脂异常简易分型

惯用的高脂蛋白血症分型并不是病因学诊断,它常可因膳食、药物或其他环境因素的改变而变化。同时,它所需检测的项目繁多,个别类型的确诊还需复杂的技术和昂贵的设备。因此,除少数特别难治性顽固性血脂异常患者外,一般性临床治疗中,可不必进行高脂蛋白血症的分型,也无须烦琐地进行其他分类,仅作血脂异常简易分型即可。实际上,血脂异常简易分型已包括常见的与冠心病发病关系较大的高脂蛋白血症类型。血脂异常简易分型的主要目的在于指导临床医师有针对性地选用各种血脂调节药物。

三、血脂异常的治疗

高脂血症的治疗包括非药物治疗和药物治疗。非药物治疗包括饮食和其他生活方式的调节,如保持合适的体重;减少脂肪(尤其是胆固醇和饱和脂肪酸)的摄入量,适当增加蛋白质和碳水化合物的比例,控制总热量;减少饮酒和戒烈性酒,运动锻炼和戒烟;注意抗高血压药物对血脂的影响;此外,血液净化亦用于高脂血症的治疗。

高脂血症的药物治疗包括一级预防和二级预防以及已有动脉硬化疾病患者的血脂水平控制。

继发性血脂异常的治疗应以治疗基础疾病为主,当这些疾病被治愈或控制后,或停用某些有关药物后,血脂异常未改善或不满意时,应按原发性血脂异常进一步处理。另外,若血脂异常继发于某种一时难以治愈或控制的疾病,可在治疗基础疾病的同时,进行调脂治疗。

(一)病因治疗

凡是能找到高脂血症病因的患者,均应积极对病因进行治疗。由于高血压病患者、吸烟者的血管内皮受损,LDL-C 更容易进入血管壁内;而由于糖尿病患者的 LDL-C 被糖化,故容易黏附于血管壁上而进入血管壁内;肥胖和缺乏体力活动也是高脂血症的重要促发因素。

(二)一般治疗

非药物治疗是所有血脂异常患者治疗的基础。不论是冠心病的一级预防还是二级预防都需要非药物治疗。

1.饮食治疗

饮食治疗是治疗高脂血症的首选措施,目前是降低已升高的血清胆固醇水平,同时维持营养的合理要求。饮食治疗方案:脂肪酸的热量＜总热量的 30%,饱和脂肪酸的热量占总热量的 7%以下,每天摄入的胆固醇＜200 mg。应减少食谱中的全脂奶、奶油、动物脂肪、动物内脏、饱和植物油和棕榈油及椰子油,少吃或不吃蛋黄。限制食盐的摄入量,减少饮酒和戒烈性酒。超重或肥胖症患者的饮食应按治疗要求安排。

2.戒烟

吸烟可损伤血管内皮的天然屏障作用,降低血浆 HDL-C 水平,降低其自然抗氧化能力。

3.增加体力活动

体力活动可增加能量物质的消耗,促使血浆 LDL-C 及甘油三酯水平降低,同时升高 HDL-C 水平。每周步行 13 km,可提高 HDL-C 水平 10%。

4.减轻体重

体重超过标准的患者应减轻体重。减轻体重可降低 LDL-C 水平和提高 HDL-C 水平,降低高血压、糖尿病和冠心病的发病率。

(三)药物治疗

调血脂和抗动脉硬化药物可分为五大类,分别是胆酸螯合剂、贝特类、他汀类、烟酸类及其他。

药物治疗适用于不能进行饮食调节及非药物治疗后疗效不满意的患者。对于冠心病二级预防尤其是急性冠脉综合征的患者,应以他汀类调脂药物治疗,越早开始治疗越好。原发性血脂异常常常与遗传因素及环境因素有关,治疗应该是长期的,尤其是冠心病的二级预防,应根据患者的经济情况选择用药种类、剂量及时间,首要目标是要达到靶目标。达到靶目标后,有条件者减量长期服用,无条件者应监测血脂水平,血脂水平异常后重新开始治疗。

联合应用两种或三种调血脂药物,较单一药物疗效更佳,而且由于联合用药时剂量减少,不良反应减轻。故目前主张,对于较为明显的血脂异常,应尽早联合用药。下列联合用药方式可供参考。

(1)合用胆酸螯合剂与烟酸类:适用于 LDL-C 水平升高伴或不伴有 TG 水平升高者。

(2)合用贝特类与胆酸螯合剂:适用于 LDL-C 水平升高、HDL-C 降低伴或不伴有 TG 水平升高者。

(3)合用胆酸螯合剂与他汀类:适用于 LDL-C 水平升高者。

(4)联合应用胆酸螯合剂、烟酸类、他汀类:适用严重家族性高胆固醇血症,可使 LDL-C 水平降低,HDL-C 水平显著升高。

(5)合用诺衡与美调脂:有增加发生肌炎的危险,故应慎用。

某些抗高血压药物可使血脂成分发生异常改变,故使用抗高血压药物过程中应注意其对脂代谢的不良影响。

四、调血脂药的临床应用

(一)胆酸螯合剂
该类药物包括考来烯胺、考来替泊和地维烯胺。

1.作用机制

该类药物为胆汁酸结合树脂,通过阻断胆酸肝肠循环,干扰胆汁重吸收,减少胆汁酸重返肝脏,刺激肝细胞内的胆固醇降解合成新的胆汁酸,从而降低肝细胞中胆固醇浓度。而肠道内的胆酸与药物结合后由大便排出,使血中胆酸量减少,促使肝细胞表面 LDL 受体从血液中摄取胆固醇以合成胆酸,因而降低血浆 LDL 水平,平均下降 15%~30%,同时升高 HDL-C 水平(升高 5%)。

2.临床应用

该类药物主要用于治疗单独 LDL-C 水平升高者(Ⅱa 型),以 LDL-C 水平轻、中度升高疗效较好;LDL-C 水平严重升高者需合用该类药物与其他类调血脂药物。还可合用该类药物与其他类调血脂药物治疗混合型高脂血症。

3.不良反应及注意事项

不良反应有恶心、腹胀、食欲缺乏及便秘等。多进食纤维素可缓解便秘。罕见的不良反应有腹泻、脂肪泻、严重腹痛及肠梗阻、高氯性酸中毒等。还有升高甘油三酯水平的作用,严重高甘油三酯水平血症禁用此类药物,因此时有诱发急性胰腺炎的可能。

4.药物相互作用

(1)可减少地高辛、噻嗪类利尿剂、四环素、甲状腺素、普萘洛尔及华法林的吸收。上述药物应在服用胆酸螯合剂前 1~4 h 或服用胆酸螯合剂后 4 h 服用。

(2)可干扰普罗布考、贝特类调血脂药物的吸收,服用两类药物应有 4 h 间隔。

(3)影响叶酸的吸收,故处于生长期的患者服用该类药物时,每天应补充 5 mg 叶酸。孕妇及哺乳期妇女需补充更多一些;应于服药前 1~2 h 服叶酸。

(4)该类药物减少脂溶性维生素的吸收,长期服用该类药物者应适当补充维生素 A、维生素 D、维生素 K 及钙剂。

(二)他汀类调血脂药物

该类药物包括洛伐他汀、辛伐他汀、普伐他汀、氟伐他汀、阿伐他汀、西伐他汀等。

1.作用机制

通过对胆固醇生物合成早期限速酶 β-羟基-β-甲基戊二酰辅酶 A(HMG-CoA)还原酶的抑制作用而起作用,在 HMG-CoA 还原酶的作用下,HMG-CoA 转变为甲基二羟戊酸,此为胆固醇生物合成的重要中间环节,从而减少了内源性胆固醇合成,使血浆总胆固醇水平下降,刺激 LDL 的肝摄取,降低 LDL-C 及 VLDL 的浓度。该类药物一般可降低 LDL30%~40%,是目前已知最强的降低胆固醇药物;还可轻度升高 HDL-C 2%~10%。此外,某些他汀类药物显示抑制巨噬细胞中胆固醇的积聚。现已明确,他汀类药物有多向性效应。他汀类药物的非调脂作用主要包括改善血管内皮功能和细胞功能(平滑肌细胞的迁移、增生、分化),抗氧化过程,缩小富含脂质的核心,减轻炎症反应、抑制促凝活性、抑制血小板功能,从而防止斑块破裂、出血及血栓形成,终使斑块稳定,减少冠状动脉事件和减少心血管病死亡率。

2.临床应用

该类药物可用于治疗严重的原发性高胆固醇血症、有冠心病或其他心血管病危险因素的中等度高胆固醇血症者,禁用于活动性肝病、妊娠及哺乳期妇女、对该类药物过敏者。

3.不良反应及注意事项

主要不良反应为肝脏损害和横纹肌溶解,后者随拜尔公司宣布在全球范围内暂停销售西立伐他汀钠(拜斯停)再度引起人们的重视。近年来已多有篇报道指出他汀类药物(简称 HMG-CoA 还原酶抑制剂)中的洛伐他汀、辛伐他汀、普伐他汀及西立伐他汀单用或与烟酸、贝特类降脂药(如吉非贝齐)、大环内酯类抗生素(如红霉素、克拉霉素)、环孢菌素 A、左甲状腺素、米贝地尔等合用时均引起危及生命的横纹肌溶解症。尤其是他汀类药物与贝特类药物联用,可使横纹肌溶解的危险性增加已是公认的事实,故在美国已禁止将这两类药物合用。据报道,全球有600 万人服用过拜斯停,其中有 34 人怀疑因剂量过大或与吉非贝齐合用导致横纹肌溶解而死亡。一旦疑及由他汀类药物引起的横纹肌溶解症应立即停药,停药后肌痛等症状多在 3 d 至 3 个月消失,CK 多在短期内恢复正常。肌无力可持续至 1 年后消失。有人每天口服 250 mg CoQ_{10},可较快减缓症状。国内有西立伐他汀引起肝功能损害的报道,但未见引起横纹肌溶解症的报道,可能与西立伐他汀在国内上市晚,使用例数少,剂量小有关。影响细胞存活的潜在试验表明,同等剂量的他汀类药物中,普伐他汀的毒性最小,其次为辛伐他汀,而洛伐他汀的肌毒性最大。当使用此类药物时,应尽量不与其他药物合用,并嘱患者注意乏力、肌无力、肌痛等症状,并应定期监测血清 CK,一旦有横纹肌溶解症状或血清 CK 水平明显升高(横纹肌溶解症,血清 CK 水平可升高至正常值 10 倍以上),应即停药,预后多较好。

4.药物相互作用

(1)该类药物与免疫抑制剂(如环孢霉素)、吉非贝齐、烟酸合用,可引起肌病。

(2)该类药物与红霉素合用可致肾损害。

(3)可中度提高香豆素类药物的抗凝效果,故合用两类药时应适当减少香豆素类药物的用量。

(三)贝特类调血脂药物

该类药物包括氯贝丁酯、苯扎贝特、益多酯、非诺贝特、吉非贝齐等。

1.作用机制

(1)该类药物增强肌肉、脂肪、肝脏的 LPL 活性,加速 VLDL 中 TG 的分解代谢,使 VLDL 形成减少,降低血浆 TG 浓度。

(2)该类药物降低脂肪组织释放游离脂肪酸数量,并抑制 HMG-CoA 还原酶,减少细胞内胆固醇合成。

(3)该类药物增加肝细胞膜上 LDL 受体数量,加速 LDL 由血液中转移到肝细胞内,从而促进血液中胆固醇的清除。

(4)该类药物改善葡萄糖耐量。

(5)该类药物诱导 HDL-C 产生,使胆固醇进入 HDL-C。

(6)该类药物降低血浆纤维蛋白原含量和血小板黏附性。

临床试验表明,诺衡能明显降低血浆甘油三酯(降低 40%～50%)、总胆固醇及 LDL-C 水平,并可升高 HDL-C 水平(升高 20%),使冠心病的发病率减少 34%,死亡率减少 26%,对癌症的发生没有影响。力平脂口服吸收良好,若与胆酸螯合剂合用,降低总胆固醇及 LDL-C 水平的作用比他汀类的辛伐他汀强,降低 VLDL 和甘油三酯水平的作用更突出。

2.临床应用

该类药物降低 TG 水平的作用较降低 TC 水平的作用强。该类药物临床上主要用于降低 TG 水平,如用于治疗严重高甘油三酯血症(如Ⅲ、Ⅳ、Ⅴ型高脂血症)以及复合性高脂血症。此外,该类药物还能减少血小板聚积,抑制血小板源生长因子,预防和延缓动脉粥样硬化进程。

3.不良反应及注意事项

患者可有恶心、呕吐、食欲缺乏、一过性肝功能异常、肌炎、阳痿、中性粒细胞减少、皮疹等。该类药物可使胆石症的发病率增加,可通过胎盘,故孕妇禁用。有报道指出,氯贝丁酯可使非冠心病的各种疾病的死亡率明显增加,故氯贝丁酯已不适用于临床应用,一些国家已禁用此药。目前主要应用诺衡和力平脂。

4.药物相互作用

该类药物有降低凝血作用,与抗凝剂合用时要调整后者的剂量;与他汀类合用可发生横纹肌溶解甚至死亡,美国禁止合用这两类药。

(四)烟酸类调血脂药物

该类药物包括烟酸、烟酸肌醇和阿昔莫司(乐脂平)。

1.作用机制

其主要作用是增加脂肪细胞磷酸二酯酶活性,使 cAMP 减少,脂酶活性降低,脂肪分解减少,血浆游离脂肪酸浓度下降,肝脏合成及释放 VLDL 随之减少。同时,抑制肝脏酶活性,减少 HDL 异化作用,提高血 HDL 的浓度。该类药物对 VLDL、IDL 及 LDL 水平过高的患者均有效。此外,烟酸还有较强的外周血管扩张作用。乐脂平调脂作用平缓,还有抑制血小板聚集及改善葡萄糖代谢等功能,故适用于糖尿病性血脂异常。常用剂量的烟酸类药物可使 LDL 水平降低 15%～30%,TG 水平下降 20%,HDL-C 水平升高 30%。

2.临床应用

该类药物可用于大多数类型的血脂异常,如Ⅱa、Ⅱb、Ⅲ、Ⅳ、Ⅴ型高脂血症,既可降低LDL-C

及 TG 水平,又能升高 HDL-C 水平。该类药物与其他调脂药物合用,效果更明显。

3.不良反应及注意事项

该类药物中以烟酸的不良反应较多见。

(1)出现皮肤潮红、皮疹、瘙痒及胃肠道反应,如呕吐、腹泻及消化不良。

(2)心悸,肝功能减退,视觉异常。

(3)该类药物可能刺激溃疡病发作,溃疡病患者禁用。

(4)该类药物可升高血糖水平及引起糖耐量异常,肝病、糖尿病及痛风患者慎用。

(5)长期治疗可出现色素过度沉着、黑色棘皮症及皮肤干燥。

(6)该类药物可能加强降压药引起的血管扩张作用,有可能引起直立性低血压。

(7)肾功能不全者慎用阿昔莫司。

(张春雷)

第五节　硝酸酯类药

硝酸酯类药是临床上应用得非常早的心血管药物之一,问世 100 多年以来广泛应用于临床。1867 年,英国爱丁堡的一名医师 Lauder Brunton 发现亚硝酸戊酯有扩张小血管的作用,建议将其用于抗心肌缺血的治疗。1879 年,William Murrell 首次将硝酸甘油用于缓解心绞痛发作,并首先在 *Lancet* 上发表了硝酸酯类药物缓解心绞痛的文章,这一年也因此被确立为硝酸酯的首次临床应用年。随着时间的推移,人们对硝酸酯类药物的作用机制有了新的认识,如扩张冠状动脉血管的作用、扩张静脉血管的作用和抑制血小板聚集作用。近年来随着内皮源性舒张因子(EDRF)的研究进展,一氧化氮(NO)的形成在硝酸酯类作用机制中的地位日益受到重视,从而使硝酸酯成为与其他抗心绞痛药物有不同作用机制的一类药物。

随着对其作用机制的逐步认识,硝酸酯类药物的临床应用也越来越广泛。该类药物最初仅用于心绞痛的防治,后来扩大到心力衰竭和高血压的治疗。现在临床上硝酸酯类药物主要应用于心肌缺血综合征——心绞痛、冠状动脉痉挛、无痛性心肌缺血、急性心肌梗死等,充血性心力衰竭——急性或慢性,高血压——高血压急症、围手术期高血压、老年收缩期高血压等。迄今为止,硝酸酯类药物仍是治疗冠心病中应用最广泛、疗效最可靠的一线药物。

硝酸酯类药物的常用剂型包括口服剂、舌下含化剂、吸入剂、静脉注射剂、经皮贴膜及贴膏等。目前国内外仍不断有新的不同的硝酸酯剂型的研制,硝酸酯在临床上的应用仍大有前途。

目前将一氧化氮(NO)和不含酯键的硝普钠称为无机硝酸盐,而将含有酯键的硝酸酯类药物称为有机硝酸盐。

一、硝酸酯的作用机制

(一)血管扩张作用

硝酸酯能扩张心外膜狭窄的冠状动脉和侧支循环血管,使冠脉血流重新分布,增加缺血区域尤其是心内膜下的血流供应。在临床上常用剂量范围内,不引起微动脉扩张,可避免"冠脉窃血"现象的发生。硝酸酯能降低肺静脉压力和肺毛细血管楔压,增加左心衰竭患者的每搏输出量和心排血量,改善心功能。

不同剂量的硝酸酯类药物作用于血管可产生不同的效应。

1.小剂量

小剂量扩张容量血管(静脉),使静脉回流减少,左心室舒张末压(LVEDP)下降。

2.中等剂量

中等剂量扩张传输动脉(如心外膜下的冠状动脉)。

3.大剂量

大剂量扩张阻力小动脉,可降低血压。

(二)血管受体作用

硝酸酯是非内皮依赖性的血管扩张剂,无论内皮细胞功能是否正常,均可发挥明确的血管平滑肌舒张效应。因此,"硝酸酯受体"可能位于平滑肌细胞而不是在内皮细胞。硝酸酯进入血液循环后,通过特异性的代谢酶转化为活性的一氧化氮分子(NO),与血管平滑肌细胞膜上 NO 受体结合后,激活细胞内鸟苷酸环化酶(sGC),使环磷酸鸟苷(cGMP)浓度增加,Ca^{2+} 水平下降,引起血管平滑肌舒张。

(三)降低心肌氧耗量

硝酸酯扩张静脉血管,使血液贮存于外周静脉血管床,从而减少回心血量,降低心脏前负荷和室壁张力;扩张外周阻力小动脉,使动脉血压和心脏后负荷下降,从而降低心肌氧耗量。

(四)抗血小板作用

硝酸酯具有抗血小板聚集、抗栓、抗增殖、改善冠脉内皮功能和主动脉顺应性、降低主动脉收缩压等机制,亦可能在硝酸酯的抗缺血和改善心功能等作用中发挥协同效应。

新近研究表明,以治疗剂量静脉滴注硝酸甘油可在健康志愿者、不稳定型心绞痛及急性心肌梗死中抑制血小板聚集,但临床并未能证实其改善了心肌梗死患者的预后,说明硝酸酯这种抗血栓的作用临床意义十分有限。除静脉滴注给药途径外,硝酸甘油贴片亦可有效抑制血小板聚集,但口服硝酸甘油给药途径未能被证实有抑制血小板聚集的作用。

二、硝酸酯类药物的分类与特点

(一)硝酸酯的生物利用度和半衰期

不同的硝酸酯剂型有不同的特点,因区别很大必须区别对待。作为一类药物,硝酸酯可以从黏膜、皮肤和胃肠道吸收。其基本剂型硝酸甘油的药代动力学特点很独特,半衰期仅几分钟,其可迅速从血液中消失,大部分在肝脏外转化为更长效的活性二硝基硝酸酯——二硝基异山梨醇酯。但是后者必须首先在肝脏转化为单硝基硝酸酯(其半衰期变为 4~6 h),最终经肾脏排泄。因此单硝基硝酸酯制剂没有肝脏首过效应,生物利用度完全,目前被临床广泛应用。

(二)硝酸酯的分类与药代动力学特点

1.硝酸甘油

硝酸甘油经皮肤和口腔黏膜吸收,较少从消化道吸收。有舌下含片、静脉、口腔喷剂和透皮贴片等多种剂型。口服硝酸甘油,药物在肝脏内迅速代谢("首过效应"),生物利用度极低,约为 10%,因此口服硝酸甘油无效。舌下含服该药吸收迅速完全,生物利用度可达 80%,2~3 min 起效,5 min 达最大效应,作用持续 20~30 min,半衰期仅数分钟。硝酸甘油在肝脏迅速代谢为几乎无活性的两个中间产物——1,2-二硝酸甘油和 1,3-二硝酸甘油,经肾脏排出,血液透析清除率低。

　　硝酸甘油含片性质不稳定,有效期约 3 个月,需避光保存于密闭的棕色小玻璃瓶中,每 3 个月更换一瓶新药。如果舌下黏膜明显干燥需用水或盐水湿润,否则含化无效。含服时应尽可能取坐位,以免加重低血压反应。心绞痛发作频繁者,应在大便或用力劳动前 5～10 min 预防性含服。

　　硝酸甘油注射液须用 5% 的葡萄糖注射液或生理盐水稀释混匀后静脉滴注,不得直接静脉注射,且不能与其他药物混合。由于普通的聚氯乙烯输液器可大量吸附硝酸甘油溶液,使药物浓度损失达 40%～50%,所以需适当增大药物剂量以达到其血药浓度,或选用玻璃瓶及其他非吸附型的特殊输液器,静脉给药时尽量避光。静脉滴注硝酸甘油起效迅速,清除代谢快,剂量易于控制和调整,加之直接进入血液循环,避免了肝脏首过效应等优点,因此在急性心肌缺血发作、急性心力衰竭和肺水肿等的治疗中占据重要地位,但大量或连续使用可导致耐药,因而需小剂量、间断给药。长期使用后需停药时,应逐渐减量,以免发生反跳性心绞痛等。药物过量而导致低血压时,应抬高双下肢,增加静脉回流,必要时可补充血容量及加用升高血压药物。

　　硝酸甘油贴膏是将硝酸甘油储存在容器或膜片中经皮肤吸收向血中释放,给药 60～90 min 达最大血药浓度,有效血药浓度可持续 2～24 h。尽管贴膏中硝酸甘油含量不一样,但 24 h 内释放的硝酸甘油量取决于贴膏覆盖的面积而不是硝酸甘油的含量。无论其含量如何,在 24 h 内所释放的硝酸甘油总量是 0.5 mg/cm^2。

　　硝酸甘油喷雾剂的释放量为每次 0.4 mg,每瓶含 200 次用量。

　　2.硝酸异山梨酯

　　硝酸异山梨酯的常用剂型包括口服平片、缓释片,舌下含片以及静脉制剂等。口服吸收完全,肝脏的首过效应明显,生物利用度为 20%～25%,平片 15～40 min 起效,作用持续 2～6 h;缓释片为 60 min 起效,作用可持续 12 h。舌下含服生物利用度约 60%,2～5 min 起效,15 min 达最大效应,作用持续 1～2 h。硝酸异山梨酯母药分子的半衰期约 1 h,活性弱,主要的药理学作用源于肝脏的活性代谢产物 5-单硝酸异山梨酯,半衰期为 4～5 h,而另一个代谢产物 2-单硝酸异山梨酯几乎无临床意义。代谢产物经肾排出,不能经血液透析清除。其静脉注射、舌下含服和口服的半衰期分别为 20 min、1 h 和 4 h。

　　3.5-单硝基异山梨醇酯

　　5-单硝酸异山梨酯是晚近研制的新一代硝酸酯药物,临床剂型有口服平片和缓释片,在胃肠道吸收完全,无肝脏首过效应,生物利用度近乎 100%。母药无须经肝脏代谢,直接发挥药理学作用,平片 30～60 min 起效,作用持续 3～6 h,缓释片 60～90 min 起效,作用可持续约 12 h,半衰期为 4～5 h。在肝脏经脱硝基为无活性产物,主要经肾脏排出,其次为胆汁排泄。肝病患者无药物蓄积现象,肾功能受损对本药清除亦无影响,可由血液透析清除。

　　5-单硝酸异山梨酯口服无肝脏首过效应,静脉滴注的起效、达峰和达稳态的时间亦与同等剂量的口服片相似,因此 5-单硝酸异山梨酯静脉剂型缺乏临床应用前景,欧美国家亦无该剂型用于临床。

三、硝酸酯的应用范围与选用原则

(一)冠状动脉粥样硬化性心脏病

　　1.急性冠状动脉综合征

　　硝酸酯在急性 ST 段抬高型、非 ST 段抬高型心肌梗死以及不稳定型心绞痛的治疗中的使用方法相似。对无禁忌证者应立即让其舌下含服 0.3～0.6 mg 硝酸甘油，每 5 min 重复一次，总量不超过 1.5 mg，同时评估静脉用药的必要性。在最初 24～48 h，若有进行性缺血、高血压和肺水肿，可静脉滴注硝酸甘油，非吸附性输液器起始剂量 5～10 μg/min（普通聚氯乙烯输液器 25 μg/min），每 3～5 min 以 5～10 μg/min 递增剂量，剂量上限一般为 200 μg/min。剂量调整主要依据缺血症状和体征的改善以及是否达到血压效应。缺血症状或体征一旦减轻，则无须增加剂量，否则逐渐递增剂量至血压效应，既往血压正常者收缩压不应降至 14.7 kPa(110 mmHg)以下，基础为高血压者，平均动脉压的下降幅度不应超过 25%。连续静脉滴注 24 h，即可产生耐药，临床若需长时间用药，应小剂量间断给药，缺血一旦缓解，即应逐渐减量，并向口服药过渡。在应用硝酸酯抗缺血治疗的同时，应尽可能加用改善预后的 β 受体阻滞剂和/或 ACEI。当出现血压下降等限制上述药物合用的情况时，应首先减量停用硝酸酯，为 β 受体阻滞剂或 ACEI 的使用提供空间。

在溶栓未成为急性心肌梗死常规治疗前的 10 个随机临床试验结果显示，硝酸酯可使急性心肌梗死的病死率降低 35%。而 GISSI-3 和 ISIS-4 两项大规模溶栓临床研究结果显示，在溶栓的基础上，加用硝酸酯没有进一步显著降低急性心肌梗死的病死率。PCI 围术期应用硝酸酯能否降低心肌梗死的病死率尚需更多临床研究证实。但硝酸酯抗缺血、缓解心绞痛症状、改善心功能等作用明确，因此仍是目前对急性心肌梗死患者抗缺血治疗不可或缺的药物之一。

2.慢性稳定性心绞痛

在慢性稳定性心绞痛的抗缺血治疗中，应首选 β 受体阻滞剂，当其存在禁忌证或单药疗效欠佳时，可使用硝酸酯及或钙离子通道阻滞剂。临床实践中，通常采用联合用药进行抗心绞痛治疗。β 受体阻滞剂与硝酸酯联合可相互取长补短。硝酸酯降低血压和心脏后负荷后，可反射性增加交感活性，使心肌收缩力增强、心率增快，削弱其降低心肌耗氧量的作用，而 β 受体阻滞剂可抵消这一不良反应；β 受体阻滞剂通过抑制心肌收缩力、减慢心室率等，可显著降低心肌做功和耗氧量，但心率减慢，伴随舒张期延长，回心血量增加，使左室舒张末期容积和室壁张力增加，部分抵消了其降低心肌氧耗的作用，硝酸酯扩张静脉血管，使回心血量减少，可克服 β 受体阻滞剂的这一不利因素。因此，合用两者较单独使用其中的任何一种可发挥更大的抗缺血效应。表 7-2 列出了用于治疗心绞痛的常用硝酸酯类药物及剂量。

表 7-2　常用硝酸酯的抗心绞痛剂量

药物名称	用药途径	常用剂量/mg	起效时间/min	作用持续时间
硝酸甘油	舌下含服	0.3～0.6 mg	2～3	20～30 min
	喷剂	0.4 mg	2～3	20～30 min
	透皮贴片	5～10 mg	30～60	8～12 h
硝酸异山梨酯	舌下含服	2.5～15.0 mg	2～5	1～2 h
	口服平片	5～40 mg,2～3 次/天	15～40	4～6 h
	口服缓释制剂	40～80 mg,1～2 次/天	60～90	10～14 h
5-单硝酸异山梨酯	口服平片	10～20 mg,2 次/天	30～60	3～6 h
	口服缓释制剂	60～120 mg,1 次/天	60～90	10～14 h
		或 50～100 mg,1 次/天	60～90	10～14 h

3.无症状性心肌缺血

无症状性心肌缺血亦称隐匿性心肌缺血,多见于指患者存在明确的缺血客观依据而无相应的临床症状,广泛存在于各类冠心病中。有典型心绞痛症状的心肌缺血仅是临床缺血事件的一小部分,大部分缺血事件均为隐匿性的,多见于老年人、糖尿病患者、女性患者和合并心力衰竭时。大量研究证明,频繁发作的一过性缺血(大部分为隐匿性)是急性冠脉综合征近期和远期不良预后的一个显著独立预测因素,可使死亡、再次梗死和再次血管重建术的危险增加。因而,在临床实践中,尤其针对高危患者制定诊断和治疗策略时,只要缺血存在,无论是有症状的,还是隐匿性的,都应使用β受体阻滞剂、硝酸酯和/或钙离子通道阻滞剂等进行长期的抗缺血治疗。

预防和控制缺血发作是治疗各类冠心病的重要目标,硝酸酯是其中的重要组成部分,与改善生活方式,积极控制危险因素,合并使用抗血小板药、他汀类、β受体阻滞剂和 ACEI 或 ARB 等药物,以及在高危患者中实施血管重建手术等综合措施联合应用,可明确改善冠心病患者的生活质量和预后。

(二)心力衰竭

1.慢性心力衰竭

在使用β受体阻滞剂、ACEI 或 ARB 及利尿剂等标准治疗的基础上,对仍有明显充血性症状的慢性收缩性心力衰竭患者可加用硝酸酯,以减轻静息或活动时的呼吸困难症状,改善运动耐量。临床研究证实肼屈嗪与硝酸异山梨酯联合应用(H-ISDN)可降低非洲裔美国人中慢性收缩性心力衰竭患者的病死率。因而目前指南推荐,左心室射血分数≤40%的中重度非洲裔美国人中心力衰竭患者,在使用β受体阻滞剂、ACEI 或 ARB 和利尿剂等标准治疗的基础上,如果仍然存在明显临床症状,可加用 H-ISDN 改善预后。对于因低血压或肾功能不全无法耐受 ACEI 或 ARB 的有症状性心力衰竭患者,可选用 H-ISDN 作为替代治疗。但对于未使用过 ACEI 或 ARB 或对其可良好耐受者,不应以 H-ISDN 取而代之。硝酸酯亦可减轻左心室射血分数正常的舒张性心功能不全患者的呼吸困难等症状。

2.急性心力衰竭

硝酸甘油对不同原因(包括 AMI)引起的急性肺水肿有显著的疗效,但也有加重血压下降及引起心动过速或过缓的危险。静脉应用硝酸甘油主要通过扩张静脉血管,降低心脏前负荷而迅速减轻肺淤血,所以硝酸甘油是治疗急性心力衰竭的血管扩张药物之一,尤其适宜于合并高血压、冠状动脉缺血和重度二尖瓣关闭不全者。静脉应用硝酸甘油可以迅速根据临床和血流动力学反应增加或减少滴入量,常以 $10\sim20~\mu g/min$ 作为起始剂量,最高可增至 $200~\mu g/min$。硝酸酯与常规方法联合应用治疗急性肺水肿已经成为临床常规疗法。

(三)高血压危象和围手术期高血压

硝酸甘油是指南推荐的为数不多的治疗高血压危象的静脉制剂之一,从 $5~\mu g/min$ 起始,用药过程中持续严密监测血压,逐渐递增剂量,上限一般为 $100~\mu g/min$,尤其适用于冠状动脉缺血伴高血压危象者,但切忌使血压急剧过度下降。硝酸甘油亦常用于围手术期的急性高血压的治疗,尤其是实施冠状动脉旁路移植术者。

(四)不良反应与硝酸酯耐药性

1.不良反应及硝酸酯治疗无效

无效的原因很多:心绞痛的严重性增加;患者对硝酸酯治疗心肌缺血产生耐药性;药片失效;用法不当,有些含化剂不能口服,有些口服剂不能含化;有动脉低氧血症,特别是在慢性肺部疾病

(由静脉血混入增加引起);不能耐受(通常由于头痛);可能因口腔黏膜干燥影响药物吸收。若能在预计心绞痛发作前给予硝酸酯则更有效。当心动过速而影响硝酸酯的疗效时,加用β受体阻滞剂结果更佳。在预防性应用长效作用硝酸酯时,耐受性往往是失效的原因。硝酸酯的常见不良反应见表7-3。

表 7-3 硝酸酯应用中的不良反应与禁忌证

项目	分类	内容
不良反应	严重不良反应	前、后负荷减少可引起晕厥和低血压;若饮酒或与其他血管扩张剂合用尤甚,须平卧治疗。心动过速常见,但偶尔在 AMI 时见到意外的心动过缓。低血压可引起脑缺血。长期大剂量应用可引起罕见正铁血红蛋白血症,须静脉用亚甲蓝治疗。静脉应用大剂量硝酸酯,可引起对肝素的耐药性
	其他不良反应	头痛、面潮红等,舌下用药可引起口臭,有少见的皮疹
	产生耐受性	使用连续性疗法及大剂量频繁疗法可导致耐受性,低剂量间断疗法可避免,不同类型的硝酸酯之间存在交叉耐受性
	减药综合征	已见于军火工人,减去硝酸酯后可加重症状及猝死,临床也可见到类似证据,因此长期以硝酸酯治疗必须逐渐停药。用偏心剂量法时,停药间期心绞痛复发率很低
禁忌证	绝对禁忌证	对硝酸酯过敏,急性下壁合并右心室心肌梗死,呈收缩压<12.0 kPa(90 mmHg)的严重低血压状态,肥厚性梗阻型心肌病伴左心室流出道重度固定梗阻,重度主动脉瓣和二尖瓣狭窄,心脏压塞或缩窄性心包,已使用磷酸二酯酶抑制剂,颅内压增高
	相对禁忌证	循环低灌注状态,心室率<50 次/分钟或心室率>110 次/分钟,青光眼,肺心病合并动脉低氧血症,重度贫血

使用长效硝酸酯失效的两个主要原因如下。

(1)出现耐药性:处理办法是逐渐减少给药剂量和次数直到造成没有硝酸甘油的间期。

(2)病情加重:处理办法是在去除诱因(如高血压、心房颤动或贫血)的同时联合用药,考虑介入或手术治疗。

2.硝酸酯耐药性

硝酸酯的耐药性是指连续使用硝酸酯后血流动力学和抗缺血效应的迅速减弱乃至消失的现象,可分为假性耐药、真性耐药(亦称血管性耐药)以及交叉性耐药。假性耐药发生于短期(1 d)连续使用后,可能与交感-肾素-血管紧张素-醛固酮系统等神经激素的反向调节和血管容量增加有关。血管性耐药最为普遍,发生于长期(3 d 以上)连续使用后引起血管结构和功能的改变。交叉性耐药是指使用一种硝酸酯后,抑制或削弱其他硝酸酯或 NO 供体性血管扩张剂及内源性NO 等的作用,两者发生机制相似,可能与血管内过氧化物生成过多以及生物活化/转化过程异常等有关。一旦硝酸酯发生耐药不但影响临床疗效,而且可能加剧内皮功能损害,对预后产生不利影响,因此长期使用硝酸酯时必须采用非耐药方法给药。

对任何剂型的硝酸酯使用不正确均可导致耐药,如连续 24 h 静脉滴注硝酸甘油,或不撤除透皮贴剂,以非耐药方式口服几个剂量的硝酸异山梨酯或 5-单硝酸异山梨酯。早在1888年这一现象即被报告,随着硝酸酯的广泛应用,这一问题日益突出,但确切机制目前仍未明确。已有大量的证据说明,如果持续维持血液中高浓度硝酸酯则必定出现对硝酸酯的耐药性,因此偏心剂量法间歇治疗已成为标准治疗法。

3.硝酸酯耐药性的预防

预防硝酸酯耐药性的常用方法如下。

(1)小剂量、间断使用静脉硝酸甘油及硝酸异山梨酯,每天提供10～12 h的无药期。

(2)每天使用12 h硝酸甘油透皮贴剂后及时撤除。

(3)偏心方法口服硝酸酯,保证10～12 h的无硝酸酯浓度期或低硝酸酯浓度期,给药方法可参考表7-4。上述方法疗效确切,在临床中使用广泛。

表 7-4　避免硝酸酯耐药性的偏心给药方法

药物名称	用药途径	给药方法
硝酸甘油	静脉滴注	连续点滴10～12 h停药,空出10～12 h的无药期
	透皮贴片	贴敷10～12 h撤除,空出10～12 h的无药期
硝酸异山梨酯	静脉滴注	连续点滴10～12 h后停药,空出10～12 h的无药期
	口服平片	每天3次给药,每次给药间隔5 h;如8:00、13:00、18:00
		每天4次给药,每次给药间隔4 h;如8:00、12:00、16:00、20:00
	口服缓释制剂	每天2次给药:8:00、14:00
5-单硝酸异山梨酯	口服平片	每天2次给药,间隔7～8 h;如8:00、15:00
	口服缓释制剂	每天1次给药:如8:00

(4)有研究表明,巯基供体类药物、β受体阻滞剂、他汀类、ACEI或ARB以及肼屈嗪等药物可能对预防硝酸酯的耐药性有益,这些又多是改善冠心病和心力衰竭预后的重要药物,因此提倡合并使用。在无硝酸酯覆盖的时段可加用β受体阻滞剂、钙离子通道阻滞剂等预防心绞痛和血管效应,一旦心绞痛发作可临时舌下含服硝酸甘油等终止发作。

四、药物间的相互作用

(一)药代动力学相互作用引起低血压

硝酸酯的药物相互作用主要是药代动力学方面的,例如,使用心绞痛三联疗法(硝酸酯、β受体阻滞剂和钙离子通道阻滞剂),可能因降压作用相加导致低血压而造成疗效减弱,这种反应的个体差异很大。有时仅用两种抗心绞痛药(如地尔硫䓬和硝酸酯)就可以引起中度低血压。另外常见的低血压反应是在急性心肌梗死(如发病早期合用ACEI与硝酸酯)时,在下壁心肌梗死或合用硝酸酯类药物与β受体阻滞剂或溶栓剂时。

(二)与西地那非(伟哥)相互作用

合用硝酸酯与西地那非可引起严重的低血压,以至于西地那非的药物说明书中将其合用列为禁忌证。西地那非的降低血压作用平均可以达到1.1/0.8 kPa(8/6 mmHg),当与硝酸酯合用时血压下降得更多。性交的过程本身使心血管系统增加负荷,若同时应用两种药导致低血压时,偶尔可引起急性心肌梗死。慎用西地那非的患者包括有心梗史、卒中史、低血压、高血压[22.7/14.7 kPa(170/110 mmHg)]以及心力衰竭或有不稳定心绞痛史者。当合用硝酸酯与西地那非发生低血压反应时,α受体阻滞剂或肾上腺素的应用都有必要。近期服用西地那非的患者发生急性冠脉综合征(包括不稳定型心绞痛)时,24 h内最好不要用硝酸酯以防止低血压的发生。

（三）大剂量时与肝素相互作用

治疗不稳定心绞痛,合用硝酸酯与肝素时,肝素的用量有可能会加大,原因是静脉用硝酸酯制剂常含有丙二醇,大剂量应用可引起肝素抵抗。静脉用硝酸甘油＞350 $\mu g/min$ 时,会见到上述反应,而使用低剂量(如 50～60 $\mu g/min$)或用二硝酸异山梨酯时,均未见到肝素抵抗现象。

（四）与 tPA 的相互作用

有报告应用 tPA 溶栓的过程中,如果静脉应用较大剂量硝酸甘油(高于 100 $\mu g/min$)时,tPA 疗效下降,再灌注率降低,临床事件增多,但尚需要更多的临床资料证实。

（张春雷）

第六节 抗心律失常药

心律失常的治疗目的是减轻症状或延长生命,只有症状明显时心律失常才需要治疗。而对心律失常的有效治疗则来源于对心律失常的发生机制以及抗心律失常药物的电生理特性之了解。

一、心脏电生理特性及其离子流基础

根据生物电特性,心肌细胞可分为快反应细胞和慢反应细胞,前者包括浦肯野纤维、束支、希氏束、心房肌、心室肌以及房室间异常传导纤维,后者包括窦房结、房室结、房室环的心肌纤维、二尖瓣和三尖瓣的瓣叶。心肌细胞的电生理特性包括自律性、兴奋性和传导性,其基础都是细胞膜的离子运动。静息状态下心肌细胞内电位比膜外电位要小(窦房结－60 mV,房室结－90 mV),称静息电位(resting membrane potential,RMP),主要是 K^+ 跨膜运动达到膜内外电位平衡形成。当心肌受到刺激引起兴奋便可出现动作电位(action potential,AP),通常按时间顺序分为 0、1、2、3、4 五相。

0 相:为除极化期。快钠通道开放,大量 Na^+ 由细胞外快速进入细胞内(快钠内流,I_{Na}),膜内电位由负值迅速变为＋20～＋30 mV。慢反应细胞的 0 相除极则依赖于 Ca^{2+} 为主的缓慢内向电流。

1 相:为快速复极初期。钠通道关闭,K^+ 外流,Cl^- 内流,使膜内电位迅速降至 0 mV。

2 相:为缓慢复极期、平台期。慢通道开放,Ca^{2+} 及少量 Na^+ 内流,与外流的 K^+ 处于平衡状态,使膜内电位停滞于 0 mV。

3 相:为快速复极期。Ca^{2+} 内流停止,K^+ 外流增强,膜内电位较快的恢复到静息水平。

4 相:静息期。细胞膜通过离子泵 Na^+、Ca^{2+} 主动转运机制排出 Na^+、Ca^{2+},摄回 K^+,使细胞内外各种离子浓度恢复到兴奋前状态。非自律细胞的膜电位维持一个相对稳定的水平;而自律细胞在复极达到最大舒张电位(MDP)后开始逐渐递增的缓慢自动除极,直至膜电位达到阈电位形成一次动作电位。这种舒张期自动除极的形成,在慢反应细胞以 K^+ 外向电流的衰减为基础,有超极化激活的非特异性 Na^+ 内向离子流(If)及 Na^+、Ca^{2+} 交换引起的缓慢内向电流($I_{Na/ca}$)参与形成;在快反应细胞则主要是 Na^+ 内向离子流(If)引起。

心肌细胞传导性的重要决定因素是 0 相上升速度与幅度（V_{max}），快反应细胞取决于 Na^+ 的内流速度。0 相上升速度快，振幅大，除极扩布的速度（即激动传导速度）也快。

心肌细胞的自律性取决于舒张期自动除极化速度，常以 4 相坡度表示。快反应细胞主要是 Na^+ 内向离子流引起的，慢反应细胞则以 K^+ 外向电流的衰减及 Ca^{2+} 内流为基础。

心肌细胞的兴奋性呈周期性变化，动作电位时程（APD）代表了心肌除极后膜电位的恢复时间，可分为以下各期：从 0 相开始到复极达 -60 mV 的期间刺激心肌细胞不能引起可以扩布的动作电位，称为有效不应期（ERP），ERP 代表了心肌激动后兴奋性的恢复时间。ERP 延长，ERP 与 APD 的比值增大，折返兴奋到达时不应期尚未完毕，利于折返激动消除。从 ERP 完毕至复极基本完成（-80 mV）为相对不应期（RRP），强化刺激可引起扩布性期前兴奋，但其传导慢，不应期短。RRP 开始的较短时间内心肌各细胞群的应激性恢复有先后，故易形成折返而引起心肌颤动，称易损期。RRP 延长，易损期亦延长，是导致心律失常的因素。$-80 \sim -90$ mV 对应的时期为超常期，表现为兴奋性增强。

临床心律失常的产生可由激动起源和/或传导异常引起，不管其机制如何，最终均与心肌细胞膜上离子转运过程的异常有关，而绝大多数的抗心律失常药也是通过对不同的离子通道的不同作用达到治疗目的。

根据电生理特性和功能的不同，国际药理联合会对钠离子、钾离子、钙离子通道进行了最新命名。其中钠离子通道分为 Ⅰ、Ⅱ、Ⅲ、μ_1 和 h_1 型，除 h_1 型外，均对河豚毒素敏感，当细胞电位为 $-80 \sim -90$ mV 时很容易激活，而高于 -50 mV 时则迅速灭活。在一定的刺激下表现为较大的快速内向电流，与动作电位 0 相除极的产生和传导密切相关。

细胞膜钙离子通道分为 L、N、T、P 型，N 型和 P 型主要存在于神经系统组织中，在心血管系统中意义不大。T 型通道是低电压（通常为 $-100 \sim -60$ mV）时 Ca^{2+} 进入细胞的通道，与细胞的自律性和起搏有关。L 型通道是高电压激活的通道，当膜电位处于 -40 mV 时很容易激活，是细胞 Ca^{2+} 内流的主要通道，也是迄今为止研究最多的 Ca^{2+} 通道。

细胞膜钾离子的通道种类很多，已命名的功能明确的亚型有十余个，其活性也多受膜电位影响，例如，延迟整流钾离子通道（RV）的主要功能是启动复极化过程，在膜电位高于 -50 mV 时方能激活；快速延迟整流性钾流（I_{Kr}）是心动过缓时主要复极电流，而缓慢延迟整流性钾流（I_{Ks}）则在心动过速时加大；再如内向整流钾电流（I_R），随着超极化程度的增加，内向电流的幅度增加，而除极化时，则变为外向电流，这对保持稳定的膜电位水平至关重要。另外，除了瞬间外向钾离子通道（K_A）外，多数钾离子通道不能自动失活，必须使膜电位复极化导致通道失活。

每种离子通道均具有激活、灭活和静息三种状态，与此相对应，心肌细胞也经历应激、绝对不应期和相对不应期的周期性改变。药物可选择性地作用于一种或多种状态的离子通道，并表现其阻断特性。这种阻断作用可随离子通道的开、关频率而改变，称为频率依赖性或使用依赖性。一般来说，钠离子通道阻滞剂对舒张期时处于静息状态的钠通道亲和力低，而对激活或灭活状态下（相当于动作电位的平台期）的通道亲和力高。每次激动可使药物与通道受体结合，而静息时从结合中解离。不同的药物对钠离子通道受体的结合和解离速率亦不一样，以利多卡因为代表的 I_b 类药物的动力学速率最快，1 s；以氟卡尼为代表的 Ⅰc 类药的动力学速率最慢，16 s；以奎尼丁为代表的 Ⅰa 类药物的动力学速率处于中间为 $5 \sim 10$ s。因此心率越快可使越多的药物与通道结合，而没有足够的时间解离，从而使 V_{max} 下降，兴奋性和传导性降低，使心律失常终止。钙离子通道阻滞剂维拉帕米与 L 型通道的结合部位位于 L 型通道细胞膜的内侧，在除极化刺激引起通道开放时,维拉帕米经通道进入细胞膜,与通道蛋白结合并阻塞通道,因此心率增快,钙离子通道开放频率增加,药物的通道阻断作用增加。

二、抗心律失常药物的分类

目前国际上应用最为广泛的抗心律失常药物的分类方法是 1970 年由 Vaughan Williams 提出,1983 年经 Harrison 改良的,主要根据药物对心肌细胞的电生理效应特点,将众多药物划分为 4 大类:膜稳定剂、β 受体阻滞剂、延长动作电位时程药以及钙离子通道阻滞剂。需要指出的是,许多抗心律失常药物的作用不是单一的,例如,奎尼丁是 Ⅰ 类药的代表性药物,又有 Ⅲ 类药物作用;索他洛尔既是 β 受体阻滞剂(Ⅱ类),同时兼具延长 Q-T 间期作用(Ⅲ类)。

三、抗心律失常的药物治疗选择

(一)心律失常的处理原则

心律失常的治疗目的是减轻症状或延长生命,因此治疗时必须做到以下几点。

(1)对极快或极慢的严重心律失常,应尽快明确其性质、发生机制,选择有效治疗措施尽快终止发作。选择何种药物进行治疗,应根据医师自己对心律失常的认识水平及对使用药物的掌握情况而定。

(2)寻找病因和诱发因素,给予及时的治疗,并避免再发。

(3)及时纠正心律失常引起的循环障碍和心肌供血不足,减少危害,避免发生严重后果。

(4)对有些心律失常需选用非药物治疗,如射频消融术(适用于阵发性室上性心动过速、室上性心动过速伴预激综合征、室性心动过速、心房扑动、心房颤动),改良窦房结术、电复律术(心室颤动、心室扑动、心房颤动、心房扑动、室性心动过速、室上性心动过速等),人工心脏起搏术(缓慢心律失常)以及带有自动除颤功能的起搏器(AICD)。

(二)抗心律失常的药物选择

1.窦性心动过速

窦性心动过速可用镇静剂、β 受体阻滞剂、维拉帕米、地尔硫䓬。对心功能不全者,首选洋地黄制剂。

2.期前收缩

(1)对无自觉症状,无心脏病者的良性、偶发期前收缩,可不予治疗。必要时可服用镇静剂、小檗碱、β 受体阻滞剂、普罗帕酮、安他唑啉(每次 0.10~0.25 mg,每天 3 次)等。

(2)对伴有心力衰竭患者的期前收缩,首选洋地黄制剂。

(3)风湿性心脏病二尖瓣病变后期发生的频发房性期前收缩,可能是心房颤动的先兆,如有心功能不全,首选洋地黄制剂。如心功能尚好,可选用维拉帕米、胺碘酮、β 受体阻滞剂、丙吡胺、奎尼丁,亦可选用妥卡尼、安他唑啉、普罗帕酮等。

(4)有频发、连发、多形、多源、R-on-T 形室性期前收缩,明确不伴有器质性心脏病,不主张常规抗心律失常药物治疗,可使用镇静剂或小剂量 β 受体阻滞剂。个别需要者可短时间选用美西律、阿普替林、丙吡胺、安他唑啉、普罗帕酮等。伴有器质性心脏病的患者应首先治疗原发病,消除诱发因素,在此基础上可选用 β 受体阻滞剂、胺碘酮,非心肌梗死的器质性心脏病患者可选用普罗帕酮、美心律。

(5)对急性心肌梗死急性期伴发的室性期前收缩,首选 β 受体阻滞剂、利多卡因。以后可选用胺碘酮、索他洛尔等;不宜选用Ⅰc类药物,如普罗帕酮。

(6)对洋地黄中毒引起的室性期前收缩,首选苯妥英钠,亦可选用利多卡因、美西律等。

3.阵发性室上性心动过速

终止发作应首选非药物治疗方法。抗心律失常药物首选维拉帕米、普罗帕酮。亦可选用ATP、β受体阻滞剂、阿普替林、丙吡胺、普鲁卡因胺和毛花苷C等。上述药物无效者,可选用胺碘酮,还可联合用药。预激综合征合并室上性心动过速时,不宜使用洋地黄制剂及维拉帕米。

4.心房颤动

控制心室率时,可选用洋地黄制剂(如静脉注射毛花苷C)、β受体阻滞剂、维拉帕米、地尔硫草等。合用洋地黄与维拉帕米或地尔硫草时,洋地黄的剂量应减少1/3。药物转复心房颤动时,有器质性心脏病的患者可首选胺碘酮,不伴有器质性心脏病的患者可首选Ⅰ类药。

5.心房扑动

药物治疗原则与心房颤动相同。洋地黄制剂转复成功率为40%～60%,奎尼丁转复成功率为30%～60%。减慢心室率可选用洋地黄制剂、β受体阻滞剂或维拉帕米等。

6.室性心动过速

室速伴明显血流动力学障碍,对抗心律失常药物治疗反应不佳者,应及时行同步直流电转复。药物复律胺碘酮安全有效,心功能正常者可选用利多卡因、普罗帕酮、普鲁卡因胺。无器质性心脏病的患者可选用维拉帕米、普罗帕酮、β受体阻滞剂、利多卡因。尖端扭转型室性心动过速的病因各异,治疗方法各不相同,发作时首先寻找并处理诱发因素,药物转律首选硫酸镁,其次为利多卡因、美心律或苯妥英,若无效行心脏起搏。获得性Q-T延长综合征、心动过缓所致扭转型室性心动过速无心脏起搏条件者可慎用异丙肾上腺素。

7.心室颤动

首选溴苄胺。亦可选用胺碘酮、利多卡因,但心室颤动波纤细者可选用肾上腺素,使其转变为粗颤波。对心室颤动最有效的治疗方法是非同步电除颤。

8.缓慢心律失常

缓慢心律失常可选用阿托品、山莨菪碱、异丙肾上腺素。病窦综合征患者还可选用烟酰胺、氨茶碱、硝苯砒啶、肼屈嗪等。

四、抗心律失常药物的致心律失常作用

早在20世纪60年代学者已认识到奎尼丁所致晕厥是由尖端扭转型室速、心室颤动引起的,多发生于用药早期。20世纪80年代初期,临床及电生理检查证实,应用抗心律失常药物后患者可出现新的心律失常,或原有的心律失常恶化,并可危及生命。1987年,ACC会议将其命名为致心律失常作用,但以往认为发生率低而忽视。1989年心律失常抑制试验(cardiac arrhythmia suppression trial,CAST)结果发表,使心脏病学界产生了强烈震动,使传统的药物治疗观念发生了明显改变。CAST的目的是评价心肌梗死后抗心律失常药物的治疗效果及对预后的影响,美国10个心血管病研究中心研究用恩卡尼、氟卡尼和莫雷西嗪治疗心肌梗死后6个月至2年伴有室性心律失常的患者,经过长期、随机、双盲对照观察,结论是用药组室性心律失常能被有效控制,但死亡率为对照组的3倍。这种结果提示致心律失常作用并非只发生在用药初期,某些短期应用疗效很好的药物却在长期治疗中室性期前收缩明显减少时诱发致命性心律失常,并引起死亡率增加。

迄今为止,还没有一种药物只有抗心律失常作用而没有致心律失常作用,致心律失常作用的发生率为 5%～15%,并且药物促发的心律失常可以表现为所有的心律失常的临床类型,如缓慢性心律失常(窦性心动过缓、窦性停搏、窦房传导阻滞、房室传导阻滞等)和快速性心律失常(室上性和室性)。大多数的抗心律失常药物均可以引起缓慢性心律失常,如 β 受体阻滞剂、钙离子阻滞剂。Ⅰ类及Ⅲ类药物、洋地黄常引起在传导障碍基础上的快速心律失常,最具有代表性的是房性心动过速伴房室传导阻滞、非阵发性交界性心动过速伴房室分离及多形性室性期前收缩二联律。引起室性心律失常的药物多为延长 Q-T 间期药物(如Ⅰa 类和Ⅲ类以及强力快钠通道抑制剂,如Ⅰc 类),室性心动过速是最常见的表现,特别是尖端扭转型室性心动过速,常常有致命的危险。Dhein 等实验观察常用抗心律失常药物低、中、高治疗浓度的致心律失常作用,证实致心律失常作用的排列顺序如下:氟卡尼>普罗帕酮>奎尼丁>阿吗灵>丙吡胺>美西律>利多卡因>索他洛尔,并发现普萘洛尔可降低氟卡尼的致心律失常作用。近年来加拿大及欧洲相继应用胺碘酮治疗心肌梗死后伴室性期前收缩患者,观察结果令人鼓舞,结果是可显著抑制室性期前收缩,并可降低死亡率。

致心律失常作用的发生机制涉及心律失常产生的所有机制,如冲动的产生异常和/或传导异常。主要机制有两种:①Q-T 间期延长(Ⅰa 类药物及Ⅲ类药物),Q-T 间期延长本身是药物有效治疗作用的一个组成部分,但若 Q-T 间期>500 ms 或 Q-Tc>440 ms,尤其是合并电解质紊乱(如低血钾、低血镁)或与其他延长 Q-T 间期的药物合用时,可引起早期后除极触发尖端扭转型室速。②传导减慢促使折返发生,Ⅰc 类药物可强有力地抑制快钠通道,导致心肌电生理效应的不均一性增加,产生折返活动,形成单向宽大畸形的室性心动过速。

致心律失常作用的诱发因素:①心功能状态,心力衰竭时抗心律失常药物的疗效减弱,而致心律失常作用的发生率明显增加,可能与组织器官灌注不足,药物在体内分布、代谢与排泄受阻有关。因此心力衰竭合并心律失常时治疗的重点是改善患者的心功能,纠正缺氧、感染、低钾、低镁以及冠脉供血不足等诱发因素,确实需要使用抗心律失常药物时,应在严密观察下选用有关药物。②电解质紊乱:低钾、低镁等可引起 Q-T 间期延长、增强异位节律点的自律性,诱发包括扭转型室性心动过速、心室颤动在内的恶性心律失常。低钾也可引起房室传导阻滞。低钾、低镁患者服用Ⅰa 类药物、胺碘酮或洋地黄时,致心律失常作用明显增加。③药物的相互作用:联合应用抗心律失常药物时,致心律失常作用明显增加。已知奎尼丁、维拉帕米、胺碘酮等与地高辛合用,可明显增高地高辛的血浓度,诱发洋地黄中毒。合用维拉帕米与胺碘酮、合用维拉帕米与普萘洛尔、合用硫氮䓬酮与地高辛或美西律,都有诱发窦性停搏等严重心律失常的报告。合用Ⅰa类与Ⅰc类,合用Ⅰa类与Ⅲ类药,合用洋地黄与钙离子通道阻滞剂以及合用抗心律失常药与强利尿剂时都有可能发生致心律失常作用。④血药浓度过高:包括药物剂量过大或加量过速,或虽按常规剂量给药,但患者存在药物代谢及排泄障碍。例如,肝、肾功能不全时,易发生药物蓄积作用。⑤急性心肌缺血、缺氧:例如,急性心肌梗死早期,由于存在心肌电不稳定性,易发生药物致心律失常作用。发生肺心病时由于明显低氧血症,抗心律失常药也极易出现致心律失常作用。⑥其他:包括心脏自主神经功能紊乱及药物的心脏致敏作用。

致心律失常作用的诊断主要根据临床表现进行判断。在应用某种药物的过程中,出现新的心律失常或原有的心律失常加重或恶化,特别是其发生与消失同药物剂量的改变、药代动力学密切相关时,应高度怀疑是药物的致心律失常作用。当出现以下情况时,则大致可以肯定为致心律失常作用:室性期前收缩为原来的 3～10 倍,室性心动过速的周期缩短 10%,出现多形性室性心动过速或扭转型室性心动过速,非持续性室性心动过速变为持续性室性心动过速,用药过程中出现病窦综合征,房室传导阻滞等。

为预防药物致心律失常作用的发生应严格掌握抗心律失常药物的适应证,对无器质性的心脏病的室性心律失常,经长期观察无血流动力学症状者不应抗心律失常治疗。对潜在致命性或致命性室性心律失常应积极治疗,包括纠正心力衰竭、心肌缺血和电解质紊乱等,但预后不良。对有可能发生致心律失常作用和心律失常猝死的患者,应最大限度地限制使用抗心律失常药物。由于β受体阻滞剂是目前唯一被证实对心肌梗死后室性心律失常和死亡率有积极作用的抗心律失常药,有人建议心肌梗死患者应首选β受体阻滞剂,其次为胺碘酮,若无效可分别依次试用Ⅰa、Ⅰc或仍无效可以联合应用Ⅰb类药物与上述药物或考虑非药物治疗。用药"个体化",根据病情慎重选择药物及剂量,防止不恰当的联合用药。用药过程中应密切监测血钾、血镁、血钙及血药浓度,常规监测心电图Q-T间期、QRS间期、P-R间期及心率与心律的改变。

一旦确定致心律失常作用,应立即停用有关药物,注意纠正可能的诱发因素,如心肌缺血、低氧血症、心功能不全等,应迅速纠正低钾、低镁。对症处理,对缓慢心律失常可给予阿托品或异丙基肾上腺素,若无效应考虑安置人工心脏起搏器。尖端扭转型室速应用缩短Q-T间期的药物,如异丙肾上腺素和硫酸镁,但注意异丙肾上腺素对缺血性心脏病和先天性Q-T间期综合征属于禁用药,临时心脏起搏对尖端扭转型室性心动过速的效果肯定、安全。快速性室性心律失常如伴有明显血流动力学障碍应尽快电复律,并坚持持续人工心肺复苏,才可能挽救患者的生命。

五、妊娠期间抗心律失常药物的选择

(一)妊娠期间药代动力学变化

妊娠期间影响药物浓度的主要因素如下。

(1)孕妇的血容量增加,要达到治疗水平的药物血浆浓度就必须增加药物的负荷剂量。

(2)血浆浓度下降可减少药物与蛋白的结合,导致药物总浓度下降,而其游离的药物浓度不变。

(3)妊娠期间,随着心排血量的增加,伴随肾血流量增加,肾脏的药物清除率上升。

(4)孕酮的激活使肝脏的代谢增加,故也增加了某些药物的清除率。

(5)胃肠吸收发生变化,从而导致药物血浆浓度升高或降低。

妊娠期间没有任何药物是绝对安全的,所以应尽量避免药物给药。但是,若药物治疗是必须的,则最好静脉给药,这样可使药物迅速达到有效治疗浓度。妊娠期间使用抗心律失常药物的最大顾虑是药物的致畸作用。胚胎期(即受精后的前8周)药物的致畸危险性最大,以后因胎儿的器官已基本形成,对胎儿的危险性也就降低了。

(二)妊娠期间抗心律失常药物的选择

1.Ⅰ类抗心律失常药物

奎尼丁、普鲁卡因胺、利多卡因、氟卡尼、普罗帕酮比较安全,苯妥英钠有致畸作用,故禁止在妊娠期间使用。

2.Ⅱ类抗心律失常药物

β受体阻滞剂可用于妊娠妇女,β₁阻断剂(美托洛尔和阿替洛尔)更适合于妊娠期间使用。但有报告称普萘洛尔可引起胎儿宫内生长迟缓、心动过缓、低血糖、呼吸暂停、高胆红素血症,并能增加子宫活力,有引起早产的可能,但与对照组比较差异无显著性。

3.Ⅲ类抗心律失常药物

索他洛尔比较安全;关于溴苄胺对胎儿的影响的了解甚少;胺碘酮可引起胎儿甲低、生长迟缓和早产,故不宜使用。

4.Ⅳ类抗心律失常药物

维拉帕米已用于治疗母子室上性心动过速,但可引起母体或胎儿心动过缓、心脏传导阻滞、心肌收缩抑制和低血压,并可使子宫的血流量减少,故妊娠期间应尽量避免使用,尤其是在使用过腺苷的情况下。

5.其他药物

地高辛相当安全,腺苷也常用于母子室上性心动过速,其剂量为 6～18 mg,于半分钟内静脉注射。

六、各类抗快速性心律失常药物

(一)膜稳定剂

膜稳定剂亦称钠离子通道阻滞剂。主要作用是抑制钠离子通道的开放,降低细胞膜对钠离子的通透性,使动作电位 V_{max} 降低,传导延缓,应激阈值升高,心房和心室肌的兴奋性降低,延长有效不应期,使 ERP 与 APD 的比值增大,使舒张末期膜电位的负值更大,有利于折返激动的消除。通过阻滞 Na^+ 的 4 相回流,减慢几乎所有自律细胞的舒张期自动除极化速度,抑制细胞自律性而消除异位心律。

由于窦房结的正常起搏活动主要通过缓慢的内向钙离子流完成,所以大多不受Ⅰ类药物影响。

1.药理作用

膜稳定剂对钠、钾离子通道同时具有较强的抑制作用。其抑制钠离子通道开放的作用,可使快反应纤维的动作电位 V_{max} 减慢,异位起搏点细胞动作电位 4 相坡度减小;而由于钾离子通道的阻滞,细胞复极化减慢,同时延长 ERP 和 APD,但在延长程度上 APD<ERP,ERP 与 APD 的比值增大,变单向阻滞为双向阻滞。对受损的或快反应心肌细胞部分除极引起的缓慢传导,Ⅰa类药物的抑制作用更为明显,因而可使发生于缺血部位心肌的折返活动得到终止。另外,此类药物还可使房室附加通路(旁路)的不应期延长,传导速度减慢,抑制预激综合征合并的室上性心动过速,在预激综合征伴房扑或心房颤动时可减慢心室率。

由于钾离子通道的阻滞作用可使 APD 延长,导致 Q-T 间期延长,T 波增宽、低平,在某些敏感患者可能诱发尖端扭转型室性心动过速或多形性室性心动过速,最为严重的反应为"奎尼丁晕厥"。

Ⅰa类药物均可竞争性抑制毒蕈碱型胆碱受体,具有抗迷走神经和轻度的 α 受体阻滞作用,其电生理效应明显受其受体阻断作用影响。对于慢反应纤维,电生理作用微弱,抗胆碱作用较明显,尤其是在血药浓度较低时,可以引起窦性心动过速,促进房室传导,在心房扑动或心房颤动时增加心室率。当血药浓度达到稳态后,其对快反应纤维的电生理作用趋于优势,但其抗胆碱效应常成为临床不良反应的主要原因。

Ⅰa类药物可抑制心肌收缩力,丙吡胺的抑制心肌收缩作用最强,奎尼丁的抑制心肌收缩作用次之,普鲁卡因胺只有轻度的抑制作用。这类药物对心功能损害的患者可引起左室舒张末压的明显升高和心排血量的降低,而导致严重的心力衰竭。只有 N-乙酰卡尼作用相反,它具有正性肌力作用。

Ⅰa类药物对外周血管的作用并不一致,奎尼丁与普鲁卡因胺可抑制血管平滑肌,引起外周血管阻力降低,这种外周血管的扩张作用部分是由于α-肾上腺素受体的阻断。外周血管阻力降低伴心排血量减少可使动脉压降低。丙吡胺对外周血管有直接收缩作用,可使外周血管阻力增加,尽管同样的心脏抑制作用使心排血量降低,但动脉血压仍可得到良好的维持。

2.临床应用

Ⅰa类药物具有广谱的抗心律失常作用,可用于消除房性、交界性和室性期前收缩,转复和预防心房扑动、心房颤动,对许多包括预激综合征在内产生的室上性心动过速有效,在产生预激综合征并心房扑动或心房颤动时可减慢心室率,还可用于预防和终止室性心动过速。

根据 Hondeghem 的调节受体理论,Ⅰa类药物与钠离子通道的结合与解离速率相对较小,因此药物与受体结合的动力状态的不同,决定了临床效应亦有所不同。奎尼丁主要阻滞激活状态的钠通道,结合于动作电位0位相,常作为转复心房扑动和心房颤动的药物,并用于复律后维持正常窦律。普鲁卡因胺、丙吡胺等对失活钠离子通道的亲和力最大,对房性心律失常作用较弱,而主要用于治疗各种室性期前收缩和室性心动过速(在美国丙吡胺仅被允许用于室性心律失常),可预防室性心动过速/心室颤动的发生,对急性心肌梗死患者的疗效不亚于利多卡因,也可用于治疗预激综合征合并的心律失常,预防复发性房性心律失常,包括心房颤动电转复后的复发。

Ⅰa类药物的禁忌证:Q-T间期延长引起的室性心律失常,严重窦房结病变,房室传导阻滞,双束支或三束支室内传导阻滞,充血性心力衰竭和低血压,洋地黄中毒,高血钾,重症肌无力及妊娠期妇女。

3.不良反应与防治

Ⅰa类药物的心脏毒性作用主要包括抑制心血管以及促心律失常作用。其负性肌力作用对于已有心功能损害的患者可能诱发或加重心力衰竭。外周血管舒张引起低血压常发生于静脉用药时,主要是由于过量和/或给药速度过快所致。对心肌传导的抑制可引起室内传导阻滞、心室复极明显延迟、室性心律失常,严重者出现尖端扭转型室性心动过速,可发展为心室颤动或心脏停搏,而导致患者晕厥或心律失常性猝死。其发生可能与低血钾、心功能不全或对药物敏感等因素有关,与剂量关系不明确。预防的方法是用药期间连续测定心电图的 QRS 时间和 Q-T 间期,若前者超过140 ms或较用药前延长25%,Q-T 间期或 QTC 超过 500 ms 或较用药前延长35%~50%时应停药。注意补钾、补镁。一旦发生尖端扭转型室性心动过速应立即进行心肺复苏,静脉应用异丙基肾上腺素、阿托品、硫酸镁、氯化钾治疗,对持续发作者可临时心脏起搏或电复律治疗。

使用治疗剂量时最常见的不良反应是胃肠道反应(腹泻、恶心、呕吐等)和神经系统症状(头晕、头痛等),个别患者可有皮疹、血小板计数减少、白细胞计数减少、低血糖、肝功能损害等。

(二)β受体阻滞剂

β受体阻滞剂的出现是药理学的一大进展。迄今已有 20 余种 β受体阻滞剂,且新品还在不断研制成功。此类药物通过竞争性阻断心脏 β肾上腺素受体,抑制外源性及内源性交感胺(儿茶酚胺)对心脏的影响而间接发挥抗心律失常作用。其共同的药理特征是通过抑制腺苷酸环化酶的激活,抑制了钙离子通道的开放,使心肌细胞(尤其是慢反应细胞)4 相自动除极化速率降低,V_{max}减慢,激动的传导减慢,缩短或不改变 APD,相应延长 ERP(尤其是房室结),使 ERP 与 APD

的比值增大,所以能消除自律性增高和折返激动所致的室上性及室性心律失常,抑制窦性节律和房室结传导。此作用是通过竞争性阻滞出现的,因此用药期间安静状态下窦性心律无明显减慢,只有当交感神经明显兴奋(如运动和紧张)时,窦性心律的加快才被抑制。β受体阻滞剂对希浦系统及心室肌的不应期及传导性影响不大,但在长期用药、大剂量或缺血缺氧状态下可使之有意义地延长及减慢,明显提高心室致颤阈值。其中的某些药物尚具有直接膜抑制性,但需要较高的浓度才可出现,在抗心律失常作用中可能具有一定的临床意义。心脏选择性、内源性拟交感活性对抗心律失常作用的意义不大。唯一的一个例外是索他洛尔,它具有抑制复极化、延长动作电位时程的作用,已归于Ⅲ类抗心律失常药物范围。

β受体阻滞剂还具有抑制心肌收缩力,降低心肌耗氧量作用,常用于治疗心绞痛和高血压。

作为抗心律失常药物,β受体阻滞剂适用于下列情况:①不适当的窦性心动过速;②情绪激动或运动引起的阵发性房性心动过速;③运动诱发的室性心律失常;④甲状腺功能亢进和嗜铬细胞瘤引起的心律失常;⑤遗传性 Q-T 间期延长综合征;⑥二尖瓣脱垂或肥厚型心肌病引起的快速性心律失常;⑦心房扑动、心房颤动时用以减慢心室率。另外,β受体阻滞剂特别适用于高血压、劳累性心绞痛和心肌梗死后患者的心律失常。虽然β受体阻滞剂抑制心室异位活动的作用较弱,近期效果不如其他抗心律失常药,但经过几个大系列的临床试验,被发现其不良反应少,几乎没有致心律失常作用,特别是它可明确减少心肌梗死后心律失常、事件、缺血事件的发生率和死亡率,是目前确认的可降低急性心肌梗死存活者猝死率的抗心律失常药,因此若无禁忌证,可广泛应用。但需注意长期用药不可突然停药以避免发生突然停药综合征。

β受体阻滞剂禁用于:①缓慢性心律失常,如严重窦性心动过缓、窦房传导阻滞、窦性静止、慢快综合征、高度房室传导阻滞;②心源性休克;③非选择性药物如普萘洛尔禁用于支气管哮喘;④重度糖尿病、肾功能不全患者应慎用;⑤慢性充血性心力衰竭与低血压不是β受体阻滞剂的禁忌证,但应用宜谨慎。

常用β受体阻滞剂的用法用量如下。①普萘洛尔 10～20 mg,每天 3～4 次。②美托洛尔 12.5～100.0 mg,每天 2 次,静脉注射总量 0.15 mg/kg,分次注射。③阿替洛尔 12.5～200.0 mg,每天 1 次。静脉注射每次 2.5 mg,总量＜10 mg。④比索洛尔 2.5～20.0 mg,每天 1 次。⑤醋丁洛尔 100～600 mg,每天 2 次。⑥噻吗洛尔 5～10 mg,每天 2 次,可增至 40 mg/d。⑦吲哚洛尔 5～10 mg,每天 2～3 次,最大量 60 mg/d。⑧氧烯洛尔 40～80 mg,每天 2～3 次,最大量 480 mg/d。⑨阿普洛尔 25～50 mg,每天 3 次。最大量 400 mg/d。静脉注射每次 5 mg,注射速度＜1 mg/min。⑩艾司洛尔:负荷量 0.5 mg/kg,1 min 内静脉注射,继以每分钟 50 μg/kg 滴注维持,若无效 5 min 后重复负荷量,并将维持量增加 50 μg。最大维持量 200 μg/(kg·min),连续应用不超过 48 h。⑪氟司洛尔:静脉注射,每分钟 5～10 μg/kg。

（三）延长动作电位时程药物

1.药理作用

延长动作电位时程药又称复极化抑制药,对钾、钠、钙离子通道均有一定抑制作用,对电压依赖性钾离子通道的抑制作用最强。该类药物主要通过对整流钾离子流 I_{k+}（平台期外向钾流）的阻滞作用,使 2 相平台期延长,动作电位时程延长,同时 ERP 也随心肌复极过程受抑制而延长,尤其是原来 APD 较短的组织延长更为明显,从而使心肌细胞间的不应期差异缩小,动作电位趋于一致,有利于消除折返性心律失常。该类药物对房室旁路组织的作用更强,使前传、逆传都受到抑制,临床上常作为预激综合征的治疗用药。该类药物还可提高心室致颤阈值,预防恶性室性心律失常转为心室颤动或猝死。另外,该类药物往往兼有其他的作用效应,例如,胺碘酮同时具有Ⅰ、Ⅱ、Ⅲ、Ⅳ类药物作用特点,索他洛尔兼有Ⅱ、Ⅲ类抗心律失常药作用特点。而溴苄胺的突出特点是提高心室致颤阈而具有化学性除颤作用,它对交感神经具有双重作用。

Ⅲ类药物对血流动力学的影响不尽一致。胺碘酮对血管平滑肌有特异性松弛作用,大剂量静脉注射时有负性肌力作用,口服剂量对心功能无明显影响。索他洛尔兼有β受体阻滞剂的作用,但有轻度的正性肌力作用,可能由动作电位延长、钙内流时间增加,胞质内钙浓度升高所致。溴苄胺亦可增加心肌收缩力,但对心肌梗死患者可导致心肌耗氧增加而加重心肌缺血,其对交感神经的双重作用可能导致暂时的血压升高,但以延迟出现的低血压更为常见,该类药物对心排血量及肺毛细管楔压并无明显影响。

2.临床应用

Ⅲ类药物属于广谱抗心律失常药物,是迄今被认为最有效的抗心律失常药,对预防致命性室速、室颤、复发性心房扑动、心房颤动、阵发性室上性心动过速以及预激综合征伴发的心律失常均高度有效。CAST试验显示Ⅰ类药物用于心肌梗死后患者,非但没有降低死亡率,还增加了死亡的危险性。多项临床药物研究均显示Ⅲ类药物可使心肌梗死后猝死率降低。

显著心动过缓、心脏传导阻滞、Q-T延长综合征、低血压、心源性休克患者禁用Ⅲ类药物。另外,甲状腺功能障碍及碘过敏患者禁用胺碘酮。

3.不良反应与防治

Ⅲ类药物的不良反应与剂量及用药时间成正比。窦性心动过缓很常见,窦房传导阻滞、房室传导阻滞亦有发生。索他洛尔具有相反的频率依赖性,当心动过缓时,APD的延长更明显,因此索他洛尔比较容易引起尖端扭转型室速。静脉注射Ⅲ类药物过快可导致低血压,加重心力衰竭相对罕见。

Ⅲ类药物的主要心外不良反应为消化道症状(恶心、便秘、口干、腹胀、食欲缺乏、肝损害、肝大等)和中枢神经系统反应(头痛、头晕、乏力等)。

(四)钙离子通道阻滞剂

该类药物品种繁多,达几十种,主要用于抗高血压等。用于抗心律失常的钙离子通道阻滞剂主要包括苯烷基胺类(如维拉帕米)、苯噻氮䓬类(如地尔硫䓬)以及苄普地尔,它们能选择性阻滞细胞膜L型通道,防止细胞外Ca^{2+}进入细胞内,阻止细胞内储存的Ca^{2+}释放。因为慢反应细胞的电生理活动主要依赖缓慢内向的Ca^{2+}流,所以它们的电生理作用表现为抑制窦房结、房室结,降低4相自动除极斜率,升高除极阈值,使窦房结的自律性下降,心率减慢(这一作用可因外围血管扩张,血压下降,交感神经张力反射性升高而抵消)。抑制V_{max},减慢冲动的传导,延长房室结有效不应期,变单向阻滞为双向阻滞,从而终止折返激动,但对房室旁路无明显抑制作用。抑制触发激动,阻断早期后除极的除极电流,减轻延迟后除极的细胞内钙超负荷,对部分由于触发激动而产生的室性心律失常有效。当心房肌因缺血等致膜电位降低而转变为慢反应细胞时,钙离子通道阻滞剂亦有一定疗效。苄普地尔对房室旁路有抑制作用,同时具有膜稳定作用,尚可抑制钾外流而延长动作电位时程及不应期,因而抗心律失常作用较强。

钙离子通道阻滞剂还具有扩张外周血管及冠状动脉、抑制心肌收缩力的作用,可用于降血压及冠心病心绞痛(尤其是变异性心绞痛)的治疗,但可能会使心力衰竭加重。

钙离子通道阻滞剂主要用于室上性心律失常,终止房室结折返所致的阵发性室上性心动过速极为有效,对预激综合征合并的无QRS波群增宽的室上性心动过速亦有较好疗效。对房性和交界性期前收缩有一定效果。对心房扑动和心房颤动可减慢心室率,但复律的可能性较小。对触发活动导致的室性心律失常,如急性心肌梗死、运动诱发的室性心律失常,分支型室性心动过速(无心脏病证据,发作时心电图呈右束支传导阻滞合并电轴左偏图形,或呈左束支传导阻滞伴电轴右偏或左偏),静脉注射维拉帕米可取得理想效果。地尔硫䓬对迟发后除极引起的室性心律失常(尤其是心肌缺血引起者)有效。对大多数折返机制引起的室性心律失常,钙离子通道阻滞剂无效甚至有害(苄普地尔除外)。

钙离子通道阻滞剂的禁忌证:病态窦房结综合征、二度或三度房室传导阻滞、心力衰竭、心源性休克。预激综合征合并心房扑动、心房颤动时,由于钙离子通道阻滞剂仅抑制房室结传导而不影响旁路的传导,从而使更多的心房激动经旁路传入心室导致心室率增加,患者的血流动力学状态恶化,甚至诱发心室颤动,因此预激综合征、合并心房扑动、心房颤动应属于禁忌证。

常用钙离子通道阻滞剂的用法用量如下。

维拉帕米:40~120 mg,每天 3 次,可增至 240~320 mg/d。缓释剂 240 mg,每天 1~2 次。最大剂量 480 mg/d。静脉注射每次 5~10 mg,缓慢注射,必要时 15 min 后可重复 5 mg,静脉注射。

地尔硫䓬:每次 30~90 mg,每天 3 次。静脉注射 0.25~0.35 mg/kg,稀释后缓慢注射,随后 5~15 mg/h 静脉滴注维持,静脉应用过程中应监测血压。

(五)其他治疗快速性心律失常药物

1.洋地黄类

洋地黄类药物的品种繁多,历史久远,其药理作用与临床应用见强心苷的相关内容,对心律失常的治疗作用主要源自其电生理效应和拟自主神经作用。治疗剂量的洋地黄可增强迷走神经张力和心肌对乙酰胆碱的敏感性,降低窦房结自律性,降低心房肌应激性,缩短心房肌的不应期,而延长房室结细胞的有效不应期,减慢房室传导(延长 A-H 间期);缩短房室旁路的有效不应期增加其传导;降低浦肯野细胞和心室肌细胞膜钾离子通透性,延长复极时间。大剂量可刺激交感神经、释放心源性儿茶酚胺使窦房结以下起搏点自律性明显增强,浦肯野纤维及心室肌细胞膜钾离子通透性增加,复极加快,舒张期除极坡度变陡,后电位振荡幅度增大,而诱发异位性心律失常。

洋地黄适用于阵发性室上性心动过速、快速心室率的心房颤动或扑动以及心力衰竭所致的各种快速性心律失常。

洋地黄可使房室旁路的传导增快,因此禁用于预激综合征伴发的室上性心动过速、心房颤动或心房扑动。洋地黄还禁用于病窦综合征、二度至三度房室传导阻滞、室性心动过速、肥厚型梗阻性心肌病等。

常用洋地黄的用法用量如下。

毛花苷 C:0.4~0.8 mg,静脉注射,必要时 2~4 h 后重复注射 0.2~0.4 mg。24 h 不超过 1.2 mg。

地高辛:0.25 mg,每天 1~2 次,维持量 0.125~0.25 mg/d。

甲基地高辛:负荷量 0.9 mg,分 2~3 d 服用,维持量 0.1~0.2 mg/d。

2.硫酸镁

镁是人体中重要性仅次于钾、钠、钙,位居第 4 位的阳离子,是细胞内仅次于钾的重要阳离子。可激活各种酶系,参与体内多种代谢过程,是心肌细胞膜上 Na^+,K^+-ATP 酶的激活剂,具有阻断钾、钙离子通道,保持细胞内钾含量、减少钙流的作用。对心肌细胞的直接电生理作用是抑制窦房结的自律性和传导性,抑制心房内、心室内及房室结的传导性,抑制折返和触发活动引起的心律失常。镁对交感神经有阻滞作用,可提高心室颤动、室性期前收缩阈值,有利于控制异位心律。

镁制剂对洋地黄中毒引起的快速性心律失常及尖端扭转型室性心动过速疗效甚好,有人认为尖端扭转型室速可首选硫酸镁。硫酸镁对心房扑动和心房颤动可部分转复,对各种抗心律失常药物疗效不佳的顽固性室早可能有效,对原有低镁血症者的疗效更佳。

镁制剂禁用于肾功能不全、高镁血症、昏迷和呼吸循环中枢抑制的患者。

临床常用的镁制剂为硫酸镁,一般采用 20 mL 10%～20% 的硫酸镁,将其稀释为原来的 2 倍后缓慢注射,然后以 2～3 g/d 静脉滴注,连用几天。

镁盐使用过量可致中毒,引起血压下降,严重者导致呼吸抑制、麻痹甚至死亡。钙剂是镁中毒的拮抗剂,可对抗镁引起的呼吸、循环抑制。用法:用 10 mL 10% 的葡萄糖酸钙或氯化钙,稀释后静脉注射。

七、治疗缓慢心律失常药物

(一)抗胆碱能药物

抗胆碱能药物阻断 M 型胆碱反应,消除迷走神经对心脏的抑制作用,缩短窦房结恢复时间,改善心房内和房室间传导,从而使心率增加,适用于迷走神经兴奋性增强所致的窦性心动过缓、窦性静止、窦房传导阻滞和房室传导阻滞以及 Q-T 间期延长所伴随的室性心律失常。

用药方法:阿托品 0.3～0.6 mg,口服,每天 3 次;1 mg,皮下或静脉注射。山莨菪碱 5～10 mg,口服,每天 3 次;10～20 mg,静脉注射或静脉滴注。溴丙胺太林 10～30 mg,口服,每天 3 次。

(二)β 受体激动剂

β 受体激动剂增强心肌收缩力,加快心率和房室传导,增加心排血量,降低周围血管阻力,此外尚有扩张支气管平滑肌的作用。β 受体激动剂适用于窦房结功能低下所致的缓慢心律失常,如窦性心动过缓、窦性静止、窦房传导阻滞及房室传导阻滞。其中异丙肾上腺素兴奋心脏的作用强烈,可消除复极不匀,促使延长的 Q-T 间期恢复,还可用于治疗缓慢室性心律失常和 Q-T 间期延长引起的尖端扭转性室性心动过速。沙丁胺醇的心脏兴奋作用较弱,仅为异丙肾上腺素的 1/7～1/10,而作用时间较长,宜口服。

用药方法:将 1～2 mg 异丙肾上腺素加入液体中静脉滴注,滴速为 1～3 μg/min;将 10 mg 该药含化,每天 3～4 次。沙丁胺醇 2.4 mg,口服,每天 3～4 次。

(三)糖皮质激素

糖皮质激素具有抑制炎症反应、减轻局部炎症水肿的作用,故临床上常用于治疗急性病窦综合征、急性房室传导阻滞等。常用药物有地塞米松,将 10～20 mg 加入液体中静脉注射,每天 1～2 次。首次最大剂量可用至 80 mg。连用不应超过 7 d,否则应逐渐减量,缓慢停药。亦可静脉滴注相当剂量的氢化可的松或口服泼尼松。

(郭金胜)

第七节 抗休克药

一、概述

休克是由各种有害因素的强烈侵袭作用于机体内而导致的急性循环功能不全综合征,临床主要表现为微循环障碍、组织和脏器灌注不足以及由此而引起的细胞和器官缺血、缺氧、代谢障碍和功能损害。如果不及时、恰当地进行抢救,休克可逐渐发展到不可逆阶段甚至引发死亡。因此,临床必须采取紧急措施进行处理。近年来,随着研究的逐渐深入,对休克复杂的病理生理过程的认识不断提高,尤其是休克病程中众多的体液因子(包括神经递质和体内活性物质、炎症介质及细胞因子等)在休克发生发展中作用的确立,使休克的治疗水平提高。如今,对休克的治疗已不再单纯局限于改善血流动力学的处理,而是以稳定血压为主、全面兼顾的综合治疗措施。

(一)休克的病理生理与发病机制

休克的发生机制较为复杂,不同原因引起的休克的病理生理变化也不尽一致。然而,无论休克的病因如何,在休克初期均可因心排血量减少、循环血量不足或血管扩张而出现血压降低。于是,机体迅速启动交感肾上腺素能神经系统的应激反应,使体内儿茶酚胺分泌急剧增加而引起动脉、小静脉和毛细血管前、后括肌痉挛,周围血管阻力增加并促进动静脉短路开放。此外,肾素-血管紧张素-醛固酮系统兴奋、抗利尿激素分泌增多以及局部缩血管物质产生,均有助于血压和循环血量的维持以及血流在体内的重新分配,以保证重要脏器供血(此阶段常被称为微循环痉挛期或休克代偿期)。若初期情况未能及时纠治,则微循环处于严重低灌注状态,此时,组织中糖的无氧酵解增强,乳酸等酸性代谢产物堆积而引起酸中毒。微动脉和毛细血管前括肌对酸性代谢产物刺激较为敏感,呈舒张效应,而微静脉和毛细血管后括肌则对酸性环境耐受性强而仍呈持续性收缩状态,因而毛细血管网开放增加,大量体液淤滞在微循环内,使有效循环血量锐减。随着组织细胞缺血、缺氧的加重,微血管周围的肥大细胞释放更多组胺,ATP分解产物腺苷以及从细胞内释放出的 K^+ 也增加,机体应激时尚可产生内源性阿片样物质(如内啡肽),这些物质均有血管扩张作用,可使毛细血管的通透性增大,加之毛细血管内静水压显著升高,大量体液可渗入组织间隙,由此引起血液流变性能改变;此外,革兰氏阴性杆菌感染释放内毒素以及机体各种代谢产物也加剧细胞和组织损伤,加重器官功能障碍(此阶段常被称为微循环淤滞期或休克进展期)。若此时休克仍未获得治疗则继续发展进入晚期,由于持续组织缺氧和体液渗出,血液浓缩和黏滞性增大;酸性代谢产物和体液因素(如各种血小板因子激活、血栓素 A_2 释放)均可使血小板和红细胞易于聚集形成微血栓;肠、胰及肝脏的严重缺血可导致休克因子(如 MDF)的释放,进而加剧组织和器官结构及功能的损伤。此外,损伤的血管内皮细胞使内皮下胶原纤维暴露,进而可激活内源性凝血系统而引起弥散性血管内凝血(DIC),使休克更趋恶化、进入不可逆阶段(此期被称为微循环衰竭期或休克难治期)。

总之,休克是致病因子侵袭与机体内在反应相互作用的结果,机体在抵御这些侵害因素并作出调整、代偿和应激反应的过程中,常常伴发一系列的病理生理变化,同时,在这些病理生理过程中产生和释放的许多血管活性物质、炎症介质、休克因子等又反过来作用于机体,进一步加剧循环障碍及组织、器官功能损害,使休克进入恶性循环,这就是休克的发生机制。

(二)休克的治疗原则

1.一般治疗

(1)应把患者安排在光线充足、温度适宜的房间,尤其在冬季病房内必须温暖,或在患者两腋下及足部放置热水袋,但要注意避免烫伤。对急性心肌梗死患者应尽可能在冠心病监护病房(CCU)内监测,保持安静并避免搬动。

(2)除气喘或不能平卧者外,应使患者处于平卧位并去掉枕头,以有利于脑部供血。

(3)给氧,可低流量鼻导管给氧,或酌情采用面罩吸氧。

(4)镇痛,尤其是急性心肌梗死或严重创伤等并发剧烈疼痛引起休克时应注意止痛,一般可肌内注射 5～10 mg 吗啡或 50～100 mg 哌替啶,必要时可给予冬眠疗法。

(5)对昏迷、病情持续时间较长或不能进食的重症患者最好尽早插入胃管,给予清淡饮食或混合奶,对能由胃管给的药尽量从胃管给。为防止呕吐,可给予甲氧氯普胺、多潘立酮或西沙必利。这样,不仅能使患者自然吸收代谢,有利于水电解质平衡,增加患者营养,降低因大量静脉输液而给心脏带来的过度负荷,以防心力衰竭,还对保持肺部清晰、预防肺部感染、防止呼吸衰竭也有一定好处。另外,通过胃管给清淡饮食将胃酸或胃肠道消化液冲淡或稀释,对预防消化道应激性溃疡或消化道糜烂以及消化道大出血也不无裨益。

2.特殊治疗

某些重要脏器的功能障碍或衰竭,往往成为休克的始动因素或其发展过程中的关键环节,在休克的治疗中,借助于某些特殊方法或在药物治疗难以奏效时将应用这些方法,可能会起到令人满意的治疗效果。这些特殊治疗如下。

(1)机械辅助通气:机械通气给氧并不适于一般的休克患者,因使用机械通气,尤其是应用呼气末正压(PEEP)及持续气道正压(CPAP)时,由于胸腔压力增加,可明显减少回心血量及肺循环血量,从而可能加剧休克和缺氧。但若二氧化碳潴留及缺氧明显,出现顽固性低氧血症以及由于中毒或药物作用出现呼吸抑制,则应果断建立人工气道,进行机械通气。应用人工气道时要注意清洁口腔、固定插管、防止管道及气囊压迫造成黏膜损伤,合理选择通气模式及正确调控参数,并做好呼吸道湿化,及时吸除呼吸道分泌物,定时更换或给机器管道、插管、气管套管、雾化器等消毒,以防止交叉感染。

(2)机械性辅助循环:对心源性休克或严重休克继发心功能衰竭者,可应用主动脉内球囊反向搏动术(intra-aortic ballon counterpulsation therapy,IABP)以及左心室或双室辅助循环,以帮助患者渡过难关、赢得时间纠治病因。

(3)溶栓及心脏介入性治疗:对急性心肌梗死并心源性休克者尽早行溶栓或经皮冠脉腔内成形术(PTCA)开通闭塞血管,挽救濒死心肌,改善心脏功能,新近应用证明已取得显著效果。单纯二尖瓣狭窄导致急性肺水肿、心源性休克时,可急诊行经皮球囊二尖瓣扩张术(PBMV)。若明确心源性休克由心脏压塞引起,应立即行心包穿刺抽液。

(4)血液净化疗法:休克并发肾衰竭时,除药物治疗外,可采用腹膜透析来纠正肾衰竭。

(5)手术治疗:对外科疾病导致的感染性休克(如化脓性胆管炎、肠梗阻、急性胃肠穿孔所致的腹膜炎、深部脓肿),必须争取尽早手术。对出血性休克患者,在经药物治疗难以止血时也应尽快手术。对心源性休克由急性心肌梗死、心脏压塞或二尖瓣狭窄引起者,一旦介入性治疗失败或不能介入治疗解决时,宜迅速行冠脉搭桥术(CABG)、心包切开术或二尖瓣闭式分离术。

3.药物治疗

药物治疗是休克处理中关键的措施之一,针对不同的休克类型及具体情况选择用药,及时消除病因,维持适宜的血压水平,在提高血压水平的同时维持好末梢循环,注意保持水、电解质及酸碱平衡,保证心、脑、肾等重要器官的供血并预防 DIC 和多器官功能衰竭,是各型休克药物治疗的共同原则,具体治疗措施有以下几项。

(1)消除病因和预防感染:休克发生后,针对病因及时用药可以阻止休克发展甚或使休克逆转,如失血性休克的止血、止痛,感染性休克的抗感染治疗,过敏性休克的抗过敏。应该指出,抗生素适用于感染性休克,对其他休克患者也应选用适当的抗生素预防感染,尤其是对病情较重或病程较长者,在选药过程中必须注意选择不良反应小、对肾脏无明显影响的抗生素,一般可选用哌拉西林 2~4 g,静脉滴注,每天2次,也可选用其他抗生素。对感染性休克,则应根据不同的感染原进行抗感染治疗。

(2)提高组织灌流量、改善微循环。

补充血容量:低血容量性休克存在严重的循环血量减少问题,其他型休克也程度不同地存在血容量不足问题,这是因为休克患者不仅向体外丢失液体,毛细血管内淤滞和向组织间隙渗出也使体液在体内大量分流,若不在短期内输液,则循环血量难以维持。因而,各型休克患者均需补充循环血量,给心源性休克患者补充液体虽有加重心脏负荷的可能,但也不能列为补液的禁忌。有条件者最好监测中心静脉压(CVP)和肺毛细血管楔压(PCWP)指导补液。一般说来,CVP<3.9 kPa 或 PCWP<1.1 kPa(8 mmHg)时,表明液量不足;CVP 在 0.3~0.9 kPa 时可大胆补液,PCWP<2.0 kPa(15 mmHg)时补液较为安全;但当 PCWP 达 2.0~2.4 kPa(15~18 mmHg)时补液宜慎重,若 CVP>1.5 kPa、PCWP>2.7 kPa(20 mmHg)时应禁忌补液。无条件监测血流动力学指标时,可根据患者的临床表现酌情补液,若患者感到口渴或口唇干燥,皮肤无弹性,尿量少,两下肢不肿,说明液体量不足,应给予等渗液;若上述情况好转,且肺部出现湿啰音和/或两小腿水肿,表明患者体内水过多,宜及时给予利尿剂或高渗液,或暂停补液观察,切忌输入等渗或低渗液体。

合理应用血管活性药物:血管活性药物有稳定血压、提高组织灌注、改善微循环血流及增加重要脏器供血的作用,包括缩血管药和扩血管药。在实际应用过程中,应注意以下两点:①血管活性药物的浓度不同,作用迥异,应密切监测,并适时适度调整。例如,静脉滴注高浓度血管收缩药去甲肾上腺素及多巴胺时常引起血管强烈收缩,而浓度低时则可使心排血量增加、外周血管阻力降低。根据多年的临床经验,去甲肾上腺素应以低浓度静脉滴注,以防血管剧烈收缩、加剧微循环障碍和肾脏缺血、诱发或加剧心肾功能不全。②血管收缩药与血管扩张药的作用相反,但在一定条件下又可能是相辅相成的,适度联用两者已广泛用于休克的治疗。多年的临床实践经验证明,单用血管收缩药或血管扩张药疗效不佳以及短时难以明确休克类型和微循环状况,先后或同时应用两类药物往往能取得较好效果。

纠正酸中毒、维持水和电解质平衡:酸中毒是微循环障碍恶化的重要原因之一,纠正酸中毒可保护细胞、防止 DIC 的发生和发展。碱性药物可增强心肌收缩力、提高血管壁张力及增加机体对血管活性药物的反应。扩容时应一并纠正酸中毒。常用碱性药物为 5% 的碳酸氢钠,一般每次静脉滴注 150~250 mL,或根据二氧化碳结合力和碱剩余(BE)计算用量,先给 1/3~1/2,其余留待机体自身调整,过量则损害细胞供氧、对机体有害无益。此外,尚应注意水和电解质平衡,防止电解质紊乱。

应用细胞保护剂:除糖皮质激素外,细胞保护剂尚包括自由基清除剂、能量合剂、莨菪碱等。

其中,莨菪类药物(尤其是山莨菪碱)对感染性休克具有多方面保护作用,可提高细胞对缺氧的耐受性,稳定溶酶体膜,抑制血栓素 A_2 生成及血小板、白细胞聚集等,宜早期足量应用。辅酶 A、细胞色素 C、极化液等可为组织和细胞代谢提供能量,对休克有一定疗效。自由基清除剂也已用于休克治疗,其疗效尚待评价。

纠正 DIC:DIC 一旦确立,应及早给予肝素治疗。肝素用量为 0.5～1.0 mg/kg,静脉滴注,每 4～6 h 1 次,保持凝血酶原时间延长至对照的 1.5～2.0 倍,DIC 完全控制后可停药。感染性休克患者早期应用山莨菪碱有助于防治 DIC。此外,预防性治疗 DIC 可给予 25 mg 双嘧达莫,每天 3 次;或 300 mg 阿司匹林肠溶片,每天 1 次;或 2.5 mg 华法林,每天 2 次;或 250 mg 噻氯匹定,每天 1～2 次。如果出现纤溶亢进,应加用抗纤溶药物治疗。

(3)防治多器官功能衰竭:休克时如果出现器官功能衰竭,除了采取一般治疗措施外,尚应针对不同的器官衰竭采取相应措施,如果出现心力衰竭,除停止或减慢补液外,尚应给予强心、利尿和扩血管药物治疗;如果发生急性肾功能不全,则可采用利尿甚或透析治疗;如果出现呼吸衰竭,则应给氧或呼吸兴奋剂,必要时使用呼吸机,以改善肺通气功能;休克合并脑水肿时,则应给予脱水剂、激素及脑细胞保护剂等。

二、抗休克药物分类

抗休克药物是指对休克具有防治作用的许多药物的共称,过去常单纯指血管活性药物。所谓血管活性药物,可概括地分为收缩血管抗休克药(血管收缩剂)和舒张血管抗休克药(血管扩张剂)。目前,休克治疗中除选择性使用上述两类药物外,还常应用强心药物、糖皮质激素、阿片受体阻断剂等,此外,还有一些药物已试用于临床,初步结果表明效果良好,有的尚处于试验阶段或疗效不能肯定,距离临床仍有一段距离。

三、舒张血管抗休克药

(一)血管扩张药的抗休克作用

(1)扩张阻力血管和容量血管,使血管总外围阻力及升高的中心静脉压下降,心肌功能改善,每搏输出量及心排血指数增加,血压回升。

(2)可扩张微动脉,解除微循环痉挛,使血液重新流入真毛细血管,增加组织血流供应,减轻细胞缺氧,改善细胞功能,使细胞代谢障碍及酸血症的情况好转。

(3)促进外渗的血浆逆转至血管内,有助于恢复血容量,改善肺水肿、脑水肿及肾脏功能。

(4)使毛细血管内血流灌注量增加,流速增快,血液淤滞解除,血浆外渗减少,代谢及酸血症状改善,使休克时血液浓缩,红细胞凝聚的现象得以纠正,有助于防治 DIC。

(二)血管扩张药的应用指征

(1)冷休克或休克的微血管痉挛期,常有交感神经过度兴奋,体内儿茶酚胺释放过多,毛细血管中的血流减少,组织缺血缺氧。临床表现为皮肤苍白、四肢厥冷、发绀、脉压低、脉细、眼底小动脉痉挛、少尿甚至无尿。

(2)补充血容量后,中心静脉压已达到正常值或升高至 1.47 kPa,无心功能不全的临床表现,且动脉血压仍持续低下,提示有微血管痉挛。

(3)休克并发心力衰竭、肺水肿、脑水肿、急性肾功能不全或发生 DIC。

(三)血管扩张药的应用注意事项

(1)用药前必须补足血容量,用药后血管扩张,血容量不足可能再现,此时应再补液。

(2)血管扩张后淤积于毛细血管床的酸性代谢物可较大量地进入体循环,导致 pH 明显下降,应补碱,适当静脉滴注碳酸氢钠注射液。

(3)用药过程中,应密切注意药物的不良反应,并注意纠正电解质紊乱。

(4)用药过程中如果出现心力衰竭,可给予 0.4 mg 毛花苷 C,以 20 mL 的 25% 葡萄糖注射液稀释后缓慢静脉注射。

(5)如果用药后疗效不明显或病情恶化,应及时换用其他药物治疗。

四、血管收缩药

(一)血管收缩药的应用指征

(1)休克早期,限于条件无法补足血容量,而又需维持一定的血压,以提高心、脑血管灌注压力,增加其血流量。

(2)已用过血管扩张药,并采取了其他治疗措施而休克未见好转。

(3)由于广泛的血管扩张,血管容积和血容量间不相适应,全身有效循环血量急剧降低,血压下降,如神经源性休克和过敏性休克。

(二)血管收缩药在各类休克中的选择应用

(1)低血容量休克早期,一般不宜应用血管收缩药。但在一些紧急情况下,由于血压急剧下降,而有明显的心、脑动脉血流量不足或伴有心、脑动脉硬化时,在尚未确立有效的纠正休克的措施之前,可应用小剂量血管收缩药(如间羟胺或去甲肾上腺素),以提高冠状动脉和脑动脉灌注压,防止因严重供血不足而危及生命。但此仅为一种临时紧急措施,不能依靠其维持血压,否则弊多利少。

(2)心源性休克时,心肌收缩力减弱,心排血量下降,全身有效循环血量减少。用小剂量血管收缩药(间羟胺或去甲肾上腺素)治疗低阻抗型心源性休克,可避免外周阻力过度下降,且能使心排血量升高。但收缩压升至 12.0 kPa 以上,心排血量将降低。因此,收缩压必须控制在 12.0 kPa。对高阻抗型的心源性休克,可并用酚妥拉明治疗。

(3)对感染性休克使用血管收缩药,应注意以下几点:①应在积极控制感染、补充血容量、纠正酸中毒及维持心、脑、肾、肺等主要器官功能的综合治疗基础上适当选用;②对早期轻度休克或高排低阻型休克可单独应用,对中、晚期休克或低排高阻型休克,宜采用血管扩张药或将血管收缩药与血管扩张药并用;③单独应用血管收缩药时宜首选间羟胺,但也可以用去甲肾上腺素,两者的剂量均不宜大,以既能维持一定的血压又不使外周阻力过度上升而能保持一定尿量的最低剂量为宜;④血压升高不宜过度,宜将收缩压维持在 12.0～13.3 kPa(指原无高血压者),脉压维持在 2.7～4.0 kPa;⑤当病情明显改善,血压稳定在满意水平持续 6 h 以上,应逐渐减量(可逐渐减慢滴速或逐渐降低药物浓度),不可骤停。

(4)神经源性休克与过敏性休克时,由于小动脉扩张,外周阻力降低,血压下降。给予血管收缩药可得到很好的疗效。神经源性休克可选用间羟胺或去甲肾上腺素,过敏性休克应首选肾上腺素。由于这两类休克均有相对血容量不足,所以同时补充血容量是十分必要的。

五、阿片受体阻断剂

随着神经内分泌学的发展及对休克病理生理研究的不断深入,内源性阿片样物质在休克发病过程中的作用越来越受到重视。内源性阿片样物质包括内啡肽和脑啡肽等,前者广泛存在于脑、交感神经节、肾上腺髓质和消化道,休克时其在脑组织及血液内含量迅速增多,作用于 u、k 受体,可产生心血管抑制作用,表现为心肌收缩力减弱、心率减慢、血管扩张和血压下降,进而使微循环淤血加剧,因此,内啡肽已被列为一类新的休克因子。1978 年,Holoday 和 Faden 首次报道阿片受体阻断剂——纳洛酮治疗内毒素性休克取得较好疗效,其后,Gullo 等(1983 年)将纳洛酮应用于经输液、拟交感胺药物及激素治疗无效的过敏性休克患者也获得显著效果,使纳洛酮已成为休克治疗中重要而应用广泛的药物之一。

(一)治疗学

1.药理作用

阻断内源性阿片肽与中枢和外周组织阿片受体的结合,抑制脑垂体释放前阿皮素和外周组织释放阿片肽。

拮抗内源性阿片肽与心脏阿片受体的直接结合,逆转内阿片肽对心脏的抑制作用,加强心肌收缩力,增加心排血量,提高动脉压及组织灌注,改善休克的血流动力学。

明显改善休克时的细胞代谢,预防代谢性酸中毒,对休克伴发的电解质紊乱(如高血钾)有调节作用,纠正细胞缺血缺氧。

通过稳定组织细胞的溶酶体膜、抑制中性粒细胞释放的超氧自由基对组织的脂氧化损伤,从细胞水平上发挥抗休克作用。

纠正微循环紊乱,降低血液黏度,改善休克时细胞内低氧和膜电位,促进胞内 cAMP 增多,有利于心肌细胞的能量代谢。

纳洛酮通过上述机制逆转了 β-内啡肽大量释放产生的低血压效应,并防止低血容量和休克所致的肾功能衰退,增加重要器官的血流量,缩短休克病程,迅速改善休克症状并降低死亡率。

2.临床应用

纳洛酮对各种原因所致的休克均有效,尤其适用于感染中毒性休克,对经其他治疗措施无效的心源性、过敏性、低血容量性、创伤性及神经源性休克也有较好疗效。有研究认为早期、大剂量、重复使用,在休克出现 3 h 内使用效果最好。

3.用法及用量

首剂用 0.4～0.8 mg,稀释后静脉注射,然后可以将 4 mg 该药加入 5% 的葡萄糖注射液中持续维持静脉滴注,滴速为每小时 0.25～0.30 μg/kg。

(二)不良反应与防治

治疗剂量无明显的毒性作用,应用超大剂量时尚可阻断 δ 受体,对呼吸和循环系统产生轻微影响。偶尔见恶心、呕吐、血压升高、心动过速甚或肺水肿等。对于需要麻醉性镇痛药控制疼痛、缓解呼吸困难的病例,不宜使用本品,因为止痛效果可为本品对抗。

(三)药物相互作用

(1)儿茶酚胺类药物(如肾上腺素、异丙肾上腺素)及 ACEI(如卡托普利)对纳洛酮有协同效应。布洛芬干扰机体前列腺素合成,可加强纳洛酮的药理作用。

(2)胍乙啶(交感神经节阻断剂)、普萘洛尔(β受体阻滞剂)可降低交感神经兴奋性和肾上腺素的作用,拮抗纳洛酮的药理效应;维拉帕米可阻滞细胞膜的钙离子通道而干扰纳洛酮的作用。

(四)制剂

注射剂:0.4 mg(1 mL)。

(刘庠生)

第八章

消化系统临床用药

第一节　促胃肠动力药

一、多潘立酮

(一)剂型规格

片剂:10 mg。分散片:10 mg。栓剂:10 mg;30 mg;60 mg。注射液:2 mL,10 mg。滴剂:1 mL,10 mg。混悬液:1 mL,1 mg。

(二)适应证

本品适用于由胃排空延缓、胃-食管反流、慢性胃炎、食管炎引起的消化不良,外科、妇科手术后的恶心、呕吐,抗帕金森综合征药物引起的胃肠道症状和多巴胺受体激动药所致的不良反应,抗癌药引起的呕吐,但对氮芥等强效致吐药引起的呕吐疗效较差,胃炎、肝炎、胰腺炎等引起的呕吐及其他疾病,如偏头痛、痛经、颅脑外伤、尿毒症,胃镜检查和血液透析、放射治疗引起的恶心、呕吐,儿童的各种原因(如感染)引起的急性和持续性呕吐。

(三)用法用量

肌内注射:每次 10 mg,必要时可重复给药。口服:每次 10~20 mg,每天 3 次,饭前服。直肠给药:每次 60 mg,每天 2~3 次。

(四)注意事项

1 岁以下小儿慎用,哺乳期妇女慎用。

(五)不良反应

不良反应偶尔见头痛、头晕、嗜睡、倦怠、神经过敏等。使用较大剂量可能引起非哺乳期泌乳,并且在一些更年期后妇女及男性患者中出现乳房胀痛现象,也可致月经失调。消化系统偶尔有口干、便秘、腹泻、短时的腹部痉挛性疼痛现象。皮肤偶尔见一过性皮疹或瘙痒症状。

(六)禁忌证

禁忌症为对本药过敏者、嗜铬细胞瘤、乳腺癌、机械性肠梗阻、胃肠道出血、孕妇。

(七)药物相互作用

本品增加对乙酰氨基酚、氨苄西林、左旋多巴、四环素等药物的吸收速度。对服用对乙酰氨基酚的患者,不影响其血药浓度。合用胃肠解痉药与本品,可能发生药理拮抗作用,减弱本品的治疗作用,不宜联用两者。合用本品与 H_2 受体拮抗药,由于 H_2 受体拮抗药改变了胃内 pH,减少本品在胃肠道的吸收,故不宜合用两者。维生素 B_6 可抑制催乳素的分泌,减轻本品泌乳反应。制酸药可以降低本品的口服生物利用度,不宜合用。口服含铝盐或铋盐的药物(如硫糖铝、胶体枸橼酸铋钾、复方碳酸铋)后该类药物能与胃黏膜蛋白结合,形成络合物以保护胃壁,本品能增强胃部蠕动,促进胃内排空,缩短该类药物在胃内的作用时间,降低药物的疗效。

(八)药物过量

用药过量可出现困倦、嗜睡、心律失常、方向感丧失、锥体外系反应以及低血压等症状,但以上反应多数是自限性的,通常在 24 h 内消失。本品过量时无特殊的解药或特效药。应予对症支持治疗,并密切监测。给患者洗胃和/或使用药用炭,可加速药物清除。使用抗胆碱药、抗帕金森病药以及具有抗副交感神经生理作用的抗组胺药,有助于控制与本品毒性有关的锥体外系反应。

二、西沙必利

(一)剂型规格

片剂:5 mg;10 mg。胶囊:5 mg。干混悬剂:100 mg。

(二)适应证

本品可用于由神经损伤、神经性食欲缺乏、迷走神经切断术或部分胃切除引起的胃轻瘫;也用于X线、内镜检查呈阴性的上消化道不适;对胃-食管反流和食管炎也有良好作用,其疗效与雷尼替丁相同,与后者合用时其疗效可能得到加强;还可用于假性肠梗阻导致的推进性蠕动不足和胃肠内容物滞留及慢性便秘;对于采取体位和饮食措施仍不能控制的幼儿慢性、过多性反胃及呕吐也可试用本品治疗。

(三)注意事项

由于本品促进胃肠活动,可能发生瞬时性腹部痉挛、腹鸣或腹泻,此时可考虑酌情减少剂量。当幼儿或婴儿发生腹泻时应酌情减少剂量。本品对胃肠道功能增强的患者可能有害,使用时应注意观察。本品可能引起心电图 Q-T 间期延长、昏厥和严重的心律失常。当过量服用或与酮康唑同服时可引起严重的尖端扭转型室性心动过速。本品无胚胎毒性,也无致畸作用,但对小于34 周的早产儿应慎重用药。对于老年人,由于半衰期延长,故治疗剂量应减少。对肝、肾功能不全患者开始剂量可减半,以后可根据治疗结果及可能发生的不良反应及时调整剂量。本品虽不影响精神运动功能,不引起镇静和嗜睡,但加速中枢抑制剂(如巴比妥类和乙醇)的吸收,因此使用时应注意。

(四)不良反应

曾有过敏、轻度短暂头痛或头晕的报道。偶尔见可逆性肝功能异常,并可能伴有胆汁淤积。罕见惊厥性癫痫、锥体外系反应及尿频等。

(五)禁忌证

对本品过敏者禁用,哺乳期妇女勿用本品。

(六)药物相互作用

本品系通过促进肠肌层节后神经释放乙酰胆碱而发挥胃肠动力作用,因此抗胆碱药可降低本品的效应。服用本品后,胃排空速率加快,如果同服经胃吸收的药物,其吸收速率可能降低,而经小肠吸收药物的吸收速率可能会增加,这类药物如苯二氮䓬类、抗凝剂、对乙酰氨基酚及 H_2

受体阻滞药。对于个别与本品相关的药物需确定其剂量时,最好监测其血药浓度。

三、伊托必利

(一)剂型规格

片剂:50 mg。

(二)适应证

本品主要适用于功能性消化不良引起的各种症状,如上腹部不适、餐后饱胀、早饱、食欲缺乏、恶心、呕吐。

(三)用法用量

口服,成人每天 3 次,每次 1 片,饭前服用。可根据年龄、症状适当增减或遵医嘱。

(四)注意事项

高龄患者用药时易出现不良反应,用时注意。严重肝肾功能不全者、孕妇及哺乳期妇女慎用,儿童不宜使用。

(五)不良反应

主要不良反应:有过敏症状,如出皮疹、发热、瘙痒感;出现消化道症状,如腹泻、腹痛、便秘、唾液增加;出现神经系统症状,如头痛、刺痛感、睡眠障碍;出现血液系统症状,如白细胞计数减少,当确认异常时应停药。偶尔见 BUN 或肌酐水平升高、胸背部疼痛、疲劳、手指发麻和手抖等。

(六)禁忌证

禁忌证为对本药过敏者。胃肠道出血穿孔、机械性梗阻、的患者禁用。

(七)药物相互作用

抗胆碱药可能会对抗伊托必利的作用,故不宜合用两者。本品可能增强乙酰胆碱的作用,使用时应注意。

(八)药物过量

药物过量表现为出现乙酰胆碱作用亢进症状,应采取对症治疗,可采用阿托品解救。

四、莫沙必利

(一)剂型规格

片剂:5 mg。

(二)适应证

适应证为慢性胃炎或功能性消化不良引起的消化道症状,如上腹部胀满感、腹胀、上腹部疼痛、嗳气、恶心、呕吐、有胃烧灼感。

(三)用法用量

常用剂量每次 5 mg,每天 3 次,饭前或饭后服用。

(四)注意事项

服用本品 2 周后,如消化道症状无变化,应停止服用。孕妇和哺乳期妇女、儿童及青少年、有肝肾功能障碍的老年患者慎用。

(五)不良反应

不良反应的发生率约为 4%。主要表现为腹泻、腹痛、口干、皮疹、倦怠、头晕、不适、心悸等。

另有约 3.8% 的患者出现检验指标异常变化,表现为嗜酸性粒细胞数增多、甘油三酯水平升高、ALT 水平升高等。

(六)禁忌证

禁忌证为对本药过敏者、胃肠道出血者或肠梗阻患者。

(七)药物相互作用

合用本品与抗胆碱药物可能减弱本品的作用。

(徐凤琴)

第二节 抗酸及治疗消化性溃疡药

一、复方氢氧化铝

(一)别名

别名为达胃宁、胃舒平。

(二)作用与特点

本品有抗酸、吸附、局部止血、保护溃疡面等作用,效力较弱、缓慢而持久。

(三)适应证

本品主要用于胃酸过多、胃及十二指肠溃疡、反流性食管炎及上消化道出血等。由于铝离子在肠内与磷酸盐结合成不溶解的磷酸铝自粪便排出,故尿毒症患者服用大剂量氢氧化铝后可减少磷酸盐的吸收,减轻酸血症。鸟粪石型尿结石患者服用本品,可因磷酸盐吸收减少而减缓结石的生长或防止其复发。本品也可用于治疗甲状旁腺功能减退症和肾病型骨软化症患者,以调节钙磷平衡。

(四)用法与用量

口服:每次 2~4 片,每天 3 次,饭前 30 min 或胃痛发作时嚼碎后服。

(五)不良反应与注意事项

本品可致便秘。因本品能妨碍磷的吸收,故不宜长期大剂量使用。便秘者、肾功能不全者慎用。

(六)药物相互作用

本品含多价铝离子,可与四环素类形成络合物而影响其吸收,故不宜合用。本品可通过多种机制干扰地高辛、华法林、双香豆素、奎宁、奎尼丁、氯丙嗪、普萘洛尔、吲哚美辛、异烟肼、维生素及巴比妥类的吸收或消除,使上述药物的疗效受到影响,应尽量避免同时使用。

(七)制剂与规格

片剂:每片含氢氧化铝 0.245 g、三硅酸镁 0.105 g、颠茄流浸膏 0.002 6 mL。

(八)医保类型及剂型

医保类型为甲类。剂型为口服常释剂。

二、碳酸氢钠

(一)别名

别名为重碳酸钠、酸式碳酸钠、重曹、小苏打。

(二)作用与特点

本品口服后能迅速中和胃中过剩的胃酸,减轻疼痛,但作用持续时间较短。口服易吸收,能碱化尿液,与某些磺胺药同服,可防止磺胺在尿中结晶析出。

(三)适应证

适应证为胃痛、苯巴比妥、阿司匹林等的中毒解救、代谢性酸血症、高钾血症及各种原因引起的伴有酸中毒症状的休克、早期脑栓塞以及严重哮喘持续状态经其他药物治疗无效者、真菌性阴道炎。

(四)用法与用量

口服:每次 0.5～2.0 g,每天 3 次,饭前服用。静脉滴注:5%的溶液,成人每次 100～200 mL,小儿 5 mL/kg。以 4%的溶液冲洗阴道或坐浴:每晚 1 次,每次 500～1 000 mL,连用 7 d。

(五)不良反应与注意事项

不良反应是可引起继发性胃酸分泌增加,长期大量服用可能引起碱血症。静脉滴注本品时,低钙血症患者可能产生阵发性抽搐,而缺钾患者可能产生低钾血症的症状。严重胃溃疡患者慎用,充血性心力衰竭、水肿和肾衰竭的酸中毒患者使用本品应慎重。

(六)药物相互作用

本品不宜与胃蛋白酶合剂、维生素 C 等酸性药物合用,不宜与重酒石酸间羟胺、庆大霉素、四环素、肾上腺素、多巴酚丁胺、苯妥英钠、钙盐等同瓶静脉滴注。

(七)制剂与规格

(1)片剂:每片 0.3 g;0.5 g。

(2)注射液:0.5 g/10 mL;12.5 g/250 mL。

(八)医保类型及剂型

医保类型为甲类。剂型为口服常释剂。

三、硫糖铝

(一)别名

别名为胃溃宁、素得。

(二)作用与特点

其能与胃蛋白酶络合,抑制该酶分解蛋白质;并能与胃黏膜的蛋白质(主要为清蛋白及纤维蛋白)络合形成保护膜,覆盖溃疡面,阻止胃酸、胃蛋白酶和胆汁酸的渗透、侵蚀,从而利于黏膜再生和溃疡愈合。本品在溃疡区的沉积能诱导表皮生长因子积聚,促进溃疡愈合。同时本品还能刺激胃黏膜合成前列腺素,改善黏液质量,加速组织修复。服用本品后,仅 2%～5%的硫酸二糖被吸收,并由尿排出。

(三)适应证

适应症为胃及十二指肠溃疡。

(四)用法与用量

口服:每次 1 g,每天 3~4 次,饭前 1 h 及睡前服用。

(五)不良反应与注意事项

不良反应主要为便秘。个别患者可出现口干、恶心、胃痛等。治疗收效后,应继续服药数月,以免复发。

(六)药物相互作用

本品不宜与多酶片合用,否则两者的疗效均降低。本品与西咪替丁合用时可能使本品的疗效降低。

(七)制剂与规格

(1)片剂:0.25 g;0.5 g。

(2)分散片:0.5 g。

(3)胶囊剂:0.25 g。

(4)悬胶剂:5 mL(含硫糖铝 1 g)。

(八)医保类型及剂型

医保类型为乙类。剂型为口服常释剂、口服液体剂。

四、铝碳酸镁

(一)别名

别名为铝碳酸镁。

(二)作用与特点

本品为抗酸药。抗酸作用迅速且作用温和,可避免 pH 过高引起的胃酸分泌加剧。作用持久是本品的另一个特点。

(三)适应证

适应证为胃及十二指肠溃疡。

(四)用法与用量

一般每次 1 g,每天 3 次,饭后 1 h 服用。治疗十二指肠壶腹部溃疡 6 周为 1 个疗程,治疗胃溃疡8 周为 1 个疗程。

(五)不良反应与注意事项

本品的不良反应轻微,但个别患者可能出现腹泻。

(六)药物相互作用

本品含有铝、镁等多价金属离子,与四环素类合用时应错开服药时间。

(七)制剂与规格

片剂:0.5 g。

(八)医保类型及剂型

医保类型为乙类。剂型为口服常释剂。

五、奥美拉唑

(一)别名

别名为洛赛克。

(二)作用与特点

本品高度选择性地抑制壁细胞中的 H^+-K^+-ATP 酶(质子泵),使胃酸分泌减少。其作用依赖于剂量。本品对乙酰胆碱或组胺受体均无影响。除了本品对酸分泌的作用之外,临床上未观察到明显的药效学作用。本品起效迅速,每天服 1 次即可逆地控制胃酸分泌,持续约 24 h。本品口服后 3 h 达血药浓度峰值。血浆蛋白结合率为 95%,分布容积 0.34~0.37 L/kg。本品主要由肝脏代谢后由尿及粪中排出。其血药浓度与胃酸抑制作用无明显相关性。每天服用 1 次即能可逆地控制胃酸分泌,持续约 24 h。

(三)适应证

适应证为十二指肠溃疡、胃溃疡、反流性食管炎、胃泌素瘤。

(四)用法与用量

口服:每次 20 mg,每天 1 次。十二指肠溃疡患者的症状能迅速缓解,大多数病例的溃疡在 2 周内愈合。第 1 疗程未能完全愈合者,再治疗 2 周通常能愈合。胃溃疡和反流性食管炎患者的症状能迅速缓解,多数病例的溃疡在 4 周内愈合。第 1 疗程后未完全愈合者,再治疗 4 周通常可愈合。对一般剂量无效者,改每天服用本品 1 次,40 mg,可能愈合。对胃泌素瘤:建议的初始剂量为 60 mg,每天 1 次。应个别调整剂量。每天剂量超过 80 mg 时,应分 2 次服用。

(五)不良反应与注意事项

本品耐受性良好,罕见恶心、头痛、腹泻、便秘和肠胃胀气,少数患者出现皮疹。这些作用均较短暂且轻微,并与治疗无关。因酸分泌明显减少,理论上可增加肠道感染的危险。本品尚无已知的禁忌证。孕妇及儿童用药安全性未确立,本品能延长地西泮和苯妥英的消除。本品可能与经 P_{450} 酶系代谢的其他药物(如华法林)有相互作用。

(六)制剂与规格

胶囊剂:20 mg。

(七)医保类型及剂型

医保类型为乙类。剂型为口服常释剂、注射剂。

六、泮托拉唑

(一)别名

别名为潘妥洛克、泰美尼克。

(二)作用与特点

泮托拉唑是第 3 个能与 H^+-K^+-ATP 酶产生共价结合并发挥作用的质子泵抑制药,它与奥美拉唑和兰索拉唑都属于苯并咪唑的衍生物,与奥美拉唑和兰索拉唑相比,泮托拉唑与质子泵的结合选择性更高,而且更为稳定。泮托拉唑的口服生物利用度为 77%,达峰时间为 2.5 h,半衰期为 0.9~1.9 h,但抑制胃酸的作用一旦出现,即使药物已经从循环中被清除,仍可维持较长时间。泮托拉唑无论单次、多次口服或静脉给药,药动学均呈剂量依赖性关系。

(三)适应证

本品主要用于胃及十二指肠溃疡、胃-食管反流性疾病、胃泌素瘤等。

(四)用法与用量

常用量每次 40 mg,每天 1 次,早餐时间服用,不可嚼碎;个别对其他药物无反应的病例可每天服用 2 次。老年患者及肝功能受损者的每天剂量不得超过 40 mg。治疗十二指肠溃疡,疗程

2周,必要时再服2周;治疗胃溃疡及反流性食管炎,疗程4周,必要时再服4周。总疗程不超过8周。

(五)不良反应与注意事项

偶尔可引起头痛和腹泻,极少引起恶心、上腹痛、腹胀、皮疹、瘙痒及头晕等。个别病例出现水肿、发热和一过性视力障碍。不建议神经性消化不良等轻微胃肠疾病患者使用本品。用药前必须排除胃与食管恶性病变。肝功能不良患者慎用。妊娠头3个月和哺乳期妇女禁用本品。

(六)制剂与规格

肠溶片:40 mg。

(七)医保类型及剂型

医保类型为乙类。剂型为口服常释剂、注射剂。

七、法莫替丁

(一)作用与特点

本品拮抗胃黏膜壁细胞的组胺 H_2 受体而显示强大而持久的胃酸分泌抑制作用。本品的安全范围广,又无抗雄激素作用及抑制药物代谢的作用。本品的 H_2 受体拮抗作用比西咪替丁强,对组胺刺激胃酸分泌的抑制作用约为西咪替丁的40倍,持续时间长。本品能显著抑制应激所致大鼠胃黏膜中糖蛋白含量的减少。对大鼠试验性胃溃疡或十二指肠溃疡的发生,其抑制作用比西咪替丁强,连续给药能促进愈合,效力比西咪替丁强。对失血及给予组胺所致大鼠胃出血具有抑制作用。本品口服后2~3 h达血浓度峰值,口服及静脉给药的半衰期均约3 h。尿中仅见原形及其氧化物,口服时,后者占尿中总排量的5%~15%,静脉给药时占80%。治疗给药后24 h内原形药物的尿排泄率:口服时为35%~44%,静脉给药为88%~91%。

(二)适应证

口服用于治疗胃溃疡、十二指肠溃疡、吻合口溃疡、反流性食管炎。口服或静脉注射用于治疗上消化道出血(消化性溃疡、急性应激性溃疡、出血性胃炎所致)及胃泌素瘤。

(三)用法与用量

口服:每次20 mg,每天2次(早餐后、晚餐后或临睡前)。静脉注射或滴注:每次20 mg,溶于生理盐水或20 mL葡萄糖注射液中缓慢静脉注射或滴注,每天2次,通常1周内起效,患者可口服时改口服。

(四)不良反应与注意事项

不良反应较少。最常见的有头痛、头晕、便秘和腹泻,发生率分别为4.7%、1.3%、1.2%、1.7%。偶尔见皮疹、荨麻疹(应停药)、白细胞减少、氨基转移酶水平升高等。罕见腹部胀满感、食欲缺乏及心率增加、血压上升、颜面潮红、月经不调等。本品慎用于有药物过敏史、肾衰竭或肝病患者。孕妇慎用。哺乳期妇女使用时应停止哺乳。对小儿的安全性尚未确立。应在排除恶性肿瘤后再给药。

(五)制剂与规格

(1)片剂:10 mg;20 mg。

(2)注射剂:20 mg/2 mL。

(3)胶囊剂:20 mg。

（六）医保类型及剂型

医保类型为乙类。剂型为口服常释剂、注射剂。

八、西咪替丁

（一）别名

别名为西咪替丁。

（二）作用与特点

本品属于组胺 H_2 受体拮抗剂的代表性药品,能抑制基础胃酸及各种刺激引起的胃酸分泌,并能减少胃蛋白酶的分泌。本品的口服生物利用度约为 70%,口服后吸收迅速,1.5 h 血药浓度达峰值,半衰期约为 2 h,小部分在肝脏氧化为亚砜化合物或 5-羟甲基化合物,50%～70% 以原形从尿中排出,可排出口服量的 80%～90%。

（三）适应证

本品适用于治疗十二指肠溃疡、胃溃疡、反流性食管炎、复发性溃疡病等。本品对皮肤瘙痒症也有一定疗效。

（四）用法与用量

口服:每次 200 mg,每天 3 次,睡前加用 400 mg;注射:用葡萄糖注射液或葡萄糖氯化钠注射液稀释后静脉滴注,每次 200～600 mg;或用 20 mL 上述溶液稀释后缓慢静脉注射,每次 200 mg,4～6 h1 次。每天剂量不宜超过 2 g。也可直接肌内注射。

（五）不良反应与注意事项

少数患者可能有轻度腹泻、眩晕、嗜睡、面部潮红、出汗等。停药后可恢复。极少数患者有白细胞计数减少或全血细胞计数减少等。少数肾功能不全或患有脑病的老年患者可有轻微精神障碍。少数患者可出现中毒性肝炎,转氨酶水平一过性升高,血肌酐水平轻度升高或蛋白尿等,一般停药后可恢复正常。肝、肾功能不全者慎用,应根据肌酐清除率指标调整给药剂量。肌酐清除率为0～15 mL/min者忌用。

（六）药物相互作用

本品为一种强效肝微粒体酶抑制药,可降低华法林、苯妥英钠、普萘洛尔、地西泮、茶碱、卡马西平、美托洛尔、地高辛、奎尼丁、咖啡因等药物在肝内的代谢,延迟这些药物的排泄,导致其血药浓度明显升高,合并用药时需减少上述药物的剂量。

（七）制剂与规格

（1）片剂:每片 200 mg。

（2）注射剂:每支 200 mg。

（八）医保类型及剂型

医保类型为甲类。剂型为口服常释剂、注射剂。

九、大黄碳酸氢钠

（一）作用与特点

本品可以抗酸、健胃。

（二）适应证

本品可用于胃酸过多、消化不良、食欲缺乏等。

（三）用法与用量

口服，每次 1～3 片，每天 3 次，饭前服。

（四）制剂与规格

片剂：每片含碳酸氢钠、大黄粉各 0.15 g，薄荷油适量。

（五）医保类型及剂型

医保类型为甲类。剂型为口服常释剂。

十、碳酸钙

（一）别名

别名为兰达。

（二）作用与特点

本品为中和胃酸药，可中和或缓冲胃酸，作用缓和而持久，但对胃酸分泌无直接抑制作用，并可因提高胃酸 pH 而消除胃酸对壁细胞分泌的反馈性抑制。本品与胃酸作用产生二氧化碳与氯化钙，前者可引起嗳气，后者在碱性液中再形成碳酸钙、磷酸钙而引起便秘。本品在胃酸中转化为氯化钙，小肠吸收部分钙，由尿排泄，其中大部分由肾小管重吸收。本品口服后约 85% 转化为不溶性钙盐（如磷酸钙、碳酸钙），由粪便排出。

（三）适应证

适应证为胃酸过多引起的上腹痛、反酸、胃部烧灼感和上腹不适。

（四）用法与用量

2～5 岁儿童（11.0～21.9 kg）每次 59.2 mg，6～11 岁儿童（22.0～43.9 kg）每次 118.4 mg，饭后 1 h 或需要时口服 1 次，每天不超过 3 次，连续服用最大推荐剂量不超过 14 d。

（五）不良反应与注意事项

偶尔见嗳气、便秘。大剂量服用可发生高钙血症。心、肾功能不全者慎用。长期大量服用本品应定期测血钙浓度。

（六）药物相互作用

本品与噻嗪类利尿药合用，可增加肾小管对钙的重吸收。慎与洋地黄类药物联合使用。

（七）制剂与规格

(1) 混悬剂：11.84 g/148 mL。

(2) 片剂：0.5 g。

十一、盐酸雷尼替丁

（一）别名

别名为西斯塔、兰百幸、欧化达、善卫得。

（二）作用与特点

本品为选择性的 H 受体拮抗剂，能有效地抑制组胺、五肽胃泌素及食物刺激引起的胃酸分泌，降低胃酸和胃酶的活性，但对胃泌素的分泌无影响。作用比西咪替丁强，对胃及十二指肠溃疡的疗效高，具有速效和长效的特点。本品的口服生物利用度约 50%，半衰期为 2～2.7 h，静脉注射 1 mg/kg，瞬间血药浓度为 3 000 ng/mL，维持在 100 ng/mL 以上可达 4 h。大部分以原形药物从肾排泄。

（三）适应证

本品临床上主要用于治疗十二指肠溃疡、良性溃疡病、术后溃疡、反流性食管炎及胃泌素瘤等。

（四）用法与用量

口服：每天 2 次，每次 150 mg，早、晚饭时服。

（五）不良反应与注意事项

不良反应较轻，偶尔见头痛、皮疹和腹泻。个别患者有白细胞或血小板减少。有过敏史者禁用。除必要外，妊娠哺乳妇女不用本品。8 岁以下儿童禁用。本品肝、肾功能不全者慎用。本品对肝有一定毒性，个别患者转氨酶水平升高，但停药后即可恢复。

（六）药物相互作用

本品与普鲁卡因、N-乙酰普鲁卡因合用，可减慢后者从肾的清除速率。本品还能减少肝血流，使经肝代谢的普萘洛尔、利多卡因、美托洛尔的代谢减慢，作用增强。

（七）制剂与规格

(1)片剂：0.15 g。

(2)胶囊剂：0.15 g。

（八）医保类型及剂型

医保类型为甲类。剂型为口服常释剂、注射剂。

十二、尼扎替定

（一）别名

别名为爱希。

（二）作用与特点

本品是一种组胺 H_2 受体拮抗剂，竞争性地与组胺 H_2 受体相结合，可逆性地抑制其功能，特别是对胃壁细胞上的 H_2 受体，可显著抑制夜间胃酸分泌达 12 h，亦显著抑制食物、咖啡因、倍他唑（氨乙吡唑）和五肽胃泌素刺激的胃酸分泌。口服后并不影响胃分泌液中胃蛋白酶的活性，但总的胃蛋白酶分泌量随胃液分泌量减少而相应地减少，此外可增加他唑巴坦刺激的内因子分泌，本品不影响基础胃泌素分泌。口服生物利用度为 70% 以上。口服 150 mg，0.5～3 h 后达到血药浓度峰值，为 700～1 800 μg/L，与血浆蛋白结合率约为 35%，半衰期为 1～2 h。90% 以上口服剂量的尼扎替定在 12 h 内从尿中排出，其中约 60% 以原形排出。

（三）适应证

适应证为活动性十二指肠溃疡、胃食管反流性疾病（包括糜烂或溃疡性食管炎）、良性活动性胃溃疡。

（四）用法与用量

(1)治疗活动性十二指肠溃疡及良性活动性胃溃疡：300 mg/d，分 1～2 次服用；维持治疗时 150 mg，每天 1 次。

(2)治疗胃食管反流性疾病：150 mg，每天 2 次。对中、重度肾功能损害者减少剂量。

（五）不良反应与注意事项

患者可有头痛、腹痛、肌痛、无力、背痛、胸痛、感染和发热以及消化系统、神经系统、呼吸系统不良反应，偶尔有皮疹及瘙痒。罕见肝功能异常、贫血、血小板减少症及变态反应。治疗前应先排除恶性溃疡的可能性。对本品过敏者及对其他 H_2 受体拮抗剂有过敏史者禁用。

(六)药物相互作用

本品不抑制细胞色素 P_{450} 关联的药物代谢酶系统。本品与大剂量阿司匹林合用会增加水杨酸盐的血浓度。

(七)制剂与规格

胶囊剂:150 mg。

十三、雷贝拉唑钠

(一)别名

别名为波利特。

(二)作用与特点

本品具有很强的 H^+-K^+-ATP 酶抑制作用、胃酸分泌抑制作用以及抗溃疡作用。健康成年男子在禁食情况下口服本剂 20 mg,3.6 h 后达血药浓度峰值 437 ng/mL,半衰期为 1.49 h。

(三)适应证

适应证为胃溃疡、十二指肠溃疡、吻合口溃疡、反流性食管炎、胃泌素瘤。

(四)用法与用量

成人推荐剂量为每次 10～20 mg,每天 1 次。胃溃疡、吻合口溃疡、反流性食管炎的疗程一般以 8 周为限,十二指肠溃疡的疗程以 6 周为限。

(五)不良反应与注意事项

严重的不良反应有休克、血常规检查异常、视力障碍。其他不良反应有过敏症、血液系统异常、肝功能异常、循环系统和神经系统异常。此外有水肿,总胆固醇、中性脂肪、BUN 水平升高,蛋白尿。

(六)药物相互作用

本品与地高辛合用时,可升高其血中浓度。本品与含氢氧化铝凝胶、氢氧化镁的制酸剂同时服用和在其后1 h服用,本品的平均血药浓度和药时曲线下面积分别下降8%和6%。

(七)制剂与规格

薄膜衣片:10 mg;20 mg。

十四、枸橼酸铋钾

(一)别名

别名为胶体次枸橼酸铋、德诺、丽珠得乐、得乐、可维加。

(二)作用与特点

本品在胃酸条件下,以极微沉淀覆盖在溃疡表面形成一层保护膜,从而隔绝了胃酸、酶及食物对溃疡黏膜的侵蚀,促进黏膜再生,使溃疡愈合。本品还有良好的抗幽门螺杆菌作用。因而本品具有明显的抗溃疡作用,给药后在胃底、胃窦部、十二指肠、空肠及回肠均有铋的吸收,其中以小肠吸收为多。血药浓度与给药剂量呈相关性,一般于给药后 4 周血药浓度达稳态。血浆浓度通常小于 50 μg/L。分布主要聚集在肾脏(占吸收的 60%)。有关本品吸收后的代谢与排泄资料较少。一些铋剂中毒患者血与尿的排泄半衰期分别为 4.5 d 和 5.2 d,脑脊液的排泄半衰期可达 13.9 d。

（三）适应证

本品适用于治疗胃溃疡、十二指肠壶腹部溃疡、多发溃疡及吻合口溃疡等多种消化性溃疡。

（四）用法与用量

480 mg/d，分 2～4 次服用。除特殊情况外，疗程不得超过 2 个月。若需继续用药，在开始下 1 个疗程前 2 个月须禁服任何含铋制剂。

（五）不良反应与注意事项

不良反应主要表现为胃肠道症状，如恶心、呕吐、便秘和腹泻。偶尔见一些轻度变态反应。服药期间舌及大便可呈灰黑色。肾功能不全者禁用。

（六）药物相互作用

其与四环素同时服用会影响四环素的吸收，不得与其他含铋制剂同服，不宜与制酸药及牛奶合用，因牛奶及制酸药可干扰其作用。

（七）制剂与规格

（1）片剂：120 mg。

（2）胶囊剂：120 mg。

（3）颗粒剂：每小包 1.2 g（含本品 300 mg）。

（八）医保类型及剂型

医保类型为乙类。剂型为口服常释剂、颗粒剂。

十五、米索前列醇

（一）作用与特点

本品为最早进入临床的合成前列腺素 E_1 的衍生物。本品能抑制基础胃酸分泌和由组胺、五肽胃泌素、食物或咖啡所引起的胃酸分泌。有局部和全身相结合的作用，其局部作用是主要的。其抑制胃酸分泌的机制是直接抑制了壁细胞。本品还有细胞保护作用。本品口服吸收良好，由于本品口服后迅速代谢为有药理活性的游离酸，所以不能测定原药的血药浓度。本品分布以大肠、胃和小肠组织及血浆中最多。其游离酸在血浆半衰期为（20.6±0.9）min。本品主要经肾途径排泄，给药后 24 h 内，约 80% 从尿和粪便中排出，尿中的排泄量为粪便中的 2 倍。本品在临床应用中未被观察到有药物相互作用。

（二）适应证

适应证为十二指肠溃疡和胃溃疡。

（三）用法与用量

口服：每次 200 μg，在餐前或睡前服用，每天 1 次，4～8 周为 1 个疗程。

（四）不良反应与注意事项

不良反应有轻度而短暂地腹泻、恶心、头痛、眩晕和腹部不适。本品禁用于已知对前列腺素类药物过敏者及孕妇；如果患者在服用时怀孕，应立即停药。脑血管或冠状动脉疾病的患者应慎用。

（五）制剂与规格

片剂：200 μg。

十六、替普瑞酮

(一)别名

别名为戊四烯酮、施维舒、E0671。

(二)作用与特点

本品能促进胃黏膜及胃黏液层中主要的黏膜修复因子(即高分子糖蛋白)的合成,提高黏液中的磷脂质浓度,提高黏膜的防御能力。本品还能防止胃黏膜病变时黏膜增殖区细胞增殖能力的下降。本品已被证明对难治的溃疡也有良好效果,使已修复的黏膜壁显示正常迹象,也有防止复发的作用。本品不影响胃液分泌等胃的生理功能,但对各种实验性溃疡(寒冷应激性、阿司匹林、利血平、乙酸、烧灼所致)均具有较强的抗溃疡作用。

(三)适应证

适应证为胃溃疡。

(四)用法与用量

口服:饭后 30 min 以内口服,每次 50 mg,每天 3 次。

(五)不良反应与注意事项

不良反应为头痛、便秘、腹胀及肝转氨酶水平轻度上升、总胆固醇值升高、皮疹等,但停药后均迅速消失。妊娠期用药的安全性尚未确立,故孕妇应权衡利弊,慎重用药。小儿用药的安全性也尚未确立。

(六)制剂与规格

(1)胶囊剂:50 mg。

(2)细粒剂:100 mg。

(徐凤琴)

第三节　助　消　化　药

一、胃蛋白酶

(一)制剂

片剂:每片 0.1 g。

(二)适应证

本品常用于食用高蛋白食物过多所致消化不良、病后恢复期消化功能减退及慢性萎缩性胃炎、胃癌、恶性贫血所致的胃蛋白酶缺乏。

(三)用法用量

饭时或饭前服 0.3~0.6 g,同时服 0.5~2.0 mL 稀盐酸。

(四)注意事项

(1)本品不宜与抗酸药同服,因胃内 pH 升高而使其活力降低。

(2)本品的药理作用与硫糖铝相拮抗,不宜合用两者。

二、胰酶

(一)制剂

肠溶片:每片 0.3 g;0.5 g。

(二)适应证

本品可用于各种原因引起的胰腺外分泌功能不足的替代治疗,以缓解消化不良或食欲减退等症状。

(三)用法用量

每次 0.3～0.6 g,每天 3 次,饭前服。

(四)注意事项

本品不宜与酸性药同服,与等量碳酸氢钠同服可增加疗效。急性胰腺炎早期患者禁用。

(徐凤琴)

第四节　胃肠解痉药

胃肠解痉药又称抑制胃肠动力药,主要是一些抗胆碱药。其主要作用机制是减弱胃肠道的蠕动功能,松弛食管及胃肠道括约肌,从而减慢胃的排空和小肠转运,减弱胆囊收缩和降低胆囊压力,减弱结肠的蠕动,减慢结肠内容物的转运。

一、溴丙胺太林(普鲁本辛)

(一)制剂

片剂:每片 15 mg。

(二)适应证

本品适用于胃溃疡及十二指肠溃疡的辅助治疗,也用于胃炎、胰腺炎、胆汁排泄障碍、遗尿和多汗症的治疗。

(三)用法用量

每次 15 mg,每天 3～4 次,饭前服,睡前 30 mg;治疗遗尿可于睡前口服 15～45 mg。

(四)注意事项

(1)主要不良反应有口干、视物模糊、尿潴留、便秘、头痛、心悸等,减量或停药后可消失。

(2)手术前和青光眼患者禁用,心脏病患者慎用。

二、甲溴阿托品(胃疡平)

(一)制剂

片剂:每片 1 mg;2 mg。纸片:每小格 1 mg。

(二)适应证

本品主要用于胃及十二指肠溃疡、胃炎、胃酸过多症、胃肠道痉挛等。

（三）用法用量

口服：每次 1～2 mg，每天 4 次，饭后半小时及睡前半小时服用。必要时每天剂量可增至 12 mg。

（四）注意事项

青光眼及泌尿系统疾病患者忌用。

三、丁溴东莨菪碱（解痉灵）

（一）制剂

注射剂：20 mg/1 mL。胶囊剂：每胶囊 10 mg。

（二）适应证

本品可用于胃、十二指肠、结肠纤维内镜检查的术前准备，经内镜逆行胰胆管造影和胃、十二指肠、结肠的气钡低张造影或计算机腹部体层扫描的术前准备，可有效地减少或抑制胃肠道蠕动，还可用于治疗各种病因引起的胃肠道痉挛、胆绞痛、肾绞痛或胃肠道蠕动亢进等。

（三）用法用量

（1）口服：每次 10 mg，每天 3 次。

（2）肌内注射、静脉注射或溶于葡萄糖注射液、0.9％的氯化钠注射液中静脉滴注：每次 20～40 mg，或每次 20 mg，间隔 20～30 min 再用 20 mg。静脉注射时速度不宜过快。

（四）注意事项

（1）青光眼、前列腺肥大所致排尿困难、严重心脏病、器质性幽门狭窄或麻痹性肠梗阻患者禁用。

（2）如果出现过敏应及时停药。

（3）小儿慎用。

四、辛戊胺（戊胺庚烷、新握克丁）

（一）制剂

复方辛戊胺注射液：每支 1 mL，内含异美汀氨基磺酸盐 0.06 g、辛戊胺氨基磺酸盐 0.08 g。复方辛戊胺滴剂：成分与复方辛戊胺注射液相同。

（二）适应证

本品可用于消化道、尿路及其括约肌痉挛、偏头痛、呃逆以及尿、胃肠道器械检查。本品用于溃疡病、胆囊炎、胆石症等引起的腹痛。

（三）用法用量

每次肌内注射本品与异美汀的复方注射液 1～2 mL，或口服复方滴剂 25～40 滴，每天 3～4 次。

（四）注意事项

偶尔有恶心、神经过敏、头痛等不良反应，注射可引起血压升高，不宜用于高血压患者。

（徐凤琴）

第五节 止吐及催吐药

一、甲氧氯普胺

(一)剂型规格

片剂:5 mg。注射液:1 mL,10 mg。

(二)适应证

本品可用于脑部肿瘤手术、肿瘤的放疗及化疗、脑外伤后遗症、急性颅脑损伤以及药物所引起的呕吐。本品对于胃胀气性消化不良、食欲缺乏、嗳气、恶心、呕吐有较好疗效,也可用于海空作业引起的呕吐及晕车症状。本品增加食管括约肌压力,从而减少全身麻醉时胃肠道反流所致吸入性肺炎的发生率;可减轻钡餐检查时的恶心、呕吐反应现象,促进钡剂通过;十二指肠插管前服用,有助于顺利插管。本品对糖尿病性胃轻瘫、胃下垂等有一定疗效,也用于幽门梗阻及对常规治疗无效的十二指肠溃疡。本品可减轻偏头痛引起的恶心,并可能由于提高胃通过率而促进麦角胺的吸收。本品有催乳作用,可试用于乳量严重不足的产妇。本品可用于胆管疾病和慢性胰腺炎的辅助治疗。

(三)用法用量

口服:一次 5～10 mg,每天 10～30 mg。饭前半小时服用。肌内注射:一次 10～20 mg。每天剂量一般不宜超过 0.5 mg/kg,否则易引起锥体外系反应。

(四)注意事项

注射给药可能引起直立位低血压。大剂量或长期应用本品可能因阻断多巴胺受体,使胆碱能受体相对亢进而导致锥体外系反应(特别是年轻人)。主要表现为帕金森综合征,可出现肌震颤、头向后倾、斜颈、阵发性双眼向上注视、发声困难、共济失调等。可用苯海索等抗胆碱药治疗。本品遇光变成黄色或黄棕色后,毒性强。

(五)不良反应

主要不良反应为镇静作用,可有倦怠、嗜睡、头晕等。其他不良反应为便秘、腹泻、出皮疹、溢乳、男子乳房发育等,但较为少见。

(六)禁忌证

孕妇禁用。本品禁用于嗜铬细胞瘤、癫痫、进行放射治疗或化疗的乳腺癌患者,也禁用于胃肠道活动增强,可导致危险的病例。

(七)药物相互作用

吩噻嗪类药物能增强本品的锥体外系不良反应,不宜合用。抗胆碱药(阿托品、丙胺太林、颠茄等)能减弱本品增强胃肠运动功能的效应,合用两药时应注意。本品可降低西咪替丁的口服生物利用度,若必须合用两种药,服药时间应至少间隔 1 h。本品能增加对乙酰氨基酚、氨苄西林、左旋多巴、四环素等的吸收速率,地高辛的吸收因合用本品而减少。

(八)药物过量

药物过量的表现:深昏睡状态,神志不清,肌肉痉挛,如颈部及背部肌肉痉挛、拖曳步态、头部及面部抽搐样动作以及双手颤抖摆动等锥体外系症状。处理:用药过量时,使用抗胆碱药物(如盐酸苯海索)、治疗帕金森病药物或抗组胺药(如苯海拉明),可有助于锥体外系反应的制止。

二、盐酸昂丹司琼

(一)剂型规格

片剂:4 mg;8 mg。胶囊:8 mg。注射剂:1 mL,4 mg;2 mL,4 mg;2 mL,8 mg。

(二)适应证

本品适用于治疗由化疗和放疗引起的恶心呕吐,也可用于预防和治疗手术后引起的恶心呕吐。

(三)用法用量

1.治疗由化疗和放疗引起的恶心、呕吐

(1)成人:给药途径和剂量应视患者的情况而异。剂量一般为8～32 mg;对可引起中度呕吐的化疗和放疗,应在患者接受治疗前,缓慢静脉注射8 mg;或在治疗前1～2 h口服8 mg,之后间隔12 h口服8 mg。对可引起严重呕吐的化疗和放疗,可于治疗前缓慢静脉注射本品8 mg,之后间隔2～4 h再缓慢静脉注射8 mg,共2次;也可将本品加入50～100 mL生理盐水中于化疗前静脉滴注,滴注时间为15 min。对可能引起严重呕吐的化疗,也可于治疗前将本品与20 mg地塞米松磷酸钠合用,静脉滴注,以增强本品的疗效。对于上述疗法,为避免治疗后24 h出现恶心呕吐,均应持续让患者服药,每次8 mg,每天2次,连服5 d。

(2)儿童:化疗前按体表面积计算,每平方米静脉注射5 mg,12 h后再口服4 mg,化疗后应持续让患儿口服4 mg,每天2次,连服5 d。

(3)老年人:可依成年人给药法给药,一般不需调整。

2.预防或治疗手术后呕吐

(1)成人:一般可于麻醉诱导时静脉滴注4 mg,或于麻醉前1 h口服8 mg,之后每隔8 h口服8 mg,共2次。出现术后恶心、呕吐时,可缓慢滴注4 mg进行治疗。

(2)肾衰竭患者:不需调整剂量、用药次数或用药途径。

(3)肝衰竭患者:由于本品主要自肝脏代谢,对中度或严重肝衰竭的患者每天用药剂量不应超过8 mg。静脉滴注时,本品在下述溶液中是稳定的(在室温或冰箱中可保持稳定1周):0.9%的氯化钠注射液、5%的葡萄糖注射液、复方氯化钠注射液和10%的甘露醇注射液,但本品仍应于临用前配制。

(四)注意事项

怀孕期间(尤其妊娠早期)不宜使用本品。哺乳期妇女服用本品时应停止哺乳。

(五)不良反应

常见不良反应有头痛、头部和上腹部有发热感、静坐不能、腹泻、皮疹、急性张力障碍性反应、便秘等。部分患者可有短暂性氨基转移酶水平升高。少见的不良反应有支气管痉挛、心动过速、胸痛、低钾血症、心电图改变和癫痫大发作。

(六)禁忌证

有过敏史或对本品过敏者不得使用。胃肠道梗阻患者禁用。

(七)药物相互作用

其与地塞米松或甲氧氯普胺合用,可以显著增强止吐效果。

(八)药物过量

过量可引起幻视、血压升高,此时适当给予对症和支持治疗。

三、托烷司琼

(一)剂型规格

注射剂:1 mL,5 mg。胶囊剂:5 mg。

(二)适应证

本品主要用于治疗对癌症化疗引起的恶心、呕吐。

(三)用法用量

每天 5 mg,总疗程 6 d。静脉给药,在化疗前将本品 5 mg 溶于 100 mL 生理盐水、林格液或5%的葡萄糖注射液中静脉滴注或缓慢静脉推注。口服给药,每天 1 次,每次 1 粒胶囊(5 mg),于进食前至少 1 h 服用或于早上起床后立即用水送服。疗程 2～6 d,轻症者可适当缩短疗程。

(四)注意事项

哺乳期妇女不宜应用,对儿童暂不推荐使用。本品可能对血压有一定影响,因此高血压未控制的患者每天剂量不宜超过 10 mg。

(五)不良反应

常规剂量下的不良反应多为一过性的,常见有头痛、便秘、头晕、疲劳及胃肠功能紊乱,如腹痛和腹泻。

(六)禁忌证

对本品过敏者及妊娠妇女禁用。

(七)药物相互作用

本品与食物同服可使吸收略延迟。本品与利福平或其他转氨酶诱导剂合用可使本品的血浆浓度降低,因此代谢正常者需增加剂量。

四、阿扎司琼

(一)剂型规格

注射剂:2 mL,10 mg。片剂:10 mg。

(二)适应证

本品主要用于抗恶性肿瘤药引起的消化系统症状,如恶心、呕吐。

(三)用法用量

成人一般用量为 10 mg,每天 1 次,静脉注射。

(四)注意事项

严重肝、肾功能不全者慎用。本品有引起过敏性休克的可能,所以需要注意观察,一旦出现异常应马上停药并给予适当处理。

(五)不良反应

神经系统方面有时出现头痛、头重或烦躁感;消化系统方面出现口渴,ALT、AST 和总胆红素水平上升;循环系统有时出现颜面苍白、冷感或心悸;其他方面有时出现皮疹、全身瘙痒、发热、乏力、双腿痉挛、颜面潮红及血管痛等。

(六)禁忌证

对本品及 5-HT₃ 受体阻滞药过敏者禁用。胃肠道梗阻患者禁用。

(七)药物相互作用

本品与碱性药物(如呋塞米、甲氨蝶呤、氟尿嘧啶、吡咯他尼或依托泊苷)配伍时,有可能出现混浊或析出结晶,也可能降低本品的含量,因此本品应先与生理盐水混合后方可配伍,配伍后应在 6 h 内使用。

五、阿扑吗啡

(一)剂型规格

注射剂:1 mL,5 mg。

(二)适应证

本品用于抢救意外中毒及不能洗胃的患者。

(三)用法用量

皮下注射:一次 2～5 mg,一次最大剂量 5 mg。

(四)注意事项

儿童、老年人、过度疲劳者及有恶心、呕吐的患者慎用。

(五)不良反应

患者可出现持续的呕吐、呼吸抑制、急促、急性循环衰竭等表现。

(六)禁忌证

(1)本品与吗啡及其衍生物有交叉过敏。

(2)心力衰竭或有心衰先兆的患者、醉酒状态明显者、阿片及巴比妥类中枢神经抑制药所导致的麻痹状态患者禁用。

(七)药物相互作用

如果先期服用止吐药,可降低本品的催吐作用。

(徐凤琴)

第六节 泻 药

泻药是促进排便反射或使排便顺利的药物。按其作用原理可分为溶剂性泻药、刺激性泻药、滑润性泻药、软化性泻药。

一、硫酸镁(硫苦、泻盐)

(一)制剂

注射剂:1 g/10 mL;2.5 g/10 mL。溶液剂:33 g/100 mL。

(二)适应证

(1)导泻,肠内异常发酵,也可与驱虫药并用;与活性炭合用,可治疗食物或药物中毒。

(2)本品可用于治疗阻塞性黄疸及慢性胆囊炎。

(3)本品可用于治疗惊厥、子痫、尿毒症、破伤风、高血压脑病及急性肾性高血压危象等。

(4)外用热敷消炎去肿。

(三)用法用量

(1)导泻:每次口服 5～20 g,清晨空腹服,同时饮水 100～400 mL,也可用水溶解后服用。

(2)利胆:每次 2～5 g,每天 3 次,饭前或两餐间服。也可服用 33％的溶液,每次 10 mL。

(3)抗惊厥、降血压:肌内注射,每次 1 g,10％的溶液每次 10 mL。静脉滴注,每次 1.0～2.5 g。

(四)注意事项

(1)缓慢注射,并注意患者的呼吸与血压。静脉滴注过快可引起血压降低及呼吸暂停。

(2)肠道出血患者、急腹症患者及孕妇、经期妇女禁用本品导泻。

(3)中枢抑制药(如苯巴比妥)中毒患者不宜使用本品导泻排除毒物,以防加重中枢抑制。

二、酚酞(果导)

(一)制剂

片剂:每片 50 mg;100 mg。

(二)适应证

本品适用于习惯性顽固便秘,也可在各种肠道检查前用作肠道清洁剂。

(三)用法用量

睡前口服 0.05～0.20 g,经 8～10 h 排便。

(四)注意事项

(1)本品如果与碳酸氢钠及氧化镁等碱性药并用,能引起变色。

(2)婴儿禁用,幼儿及孕妇慎用。

三、甘油(丙三醇)

(一)制剂

栓剂:大号每个约重 3 g,小号每个约重 1.5 g。甘油溶液:50％的甘油盐水溶液。

(二)适应证

本品用于便秘,也可用于降低眼压和颅内压。

(三)用法用量

(1)便秘:使用栓剂,每次 1 个塞入肛门(成人用大号栓,小儿用小号栓),对小儿及年老体弱者较为适宜。也可用本品 50％的溶液灌肠。

(2)降眼压和降颅内压:口服 50％的甘油溶液(含 0.9％的氯化钠),每次 200 mL,每天 1 次,必要时每天2 次,但要间隔 6～8 h。

(四)注意事项

口服有轻微不良反应,如头痛、咽部不适、口渴、恶心、呕吐、腹泻及血压轻微下降。空腹服用不良反应较明显。

四、开塞露

(一)制剂

开塞露(含山梨醇、硫酸镁):含山梨醇 45％～50％(g/g)、硫酸镁 10％(g/mL)、羟苯乙酯

0.05%、苯甲酸钠 0.1%。开塞露(含甘油):本品含甘油 55%(mL/mL)。

(二)适应证

本品主要用于便秘。

(三)用法用量

成人用量每次 20 mL(1 支),对小儿酌情减量。

(四)注意事项

本品为治疗便秘的直肠用溶液剂。用时将容器顶端刺破,外面涂油脂少许,徐徐插入肛门,然后将药液挤入直肠内,引起排便。

(徐凤琴)

第七节 止 泻 药

止泻药是通过减少肠道蠕动或使肠道免受刺激而达到止泻作用,适用于剧烈腹泻或长期慢性腹泻,以防止机体过度脱水、电解质紊乱、消化及营养障碍。

一、地芬诺酯(苯乙哌啶、氰苯哌酯、止泻宁)

(一)制剂

复方地芬诺酯片:每片含盐酸地芬诺酯 2.5 mg,硫酸阿托品 0.025 mg。

(二)适应证

本品适用于急、慢性功能性腹泻及慢性肠炎等。

(三)用法用量

口服:每次 2.5~5 mg,每天 2~4 次。腹泻被控制时,应立即减少剂量。

(四)注意事项

(1)服药后偶尔见口干、腹部不适、恶心、呕吐、思睡、烦躁、失眠等,减量或停药后即消失。

(2)肝功能不全患者及正在服用成瘾性药物患者宜慎用。

(3)哺乳期妇女慎用。

二、洛哌丁胺(氯苯哌酰胺、苯丁哌胺、易蒙停)

(一)制剂

胶囊:每胶囊 2 mg。

(二)适应证

本品适用于急性腹泻及各种病因引起的慢性腹泻。本品尤其适用于临床上应用其他止泻药效果不显著的慢性功能性腹泻。

(三)用法用量

成人首次口服 4 mg,以后每腹泻一次服 2 mg,直到腹泻停止或用量达每天 16~20 mg,连续 5 d,若无效则停服。儿童首次服 2 mg,以后每腹泻一次服 2 mg,至腹泻停止,用量为每天 8~12 mg。空腹或饭前半小时服药可提高疗效。对慢性腹泻显效后每天给予 4~8 mg(成人),长期维持。

(四)注意事项

(1)严重中毒性或感染性腹泻者慎用。重症肝损害者慎用。因用抗生素而导致假膜性大肠炎患者不宜用。

(2)1岁以下婴儿和肠梗阻、亚肠梗阻或便秘患者禁用。发生胃肠胀气或严重脱水的小儿禁用。孕妇和哺乳妇女慎用。

(3)本品不能单独用于伴有发烧和便血的细菌性痢疾患者。

三、双八面体蒙脱石(思密达)

(一)制剂

散剂:每小袋内含双八面体蒙脱石 3 g、葡萄糖 0.749 g、糖精钠 0.007 g、香兰素 0.004 g。

(二)适应证

本品主要用于急、慢性腹泻,尤其对儿童急慢性腹泻疗效佳,也用于食管炎及胃、十二指肠、结肠疾病有关的疼痛的对症治疗。

(三)用法用量

成人每天 3 次,每次 1 袋;2 岁以上幼儿每天 2～3 次,每次 1 袋;1～2 岁幼儿每天 1～2 次,每次 1 袋;1 岁以下幼儿每天 1 袋,分 2 次服用。治疗急性腹泻首剂量应加倍。食管炎患者宜于饭后服用,其他患者于饭前服用。将本品溶于半杯温水中送服。

(四)注意事项

(1)本品可能影响其他药物的吸收,必须合用时应在服用本品之前 1 h 服用其他药物。

(2)少数患者如果出现轻微便秘,可减少剂量继续服用。

(徐凤琴)

第九章

内分泌系统临床用药

第一节　下丘脑垂体激素及其类似物

下丘脑垂体激素及其类似物以人绒毛膜促性腺激素为代表药物,本节主要介绍该药物。

一、药理学

人绒毛膜促性腺激素(HCG)是胎盘滋养层细胞分泌的一种促性腺激素。它能刺激性腺活动,对女性可维持和促进黄体功能,使黄体合成孕激素,与具有促卵泡激素(FSH)成分的尿促性素合用,可促进卵泡生成和成熟,并可模拟生理性的促黄体素的高峰而触发排卵。对男性,HCG则有促进间质细胞激素的作用,能促进曲细精管的功能,特别是睾丸间质细胞的活动,使其产生雄激素,促进性器官和男性第二性征的发育、成熟,促使睾丸下降,并促进精子形成。

口服能被胃肠道破坏,故仅供注射用。肌内注射和皮下注射 HCG 在吸收程度上生物等效。单次肌内注射或皮下注射 HCG,男性和女性的达峰时间分别约 6 h 和约 20 h。给药 36 h 内发生排卵。24 h 内 10%~12% 以原形经肾随尿排出。消除半衰期约为 33 h。

二、适应证

(一)女性

(1)对下丘脑-垂体功能低下或不协调的无排卵性不孕症,HCG 用以诱导排卵。常配合使用 HCG 与氯米芬或尿促性素。

(2)在助孕技术中将 HCG 与尿促性素配合,用于有正常排卵的妇女,以刺激超排卵。

(3)HCG 用于黄体功能不全、先兆流产或习惯性流产的治疗。

(4)HCG 用于功能性子宫出血的治疗。

(二)男性

(1)HCG 用于促性腺激素分泌不足的性腺功能减退和伴原发性精液异常的生育力低下,与促性素联合长期应用,可促使低促性腺激素男性性功能减退患者的精子形成。

(2)HCG 用于促性腺激素垂体功能不足导致的青春期延缓。

（3）HCG 用于非解剖梗阻的隐睾症的治疗。

（4）HCG 用于检查睾丸间质细胞功能。

三、禁忌证

（1）对本品过敏者禁用。

（2）垂体增生或有肿瘤禁用。

（3）性早熟者禁用。

（4）有诊断未明的阴道流血、子宫肌瘤、卵巢囊肿或卵巢肿大禁用。

（5）有血栓性静脉炎禁用。

（6）有男性前列腺癌或其他雄激素依赖性肿瘤禁用。

（7）先天性性腺缺如或性腺切除术后禁用。有生殖系统炎性疾病时也不宜使用。

四、不良反应

（一）女性

（1）HCG 用于促排卵时，较多见诱发卵巢囊肿或轻至中度的卵巢肿大，并伴轻度胃胀、胃痛、下腹痛，一般可在 2～3 周消退。少见严重的卵巢过度刺激综合征（OHSS），是由于血管通透性显著增大，使体液在胸腹腔和心包腔内迅速大量聚集，从而引起多种并发症（如血容量降低、电解质紊乱、血液浓缩、腹腔出血、血栓形成）所致，临床表现为腹部或下腹剧烈疼痛、消化不良、恶心、呕吐、腹泻、气促、尿量减少、下肢水肿等。OHSS 多发生在排卵后 7～10 d，也可在治疗结束后发生，此种反应后果严重，可危及生命。

（2）进行助孕技术治疗的女性的流产率高于正常女性。

（二）男性

（1）偶尔见乳腺发育。

（2）大剂量使用偶尔见水、钠潴留（雄激素生成过量所致）。

（3）青春期前男孩使用可引起骨骺早闭或性早熟，导致最终不能达到成人正常高度。

（三）其他

偶尔有变态反应。较少见乳房肿大、头痛、易激动、抑郁、易疲劳、小腿和/或足部水肿、注射局部疼痛等。

五、注意事项

（一）慎用的情况

有下列情况应慎用：癫痫、偏头痛、哮喘、心脏病、高血压、肾功能损害。

（二）禁用的情况

本品不能用于哺乳期妇女。

（三）对妊娠的影响

（1）用 HCG 促排卵可增加多胎率，从而使胎儿发育不成熟，并有发生早产的可能。

（2）使用 HCG 后妊娠，虽有死胎或先天性畸形的报道，但未证实与 HCG 有直接关系。

（3）HCG 仅用于黄体阶段支持，不能用于妊娠期间。

（4）美国食品药品监督管理局（FDA）对本品的妊娠安全性分级为 X 级。

(四)对检验值或诊断影响

(1)妊娠试验可出现假阳性,故应在用药 10 d 后进行检查。

(2)HCG 可使尿 17-酮类固醇及其他甾体激素的分泌增加。

(五)注意随访

用药期间需注意以下随访检查。

1.用于诱导排卵

(1)用药前应做盆腔检查及 B 超检查来估计卵巢大小及卵泡发育情况。

(2)雌激素浓度上升后,应每天做 B 超检查,直到停用本品后 2 周,以减少卵巢过度刺激综合征(OHSS)的发生。

(3)每天测量基础体温,如果排卵可出现双相体温。

(4)在用尿促性素 1 周后,须每天测尿雌激素量,在雌激素高峰出现后 24 h 开始用本品,测定雌激素也可检测卵巢过度刺激的情况。

(5)测定孕酮和宫颈黏液检查,有助于了解卵泡成熟程度或是否已排卵。

2.用于男性性功能低下症

(1)测定血清睾酮水平,以排除其他原因所致的性腺功能低下,也可用于疗效评价。

(2)精子计数及精子活力的检测也可用于评价疗效。

(3)HCG 用于青春期前男孩,应定期监测骨骼成熟的情况。

(六)其他

除了男性促性腺激素功能不足、为促发精子生成之外,其他情况下不宜长期连续使用本品。

六、用法和用量

(一)成人

肌内(或皮下)注射给药。

1.下丘脑-垂体功能低下或不协调的无排卵性不孕症

(1)如果与氯米芬配合,可在停用氯米芬后的第 7 d,一次肌内注射 5 000 单位。

(2)如果与尿促性素配合,应从月经周期第 8 周起以 B 超监测卵泡发育,或进行尿雌激素测定,如果卵泡平均直径达 18~20 mm,或尿雌激素高峰后 24 h,则一次给予本品 5 000~10 000 单位,并建议患者在 36 h 内同房。

2.黄体功能不全

自排卵之日起,一次 1 500 单位,隔天 1 次,剂量根据患者的反应进行调整。妊娠后,须维持原剂量直至妊娠 7~10 周。

3.先兆性流产或习惯性流产

一次 3 000~5 000 单位,每 1~2 d 1 次,共 5~10 次。

4.功能性子宫出血

每天 300~1 500 单位,连用 3~5 d。

5.助孕技术

本品用于刺激正常排卵的妇女超促排卵,常与尿促性素配合,从月经周期第 8 d 起以 B 超监测卵泡发育,当卵泡直径在 16~17 mm 时,注射本品 5 000~10 000 单位,注射后 32~36 h 取卵。

6.体外受精

于胚胎移植当日起,一次3 000单位,每1~2 d 1次,共3次。

7.男性促性腺激素低下性不育症

一次2 000单位,一周2次,持续3~6个月至睾丸体积达8 mL,再同时注射本品及促卵泡成熟激素(FSH)各12.5单位,一周3次,约用12个月直至精子形成,配偶受孕。

(二)儿童

肌内(或皮下)注射给药。

1.青春期延缓

一次1 500单位,一周2~3次,至少使用6个月。剂量可根据患者反应做相应调整。

2.隐睾症

(1)2岁以下:一次250单位,一周2次,使用6周;6岁以下:一次500~1 000单位,一周2次,使用6周;6岁以上:一次1 500单位,一周2次,使用6周。

(2)必要时可重复上述治疗。

(3)可根据患者的反应调整剂量。

3.男性发育迟缓者睾丸功能测定

一次2 000单位,每天1次,连续3 d。

七、制剂和规格

注射用绒促性素:①500单位;②1 000单位;③2 000单位;④3 000单位;⑤5 000单位(1 000单位相当于1 mg)。

(薛子成)

第二节 甲状腺激素及抗甲状腺药

甲状腺分泌的甲状腺激素是维持人体正常代谢和生长发育所必需的激素,影响全身各器官系统的功能和代谢状态。各种原因所致的甲状腺功能减退或亢进,导致体内甲状腺素水平过低或过高所引起各种症状,需要分别应用甲状腺激素或抗甲状腺药物治疗。

本节包括的药物为作为替代治疗药物的甲状腺片(口服常释剂型)以及抗甲状腺药物甲巯咪唑(口服常释剂型)和丙硫氧嘧啶(口服常释剂型)。

一、甲状腺片

(一)药理学

甲状腺激素对机体的作用广泛,具有促进分解代谢(生热作用)和合成代谢作用,对人体正常代谢及生长发育有重要影响,对婴儿、幼儿中枢的发育甚为重要,它可促进神经元和轴突生长、突触的形成。甲状腺激素的基本作用是诱导新生蛋白质(包括特殊酶系)的合成,调节蛋白质、碳水化合物和脂肪以及水、盐和维生素的代谢。甲状腺激素诱导细胞 Na^+-K^+ 泵(Na^+-K^+-ATP 酶)的合作并增强其活力而使能量代谢和氧化磷酸化增强。甲状腺激素(主要是 T_3)还与核内特异性受体相结合,激活的受体与DNA甲状腺激素应答元件上特异的序列相结合,从而促进新的蛋白质(主要为酶)的合成。

口服吸收入血后,绝大部分甲状腺素与血浆蛋白(主要是甲状腺素结合球蛋白)结合,仅约0.03％的甲状腺素(T_4)和0.3％T_3以游离形式存在。只有游离甲状腺激素才能进入靶细胞发挥生物效应。部分 T_4 在肝、肾等脏器中转化为 T_3,其量占 T_3 总量的70％～90％。游离 T_3、T_4 进入靶细胞后,T_4 转化为 T_3,后者与其受体的亲和力为 T_4 与受体亲和力的 10 倍,作用强,故 T_3 是主要的具有活性的甲状腺激素,而 T_4 则被视为激素原。T_4 的半衰期为 6～8 d,而 T_3 的半衰期为1 d。甲状腺激素在肝内降解并与葡糖醛酸和硫酸结合后,通过胆汁排泄。

(二)适应证

(1)适用于各种原因引发的甲状腺激素缺乏(甲状腺功能减退症或黏液性水肿)的替代治疗,不包括亚急性甲状腺炎恢复期出现的暂时性亚临床甲状腺功能减退的替代治疗。

(2)适用于非地方性单纯性甲状腺肿。

(3)预防和治疗甲状腺结节。

(4)适用于促甲状腺激素依赖性甲状腺癌的辅助治疗。

(5)作为抗甲状腺治疗的辅助用药,防止甲状腺功能减退症状的发生和甲状腺进一步肿大。

(6)防止颈部放疗患者甲状腺癌的发生。

(7)防止某些药物(如碳酸锂、水杨酸盐及磺胺类药物)所致甲状腺肿大。

(8)作为甲状腺功能试验的抑制剂,此用途限于 T_3。

(三)禁忌证

(1)对本品过敏者禁用。

(2)患有以下疾病或未经治疗的以下疾病患者禁用:肾上腺功能不全、垂体功能不全、甲状腺毒症、冠心病、心绞痛、动脉硬化、高血压患者。

(3)急性心肌梗死、急性心肌炎和急性全心炎患者禁用。

(4)非甲状腺功能减退心力衰竭、快速性心律失常患者禁用。

(四)不良反应

对甲状腺激素如果用量适当无任何不良反应。使用过量则引起心动过速、心悸、心绞痛、心律失常、头痛、神经质、兴奋、不安、失眠、骨骼肌痉挛、肌无力、震颤、出汗、潮红、怕热、腹泻、呕吐、体重减轻等类似甲状腺功能亢进症的症状。T_3 过量时,不良反应的发生较 T_4 或甲状腺片引起的不良反应快。减量或停药可使所有症状消失。T_4 过量所致者,症状消失较缓慢。

(五)注意事项

(1)糖尿病患者、心肌缺血患者慎用。

(2)对病程长、病情重的甲状腺功能减退症或黏液性水肿患者使用本品应谨慎小心,开始用小剂量,以后缓慢增加直至生理替代剂量。

(3)伴有垂体前叶功能减退症或肾上腺皮质功能不全患者应先服用糖皮质激素,待肾上腺皮质功能恢复正常后再用本品。

(4)本品不易透过胎盘,甲状腺功能减退者在妊娠期间无须停药。对于患有甲状腺功能亢进的孕妇,必须单独使用抗甲状腺药物进行治疗,而不宜将本品与抗甲状腺药物合用,否则可能会导致胎儿甲状腺功能减退。美国食品药品监督管理局(FDA)对本品的妊娠安全性分级为 A 级。

(5)老年患者对甲状腺激素较敏感,超过 60 岁者的甲状腺激素替代需要量比年轻人约低

25%,而且老年患者的心血管功能较差,应慎用。

（六）药物相互作用

（1）糖尿病患者服用甲状腺激素应视血糖水平适当增加胰岛素或降糖药的剂量。

（2）甲状腺激素与抗凝剂（如双香豆素）合用时,后者的抗凝作用增强,可能引起出血;应根据凝血酶原时间调整抗凝药的剂量。

（3）本品与三环类抗抑郁药合用时,两类药的作用及毒副作用均有所增强,应注意调整剂量。

（4）服用雌激素或避孕药者,因血液中甲状腺素结合球蛋白水平增加,合用时应适当调整甲状腺激素的剂量。

（5）β 肾上腺素受体阻断剂可减少外周组织 T_4 向 T_3 的转化,合用时应注意。

（七）用法和用量

1.成人

口服,开始为每天 15～20 mg,逐步增加,维持量一般为每天 90～120 mg,少数患者需每天 180 mg。

2.婴儿及儿童

完全替代量:①6 个月以下,每天 15～30 mg;②6 个月～1 岁,每天 30～60 mg;③2～3 岁,每天 60～90 mg;④4～7 岁,每天 90～120 mg;⑤8～14 岁,每天 120～150 mg。

开始剂量应为完全替代剂量的 1/3,逐渐加量。由于本品中 T_3、T_4 含量及两者的比例不恒定,在治疗中应根据临床症状及 T_3、T_4、促甲状腺激素检查调整剂量。

（八）制剂和规格

甲状腺片:10 mg;40 mg;60 mg。

二、甲巯咪唑

（一）药理学

本品属于咪唑类抗甲状腺药,能抑制甲状腺激素的合成。本品通过抑制甲状腺内过氧化物酶,阻止摄入甲状腺内的碘化物氧化及酪氨酸偶联,从而阻碍 T_4 的合成。由于本品并不阻断贮存的甲状腺激素释放,也不对抗甲状腺激素的作用,故只有当体内已有甲状腺激素被耗竭后,本品才产生明显的临床效应。本品抑制甲状腺激素合成的作用略强于丙硫氧嘧啶,持续时间也较长。

此外,本品尚有轻度免疫抑制作用,抑制甲状腺自身抗体的产生,降低血液循环中甲状腺刺激性抗体水平,使抑制性 T 细胞功能恢复正常。

口服后迅速被吸收,吸收率为 70%～80%。起效时间为 3～4 周,对使用过含碘药物或甲状腺肿大明显者,可能需要 12 周才能发挥作用。药物吸收后广泛分布于全身,但浓集于甲状腺,可透过胎盘,也能经乳汁分泌。本品不与血浆蛋白结合,主要代谢物为 3-甲基-2-硫乙内酰胺,原形药及其他代谢物的 75%～80% 随尿液排泄,半衰期约为 3 h(也有报道为 4～14 h)。

（二）适应证

本品用于各种类型的甲状腺功能亢进症,包括格雷夫斯病(伴有自身免疫功能紊乱、甲状腺弥漫性肿大、可有突眼)、甲状腺瘤、结节性甲状腺肿及甲状腺癌引起的甲状腺功能亢进。在格雷夫斯病中,尤其适用于以下几种情况。

（1）病情较轻,甲状腺轻至中度肿大。

（2）甲状腺手术后复发，但又不适于放射性^{131}I治疗。

（3）手术前准备。

（4）作为^{131}I放疗的辅助治疗。

（三）禁忌证

（1）对本药过敏者禁用。

（2）哺乳期妇女禁用。

（四）不良反应

1.较多见的不良反应

发生率为3%～5%，出皮疹，皮肤瘙痒，此时需根据情况停药或减量，并加抗过敏药物，待变态反应消失后再重新由小剂量开始，必要时换一种制剂。

2.严重不良反应

血液系统异常，轻度白细胞计数减少较为多见，严重的粒细胞缺乏症较少见，后者可无先兆症状即发生，有时可出现发热、咽痛，应及时停药并查血常规，及早处理粒细胞缺乏症。再生障碍性贫血也可能发生。因此，在治疗过程中（尤其是前两个月）应定期检查血象。

3.其他不良反应

其他不良反应包括味觉减退、恶心、呕吐、上腹部不适、关节痛、头晕、头疼、脉管炎（表现为患部红、肿、痛）、红斑狼疮样综合征（表现为发热、畏寒、全身不适、软弱无力）。

4.罕见的不良反应

罕见的不良反应有肝炎（可发生黄疸，停药后黄疸可持续至10周开始消退），肾炎等；其他少见血小板减少，凝血因子Ⅱ或凝血因子Ⅶ水平降低等。

（五）注意事项

1.有下列情况者慎用

（1）对其他甲巯咪唑复合物过敏者慎用。

（2）血白细胞计数偏低者慎用。

（3）肝功能不全者慎用。

2.对儿童的影响

儿童用药过程中应注意避免出现甲状腺功能减退，必要时可酌情加用甲状腺片。

3.对老年人的影响

对老年人尤其是肾功能不全者，应酌情减量给药，必要时可酌情加用甲状腺片。

4.对妊娠的影响

本品可透过胎盘，孕妇用药应谨慎，必须用药时宜采用最小有效剂量。在妊娠后期甲亢孕妇的病情可减轻，此时可减少抗甲状腺的药物的用量，部分患者于分娩前2～3周可停药，但分娩后不久可再次出现明显的甲亢症状。美国食品药品监督管理局（FDA）对本品的妊娠安全性分级为D级。

5.对哺乳的影响

本品可由乳汁分泌，哺乳期妇女服用较大剂量时可能引起婴儿的甲状腺功能减退，故服药时应暂停哺乳。

6.随访检查

用药前后及用药时应当检查或监测血常规、肝功能、甲状腺功能。

7.对诊断的干扰

本品能使凝血酶原时间延长,并使血清碱性磷酸酶、门冬氨酸氨基转移酶(AST)和丙氨酸氨基转移酶(ALT)水平升高。

(六)药物相互作用

(1)本品通过降低凝血因子的代谢而降低抗凝药的敏感性,从而降低抗凝药的疗效。与抗凝药合用时,应密切监测凝血酶原时间和国际标准化比值。

(2)对氨基水杨酸、保泰松、巴比妥类、酚妥拉明、妥拉唑林、维生素 B_{12}、磺胺类、磺脲类等都可能抑制甲状腺功能,引起甲状腺肿大,与本品合用时须注意。

(3)高碘食物或药物的摄入可使甲亢病情加重,使抗甲状腺药的需要量增加或用药时间延长。

(七)用法和用量

1.成人

(1)甲状腺功能亢进:一般开始用量每天 30 mg,分 3 次服用。可根据病情轻重调整为每天 15～40 mg,每天最大量 60 mg。当病情基本控制(体重增加,心率低于每分钟 90 次,血清 T_3 和 T_4 水平恢复正常)时,需 4～8 周开始减量,每 4 周减 1/3～1/2。维持量每天 5～15 mg,一般需要治疗 18～24 个月。

(2)甲状腺功能亢进术前准备:按上述剂量连续用药,直至甲状腺功能正常,在术前 7～10 d 加用碘剂。

(3)甲状腺危象:每天 60～120 mg,分次服用。在初始剂量服用 1 h 后加用碘剂。

2.儿童

口服,甲状腺功能亢进每天 0.4 mg/kg,分 3 次服用;维持剂量为每天 0.2 mg/kg。

(八)制剂和规格

甲巯咪唑片:5 mg;10 mg。

三、丙硫氧嘧啶

(一)药理学

本品为硫脲类抗甲状腺药,主要抑制甲状腺激素的合成。其机制为抑制甲状腺内过氧化物酶,阻止摄入甲状腺内的碘化物氧化及酪氨酸偶联,从而阻碍 T_4 的合成。同时,本药通过抑制 T_4 在外周组织中脱碘生成 T_3,故可在甲状腺危象时起到减轻病情的即刻效应。由于本品并不阻断贮存的甲状腺激素释放,也不对抗甲状腺激素的作用,故只有体内已有甲状腺激素被耗竭后,本品才产生明显的临床效应。

此外,本品尚有免疫抑制作用,可抑制 B 淋巴细胞合成抗体,抑制甲状腺自生抗体的产生,使血促甲状腺素受体抗体消失。恢复抑制 T 淋巴细胞功能,减少甲状腺组织淋巴细胞浸润,从而使格雷夫斯病患者的免疫紊乱得到缓解。

口服迅速吸收,生物利用度为 50%～80%。给药后 1 h 血药浓度达峰值。药物吸收后分布到全身各组织,主要在甲状腺中聚集,肾上腺及骨髓中浓度亦较高,还可透过胎盘(但比甲巯咪唑少)。血浆蛋白结合率约为 76.2%(60%～80%)。药物主要在肝脏代谢,60% 被代谢破坏;其余部分 24 h 内从尿中排出,也可随乳汁排出。在血中半衰期很短(1～2 h),但由于在甲状腺中有聚集作用,其生物作用可持续较长时间。当肾功能不全时,半衰期可长达 8.5 h。

(二)适应证

(1)本品用于各种类型的甲状腺功能亢进症,包括格雷夫斯病(伴有自身免疫功能紊乱、甲状腺弥漫性肿大、可有突眼)。在格雷夫斯病患者中,尤其适用于:①病情较轻,甲状腺轻至中度肿大者。②儿童、青少年及老年患者。③甲状腺手术后复发,但又不适于放射性^{131}I治疗者。④手术前准备。⑤作为^{131}I放疗的辅助治疗。⑥妊娠合并格雷夫斯病。

(2)本品用于甲状腺危象(作为辅助治疗,以阻断甲状腺素的合成)。

(三)禁忌证

(1)对本品或其他硫脲类抗甲状腺药物过敏者禁用。

(2)严重的肝功能损害者禁用。

(3)白细胞严重缺乏者禁用。

(4)结节性甲状腺肿伴甲状腺功能亢进者禁用。

(5)甲状腺癌患者禁用。

(四)不良反应

本品的不良反应大多发生在用药的头2个月。

1.常见不良反应

常见不良反应有头痛、眩晕、关节痛、唾液腺和淋巴结肿大以及味觉减退、恶心、呕吐、上腹部不适、皮疹、皮肤瘙痒、药物热。

2.血液不良反应

血液不良反应多为轻度粒细胞减少,少见严重的粒细胞缺乏、血小板减少、凝血因子Ⅱ或因子Ⅶ水平降低、凝血酶原时间延长。另外可见再生障碍性贫血。

3.其他不良反应

可见脉管炎(表现为患部红、肿、痛)、红斑狼疮样综合征(表现为发热、畏寒、全身不适、软弱无力)。

4.罕见不良反应

间质性肺炎、肾炎、肝功能损害(血清碱性磷酸酶、天门冬氨酸氨基转移酶和丙氨酸氨基转移酶水平升高和黄疸)。

(五)注意事项

1.有下列情况者慎用

(1)外周白细胞计数偏低者慎用。

(2)肝功能异常者慎用。

2.对儿童的影响

儿童用药过程中应注意避免出现甲状腺功能减退,必要时可酌情加用甲状腺片。

3.对老年人的影响

对老年人(尤其是肾功能不全者),应酌情减量给药,必要时可酌情加用甲状腺片。

4.对妊娠的影响

本品透过胎盘量较甲巯咪唑少,妊娠合并格雷夫斯病可选用本品。鉴于孕妇用药可导致胎儿甲状腺肿、甲状腺功能减退,故孕妇用药应谨慎,宜采用最小有效剂量,一旦出现甲状腺功能偏低即应减量。美国食品药品监督管理局(FDA)对本品的妊娠安全性分级为D级。

5.对哺乳的影响

哺乳期妇女服用剂量较大时,可能引起婴儿的甲状腺功能减退,故哺乳期妇女禁用本品。

6.随访检查

用药前后及用药时应当检查或监测血常规及肝功能。

7.对诊断的干扰

本品能使凝血酶原时间延长,并使血清碱性磷酸酶、门冬氨酸氨基转移酶(AST)和丙氨酸氨基转移酶(ALT)水平升高。

(六)药物相互作用

(1)本品可增强抗凝血药的抗凝作用。

(2)对氨基水杨酸、巴比妥类、酚妥拉明、妥拉唑林、维生素 B_{12}、磺胺类、磺脲类等都可能抑制甲状腺功能,引起甲状腺肿大,与本药合用时应注意。

(3)硫脲类抗甲状腺药物之间存在交叉变态反应。

(4)高碘食物或药物的摄入可使甲亢的病情加重,使抗甲状腺药的需要量增加或用药时间延长。

(七)用法和用量

1.成人

(1)口服。①甲状腺功能亢进:开始剂量一般为一次 100 mg,每天 3 次,视病情轻重用量可为每天 150~400 mg,每天最大量为 600 mg。通常用药 4~12 周病情控制(体重增加,心率低于每分钟 90 次,血清 T_3 和 T_4 水平恢复正常),可减量 1/3。以后若病情稳定可继续减量,每 4~6 周递减 1/3~1/2,维持量视病情而定,一般每天 50~150 mg,全程 1~2 年。②甲状腺危象:一次 150~200 mg,每 6 h 1 次,直至危象缓解,约 1 周停药。若患者需用碘剂以控制 T4 释放,需在开始服碘剂前 1 h 服用本品,或至少应同时服用,以阻断服用的碘合成更多的甲状腺激素。③甲亢的术前准备:一次 100 mg,每天 3~4 次,至甲亢症状控制后加服碘剂 2 周,以减轻甲状腺充血,使甲状腺变得结实,便于手术。于术前 1~2 d 停服本品。④作为放射性碘治疗的辅助治疗:需放射性碘治疗的重症甲亢患者,可先服本品,控制症状后再做甲状腺^{131}I 检查,以确定是否适用放射性碘治疗。行放射性碘治疗后症状还未缓解者,可短期使用本品,一次 100 mg,每天 3 次。

(2)肾功能不全时剂量:肾功能不全者药物半衰期延长,用药时应减量。

(3)老年人剂量:老年人药物半衰期延长,用量应减少。

2.儿童

口服,甲状腺功能亢进:①新生儿每天 5~10 mg/kg,分 3 次服用。②6~10 岁儿童每天 50~150 mg,分 3 次服用。③10 岁以上儿童每天 150~300 mg,分 3 次服用。

以上情况,根据病情调节用量,甲亢症状控制后应逐步减至维持量。

(八)制剂和规格

丙硫氧嘧啶片:50 mg;100 mg。

(薛子成)

第三节　胰岛素及口服降血糖药

　　胰岛素及口服降血糖药是治疗糖尿病的重要药物。糖尿病主要有胰岛素绝对缺乏的 1 型糖尿病和胰岛素相对缺乏的 2 型糖尿病。因此胰岛素主要用于治疗 1 型糖尿病,且须终身使用胰岛素。口服降血糖药多用于 2 型糖尿病,且可将不同作用类别的口服降血糖药合用;2 型糖尿病患者采用口服降血糖药治疗效果不理想,或出现急性、慢性并发症时,则须用胰岛素治疗。

　　口服降血糖药按其作用可分为胰岛素增敏类(如二甲双胍)和促胰岛素分泌类(如格列本脲和格列吡嗪),按其化学结构则可分为双胍类(如二甲双胍)和磺脲类(如格列本脲和格列吡嗪)。

　　本节包括不同时效的动物源胰岛素(注射剂)和双胍类胰岛素增敏的口服降血糖药二甲双胍(口服常释剂型),以及磺脲类促胰岛素分泌的口服降血糖药格列本脲(口服常释剂型)和格列吡嗪(口服常释剂型)。

一、胰岛素

(一)概述

　　胰岛素是机体调节和维持血糖代谢和稳定的重要激素,也是治疗糖尿病的重要药物。临床使用的胰岛素(制剂)有来源于由动物组织提取的胰岛素和以生物工程重组的人胰岛素,其作用基本一致。

　　1.胰岛素的药理学

　　胰岛素通过靶组织(主要是肝、脂肪和肌肉)细胞膜上的特异受体(胰岛素受体)结合后起作用,然后引发一系列生理效应。具体为以下几项内容。

　　(1)促进肌肉、脂肪组织对葡萄糖的主动转运,吸收葡萄糖进而代谢、产生能量,或以糖原、甘油二酯的形式贮存。

　　(2)促进肝摄取葡萄糖并转变为糖原。

　　(3)抑制肝糖原分解及糖原异生,减少肝输出葡萄糖。

　　(4)促进多种组织对碳水化合物、蛋白质、脂肪的摄取,同时促进蛋白质的合成,抑制脂肪细胞中游离脂肪酸的释放,抑制酮体生成,从而调节物质代谢。通过上述作用,胰岛素可使糖尿病患者的血中葡萄糖来源减少、消耗增加,并在一定程度上纠正各种代谢紊乱,从而降低血糖水平、延缓(或防止)糖尿病慢性并发症的发生。

　　2.胰岛素的吸收

　　胰岛素皮下注射吸收迅速,但吸收很不规则,不同患者或同一患者的不同注射部位的吸收量均有差别,以腹壁吸收最快,上臂外侧吸收较骨前外侧快。皮下注射 0.5～1.0 h 开始生效,2.5～4.0 h 作用达高峰,持续时间为 5～7 h,半衰期为 2 h。静脉注射后 10～30 min 起效并达峰值,持续时间为 0.5～1.0 h。本品的用量越大,作用时间越长。在血液循环中半衰期为 5～10 min。胰岛素吸收入血后,只有 5% 与血浆蛋白结合,但可与胰岛素抗体相结合(结合后,胰岛素作用时间延长)。本品主要在肝脏、肾脏代谢(先经谷胱甘肽氨基转移酶还原,再由蛋白水解酶水解成短肽或氨基酸),也可被肾胰岛素酶直接水解。少量以原形随尿排出。

3.胰岛素的制剂及其特点

根据其起效作用快慢、维持作用时间长短以及疾病情况和给药方法,胰岛素制剂可分为三类。

(1)短效(速效)胰岛素制剂:又称为普通胰岛素或正规胰岛素,其制剂如胰岛素注射液和中性胰岛素注射液,其中不含任何延缓其吸收的物质,吸收和起作用均迅速,但作用持续时间较短。短效胰岛素制剂主要控制一餐后的高血糖,可供皮下注射;可肌内注射(使用情况较少,例如对酮酸症中毒患者在运送途中),必要时可静脉注射或加入输注液体中静脉滴注。

(2)中效胰岛素制剂:为了延缓胰岛素的吸收和作用持续时间而加入低量鱼精蛋白(即其鱼精蛋白与胰岛素含量相匹配,没有多余的鱼精蛋白)和氯化锌,如低精蛋白锌胰岛素注射液。中效胰岛素主要控制两餐后的高血糖,以控制第二餐后的高血糖为主,只可皮下注射,不可静脉给药。

(3)长效胰岛素制剂:为了延缓胰岛素的吸收和作用持续时间而加入鱼精蛋白和氯化锌,但其中含有多余的鱼精蛋白,若与短效胰岛素混合,会与多余的鱼精蛋白结合,形成新的鱼精蛋白锌胰岛素而使长效作用的部分增多,又简称PZI。长效胰岛素无明显作用高峰,主要提供基础水平的胰岛素。只可皮下注射,不可静脉给药。

(4)预混胰岛素制剂:将短效和中效胰岛素按不同比例混合制成一系列的预混胰岛素制剂供某些患者需用,常用的是含30%短效制剂和70%中效制剂的制剂。

(二)中性胰岛素注射液

本品为猪或牛胰岛素经层析法纯化制成的中性灭菌水溶液,pH为6.8~8.0。

1.药理学

本品为胰岛素速效型制剂。药理作用和作用机制见前文。

皮下注射后吸收较迅速,0.5~1.0 h开始生效,最大作用时间1~3 h,维持作用时间5~8 h。剂量愈大,维持作用时间愈长。静脉注射立即起效,但维持作用时间短。

2.适应证

(1)适用于1型糖尿病。

(2)2型糖尿病有严重感染、外伤、大手术等严重应激情况,以及合并心、脑血管并发症、肾脏或视网膜病变等。

(3)糖尿病酮症酸中毒,高血糖非酮症性高渗性昏迷。

(4)长病程2型糖尿病患者的血浆胰岛素水平确实较低,经合理饮食、体力活动和口服降糖药治疗控制不满意,2型糖尿病患者具有口服降糖药禁忌时,如妊娠、哺乳。

(5)成年或老年糖尿病患者发病急、体重显著减轻伴明显消瘦。

(6)适用于妊娠糖尿病。

(7)糖尿病继发于严重的胰腺疾病。

(8)对严重营养不良、消瘦、顽固性妊娠呕吐、肝硬化初期可同时静脉滴注葡萄糖和小剂量胰岛素,以促进组织利用葡萄糖。

3.禁忌证

(1)对本药过敏者禁用。

(2)低血糖患者禁用。

4.不良反应

(1)出现变态反应、注射部位红肿、瘙痒、荨麻疹、血管神经性水肿。

(2)低血糖反应,出汗、心悸、乏力,重者出现意识障碍、共济失调、心动过速甚至昏迷。

(3)胰岛素抵抗,日剂量需超过 200 U。

(4)注射部位脂肪萎缩、脂肪增生。

(5)眼屈光失调。

5.注意事项

(1)对青春期前的儿童应适当减少胰岛素用量,因其对胰岛素的敏感性较青春期少年高,较易发生低血糖。对青春期少年应适当增加胰岛素用量(20%～50%),青春期后再逐渐减少用量。

(2)老年人易出现低血糖,用药时需特别谨慎,同时应配合饮食治疗及适当的体力活动。

(3)胰岛素不通过胎盘屏障,对胎儿无影响。美国食品药品监督管理局(FDA)对本品的妊娠安全性分级为 B 级。孕妇(特别是妊娠中、晚期)对胰岛素的需要量增加,但分娩后则迅速减少。

(4)哺乳妇女使用胰岛素治疗对婴儿无危险,但可能需要降低胰岛素的用量。

(5)糖尿病是慢性病,需长期治疗。用药期间应定期检查血糖、尿糖、尿常规、肾功能、视力、眼底、血压及心电图等,以了解糖尿病的病情及并发症情况。例如,各餐前、餐后及睡前测血糖,并定期测血糖化血红蛋白,帮助制订降糖药的治疗方案(单独或联合,剂量调整等);另外是为了尽早检测出各种并发症、伴发病或相关问题,以便采取对策,例如,每次访视应包括体重、体重指数、血压、尼龙丝测试、足背动脉搏动等,以便发现微血管病变、大血管病变或神经病变等。

(6)不同患者或同一患者的不同病期的胰岛素敏感性不同,即使其血糖值相近,其胰岛素的需要量也不同,治疗中应注意个体化,按病情需要检测血糖,随时调整胰岛素的用量。下列情况供参考。

下列情况下胰岛素的需要量可能会增加:①高热;②出现甲状腺功能亢进症;③出现肢端肥大症;④出现库欣综合征;⑤糖尿病酮症酸中毒;⑥严重感染、外伤、大手术;⑦出现较大的应激情况如急性心肌梗死、脑卒中;⑧同时应用拮抗胰岛素的药物。

下列情况下胰岛素的需要量可能会减少:①严重肝功能受损。②在肾功能受损时,胰岛素在肾脏的代谢和排泄减少,但产生尿毒症时,由于胰岛素抵抗,其需要量也随之变化,应监测血糖,调整用量。③出现腺垂体功能减退症、甲状腺功能减退症。④出现其他情况,如腹泻、胃瘫、肠梗阻,呕吐及其他引起食物吸收延迟的因素,胰岛素应酌情减量。

6.药物相互作用

(1)口服降糖药与胰岛素有协同降血糖作用,雄激素、单胺氧化酶抑制药、非甾体类解热镇痛消炎药也可增强胰岛素的降血糖作用。

(2)抗凝血药、水杨酸盐、磺胺类药、甲氨蝶呤等可与胰岛素竞争结合血浆蛋白,使血液中游离胰岛素水平升高,从而增强其降血糖作用。

(3)氯喹、奎尼丁、奎宁等可延缓胰岛素的降解,使血中胰岛素浓度升高,从而增强其降血糖作用。

(4)β肾上腺素受体阻断药(如普萘洛尔)可阻止肾上腺素升高血糖的反应,干扰机体调节血糖的功能。与胰岛素合用可掩盖某些低血糖症状、延长低血糖时间,故合用时应注意调整胰岛素的剂量。

(5)血管紧张素转化酶抑制剂、溴隐亭、氯贝丁酯、酮康唑、锂、甲苯达唑、维生素 B_6、茶碱等可通过不同方式产生直接或间接影响,导致血糖水平降低,与上述药物合用时,胰岛素应适当减量。

(6)奥曲肽可抑制生长激素、胰高血糖素及胰岛素的分泌,并可延迟胃排空、减缓胃肠蠕动,引起食物吸收延迟,从而降低餐后血糖水平。在开始使用奥曲肽时,对胰岛素应适当减量,以后再根据血糖调整用量。

(7)某些钙离子通道阻滞剂、可乐定、达那唑、二氮嗪、生长激素、肝素、H_2受体拮抗药、大麻、吗啡、尼古丁、磺吡酮等药物可改变糖代谢、升高血糖水平,与上述药物合用时,对胰岛素应适当加量。

(8)糖皮质激素、促肾上腺皮质激素、胰高血糖素、雌激素、口服降糖避孕药、甲状腺素、肾上腺素、噻嗪类利尿药、苯乙丙胺、苯妥英钠等可升高血糖水平,与胰岛素合用时,应调整这些药物或胰岛素的剂量。

(9)中等以上的酒精可增强胰岛素引起的低血糖作用,导致严重、持续的低血糖反应。在空腹或肝糖原储备较少的情况下更易发生。

(10)吸烟可促进儿茶酚胺释放,减少皮肤对胰岛素吸收,从而减弱胰岛素的作用。

7.用法和用量

(1)皮下注射,一般每天 3 次,餐前 15~30 min 注射,必要时睡前加注一次(小量)。根据病情、血糖、尿糖安排剂量,由小剂量(视体重等因素每次 2~4 U)开始,逐步调整。

(2)1 型糖尿病患者每天胰岛素的需要量多介于每千克体重 0.5~1.0 U,根据血糖监测结果调整。

(3)2 型糖尿病患者每天需要量变化较大,在无急性并发症情况下,敏感者每天仅需 5~10 U,一般患者约 20 U,肥胖、对胰岛素敏感性较差者的需要量可明显增加。

(4)在有急性并发症(感染、创伤、手术等)情况下,对 1 型及 2 型糖尿病患者,应每 4~6 h 注射一次,根据病情变化及血糖监测结果调整剂量。

8.制剂和规格

中性胰岛素注射液:10 mL:400 U。

(三)胰岛素注射液

本品为胰岛素(猪或牛)的灭菌水溶液。

1.药理学

本品为短效胰岛素制剂。药理作用和作用机制参阅"一、胰岛素"。

皮下给药吸收迅速,皮下注射后 0.5~1 h 开始生效,2~4 h 作用达高峰,维持时间 5~7 h。静脉注射 10~30 min 起效,15~30 min 达高峰,持续时间 0.5~1 h。静脉注射的胰岛素在血液循环中半衰期为 5~10 min,皮下注射后半衰期为 2 h。

2.适应证

与中性胰岛素注射液的适应症相同。

3.禁忌证

与中性胰岛素注射液的禁忌证相同。

4.不良反应

与中性胰岛素注射液的不良反应相同。

5.注意事项

与中性胰岛素注射液的注意事项相同。

6.药物相互作用

与中性胰岛素注射液的药物相互作用相同。

7.用法和用量

与中性胰岛素注射液的用法和用量相同。

8.制剂和规格

胰岛素注射液:10 mL:400 U。

(四)低精蛋白锌胰岛素注射液

本品为采用经层析纯化的高纯度猪胰岛素和适量的硫酸鱼精蛋白、硫酸锌配制而成的中性无菌混合液。

1.药理学

本品所含胰岛素与鱼精蛋白的比例适当,无多余的鱼精蛋白。注射给药后缓慢释放出胰岛素而发挥作用,为中效胰岛素制剂。药理作用和机制见前文。

皮下注射后吸收缓慢而均匀,2～4 h起效,6～12 h血药浓度达峰值,作用可持续18～28 h(介于胰岛素和精蛋白锌胰岛素之间)。

2.适应证

(1)用于1型糖尿病的常规治疗。

(2)用于2型糖尿病的治疗。主要针对口服降糖药效果欠佳(或继发失效)的患者(特别是未超重者),以及胰岛素水平不高、血糖水平波动较大、血糖控制差的患者。可单独使用,也可与短效胰岛素联合应用。

3.注意事项

与中性胰岛素注射液的注意事项相同。

4.禁忌证

与中性胰岛素注射液的禁忌证相同。

5.不良反应

与中性胰岛素注射液的不良反应相同。

6.药物相互作用

与中性胰岛素注射液的药物相互作用相同。

7.用法和用量

成人:皮下注射,开始一般一次4～8 U,早餐前30～60 min皮下注射,每天1次,必要时可于晚餐前再注射早餐前剂量的1/2。以后根据病情及血糖、尿糖等情况而调整剂量。如果用量超过40 U,应分为2次给药。

8.制剂和规格

低精蛋白锌胰岛素注射液:①10 mL:400 U。②3 mL:300 U。

(五)精蛋白锌胰岛素注射液

本品为采用经层析纯化的高纯度猪胰岛素和硫酸鱼精蛋白、硫酸锌配制而成的中性无菌混合液。

1.药理学

本品含有过量鱼精蛋白,为长效胰岛素制剂。药理作用和作用机制参阅"一、胰岛素"。

皮下注射后吸收缓慢而均匀,3～4 h起效,12～24 h作用达高峰,作用持续24～36 h。

2.适应证

本品可用于治疗轻、中度糖尿病,以减少胰岛素的注射次数,控制夜间高血糖。按病情需要有时需与短效胰岛素合用。

3.禁忌证

(1)胰岛细胞瘤患者禁用。

(2)其余禁忌证参阅"中性胰岛素注射液"。

4.不良反应

参阅"中性胰岛素注射液"。

5.注意事项

参阅"中性胰岛素注射液"。

6.药物相互作用

参阅"中性胰岛素注射液"。

7.用法和用量

成人:常规剂量。皮下注射,开始一般每次4～8 U,每天1次,每天早餐前30～60 min皮下注射,以后根据病情及血糖、尿糖等情况而调整剂量。有时需要于晚餐前再注射1次,根据病情而定剂量,一般每天总量为10～20 U。

8.制剂和规格

精蛋白锌胰岛素注射液:①10 mL∶400 U。②10 mL∶800 U。

二、二甲双胍

(一)药理学

本品为双胍类降血糖药,能降低2型糖尿病患者的空腹血糖水平及餐后高血糖水平,使糖化血红蛋白水平下降1%～2%。具体作用如下。

(1)增加周围组织对胰岛素的敏感性,增加胰岛素介导的葡萄糖利用。

(2)增加非胰岛素依赖的组织(如脑、血细胞、肾髓质、肠道、皮肤)对葡萄糖的利用。

(3)抑制肝糖原异生,降低肝糖输出。

(4)抑制肠壁细胞摄取葡萄糖。

(5)抑制胆固醇的生物合成和贮存,降低血甘油三酯、总胆固醇水平,但本品无刺激胰岛素分泌作用,对正常人无明显降血糖作用,2型糖尿病患者单用本品时一般不引起低血糖。与苯乙双胍相比,本品引起乳酸性酸中毒的危险性小,较为安全。

本品口服后由小肠吸收,生物利用度为50%～60%。口服0.5 g后2 h,其血药浓度峰值约为2 g/mL。在胃肠道壁的浓度为血药浓度的10～100倍,在肾、肝和唾液内的浓度约为血药浓度的2倍。本品很少与血浆蛋白结合,以原形随尿液迅速排出(肾功能不全时,可导致药物蓄积),12 h 内有 90% 被清除。血浆半衰期为 1.7~4.5 h。

(二)适应证

(1)用于单纯饮食控制疗效不满意的 10 岁以上的 2 型糖尿病患者(对于肥胖和伴高胰岛素血症者,本品不仅有降糖作用,还有减轻体重及缓解高胰岛素血症的效果)。

(2)亦可用于 10 岁以上不伴酮症或酮症酸中毒的 1 型糖尿病患者,与胰岛素注射联合治疗,可减少胰岛素的剂量。

(3)用于某些对磺脲类疗效较差的糖尿病患者(可与磺脲类合用)。

(三)禁忌证

(1)对本品及其他双胍类药物过敏者禁用。

(2)2 型糖尿病伴有酮症酸中毒、肝肾功能不全、心力衰竭、急性心肌梗死、严重感染或外伤、重大手术以及临床有低血压和缺氧情况者禁用。

(3)糖尿病合并严重的慢性并发症(如糖尿病肾病、糖尿病眼底病变)患者禁用。

(4)静脉肾盂造影或动脉造影前 2~3 d 者禁用。

(5)酗酒者禁用。

(6)严重心、肺疾病患者禁用。

(7)维生素 B_{12}、叶酸和铁缺乏者禁用。

(8)营养不良、脱水等全身情况较差者禁用。

(9)孕妇及哺乳妇女禁用。

(四)不良反应

(1)常见腹泻、恶心、呕吐、胃胀、乏力、消化不良、腹部不适及头痛。

(2)少见大便异常、低血糖、肌痛、头晕、指甲异常、皮疹、出汗增加、味觉异常、胸部不适、寒战、流感症状、潮热、心悸、体重减轻等。有时出现疲倦。

(3)口中偶尔有金属味。本品可减少维生素 B_{12} 的吸收,但极少引起贫血。

(4)罕见乳酸性酸中毒,表现为呕吐、腹痛、过度换气、精神障碍。

(五)注意事项

(1)既往有乳酸性酸中毒史者慎用。

(2)老年患者由于肾功能可能有减退,易出现乳酸性酸中毒,应酌情减少用量。65 岁以上患者用药时应谨慎,80 岁以上者只有在其肌酐清除率正常时,方可用药。

(3)对妊娠糖尿病患者,为控制血糖,主张使用胰岛素,禁止使用本品。美国食品药品监督管理局(FDA)对本品的妊娠安全性分级为 B 级。

(4)用药期间应定期检查空腹血糖、尿糖、尿酮体及肝、肾功能。对有维生素 B_{12} 摄入或吸收不足倾向的患者,应每年监测血常规,每 2~3 年监测一次血清维生素 B_{12} 水平。

(六)药物相互作用

(1)本品与磺脲类药物、胰岛素合用,有协同降血糖作用,但也有资料表明,与格列本脲合用时,本品的药动学没有影响,格列本脲的曲线下面积和血药浓度峰值均降低。对 1 型及 2 型糖尿病需用胰岛素治疗者,联合应用本品与胰岛素时,需减少胰岛素的用量(开始时少 20%~30%),以防止发生低血糖。

(2)本品可加强抗凝药(如华法林)的抗凝作用。

(3)西咪替丁可增加本品的生物利用度,并减少肾脏清除率,合用两者时应减少本品的用量。

(4)经肾小管排泌的阳离子药物(如地高辛、吗啡、普鲁卡因胺、奎尼丁、奎宁、雷尼替丁、氨苯蝶啶、甲氧苄啶和万古霉素),理论上可能与本品在肾小管竞争转运,合用时,建议密切监测,调整药物剂量。

(5)乙醇与本品同服时,会增强本品对乳酸代谢的影响,易致患者出现乳酸性酸中毒,故服用本品时应尽量避免饮酒。

(七)用法和用量

1.成人

常规剂量,口服给药,开始一次 0.25 g,每天 2~3 次,于餐中或餐后服用(可于餐前服用肠溶制剂);以后根据疗效逐渐加量,一般每天总量为 1.0~1.5 g。每天最大剂量为 2 g。

2.儿童

常规剂量,口服给药:对 10~16 岁儿童,每天最高剂量为 2 g。对 10 岁以下儿童不推荐使用。

(八)制剂和规格

(1)盐酸二甲双胍片(胶囊):0.25 g。

(2)盐酸二甲双胍肠溶片(肠溶胶囊):0.25 g;0.5 g。

三、格列本脲

(一)药理学

本品为第二代磺脲类口服降血糖药,可促进胰岛 B 细胞分泌胰岛素,对 2 型糖尿病患者有效,有强大的降血糖作用。可降低空腹及餐后血糖、糖化血红蛋白水平。其作用机制为与胰岛B 细胞膜上的磺脲受体特异性结合,使 K^+ 通道关闭,引起膜电位改变,从而使 Ca^{2+} 通道开放、细胞液内 Ca^{2+} 浓度升高,从而使促胰岛素分泌,起到降血糖水平作用。此外,本品尚具有改善外周组织(如肝脏、肌肉、脂肪)对胰岛素抵抗的胰外效应。

口服吸收快。口服后 2~5 h 血药浓度达峰值。蛋白结合率为 95%。在肝内代谢,由肝和肾排出各约 50%。持续作用 24 h。半衰期为 10 h。

(二)适应证

本品适用于单用饮食控制疗效不满意的轻、中度 2 型糖尿病,胰岛 B 细胞有一定的分泌胰岛素功能,无急性并发症(感染、创伤、急性心肌梗死、酮症酸中毒、高糖高渗性昏迷等),非妊娠期,无严重的慢性并发症患者。

(三)禁忌证

(1)对本品或其他磺脲类过敏者,或对磺胺类药物过敏者禁用。

(2)已明确诊断的 1 型糖尿病患者禁用。

(3)2 型糖尿病伴有酮症酸中毒、昏迷、严重烧伤、感染、外伤和重大手术等应激情况禁用。

(4)严重肝肾疾病患者禁用。

(5)严重甲状腺疾病患者禁用。

(6)白细胞减少者禁用。

(7)孕妇禁用。

（四）不良反应

1.代谢/内分泌系统

主要不良反应为低血糖,在热量摄入不足、剧烈体力活动、饮酒、用量过大或与可致低血糖的药物合用时更易发生。症状较轻者,进食、饮糖水大多可缓解(这与阿卡波糖、伏格列波糖不同),但肝、肾功能不全者、年老体弱者、营养不良者和垂体功能不足者,或剂量偏大时可引起严重低血糖,严重可危及生命,导致死亡。另外可见甲状腺功能减退。

2.消化道反应

消化道反应可出现上腹灼热感、食欲减退、恶心、呕吐、腹泻、口腔金属味,一般不严重,且多与剂量偏大有关。部分患者可因食欲增强而使体重增加。

3.肝脏损害

黄疸、肝功能异常偶见。

4.血液系统

血液系统异常少见,包括贫血(溶血性贫血及再生障碍性贫血)、血小板减少、白细胞减少甚至粒细胞缺乏等。

5.变态反应

变态反应如皮疹,偶尔有发生致剥脱性皮炎者。

6.泌尿生殖系统

青年夜间遗尿十分常见。

7.其他

其他不良反应有关节痛、肌肉痛、血管炎等。

（五）注意事项

(1)有下列情况时应慎用:①体质虚弱或营养不良;②患者为老年患者;③患者高热;④有肾上腺皮质功能或腺垂体功能减退(尤其是未经激素替代治疗);⑤肝、肾功能不全;⑥甲状腺功能亢进;⑦恶心、呕吐。

(2)不推荐儿童使用本品。

(3)动物实验和临床观察证明本品可造成死胎或婴儿畸形,故孕妇禁用。美国食品药品监督管理局(FDA)对本品的妊娠安全性分级为 C 级。

(4)本品可随乳汁分泌,哺乳期妇女不宜使用,以免婴儿发生低血糖。

(5)用药前、后及用药时应当检查或监测血糖及尿糖、糖化血红蛋白、血常规、肝功能、肾功能,并进行眼科检查。

（六）药物相互作用

(1)与下列药物合用,可增加低血糖的发生率:①抑制磺脲类自尿液排泄的药物,如治疗痛风的丙磺舒、别嘌醇。②延缓磺脲类代谢的药物,如 H_2 受体阻断药(如西咪替丁、雷尼替丁)、抗凝剂及氯霉素、咪康唑。与香豆素抗凝剂合用时,两者的初始血药浓度升高,但随后血药浓度降低,故根据情况调整两者的用量。③促使磺脲类与血浆蛋白解离的药物,如水杨酸盐、贝特类降血脂药。④本身具有致低血糖的药物:胍乙啶、奎尼丁、水杨酸盐类及单胺氧化酶抑制药。⑤β肾上腺素受体阻断剂可干扰低血糖时机体的升血糖反应,阻碍肝糖原酵解,同时又可掩盖低血糖的警觉症状。⑥合用其他降血糖药物,如二甲双胍、阿卡波糖、胰岛素及胰岛素增敏药。

(2)与升高血糖的下列药物合用时,可能需要增加本品的剂量:糖皮质激素、雌激素、噻嗪类利尿药、苯妥英钠、利福平等。

（3）乙醇本身具有致低血糖的作用，并可延缓本品的代谢。与乙醇合用可引起腹痛、恶心、呕吐、头痛以及面部潮红，且更易发生低血糖。

（七）用法和用量

1.片剂

成人，口服，用量个体差异较大。开始时一次 2.5 mg，早餐前服用，或早餐及午餐前各一次。轻症患者一次 1.25 mg，每天 3 次，于三餐前服用。用药 7 d 后剂量递增（一周增加 2.5 mg）。一般用量为每天 5～10 mg，最大用量为每天 15 mg。

2.胶囊

成人，口服，开始时一次 1.75 mg，早餐前服用，或早餐及午餐前各一次。必要时每天 5.25～7 mg。最大用量为每天 10.5 mg。

（八）制剂和规格

（1）格列本脲片：2.5 mg。

（2）格列本脲胶囊：1.75 mg。

四、格列吡嗪

（一）药理学

本品为第二代磺脲类口服降血糖药。其作用和机制参阅"三、格列本脲"。

口服吸收较快，1.0～2.5 h 血药浓度达峰值，最高药效时间与进餐后血糖达高峰的时间较一致。主要经肝代谢，代谢产物无药理活性，第 1 d 97％排出体外，第 2 d 100％排出体外。65％～80％经尿排出。10％～15％由粪便中排出。清除半衰期为 3～7 h。

（二）适应证

本品适用于单用饮食控制疗效不满意的轻、中度 2 型糖尿病患者，胰岛 B 细胞有一定的分泌胰岛素功能，无急性并发症（感染、创伤、急性心肌梗死、酮症酸中毒、高糖高渗性昏迷等），非妊娠期，无严重的慢性并发症患者。

（三）禁忌证

（1）对本品或磺胺类药过敏者禁用。

（2）已确诊的 1 型糖尿病患者禁用。

（3）2 型糖尿病患者伴有酮症酸中毒、昏迷、严重烧伤、感染、外伤和重大手术等应激情况禁用。

（4）肝、肾功能不全者禁用。

（5）白细胞减少者禁用。

（6）肾上腺功能不全者禁用。

（7）孕妇禁用。

（四）不良反应

1.代谢/内分泌系统

本品导致低血糖比较罕见，可发生于年老体弱者、体力活动者、不规则进食者、饮酒或含酒精的饮料者、肝和肾功能不佳者。

2.消化道反应

较常见的有恶心、上腹胀满等胃肠道症状。

3.血液系统

曾有报道,本品可致血液系统异常。

4.变态反应

个别患者可出现皮肤变态反应。

5.其他

较常见的其他不良反应有头痛。

(五)注意事项

(1)有下列情况者应慎用:体质虚弱者,伴高热、恶心、呕吐者,有消化道狭窄、腹泻者不宜使用本药控释片。

(2)尚未确定儿童用药的安全性和有效性,不推荐儿童使用。

(3)用药时应从小剂量开始,逐渐调整剂量。

(4)动物实验和临床观察证明本品可造成死胎或婴儿畸形,故孕妇禁用。美国食品药品监督管理局(FDA)对本药的妊娠安全性分级为 C 级。

(5)本品可随乳汁分泌,哺乳期妇女不宜使用,以免婴儿发生低血糖。

(6)用药前后及用药时应当检查或监测血糖及尿糖、血常规及肝功能、肾功能,并进行眼科检查,必要时测定糖化血红蛋白。

(六)药物相互作用

参见"三、格列本脲"。

(七)用法和用量

1.成人

(1)单用饮食疗法失败者,起始剂量为每天 2.5～5.0 mg,以后根据血糖和尿糖情况增/减剂量,一次增/减 2.5～5.0 mg。若每天剂量超过 15 mg,分 2～3 次餐前服用。

(2)已使用其他口服磺脲类降糖药者,停用其他磺脲类 3 d,复查血糖后开始服用本品,从 5 mg 起逐渐加大剂量,直至产生满意的疗效。最大日剂量不超过 30 mg。

2.肾功能不全者

肾功能不全者(包括肌酐清除率低于每分钟 10 mL 者)不需要进行剂量调整,可采用保守剂量。在用药的初始阶段应密切监测患者的血糖、尿糖。

3.肝功能不全者

建议初始剂量为每天 2.5 mg。

4.老年人

对单次或反复给药的药动学研究显示,老年受试者的药动学参数没有明显变化,建议初始剂量为每天 2.5 mg。

(八)制剂和规格

(1)格列吡嗪片(胶囊):2.5 mg;5 mg。

(2)格列吡嗪分散片:5 mg。

（薛子成）

第十章

泌尿系统临床用药

第一节 呋 塞 米

一、药物名称

中文通用名称:呋塞米。

英文通用名称:Furosemide。

二、作用机制

本品为强效的髓袢利尿药,能增加水和电解质(如钠、氯、钾、钙、镁、磷)的排泄。它主要通过抑制肾小管髓袢厚壁段对 NaCl 的主动重吸收,使管腔液 Na^+、Cl^- 浓度升高,而髓质间液 Na^+、Cl^- 浓度降低,从而渗透压梯度差降低,肾小管浓缩功能下降,导致水、Na^+、Cl^- 排泄增多。由于 Na^+ 重吸收减少,远端小管 Na^+ 浓度升高,促进 Na^+-K^+、Na^+-H^+ 交换增加,K^+、H^+ 排出增多。本品抑制肾小管髓袢升支粗段重吸收 Cl^- 的机制:该部位基底膜外侧存在与 Na^+-K^+-ATP 酶有关的 Na^+、Cl^- 配对转运系统,呋塞米通过抑制该系统功能而减少 Na^+、Cl^- 的重吸收。另外,本品还可能抑制近曲小管和远曲小管对 Na^+、Cl^- 的重吸收,促进远曲小管分泌 K^+。本品通过抑制亨氏袢对 Ca^{2+}、Mg^{2+} 的重吸收而增加 Ca^{2+}、Mg^{2+} 排泄。短期使用本品可增加尿酸排泄,但长期用药可引起高尿酸血症。

本品对血流动力学的影响表现在抑制前列腺素分解酶的活性,使前列腺素含量升高,从而扩张肾血管,降低肾血管阻力,使肾血流量(尤其是肾皮质深部血流量)增加,这在其利尿作用中具有重要意义,也是本品用于预防急性肾衰竭的理论基础。另外,与其他利尿药不同,本品在使肾小管液流量增加的同时而不降低肾小球滤过率,可能原因是流经致密斑的 Cl^- 减少,从而减弱或阻断球-管平衡。本品能扩张肺部容量静脉,降低肺毛细血管的通透性,结合其利尿作用,使回心血量减少,左心室舒张末期压力降低,有助于治疗急性左心衰竭。由于本品可降低肺毛细血管的通透性,为其治疗成人呼吸窘迫综合征提供了理论依据。

三、临床应用

(1)用于水肿性疾病,包括充血性心力衰竭、肝硬化、肾脏疾病(肾炎、肾病及各种原因所致的急、慢性肾衰竭),尤其是在其他利尿药效果不佳时,应用本品可能有效。本品也可与其他药物合用于治疗急性肺水肿和急性脑水肿等。

(2)治疗高血压。本品不作为治疗原发性高血压的首选药物,但当噻嗪类药物疗效不佳,尤其当伴有肾功能不全或出现高血压危象时,本品尤为适用。

(3)预防急性肾衰竭。用于各种原因(失水、休克、中毒、麻醉意外及循环功能不全等)导致肾血流灌注不足时,在纠正血容量不足的同时及时应用本品,可减少急性肾小管坏死的机会。

(4)用于高钾血症及高钙血症。

(5)用于稀释性低钠血症,尤其是当血钠浓度低于 120 mmol/L 时。

(6)用于抗利尿激素分泌失调综合征。

(7)用于急性药物、毒物中毒,如巴比妥类药物中毒。

四、注意事项

(一)交叉过敏

对磺胺药或噻嗪类利尿药过敏者,对本品也可能过敏。

(二)适应证

适应证有低钾血症、肝性脑病,超量服用洋地黄。

(三)慎用

(1)无尿或严重肾功能损害者慎用本品。

(2)糖尿病患者慎用本品。

(3)高尿酸血症或有痛风病史者慎用本品。

(4)严重肝功能损害者慎用本品,因水、电解质紊乱可诱发肝性脑病。

(5)急性心肌梗死者(过度利尿可促发休克)慎用本品。

(6)胰腺炎或有此病史者慎用本品。

(7)有低钾血症倾向者(尤其是应用洋地黄类药物或有室性心律失常者)慎用本品。

(8)红斑狼疮患者慎用本品,因本品可加重病情或诱发狼疮活动。

(9)前列腺增生者慎用本品。

(四)药物对儿童的影响

本品在新生儿体内半衰期明显延长,故新生儿用药间期应延长。

(五)药物对老年人的影响

老年人应用本品时发生低血压、电解质紊乱,致血栓形成和肾功能损害的机会增多。

(六)药物对妊娠的影响

本品可通过胎盘屏障,孕妇(尤其是妊娠早期)应尽量避免使用。且本品对妊娠高血压综合征无预防作用。动物实验表明本品可致流产、胎仔肾盂积水,使胎仔死亡率升高。美国食品药品监督管理局(FDA)对本品的妊娠安全性分级为 C 级。

(七)药物对哺乳妇女的影响

本品可经乳汁分泌,哺乳妇女应慎用。

(八)用药前后及用药时应当检查或监测

用药期间随访检查:①血电解质,尤其是合用洋地黄类药物或皮质激素类药物、肝和肾功能损害者;②血压,尤其是用于降压、大剂量应用或用于老年人时;③肾功能;④肝功能;⑤血糖;⑥血尿酸;⑦酸碱平衡情况;⑧听力。

五、不良反应

(一)代谢/内分泌系统

水、电解质紊乱(尤其是大剂量或长期应用时)较常见,如低钾血症、低氯血症、低氯性碱中毒、低钠血症、低钙血症以及与此有关的口渴、乏力、肌肉酸痛、心律失常等。高血糖症较少见,可致血糖水平升高、尿糖阳性,尤其是糖尿病或糖尿病前期患者,可使原有糖尿病加重。

(二)心血管系统

大剂量或长期应用时可见直立性低血压、休克。

(三)消化系统

食欲减退、恶心、呕吐、腹痛、腹泻、胰腺炎等较少见。长期应用还可致胃及十二指肠溃疡。

(四)肝脏

肝功能损害较少见。

(五)泌尿生殖系统

高尿酸血症较少见,过度脱水可使血尿酸和尿素氮水平暂时性升高。在高钙血症时用本品,可引起肾结石。

(六)血液系统

本品可使骨髓抑制而导致粒细胞减少、血小板减少性紫癜和再生障碍性贫血,但较少见。

(七)中枢神经系统

少见头晕、头痛、指趾感觉异常。

(八)眼

少见视物模糊、黄视症、光敏感。

(九)耳

耳鸣、听力障碍多见于大剂量静脉快速注射本品时(注射速度在 $4 \sim 15$ mg/min),多为暂时性,少数为不可逆性(尤其是与其他有耳毒性的药物合用时)。

(十)肌肉骨骼

肌肉强直较少见。

(十一)变态反应

变态反应较少见。可出现皮疹、间质性肾炎,重者可致心脏停搏。

(十二)其他

有报道称本品可加重特发性水肿。

六、药物相互作用

(一)药物-药物相互作用

(1)与多巴胺合用,本品的利尿作用加强。

(2)与氯贝丁酯(安妥明)合用,两种药的作用均增强,并可出现肌肉酸痛、强直。

(3)本品能增强降压药的作用,合用时,降压药的用量应适当减少。

(4)本品可加强非去极化肌松药的作用(如氯化筒箭毒碱),这与血钾浓度下降有关。手术中如果以筒箭毒碱作为肌松药,则应于术前1周停用本品。

(5)与两性霉素、氨基糖苷类合用,肾毒性和耳毒性增加,尤其是原有肾功能损害时。

(6)与锂剂合用时肾毒性明显增加,应尽量避免合用。

(7)与抗组胺药物合用时耳毒性增加,易出现耳鸣、头晕、眩晕。

(8)与碳酸氢钠合用,发生低氯性碱中毒机会增加。

(9)本品可增强头孢噻啶、头孢噻吩和头孢乙腈的肾脏毒性。

(10)与巴比妥类药物、麻醉药合用,易引起直立性低血压。

(11)本品易引起电解质紊乱(如低钾血症),故与洋地黄类强心苷合用易致心律失常。两者合用时应补钾。

(12)服用水合氯醛后静脉注射本品,可致出汗、面色潮红和血压升高,这与甲状腺素由结合状态转为游离状态增多,从而导致分解代谢加强有关。

(13)本品与阿司匹林相互竞争肾小管分泌,故合用两种药可使后者排泄减少。

(14)与卡托普利合用偶尔可致肾功能恶化。

(15)肾上腺皮质激素、促皮质素及雌激素能降低本品的利尿作用,并增加电解质紊乱(尤其是低钾血症)的发生率。

(16)非甾体类解热镇痛药能降低本品的利尿作用,增加肾损害机会,这与前者抑制前列腺素合成、减少肾血流量有关。合用本品与吲哚美辛,可影响后者在肠道的吸收并对抗后者的升血压作用。

(17)与拟交感神经药物及抗惊厥药物合用,本品的利尿作用减弱。

(18)与苯妥英钠合用,可降低本品的利尿效应达50%。

(19)丙磺舒可减弱本品的利尿作用。

(20)本品可使尿酸排泄减少、血尿酸升高,故与治疗痛风的药物合用时,后者的剂量应适当调整。

(21)本品可降低降血糖药的疗效。

(22)本品可降低抗凝药和抗纤溶药的作用。这主要与利尿后血容量下降、血中凝血因子浓度升高以及肝脏血液供应改善、肝脏合成凝血因子增多有关。

(二)药物-酒精/尼古丁相互作用

饮酒及含酒精制剂能增强本品的利尿和降压作用。

(三)药物-食物相互作用

使用本品时摄入味精可协同排钾,导致低钾血症、低钠血症。

七、用法与用量

(一)成人

1.口服给药

(1)水肿性疾病:起始剂量为一次20～40 mg,一天1次,必要时6～8 h后追加20～40 mg,直至出现满意利尿效果。一天最大剂量可达600 mg,但一般应控制在100 mg以内,分2～3次服用。部分患者可减少至一次20～40 mg,隔天1次(或一天20～40 mg,每周连续服药2～4 d)。

（2）高血压：起始剂量为一天 40～80 mg，分 2 次服用，并酌情调整剂量。

（3）高钙血症：一天 80～120 mg，分 1～3 次服用。

2.静脉注射

（1）水肿性疾病。①一般剂量：开始剂量为 20～40 mg，必要时每 2 h 追加剂量，直至出现满意疗效。维持用药阶段可分次给药。②急性左心衰竭：起始剂量为 40 mg，必要时每 1 h 追加 80 mg，直至出现满意疗效。③慢性肾功能不全：一天剂量一般为 40～120 mg。

（2）高血压危象：起始剂量为 40～80 mg，伴急性左心衰竭或急性肾衰竭时，可酌情增加用量。

（3）高钙血症：一次 20～80 mg。

3.静脉滴注

急性肾衰竭：将 200～400 mg 本品加入 100 mL 氯化钠注射液中，滴注速度不超过 4 mg/min。对有效者可按原剂量重复应用或酌情调整剂量，一天总量不超过 1 g。利尿效果差时不宜再增加剂量，以免出现肾毒性，对急性肾衰竭功能恢复不利。

（二）儿童

（1）口服给药：对水肿性疾病的起始剂量为 2 mg/kg，必要时每 4～6 h 追加 1～2 mg/kg。

（2）静脉注射：对水肿性疾病的起始剂量为 1 mg/kg，必要时每 2 h 追加 1 mg/kg。一天最大剂量可达 6 mg/kg。

八、制剂与规格

呋塞米片：①20 mg。②40 mg。

贮法：避光，密闭，干燥处保存。

呋塞米注射液 2 mL：20 mg。

贮法：避光，密闭，干燥处保存。

（刘庠生）

第二节　螺　内　酯

一、药物名称

中文通用名称：螺内酯。

英文通用名称：Spironolactone。

二、作用机制

本品为低效利尿药。结构与醛固酮相似，本品为醛固酮的竞争性抑制剂。本品作用于远曲小管和集合管的皮质段部位，阻断 Na^+-K^+ 和 Na^+-H^+ 交换，使 Na^+、Cl^- 和水排泄增多，K^+、Mg^{2+} 和 H^+ 排泄减少，但对 Ca^{2+} 和 P^{3+} 的作用不定。由于本品仅作用于远曲小管和集合管，对肾小管其他段无作用，故利尿作用较弱。此外，本品对肾小管以外的醛固酮靶器官也有作用，对血液中醛固酮水平升高的水肿患者作用较好,反之,醛固酮浓度不高时则作用较弱。

三、临床应用

(1)与其他利尿药合用,治疗心源性水肿、肝硬化腹水、肾性水肿等(其目的在于纠正上述疾病伴发的继发性醛固酮分泌增多),也用于特发性水肿的治疗。

(2)用于原发性醛固酮增多症的诊断和治疗。

(3)用于高血压的辅助治疗。

(4)与噻嗪类利尿药合用,增强利尿效应,预防低钾血症。

四、注意事项

(一)适应证

适应证为高钾血症、肾衰竭。

(二)慎用

无尿或肾功能不全者慎用本品。肝功能不全者慎用本品,因本品引起电解质紊乱,可诱发肝性脑病。低钠血症者慎用本品。酸中毒者慎用本品,一方面酸中毒可加重或促发本品所致的高钾血症,另一方面本品可加重酸中毒。乳房增大或月经失调者慎用本品。

(三)药物对老年人的影响

老年人用本品较易发生高钾血症和利尿过度,应慎用。

(四)药物对妊娠的影响

本品可通过胎盘,但对胎儿的影响尚不清楚,孕妇慎用,且用药时间宜短。美国食品药品监督管理局(FDA)对本品的妊娠安全性分级为C级。

(五)药物对哺乳的影响

本品的代谢物坎利酮可从乳汁分泌,哺乳妇女慎用。

(六)药物对检验值或诊断的影响

本品可使荧光法测定血浆皮质醇浓度升高,故取血前4~7 d应停用本品或改用其他测定方法。

(七)用药前、后及用药时应当检查或监测

用药前应检查患者的血钾浓度(但在某些情况血钾浓度并不能代表机体内钾含量,例如,酸中毒时钾从细胞内转移至细胞外而易出现高钾血症,酸中毒纠正后血钾水平即可下降)。用药期间也必须密切随访血钾浓度和心电图。

五、不良反应

(1)常见的不良反应:①高钾血症最为常见,尤其是单独用药、进食高钾饮食、与钾剂或含钾药物(如青霉素钾)合用以及存在肾功能损害、少尿、无尿时。②胃肠道反应,如恶心、呕吐、胃痉挛和腹泻,尚有报道称本品可致消化性溃疡。

(2)少见的不良反应以下几项。①低钠血症:单用时少见,与其他利尿药合用时发生率升高。②产生抗雄激素样作用或对其他内分泌系统的影响,例如,长期服用本品可致男性乳房发育、阳痿、性功能低下,可致女性乳房胀痛、声音变粗、毛发增多、月经失调、性功能下降。

(3)中枢神经系统:长期或大剂量服用本品可发生行走不协调、头痛等。

（4）罕见的不良反应：①变态反应，出现皮疹、呼吸困难。②暂时性血清肌酸酐、尿素氮水平升高，主要与过度利尿、有效血容量不足、肾小球滤过率下降有关。③轻度高氯性酸中毒。④有长期服用本品和氢氯噻嗪后发生乳腺癌的报道。

（5）此外，本品尚可使血浆肾素、血镁、血钾水平升高，尿钙排泄可能增多，而尿钠排泄减少。

六、药物相互作用

药物相互作用如下。

（1）多巴胺能增强本品的利尿作用。

（2）与引起血压下降的药物合用，可增强利尿和降压作用。

（3）与噻嗪类利尿药或汞剂利尿药合用可增强利尿作用，并可抵消噻嗪类利尿药的排钾作用。

（4）与一些药物合用时，高钾血症的发生率增加，这些药物有含钾药物、库存血（至少含钾30 mmol/L）、血管紧张素转换酶抑制剂、血管紧张素Ⅱ受体拮抗剂、环孢素等。

（5）本品可使地高辛等强心苷的半衰期延长而引起中毒。

（6）与氯化铵、考来烯胺合用易发生代谢性酸中毒。

（7）与锂盐合用时，由于近端小管对 Na^+ 和 Li^+ 的重吸收。可使血锂浓度升高，应避免合用。

（8）与肾毒性药物合用，可增加肾毒性。

（9）非甾体类解热镇痛药（尤其是吲哚美辛）能降低本品的利尿作用，两者合用时肾毒性增加。

（10）与葡萄糖胰岛素液、碱剂、钠型降钾交换树脂合用，可减少高钾血症的发生。

（11）肾上腺皮质激素（尤其是具有较强盐皮质激素作用者）、促皮质素能减弱本品的利尿作用，而拮抗本品的潴钾作用。

（12）雌激素可引起水钠潴留，合用时会减弱本品的利尿作用。

（13）甘珀酸钠、甘草类制剂具有醛固酮样作用，可降低本品的利尿作用。

（14）拟交感神经药物可降低本品的降压作用。

（15）本品可使血糖水平升高，不宜与抗糖尿病药合用。

（16）本品能明显降低口服双香豆素的抗凝血作用，应避免同时使用。

（17）与右丙氧芬合用，可出现男性乳房女性化和皮疹。

七、用法与用量

（一）成人

口服给药。

1.水肿性疾病

开始时，一天 40～120 mg，分 2～4 次服用，至少连服 5 d，以后酌情调整剂量。

2.高血压

开始时，一天 40～80 mg，分次服用，至少用药 2 周，以后酌情调整剂量（但不宜与血管紧张素转换酶抑制剂合用，以免增加高钾血症的发生率）。

3.原发性醛固酮增多症

手术前患者，一天 100～400 mg，分 2～4 次服用。不宜手术的患者，则选用较小剂量维持。

4.诊断原发性醛固酮增多症

长期试验,一天 400 mg,分 2～4 次服用,连用 3～4 周。短期试验,一天 400 mg,分 2～4 次服用,连用 4 d。

(二)老年人

老年人对本品较敏感,开始用量宜偏小。

(三)儿童

口服给药:治疗水肿性疾病:开始时,一天 1～3 mg/kg 或 30～90 mg/m²,单次或分 2～4 次服用,连用 5 d 后酌情调整剂量。一天剂量为 3～9 mg/kg 或 90～270 mg/m²。

八、制剂与规格

螺内酯片 20 mg。

贮法:密封,置于干燥处保存。

螺内酯胶囊 20 mg。

贮法:遮光、密封保存。

(刘庠生)

第三节　氢氯噻嗪

一、药物名称

中文通用名称:氢氯噻嗪。

英文通用名称:Hydrochlorothiazide。

二、作用机制

(1)对水、电解质排泄的影响,表现在本品可增加肾脏对尿钠、钾、氯、磷和镁等离子的排泄,减少对尿钙的排泄。本品主要抑制远曲小管前段和近曲小管(作用较轻)对氯化钠的重吸收,从而增加远曲小管和集合管的 Na^+-K^+ 交换,使 K^+ 分泌增多。其对近曲小管的作用可能与抑制碳酸酐酶的活性有关。本品还能抑制磷酸二酯酶的活性,减少肾小管对脂肪酸的摄取和线粒体氧耗,从而抑制肾小管对 Na^+、Cl^- 的主动重吸收。除利尿排钠作用外,可能还有肾外作用机制参与降压,可能是增加胃肠道对 Na^+ 的排泄。

(2)本品对肾血流动力学和肾小球滤过功能也有影响。由于肾小管对水、Na^+ 的重吸收减少,肾小管内压力升高,流经远曲小管的水和 Na^+ 增多,刺激致密斑通过管-球反射,使肾内肾素、血管紧张素分泌增加,引起肾血管收缩,肾血流量下降,肾小球入球小动脉和出球小动脉收缩,肾小球滤过率也随之下降。

三、临床应用

(1)用于水肿性疾病(如充血性心力衰竭、肝硬化腹水、肾病综合征、急性和慢性肾炎水肿、慢性肾衰竭早期、肾上腺皮质激素和雌激素治疗所致的水钠潴留），可排泄体内过多的 Na^+ 和水，减少细胞外液容量，消除水肿。

（2）用于原发性高血压，可单独应用于轻度高血压，或作为基础降压药与其他降压药配合使用。

（3）用于中枢性或肾性尿崩症。

（4）用于肾结石，主要是预防钙盐形成的结石。

四、注意事项

（一）交叉过敏

本品与磺胺类药物、呋塞米、布美他尼、碳酸酐酶抑制剂等存在交叉过敏。

（二）适应证

适应证对本品、磺胺类药物过敏者（国外资料）。

（三）慎用

无尿或严重肾功能减退者慎用本品，本品大剂量应用时可致药物蓄积，毒性增加；糖尿病患者慎用本品；高尿酸血症或有痛风病史者慎用本品；严重肝功能损害者慎用本品，因本品可导致水、电解质紊乱，从而诱发肝性脑病；高钙血症患者慎用本品；低钠血症患者慎用本品；红斑狼疮患者慎用本品，因本品可加重病情或诱发狼疮活动；胰腺炎患者慎用本品；交感神经切除者慎用本品，因本品可致降压作用加强。

（四）药物对儿童的影响

儿童用药无特殊注意事项，但对患有黄疸的婴儿慎用本品，因本品可使血胆红素水平升高。

（五）药物对老年人的影响

老年人应用本品较易发生低血压、电解质紊乱和肾功能损害。

（六）药物对妊娠的影响

本品能通过胎盘屏障，对高血压综合征无预防作用，且有可能使胎儿及新生儿产生黄疸、血小板减少等。虽然动物实验发现几倍于人类的剂量对胎仔尚未产生不良反应，但孕妇仍应慎用。美国食品药品监督管理局（FDA）对本品的妊娠安全性分级为 B 级或 D 级。

（七）药物对哺乳的影响

本品可自乳汁分泌，故哺乳妇女不宜服用。

（八）药物对检验值或诊断的影响

可干扰蛋白结合碘的测定。

（九）用药前后及用药时应当检查或监测

用药期间应随访检查血电解质、血糖、血尿酸、血肌酸酐、血尿素氮、血压。

五、不良反应

本品的大多数不良反应与剂量和疗程有关。

（一）代谢/内分泌系统

（1）低钾血症：是最常见的不良反应，与噻嗪类利尿药排钾作用有关，长期缺钾可损伤肾小管，严重失钾可引起肾小管上皮的空泡变性，以及引起严重快速性心律失常等异位心律。为预防应采取间歇疗法或与保钾利尿药合用或及时补充钾盐。

（2）低氯性碱中毒或低氯、低钾性碱中毒：噻嗪类（特别是氢氯噻嗪）常明显增加氯化物的排泄。

（3）低钠血症：亦不罕见，导致中枢神经系统症状及加重肾损害。

（4）氮质血症：本品可降低肾小球滤过率，减少血容量，可加重氮质血症，对于肾功能严重损害者，可诱发肾衰竭。

（5）升高血氨：本品有弱的抑制碳酸酐酶的作用，长期应用时，H^+分泌减少，尿液偏碱性。在碱性环境中，肾小管腔内的NH_3不能转变为NH_4^+排到体外，血氨水平随之升高。对于肝脏功能严重损害者，有诱发肝性脑病的危险。

（6）脱水，可造成血容量和肾血流量减少，也可使肾小球滤过率降低。

（7）本品可使糖耐量降低、血糖和尿糖水平升高，可能与抑制胰岛素释放有关。一般患者停药即可恢复，但糖尿病患者的病情可加重。

（8）本品可干扰肾小管排泄尿酸，引起高尿酸血症，对一般患者为可逆性，临床意义不大；对有痛风史者可致痛风发作，由于通常无关节疼痛，高尿酸血症易被忽视。

（9）长期用药可致血胆固醇、甘油三酯、低密度脂蛋白和极低密度脂蛋白水平升高，高密度脂蛋白水平降低，有促进动脉粥样硬化的可能。

（10）其他：可见血钙浓度升高，血磷、镁及尿钙浓度降低。

（二）变态反应

变态反应有出皮疹、荨麻疹等，但较为少见。

（三）血液

中性粒细胞减少、血小板减少性紫癜少见。

（四）其他

可见胆囊炎、胰腺炎、性功能减退、光敏性皮炎、色觉障碍等，但较罕见。曾有发生肝内阻塞性黄疸而致死的报道。长期应用可出现乏力、倦怠、眩晕、食欲缺乏、恶心、呕吐、腹泻及血压降低等症状，减量或调节电解质失衡后症状即可消失。

六、药物相互作用

（一）药物-药物相互作用

（1）与降压药（如利舍平、胍乙啶、可乐定）合用，利尿、降压作用均加强。

（2）与多巴胺合用，利尿作用加强。

（3）与单胺氧化酶抑制剂合用，可加强降压效果。

（4）与阿替洛尔有协同降压作用，两种药联用控制心率的效果优于单独应用阿替洛尔。

（5）溴丙胺太林可明显增加本品的胃肠道吸收。

（6）与非去极化肌松药（如氯化筒箭毒碱）合用，可增强后者的作用。其机制与本品使血钾水平降低有关。

（7）与维生素 D 合用，可升高血钙浓度。

（8）与二氮嗪合用，可加重血糖水平升高。

（9）与 β 受体阻滞剂合用，可增强对血脂、尿酸和血糖的影响。

（10）与锂制剂合用，可减少肾脏对锂的清除，升高血清锂浓度，加重锂的肾毒性。

（11）与碳酸氢钠合用，可增加发生低氯性碱中毒的危险。

(12)与金刚烷胺合用,可产生肾毒性。

(13)与酮色林合用,可发生室性心律不齐。

(14)与吩噻嗪类药物合用,可导致严重的低血压或休克。

(15)与巴比妥类药、血管紧张素转换酶抑制剂合用,可引起直立性低血压。

(16)肾上腺皮质激素、促皮质素、雌激素、两性霉素 B(静脉用药)等药物能降低本品的利尿作用,增加发生电解质紊乱(尤其是低钾血症)的危险。

(17)非甾体类解热镇痛药(尤其是吲哚美辛)能降低本品的利尿作用,其作用机制可能与前者抑制前列腺素合成有关。本品与吲哚美辛合用时,可引起急性肾衰竭。本品与阿司匹林合用,可引起或加重痛风。

(18)考来烯胺(消胆胺)能减少胃肠道对本品的吸收,故应在口服考来烯胺 1 h 前或 4 h 后服用本品。

(19)与拟交感胺类药合用,利尿作用减弱。

(20)与氯磺丙脲合用,可降低血钠浓度。

(21)本品可降低抗凝药的抗凝作用,主要是因为利尿后机体血容量下降,血中凝血因子浓度升高,利尿使肝脏血液供应改善,合成凝血因子增多。

(22)本品可升高血糖水平,同用降血糖药时应注意调整剂量。

(23)与乌洛托品合用,乌洛托品转化为甲醛受抑制,疗效下降。

(24)因本品可干扰肾小管排泄尿酸,使血尿酸浓度升高,故本品与抗痛风药合用时,应调整后者剂量。

(25)在用本品期间给予静脉麻醉药羟丁酸钠,或与利托君、洋地黄类药物、胺碘酮等合用可导致严重的低钾血症。本品引起的低血钾可增强洋地黄类药物、胺碘酮等的毒性。

(26)与甲氧苄啶合用,易发生低钠血症。

(27)本品可降低丙磺舒的作用,合用两种药时应加大丙磺舒的用量。

(28)过多输入氯化钠溶液可消除本品的降压利尿作用。

(二)药物-酒精和/或尼古丁相互作用

酒精与本品合用,因扩张血管降低循环血流量,易发生直立性低血压。

(三)药物-食物相互作用

(1)食物能增加本品的吸收量,这可能与药物在小肠的滞留时间延长有关。

(2)摄入含盐量高的食物可拮抗本品的降压利尿作用。

七、用法与用量

(一)成人

口服给药。

1.水肿性疾病

(1)一般用量:一天 25～100 mg,分 1～3 次服用,需要时可增至一天 100～200 mg,分 2～3 次服用。为预防电解质紊乱及血容量骤降,宜从小剂量(一天 12.5～25.0 mg)用起,以后根据利尿情况逐步加量。近年多主张间歇用药,即隔天用药或每周 1～2 次用药,或连续服药 3～4 d,停药 3～4 d,以减少不良反应。

(2)心源性水肿:开始用小剂量,一天 12.5～25.0 mg,以免因盐及水分排泄过快而引起循环障碍或其他症状;同时注意调整洋地黄的用量,以免因钾的丢失而导致洋地黄中毒。

2.高血压病

单用本品时,一天 25～100 mg,分 1～2 次服用,并按降压效果调整剂量;与其他抗高血压药合用时,一次 10 mg,一天 1～2 次。

(二)老年人

老年人可从一次 12.5 mg,一天 1 次开始,并按降压效果调整剂量。

(三)儿童

口服给药:一天 1～2 mg/kg 或 30～60 mg/m²,分 1～2 次服用,并按疗效调整剂量。小于 6 个月的婴儿剂量可按一天 3 mg/kg。

八、制剂与规格

氢氯噻嗪片:①10 mg。②25 mg。③50 mg。

贮法:遮光、密闭保存。

(刘庠生)

第四节　氨苯蝶啶

一、药物名称

中文通用名称:氨苯蝶啶。

英文通用名称:Triamterene。

二、作用机制

本品为保钾利尿药,其作用部位及保钾排钠作用与螺内酯相同,但作用机制与后者不同。本品不是醛固酮拮抗剂,而是直接抑制肾脏远端小管和集合管的 Na^+-K^+ 交换,从而使 Na^+、Cl^-、水排泄增多,而 K^+ 排泄减少。

三、临床应用

(1)氨苯蝶啶主要治疗水肿性疾病,包括充血性心力衰竭、肝硬化腹水、肾病综合征等,以及肾上腺皮质激素治疗过程中发生的水钠潴留。主要目的在于纠正上述情况下的继发性醛固酮分泌增多,并拮抗其他利尿药的排钾作用。常因患者对氢氯噻嗪疗效不明显时加用本品。

(2)氨苯蝶啶也可用于治疗特发性水肿。

四、注意事项

(1)适应证:①高钾血症;②严重或进行性加重的肾脏疾病;③严重肝脏疾病。

(2)慎用于下列情况:①肝、肾功能不全;②有糖尿病;③有低钠血症;④酸中毒;⑤有高尿酸血症或有痛风病史;⑥有肾结石或有此病史。

（3）药物对老年人的影响：老年人应用本品较易发生高钾血症和肾损害。

（4）药物对妊娠的影响：动物实验显示本品能透过胎盘，但在孕妇体内的情况尚不清楚，孕妇应慎用。美国食品药品监督管理局（FDA）对本品的妊娠安全性分级为 B 级。

（5）药物对哺乳的影响：母牛实验显示本品可由乳汁分泌，但在人类体内的情况尚不清楚，哺乳妇女应慎用。

（6）药物对检验值或诊断的影响：①可干扰血奎尼丁浓度的荧光法测定结果。②使下列测定值升高：血糖（尤其是糖尿病患者）、血肌酸酐和尿素氮（尤其是肾功能损害时）、血浆肾素、血钾、血镁、血尿酸及尿中尿酸排泄量。③血钠下降。

（7）用药前后及用药时应当检查或监测：①用药前应监测血钾浓度（但在某些情况下血钾浓度并不能真正反映体内钾潴量，例如，酸中毒时钾从细胞内转移至细胞外而易出现高钾血症，酸中毒纠正后血钾浓度即可下降）。②长期应用时，应定期检查血尿素氮。

五、不良反应

（一）常见
高钾血症常见。

（二）少见
胃肠道反应（如恶心、呕吐、腹泻和胃痉挛）少见。低钠血症少见。头晕、头痛少见。光敏感少见。

（三）罕见
1.变态反应

变态反应有皮疹、呼吸困难等。

2.血液系统反应

血液系统反应如粒细胞减少甚至粒细胞缺乏、血小板减少性紫癜、巨幼细胞贫血（干扰叶酸代谢）。

3.肾结石

有报道称长期服用本品者肾结石的发生率为 1/1 500。其作用机制可能是本品及其代谢产物在尿中浓度过饱和，析出结晶并与蛋白基质结合，从而形成肾结石。

六、药物相互作用

（一）药物相互作用
（1）本品可使血尿酸升高，与噻嗪类和袢利尿药合用，可使血尿酸水平进一步升高，故必要时应加用治疗痛风的药物。

（2）与 β 受体阻滞剂合用，可增强对血脂、尿酸和血糖浓度的影响。

（3）与完全胃肠道外营养合用可致代谢性酸中毒。

（4）与锂剂合用，可加强锂的肾毒性作用。

（5）与甲氨蝶呤合用，可增强后者的毒性。

（6）本品可使血糖水平升高，与降糖药合用时，应适当加大后者的剂量。

（7）与洋地黄毒苷合用，可使其生物转化增加，疗效降低。且合用时禁止补钾，以防血钾浓度过高。

(8)雷尼替丁可减少本品在肠道的吸收,抑制其在肝脏的代谢,并降低肾清除率。

(9)其他参见螺内酯的药物相互作用内容。

(二)药物-食物相互作用

同时摄入本品和富含钾的食物会增加高钾血症的发生率(特别是在已有肾功能不全时)。

七、用法与用量

(一)成人

口服给药:开始时,一天 25～100 mg,分 2 次服。与其他利尿药合用时,剂量应减少。维持阶段可改为隔天疗法。一天最大剂量为 300 mg。

(二)儿童

口服给药:一天 2～4 mg/kg 或 120 mg/m²,分 2 次服,每天或隔天服用,以后酌情调整剂量。一天最大剂量为 6 mg/kg 或 300 mg/m²。

八、制剂与规格

氨苯蝶啶片 50 mg。

贮法:密闭保存。

（刘庠生）

第十一章

血液系统临床用药

第一节 抗 凝 血 药

抗凝血药是指能通过干扰机体生理性凝血的某些环节而阻止血液凝固的药物,临床主要用于防止血栓的形成和/或已形成血栓的进一步发展。

一、凝血酶间接抑制剂

(一)肝素

肝素是一种硫酸化的葡萄糖胺聚糖(glucosaminoglycan,GAG)的混合物,分子量为 $3\sim15$ kD。因与大量硫酸基和羧基共价结合而带有大量负电荷,呈酸性。肝素存在于血浆、肥大细胞和血管内皮细胞中。药用肝素是从猪肠黏膜或牛肺脏中获得的。

1.药理作用与机制

肝素在体内和体外均有强大的抗凝作用。静脉注射后,抗凝作用立即发生。肝素的抗凝机制有以下几方面。

(1)增强抗凝血酶Ⅲ活性:AT-Ⅲ是 α_2-球蛋白,含有精氨酸-丝氨酸(Arg-Ser)肽活性部位,能与凝血酶(Ⅱa)、凝血因子Ⅸa、Ⅹa、Ⅺa 和Ⅻa 发生缓慢的化学结合,形成稳定复合物,抑制这些因子的活性,发挥抗凝血作用。肝素可与 AT-Ⅲ赖氨酸残基形成可逆性复合物,使 AT-Ⅲ构象改变,暴露出精氨酸活性位点,增强 AT-Ⅲ与凝血酶及凝血因子Ⅸa、Ⅹa、Ⅺa 和Ⅻa 丝氨酸活性中心的结合,与凝血酶形成肝素-ATⅢ-Ⅱa 三元复合物,"封闭"凝血因子活性中心,使其灭活,发挥强大的抗凝作用。肝素能使 ATⅢ-Ⅱa 反应速率加快 1 000 倍,加速凝血酶灭活。

(2)激活肝素辅助因子Ⅱ(HCⅡ):高浓度肝素与 HCⅡ结合使其激活。活化的 HCⅡ可提高对凝血酶的抑制速率。但肝素与 HCⅡ的亲和力要比与 AT-Ⅲ的亲和力小得多,故需高浓度肝素才能充分发挥 HCⅡ的抗凝作用。

(3)促进纤溶系统激活:肝素可还促进血管内皮细胞释放组织型纤溶酶原激活剂(tissue plasminogen activator,t-PA)和内源性组织因子通路抑制物(tissue factor pathway inhibitor, TFPI)。t-PA 可激活纤溶系统。TFPI 可抑制组织因子(tissue factor,TF)。TF 是血管内皮细胞的一种整合蛋白,是因子Ⅶ对其底物因子Ⅸ和Ⅹ的重要辅助因子。TF引起的凝血可能涉及动脉血栓形成和动脉粥样硬化。肝素促进细胞内释放 t-PA 和 TFPI,发挥抗血栓作用。

(4)降血脂:肝素可使内皮细胞释放脂蛋白酶,将血中乳糜微粒和极低密度脂蛋白的甘油三酯水解为甘油和游离脂肪酸。但停用肝素此作用立即消失,故无重要临床意义。

2.体内过程

肝素是极性很强的大分子物质,不易通过生物膜,故口服和直肠给药不吸收,不能发挥抗凝作用。肌内注射因吸收速率不易预测,易引起局部出血和刺激症状,不予使用。临床上采取静脉注射肝素,注射后肝素与血浆蛋白的结合率为80%。肝素主要在肝脏中经肝素酶分解代谢。低剂量肝素被单核-巨噬细胞系统清除和降解。肝素的 $t_{1/2}$ 因剂量而异,个体差异较大,例如,静脉注射 100 U/kg、400 U/kg 和 800 U/kg,其 $t_{1/2}$ 分别为 1 h、2 h 和 5 h 左右。肺气肿、肺栓塞患者的 $t_{1/2}$ 缩短,肝、肾功能严重障碍者的 $t_{1/2}$ 明显延长,对肝素的敏感性也提高。

3.临床应用

(1)血栓栓塞性疾病:主要用于防止血栓形成和扩大,如深部静脉血栓、肺栓塞、脑梗死、心肌梗死、心血管手术及外周静脉术后血栓形成。在治疗急性动脉血栓、静脉血栓形成的药物中,肝素是最好的快速抗凝剂。

(2)弥散性血管内凝血(DIC):这是肝素的主要适应证,应早期应用,防止纤维蛋白原及其他凝血因子耗竭而发生继发性出血。

(3)心血管手术、心导管检查、血液透析及体外循环等体外抗凝。

4.不良反应

(1)出血:是肝素主要的不良反应,表现为各种关节腔积血、伤口和各种黏膜出血等。严重者可引起致命性出血(4.6%)。对轻度出血患者停药即可,严重者可静脉缓慢注射硫酸鱼精蛋白,每 1 mg 鱼精蛋白可中和 100 U 肝素。用药期间应监测部分凝血激酶时间(APTT)。

(2)血小板减少症:发生率高达6%。若发生在用药后1~4 d,程度多较轻,不需中断治疗即可恢复,一般是肝素引起一过性的血小板聚集作用所致;多数发生在给药后 7~10 d,与免疫反应有关。血小板减少症可能由肝素促进血小板因子4(PF4)释放并与之结合,形成肝素-PF4复合物,后者再与特异抗体形成 PF4-肝素-IgG 复合物,引起病理反应所致。停药后约 4 d 可恢复。

(3)其他:肝素可引起皮疹、发热等变态反应,长期使用可引起骨质疏松和自发性骨折。

5.禁忌证

对肝素过敏,有出血倾向、血友病、血小板功能不全和血小板减少症、紫癜、严重高血压、细菌性心内膜炎、肝功能不全、肾功能不全、消化性溃疡、颅内出血、活动性肺结核、孕妇、先兆性流产、产后、内脏肿瘤、外伤及术后等患者禁用。

6.药物相互作用

肝素为弱酸性药物,不能与弱碱性药物合用;与阿司匹林等非甾体抗炎药、右旋糖酐和双嘧达莫合用,可增加出血的危险;与肾上腺皮质激素类、依他尼酸合用,可致胃肠道出血;与胰岛素或磺脲类药物合用,能导致低血糖;静脉同时给予肝素和硝酸甘油,可降低肝素的活性;与血管紧张素Ⅰ转化酶抑制剂合用,可能引起高血钾。

(二)低分子量肝素

低分子量肝素(low molecular weight heparin,LMWH)是指分子量小于 7 kD 的肝素。LMWH是从普通肝素中分离或由普通肝素降解后再分离而得的。由于其药理学和药动学的特性优于普通肝素,近年来发展得很快。LMWH的分子量小,其不能与AT-Ⅲ和凝血酶结合形成复合物,因此对凝血酶及其他凝血因子无作用。LMWH具有选择性抗凝血因子Ⅹ活性的作用,与普通肝素比较具有以下特点。

(1)抗凝血因子Ⅹa与Ⅱa活性比值明显增加。LMWH抗因子Ⅹa与Ⅱa活性比值为1.5～4.0,而普通肝素为1.0左右,分子量越低,抗凝血因子Ⅹa活性越强,降低了出血的危险。

(2)生物利用度高,半衰期较长,体内不易被消除。

(3)LMWH由于分子量小,较少受PF_4的抑制,不易引起血小板减少。LMWH将逐渐取代普通肝素用于临床,但选用各制剂时仍应小心注意出血的不良反应。

(三)依诺肝素

1.药理作用

依诺肝素为第一个上市的LMWH,分子量为3.5～5.0 kD,对抗凝血因子Ⅹa与因子Ⅱ活性比值为4.0以上,具有强大而持久的抗血栓形成作用。

2.体内过程

皮下注射后吸收迅速、完全。注射后3 h出现血浆最高活性,而血浆中抗凝血因子Ⅹa活性可持续24 h。依诺肝素不易通过胎盘屏障,部分经肾排泄。$t_{1/2}$为4.4 h。

3.临床应用

本品主要用于防治深部静脉血栓、外科手术和整形外科(如膝、髋人工关节更换手术)后静脉血栓的形成,防止血液透析时体外循环凝血发生。与普通肝素比较,本品抗凝剂量较易掌握,毒性小,安全,且作用持续时间较长。常规给药途径为皮下注射。

4.不良反应

较少发生出血,如果意外静脉注射或大剂量皮下注射,可引起出血加重,可用鱼精蛋白对抗;1 mg鱼精蛋白可中和1 mg本品的抗因子Ⅱa及部分(最多60%)抗因子Ⅹa的活性。偶尔见血小板减少和严重出血。对本品过敏患者,严重肝、肾功能障碍患者应禁用。

(四)硫酸皮肤素

硫酸皮肤素属于糖胺聚糖类,是依赖HCⅡ的凝血酶间接抑制剂。该药通过激活HCⅡ通路而灭活凝血酶。在硫酸皮肤素存在时,HCⅡ的抑制凝血酶活性速率可为原来的1 000倍。因此,本品与肝素或LMWH合用,可大大增强后两类药的抗凝作用。硫酸皮肤素静脉注射(也可肌内注射)后在体内不被代谢,以原形从肾排泄。本品在临床上试用于抗血栓治疗,无明显出血等不良反应,口服可吸收,有望成为口服抗凝血药。

几种天然的或人工合成的多聚阴离子(如硫酸戊聚糖、硫酸软骨素E)均可通过激活HCⅡ通路而抑制凝血酶的活性,产生抗凝作用。

(五)合成肝素衍生物

磺达肝素是一种以抗凝血酶肝素结合位点结构为基础合成的戊多糖,经抗凝血酶介导对因子Ⅹa有抑制作用。由于其聚合体短而不抑制凝血酶,与肝素和低分子量肝素相比,该药发生血小板减少症的风险要小得多。

二、凝血酶直接抑制剂

凝血酶是最强的血小板激活物。根据药物对凝血酶的作用位点可分为:①双功能凝血酶抑制剂,例如,水蛭素可与凝血酶的催化位点和阴离子外位点结合;②阴离子外位点凝血酶抑制剂,仅通过催化位点或阴离子外位点与凝血酶结合发挥抗凝血酶作用。

基因重组水蛭素是水蛭唾液的有效成分水蛭素经基因重组技术制成的,分子量为 7 kD。

(一)药理作用与机制

水蛭素对凝血酶具有高度亲和力,是目前所知最强的凝血酶特异性抑制剂。水蛭素可抑制凝血酶所有的蛋白水解作用,如裂解纤维蛋白、血纤肽和纤维蛋白原。水蛭素与凝血酶以 1∶1 结合成复合物,使凝血酶灭活。该药不但阻断纤维蛋白原转化为纤维蛋白凝块,而且对激活凝血酶的因子Ⅴ、Ⅷ、Ⅻ以及凝血酶诱导的血小板聚集均有抑制作用,具有强大而持久的抗血栓作用。

(二)体内过程

本品口服不被吸收,静脉注射后进入细胞间隙,不易通过血-脑屏障。本品主要以原形(90%～95%)经肾脏排泄。$t_{1/2}$ 约 1 h。

(三)临床应用

本品可用于防治冠状动脉形成术后再狭窄、不稳定型心绞痛、急性心肌梗死后溶栓的辅助治疗、DIC 及血液透析中血栓形成,临床疗效优于肝素。大剂量可引起出血。

(四)注意事项

肾衰竭患者慎用。由于患者用药期间体内通常可形成抗水蛭素的抗体从而延长 APTT,建议每天监测 APTT。目前,尚无有效的水蛭素解毒剂。

三、维生素 K 拮抗药

维生素 K 是凝血因子Ⅱ、Ⅶ、Ⅸ和Ⅹ活化必需的辅助因子。具有拮抗维生素 K 作用的药物为香豆素类,是一类含有 4-羟基香豆素基本结构的物质。常用华法林、双香豆素、苯丙香豆素和醋硝香豆素等。香豆素类药物为口服抗凝血药。

双香豆素口服吸收慢且不规则,吸收后几乎全部与血浆蛋白结合,因此与其他血浆蛋白结合率高的药物同服时,可增加双香豆素的游离药物浓度,使抗凝作用大大增强,甚至诱发出血。双香豆素分布于肺、肝、脾及肾,经肝药酶羟基化失活后由肾排泄。醋硝香豆素大部分以原形经肾排出。其主要药动学参数见表 11-1。

表 11-1　口服抗凝药半衰期与作用时间

药物	每天量/mg	$t_{1/2}$/h	持续时间/h
华法林	5～15	10～16	3～5
醋硝香豆素	4～12	8	2～4
双香豆素	25～150	10～30	4～7

以下具体介绍华法林。

(一)药理作用与机制

华法林无体外抗凝作用,体内抗凝作用缓慢而持久。口服后一般需 12～24 h 发挥作用,1～3 d 作用达高峰,停药后作用可持续数天。华法林的抗凝作用主要是竞争性抑制维生素 K 依赖的凝血因子Ⅱ、Ⅶ、Ⅸ和Ⅹ前体的功能活性。这些凝血因子前体的第 10 个谷氨酸残基(Glu)在 γ-羧化酶的催化作用下,经羧基化生成 γ-羧基谷氨酸。γ-羧基谷氨酸具有很强的螯合 Ca^{2+} 的能力,从而实现了这些凝血因子由无活性型向活性型的转变。其中,维生素 K 是 γ-羧化酶的辅酶。在羧化反应中,在 Ca^{2+} 和 CO_2、O_2 参与下,氢醌型维生素 K 氧化为环氧化型维生素 K,后者在维生素 K 环氧化物还原酶或维生素 K 循环中相关的还原酶系作用下,转为维生素 K 原形,再被还原为氢醌型维生素 K,继续参与华法林因抑制维生素 K 循环中相关的还原酶系,阻断维生素 K 以辅因子形式参与羧化酶的催化反应,抑制凝血因子 Ⅱ、Ⅶ、Ⅸ 和 Ⅹ 的功能活性,从而产生抗凝作用。

(二)体内过程

华法林口服吸收完全,生物利用度达 100%,吸收后 97% 与血浆蛋白结合,表观分布容积小,能通过胎盘。华法林(消旋混合物)的 R-和 S-同分异构体均在肝脏代谢,可经胆汁排入肠道再吸收,最终从肾排泄。$t_{1/2}$ 为 40～50 h。

(三)临床应用

1.心房颤动和心脏瓣膜病所致血栓栓塞

除常规应用华法林外,接受心脏瓣膜修复术的患者需长期服用华法林。

2.髋关节手术患者

本品可降低静脉血栓的发病率。

3.预防复发性血栓栓塞性疾病

例如,肺栓塞、深部静脉血栓形成患者,用肝素或溶栓药后,常规用华法林维持 3～6 个月。

(四)不良反应

主要不良反应是出血,如血肿、关节出血和胃肠道出血。在服药期间应密切监测凝血酶原时间(PT)。一旦出血严重,应立即停药,给予 10 mg 维生素 K,静脉注射,一般在给药 24 h 后,PT 可恢复正常。罕见华法林诱导的皮肤坏死,通常发生在用药后 2～7 d。华法林也可引起胆汁淤滞性肝损害,停药后可消失。华法林可致畸胎,孕妇禁用。

(五)药物相互作用

甲硝唑、西咪替丁和水杨酸等肝药酶抑制剂及非甾体抗炎药、胺碘酮、依他尼酸和氯贝丁酯等可增强本类药物的抗凝血作用;巴比妥类、苯妥英钠等肝药酶诱导剂可减弱本类药物的抗凝作用。

(徐凤琴)

第二节　抗血小板药

血小板在血栓栓塞性疾病,特别是在动脉血栓疾病的形成过程中具有重要病理生理学意义。抗血小板药是指对血小板功能有抑制作用的药物,临床较常用的是阿司匹林和氯吡格雷。

一、血小板代谢酶抑制剂

(一)阿司匹林

阿司匹林是花生四烯酸代谢过程中的环氧化酶抑制剂。75～150 mg 阿司匹林可使血小板中环氧化酶活性中心丝氨酸残基乙酰化而灭活,从而抑制血栓素 A_2(TXA$_2$)的生成。一次服药,对该酶抑制达 90%,且不可逆。但是,阿司匹林对血管内皮细胞中环氧化酶的抑制作用弱而可逆,故对 PGI$_2$ 的形成影响小。因此,此剂量阿司匹林防治血栓性疾病收效较佳,不良反应较少。

1.药理作用

抑制血小板聚集,阻止血栓形成。生理情况下,血小板产生的血栓素 TXA_2 是强大的血小板释放及聚集的诱导物,它可直接诱发血小板释放 ADP,加速血小板的聚集过程。阿司匹林可抑制 TXA_2 的合成,抑制血小板聚集引起的血液凝固,延长出血时间。

2.临床应用

阿司匹林常用于冠状动脉硬化性疾病、心肌梗死、脑梗死、深静脉血栓形成和肺梗死等。作为溶栓疗法的辅助抗栓治疗,能减少缺血性心脏病发作和复发的风险,也可使一过性脑缺血发作患者的脑卒中发生率和病死率降低。

(二)利多格雷

利多格雷是强大的 TXA_2 合成酶抑制剂兼中度 TXA_2 受体阻滞剂。本品可直接抑制 TXA_2 的合成,拮抗 TXA_2 的作用。对血小板血栓和冠状动脉血栓的作用较水蛭素及阿司匹林更有效。据临床试验报道,本品在急性心肌梗死、心绞痛及缺血性脑卒中的治疗中,在血栓发生率和再栓塞率方面均较阿司匹林明显降低,且预防新的缺血性病变更为有效。有轻度胃肠反应,不良反应较轻。

同类药物尚有吡考他胺,其作用比利多格雷弱,不良反应轻。

(三)依前列醇

依前列醇(PGI_2)为人工合成的前列腺素类 PGI_2,是迄今为止发现的活性最强的血小板聚集内源性抑制剂。内源性 PGI_2 由血管内皮细胞合成,具有强大的抗血小板聚集及松弛血管平滑肌作用。依前列醇能抑制 ADP、胶原纤维和花生四烯酸等诱导的血小板聚集和释放。对体外旁路循环中形成的血小板聚集体具有解聚作用,还能抑制血小板在血管内皮细胞上的黏附。PGI_2 的作用机制是通过激活血小板腺苷酸环化酶,使血小板内 cAMP 水平升高,促进胞质内 Ca^{2+} 再摄取进入 Ca^{2+} 库,降低胞质内游离 Ca^{2+} 浓度,使血小板处于静止状态,失去对各种刺激物的反应。

本品的 $t_{1/2}$ 很短,仅 3 min,作用短暂,性质不稳定。在体内迅速转为稳定的代谢产物6-酮-PGF_1。在肺内不被灭活是 PGI_2 的特点。PGI_2 性质不稳定,作用短暂。

依前列醇用于心肺分流术、血液透析等体外循环时,防止高凝状态和微血栓形成,也用于严重外周血管性疾病,如雷诺病、缺血性心脏病、原发性肺动脉高压和血小板消耗性疾病。

本品静脉滴注过程中常见血压下降、心率加速、头痛、眩晕和潮红等现象,减少剂量或暂停给药可以缓解;此外,对消化道刺激症状也较常见。本品禁用于有出血倾向、严重左心室收缩功能障碍所致的充血性心力衰竭患者。

(四)双嘧达莫

双嘧达莫为环核苷酸磷酸二酯酶抑制剂,主要抑制血小板的聚集,发挥抗栓作用。

1.药理作用与机制

(1)抑制血小板黏附,防止其黏附于血管壁的损伤部位。

(2)通过以下途径增加 cAMP 含量,抑制血小板聚集:①抑制磷酸二酯酶的活性,减少 cAMP 水解为 5-AMP;②抑制血液中的腺苷脱氢酶,减少腺苷的分解;③抑制腺苷再摄取,增加血浆中腺苷含量,通过腺苷,再激活腺苷酸环化酶,增加血小板中 cAMP 浓度,而协同抗血小板聚集作用。

(3)抑制血小板生成 TXA_2,降低其促进血小板聚集的作用,并可直接刺激血管内皮细胞产

生 PGI_2,增强其活性。

此外,本品尚有扩张冠状动脉阻力血管、增加冠状动脉血流量的作用,但不能增加缺血区的血液供应。

2.体内过程

双嘧达莫口服吸收缓慢,个体差异大,生物利用度为 $27\%\sim59\%$。口服后 $1\sim3$ h 血药浓度达峰值,与蛋白结合率高($91\%\sim99\%$)。双嘧达莫主要在肝脏转化为葡糖醛酸耦联物,自胆汁排泄,可因肝肠循环而延缓消除,少量自尿排出。$t_{1/2}$ 为 $10\sim12$ h。

3.临床应用

其与阿司匹林相似,但不常应用。一般与口服抗凝血药香豆素合用,治疗血栓栓塞性疾病,可增强疗效。可用于安装人工瓣膜者、口服香豆素类仍有血栓栓塞者或同服阿司匹林不能耐受者等。

4.不良反应

较常见的不良反应为胃肠道刺激。由于血管扩张,血压下降,导致头痛、眩晕、潮红和晕厥等。少数心绞痛患者用药后可出现"窃血"现象,诱发心绞痛发作,应慎用。

二、氯吡格雷

氯吡格雷为一种前体药物,通过氧化作用形成 2-氧基-氯吡格雷,然后经过水解形成活性代谢物(一种硫醇衍生物)发挥作用。与阿司匹林相比,氯吡格雷可显著降低新的缺血性事件(包括心肌梗死,缺血性脑卒中和其他血管疾病死亡)的发生率。

(一)药理作用与机制

氯吡格雷是血小板聚集抑制剂,选择性地抑制 ADP 与血小板受体的结合及抑制 ADP 介导的糖蛋白 $GPⅡ_b/Ⅲ_a$ 复合物的活化,发挥抑制血小板的聚集的功能。氯吡格雷也可以抑制非ADP 引起的血小板聚集,并不可逆抑制 ADP 受体的功能。

(二)体内过程

氯吡格雷吸收迅速,母体化合物的血浆浓度很低。血浆蛋白结合率为 98%。氯吡格雷进入肝脏后在细胞色素 P450 同工酶 2B6 和 3A4 调节的调节下生成无抗血小板作用的羧酸盐衍生物。约 50% 由尿液排出,46% 由粪便排出。一次和重复给药后,血浆中主要代谢产物的消除半衰期为 8 h。

(三)临床应用

本品可用于预防和治疗因血小板高聚集引起的心、脑及其他动脉循环障碍疾病,例如,防治心肌梗死、缺血性脑血栓、闭塞性脉管炎和动脉粥样硬化及血栓栓塞引起的并发症。本品应用于有过近期发生的脑卒中、心肌梗死或确诊外周动脉疾病的患者,治疗后可减少动脉粥样硬化事件的发生(心肌梗死、脑卒中和血管性死亡)。

(四)不良反应及注意事项

常见不良反应为消化道出血、中性粒细胞减少、腹痛、食欲缺乏、胃炎、便秘和皮疹。对患有急性心肌梗死的患者,在急性心肌梗死最初几天不推荐进行氯吡格雷治疗。对于有伤口(特别是在胃肠道和眼内)、易出血的患者应慎用。对肝、肾功能不好的患者慎用。

三、血小板 GPⅡ_b/Ⅲ_a 受体阻断药

(一)阿昔单抗

阿昔单抗是血小板 GPⅡ_b/Ⅲ_a 的人/鼠嵌合单克隆抗体,可竞争性、特异性地阻断纤维蛋白原与 GPⅡ_b/Ⅲ_a 结合,产生抗血小板聚集作用。本品在临床上试用于不稳定型心绞痛的治疗,可降低心肌梗死发生率。有出血危险,应严格控制剂量。

(二)精氨酸-甘氨酸-天冬氨酸多肽

血小板 GPⅡ_b/Ⅲ_a 受体含有能与精氨酸-甘氨酸-天冬氨酸(RGD)三肽结合的位点。用天然或化学合成含有 RGD 三肽序列的多肽,均能抑制纤维蛋白原与 GPⅡ_b/Ⅲ_a 受体结合,而具有抗血小板聚集作用。本品现已试用于血栓栓塞性疾病的治疗。

(三)依替巴肽

依替巴肽属于环状多肽,是 RGD 三肽在 αⅡbβ_3 结合位点的阻断剂。静脉注射可在体内阻止血小板聚集。本品在临床上用于不稳定型心绞痛和冠状动脉成形术。

随后相继开发出非肽类的 GPⅡ_b/Ⅲ_a 受体阻断药拉米非班、替罗非班和可供口服的珍米洛非班、夫雷非班和西拉非班等。这些药物抑制血小板聚集的作用强,应用方便,不良反应较少,适用于急性心肌梗死、溶栓治疗、不稳定型心绞痛和血管成形术后再梗死。

(杜宝民)

第三节　纤维蛋白溶解药

在生理情况下,各种因素引起小血管内形成血凝块时,将激活纤溶系统,使之溶解,阻止血栓形成,保证血流畅通。当某些病理因素导致机体形成血栓时,可以给予外源性的纤溶酶原激活剂,大量激活纤溶系统,使纤溶酶原转为纤溶酶,将已形成的血栓溶解。因此,将此类药物称为纤维蛋白溶解剂,又名溶栓药。

一、链激酶

链激酶(SK)为第一代天然溶栓药,是从 β-溶血性链球菌培养液中提取的一种非酶性单链蛋白,分子量为 47 kD,链激酶 1 U 相当于 0.01 g 蛋白质。现用基因工程技术制成重组链激酶(rSK)。

(一)药理作用

链激酶激活纤溶酶原为纤溶酶的作用是间接的,即链激酶先与纤溶酶原形成 SK-纤溶酶原复合物,使其中的纤溶酶原构象发生变化,转为 SK-纤溶酶复合物,后者激活结合或游离于纤维蛋白表面的纤溶酶原为纤溶酶,使血栓溶解。因此,SK 的活性不需要纤维蛋白存在,SK-纤溶酶原复合物也不受血液中 α_2-抗纤溶酶(α_2-AP)的抑制。

(二)临床应用

本品主要用于血栓栓塞性疾病,如急性心肌梗死、静脉血栓形成、肺栓塞、动脉血栓栓塞、透析通道栓塞和人工瓣膜栓塞。在血栓形成不超过 6 h 内用药,其疗效最佳。

（三）不良反应

不良反应为出血,若严重可注射氨甲苯酸(或类似药),也可补充纤维蛋白原或全血。本品具有抗原性,可引起变态反应。

二、尿激酶

尿激酶(UK)是由人尿或肾细胞组织培养液提取的第一代天然溶栓药。尿激酶为体内纤溶系统的成员,可直接激活纤溶酶原为纤溶酶。纤溶酶裂解凝血块表面上的纤维蛋白,也可裂解血液中游离的纤维蛋白原,故本品对纤维蛋白无选择性。进入血液中的 UK 可被循环中纤溶酶原激活剂的抑制物(PAI)所中和,但连续用药后,PAI 很快耗竭。产生的纤溶酶可被血液中 α_2-AP 灭活,故治疗量效果不佳,需大量 UK 使 PAI 和 α_2-AP 耗竭,才能发挥溶栓作用。UK 的 $t_{1/2}$ 约为 16 min,作用短暂。

本品主要用于心肌梗死和其他血栓栓塞性疾病,是目前国内应用最广泛的溶栓药。出血是其主要不良反应,但较链激酶轻,无变态反应。

三、阿尼普酶

阿尼普酶又称茴香酰化纤溶酶原/链激酶激活剂复合物(APSAC),属于第二代溶栓药。本品为链激酶与赖氨酸纤溶酶原以 1∶1 的比例形成的复合物,分子量为 131 kD。赖氨酸纤溶酶原的活性中心被茴香酰基所封闭。进入血液中的 APSAC 弥散到血栓含纤维蛋白表面,通过复合物的赖氨酸纤溶酶原活性中心与纤维蛋白结合,被封闭的乙酰基缓慢去乙酰基,激活血栓上纤维蛋白表面的纤溶酶原为纤溶酶,溶解血栓。

本品具有以下特点:一次静脉注射即可,不必静脉滴注(缓慢去乙酰基);不受 α_2-AP 抑制(茴香酰化);本品是赖氨酸纤溶酶原的复合物,较易进入血液凝块处与纤维蛋白结合;本品是选择性纤维蛋白溶栓药,很少引起全身性纤溶活性增强,故出血少。本品具有抗原性,可致变态反应。本品血浆 $t_{1/2}$ 为 90～105 min。本品的临床应用与尿激酶相同。

属于第二代溶栓药的还有阿替普酶、西替普酶和那替普酶。后两者为基因重组的 t-PA。

四、葡萄球菌激酶

葡萄球菌激酶(SAK)简称葡激酶,是从某些金黄色葡萄球菌菌株的培养液中获得的,现为基因工程重组产品。作用与链激酶相似,无酶活性。SAK 先与纤溶酶原形成复合物,后者裂解纤溶酶原为纤溶酶。葡激酶对纤维蛋白的溶解作用和对富含血小板血栓的溶栓作用均较链激酶强。本品已试用于急性心肌梗死患者,疗效较链激酶佳,出血较少。

五、瑞替普酶

瑞替普酶属于第三代溶栓药,通过基因重组技术改良天然溶栓药的结构,提高选择性溶栓效果,延长 $t_{1/2}$,减少用药剂量和不良反应。瑞替普酶具有以下优点:溶栓疗效高(血栓溶解快,防止血栓再形成,提高血流量),见效快,耐受性较好,不需要按体重调整,只能静脉给药。一般在发病 6 h 内使用治疗效果更好。本品适用于急性心肌梗死的溶栓疗法。常见不良反应为出血、血小板减少症。有出血倾向患者慎用。

（郭金胜）

第四节 促凝血药

一、维生素 K

维生素 K 广泛存在于自然界,基本结构为甲萘醌。维生素 K_1 存在于绿色植物中,K_2 是人体肠道细菌的代谢产物,以上二者均为脂溶性,其吸收需要胆汁参与。K_3、K_4 均为人工合成,是水溶性的,直接可以吸收。

(一)药理作用

维生素 K 是 γ-羧化酶的辅酶,参与凝血因子 Ⅱ、Ⅶ、Ⅸ 和 Ⅹ 前体的功能活化过程,使这些凝血因子前体的第 10 个谷氨酸残基在羧化酶参与下羧化为 γ-羧基谷氨酸,从而使这些因子具有活性,产生凝血作用。羧化酶的活化需要还原的氢醌型维生素 K 氧化为维生素 K 环氧化物,以及环氧化型维生素 K 的再还原才能完成上述羧化反应。

(二)临床应用

本品可用于维生素 K 缺乏引起的出血:①阻塞性黄疸、胆瘘、慢性腹泻和广泛胃肠切除后,继发于吸收或利用障碍所致的低凝血酶原血症;②新生儿出血(缺乏合成维生素 K 的细菌)和预防长期应用广谱抗生素继发的维生素 K 缺乏症(细菌合成维生素 K 减少);③口服过量华法林、香豆素类抗凝药、水杨酸等所致出血。

(三)不良反应

维生素 K_1(甚至大剂量)的不良反应较少,但注射速度过快可出现面部潮红、出汗、胸闷和血压骤降等。一般以肌内注射为宜。较大剂量维生素 K_3 可引发新生儿、早产儿或缺乏葡萄糖-6-磷酸脱氢酶的特异质者发生溶血和高铁血红蛋白血症。

二、凝血因子制剂

凝血因子制剂是从健康人体或动物血液中提取、经分离提纯、冻干后制备的含不同凝血因子的制剂,主要用于凝血因子缺乏时的替代或补充疗法。

凝血酶原复合物是由健康人静脉血分离而得的含有凝血因子 Ⅱ、Ⅶ、Ⅸ 和 Ⅹ 的混合制剂。上述四种凝血因子的凝血作用均依赖维生素 K 的存在。它在临床上主要用于治疗乙型血友病(先天性凝血因子 Ⅸ 缺乏)、严重肝脏疾病、香豆素类抗凝剂过量和维生素 K 依赖性凝血因子缺乏所致的出血。

抗血友病球蛋白含凝血因子 Ⅷ 及少量纤维蛋白原,在临床上主要用于甲型血友病(先天性因子 Ⅷ 缺乏症)的治疗,还可用于治疗溶血性血友病、抗因子 Ⅷc 抗体所致严重出血。静脉滴注过速能引起头痛、发热、荨麻疹等症状。

三、氨甲环酸及氨甲苯酸

氨甲环酸及氨甲苯酸(PAMBA)为抗纤维蛋白溶解药,化学结构与赖氨酸类似。剂量低时它们竞争性阻断纤溶酶原与纤维蛋白结合,防止纤溶酶原的激活,剂量高时能直接抑制纤溶酶的活性,从而抑制纤维蛋白溶解,引起凝血作用。

(一)临床应用

本品可用于纤溶系统亢进引起的各种出血,如前列腺、尿道、肺、肝、胰、脑、子宫、肾上腺和甲状腺等富含纤溶酶原激活物的器官外伤或手术后出血,对一般慢性渗血效果较好。氨甲环酸的疗效较好,其抗纤溶活性为氨甲苯酸的 7～10 倍,为临床最常用的制剂。

(二)不良反应

本品常见的不良反应为胃肠道反应。过量可引起血栓或诱发心肌梗死。合用避孕药或雌激素,妇女更易出现血栓倾向。肾功能不全者慎用。

(刘庠生)

第五节　促白细胞增生药

一、非格司亭

非格司亭又称重组人粒细胞集落刺激因子,是粒细胞集落刺激因子(G-CSF)基因重组产物。G-CSF 是由血管内皮细胞、单核细胞、成纤维细胞合成的糖蛋白。非格司亭主要通过受体机制促进中性粒细胞成熟,促进骨髓释放成熟粒细胞,增强中性粒细胞趋化及吞噬功能。非格司亭可用于对肿瘤放疗、化疗引起的中性粒细胞缺乏症;自体骨髓移植时,促进中性粒细胞数增加;用于伴有骨髓发育不良综合征、再生障碍性贫血引起的粒细胞缺乏症。但大剂量长期使用,可产生轻、中度骨痛。皮下注射可有局部反应。

二、莫拉司亭和沙格司亭

人体粒细胞/巨噬细胞集落刺激因子(GM-CSF)由 T-淋巴细胞、单核细胞、成纤维细胞和内皮细胞合成,有以下作用。

(1)刺激造血前体细胞增殖、分化。

(2)刺激中性粒细胞、单核细胞和 T 淋巴细胞的生长,诱导形成粒细胞、巨噬细胞集落形成单位及粒细胞/巨噬细胞集落形成单位。

(3)促进巨噬细胞和单核细胞对肿瘤细胞的裂解作用。

此类产品有莫拉司亭和沙格司亭,是用基因重组技术获得的,与天然 GM-CSF 相同。此类产品用于防治骨髓抑制疗法引起的白细胞减少症,骨髓衰竭患者白细胞水平低下,预防白细胞减少引发感染并发症。常见不良反应有发热、皮疹、骨痛等。首次静脉滴注时可出现潮红、低血压、呕吐和呼吸急促等症状。

(刘庠生)

第十二章

风湿免疫系统临床用药

第一节 抗变态反应药

变态反应是机体对异物抗原产生的不正常免疫反应,常导致生理功能紊乱或组织损伤。一般的变态反应分为四型,即Ⅰ型(速发型)、Ⅱ型(细胞毒型)、Ⅲ型(免疫复合物型)和Ⅳ型(迟发型)。目前对各型变态反应性疾病尚缺乏专一有效药物。抗变态反应治疗的主要目的是纠正免疫失调和抑制变态反应性炎症反应。

目前,抗变态反应药通常包括三大类:抗组胺药、过敏活性物质阻释药和组胺脱敏剂。

一、抗组胺药

(一)苯海拉明

1.剂型规格

片剂:12.5 mg;25 mg;50 mg。注射剂:1 mL:20 mg。

2.适应证

本品可用于皮肤黏膜的过敏,如荨麻疹、过敏性鼻炎、皮肤瘙痒症、药疹,对虫咬症和接触性皮炎也有效;用于急性变态反应,如输血或血浆所致的急性变态反应;预防和治疗晕动病;曾用于辅助治疗帕金森病和锥体外系症状;有镇静作用,术前给药;用于牙科麻醉。

3.用法用量

本品可口服、肌内注射及局部外用,但不能皮下注射,因有刺激性。①口服:每天3~4次,饭后服,每次25 mg。②肌内注射:每次20 mg,每天1~2次,极量为1次0.1 g,每天0.3 g。

4.注意事项

(1)服药期间不得驾驶机、车、船,从事高空作业、机械作业及操作精密仪器。

(2)本品在肾功能障碍患者体内的半衰期延长,因此,应在医师指导下使用。

(3)如果服用过量或出现严重不良反应,应立即就医。

(4)本品性状发生改变时禁止使用。

(5)请将本品放在儿童不能接触的地方。

(6)如果正在使用其他药品,使用本品前请咨询医师或药师。

(7)老年人、孕妇及哺乳期妇女慎用。

(8)过敏体质者慎用。

5.不良反应

(1)常见头晕、头昏、恶心、呕吐、食欲缺乏以及嗜睡。

(2)偶尔见皮疹、粒细胞减少。

6.禁忌证

对本品及其他酒精胺类药物高度过敏者禁用。新生儿、早产儿禁用。重症肌无力者、闭角型青光眼、前列腺肥大患者禁用。幽门十二指肠梗阻、消化性溃疡所致的幽门狭窄、膀胱颈狭窄、甲状腺功能亢进、心血管病、高血压、下呼吸道感染(如支气管炎、气管炎、肺炎)及哮喘患者不宜使用。

7.药物相互作用

(1)本品可短暂影响巴比妥类药的吸收。

(2)与对氨基水杨酸钠同用,可降低后者的血药浓度。

(3)可增强中枢抑制剂的作用,应避免合用。

(4)单胺氧化酶抑制剂能增强本品的抗胆碱作用,使不良反应增加。

(5)大剂量可降低肝素的抗凝作用。

(6)可拮抗肾上腺素能神经阻滞剂的作用。

(二)茶苯海明

1.剂型规格

片剂:25 mg;50 mg。

2.适应证

本品可用于防治晕动病,如晕车、晕船、晕机所致的恶心、呕吐。本品对妊娠、梅尼埃病、放射线治疗等引起的恶心、呕吐、眩晕也有一定效果。

3.用法用量

口服。预防晕动病:一次 50 mg,于乘机、车、船前 0.5～1 h 服,必要时可重复一次。抗过敏:成人一次 50 mg,每天 2～3 次;小儿 1～6 岁,一次 12.5～25.0 mg,每天 2～3 次;7～12 岁,一次 25～50 mg,每日 2～3 次。

4.注意事项

(1)可与食物、果汁或牛奶同服,以减少对胃的刺激。服药期间不得驾驶机、车、船,从事高空作业、机械作业及操作精密仪器。

(2)服用本品期间不得饮酒或含有酒精的饮料。不得与其他中枢神经抑制剂(如一些镇静安眠药)及三环类抗抑郁药同服。

(3)如果服用过量或出现严重不良反应,应立即就医。

(4)本品性状发生改变时禁止使用。

(5)请将本品放在儿童不能接触的地方。

(6)儿童必须在成人监护下使用。

(7)如果正在使用其他药品,使用本品前请咨询医师或药师。

(8)老年人慎用。

(9)过敏体质者慎用。

5.不良反应

(1)大剂量服用可产生嗜睡、头晕,偶尔出现药疹。

(2)长期使用可能引起造血系统的疾病。

6.禁忌证

新生儿、早产儿禁用。对本品及辅料、苯海拉明、茶碱过敏者禁用。

7.药物相互作用

(1)对酒精、中枢抑制剂、三环类抗抑郁药的药效有促进作用。

(2)能短暂地影响巴比妥类和磺胺醋酰钠等的吸收。

(3)与对氨基水杨酸钠同用时,后者的血药浓度降低。

(三)马来酸氯苯那敏

1.剂型规格

片剂:4 mg。注射剂:1 mL:10 mg;2 mL:20 mg。

2.适应证

本品适用于皮肤过敏症:荨麻疹、湿疹、皮炎、药疹、皮肤瘙痒症、神经性皮炎、虫咬症、日光性皮炎,也可用于过敏性鼻炎、血管舒缩性鼻炎、药物及食物过敏。

3.用法用量

成人:①口服,一次 4～8 mg,每天 3 次。②肌内注射,一次 5～20 mg。

4.注意事项

(1)老年患者酌情减量。

(2)可与食物、水或牛奶同服,以减少对胃刺激。

(3)婴幼儿、孕妇、闭角型青光眼患者、膀胱颈部或幽门十二指肠梗阻患者、消化性溃疡致幽门狭窄者、心血管疾病患者及肝功能不良者慎用。

(4)孕妇及哺乳期妇女慎用。

5.不良反应

(1)不良反应有嗜睡、疲劳、口干、咽干、咽痛,少见皮肤瘀斑及出血倾向、胸闷、心悸。

(2)少数患者出现药疹。

(3)个别患者有烦躁、失眠等中枢兴奋症状,甚至可能诱发癫痫。

6.禁忌证

新生儿、早产儿、癫痫患者、接受单胺氧化酶抑制剂治疗者禁用。

7.药物相互作用

(1)与中枢神经抑制药并用,可加强本品的中枢抑制作用。

(2)可增强金刚烷胺、氟哌啶醇、抗胆碱药、三环类抗抑郁药、吩噻嗪类以及拟交感神经药的药效。

(3)与奎尼丁合用,可增强本品的抗胆碱作用。

(4)能增加氯喹的吸收和药效。

(5)可抑制代谢苯妥英的肝微粒体酶,合用可引起苯妥英的蓄积中毒。

(6)本品不宜与阿托品、哌替啶等药合用,亦不宜与氨茶碱混合注射。

(7)可拮抗普萘洛尔的作用。

（四）盐酸异丙嗪

1.剂型规格

片剂:12.5 mg;25 mg。注射剂:2 mL:50 mg。

2.适应证

(1)皮肤黏膜的过敏:适用于长期的、季节性的过敏性鼻炎,血管运动性鼻炎,变应性结膜炎,荨麻疹,血管神经性水肿,对血液或血浆制品的变态反应,皮肤划痕症。

(2)晕动病:防治晕车、晕船、晕机。

(3)用于麻醉和手术前、后的辅助治疗,包括镇静、催眠、镇痛、止吐。

(4)用于防治放射病性或药源性恶心、呕吐。

3.用法用量

口服:抗过敏,一次 6.25～12.5 mg,每天 1～3 次;防运动病,旅行前 1 h 服 12.5 mg,必要时一天内可重复 1～2 次,儿童剂量减半;用于恶心、呕吐,一次 12.5 mg,必要时每 4～6 h 1 次;用于镇静、安眠,一次 12.5 mg,睡前服,1～5 岁儿童,6.25 mg;6～10 岁儿童,6.25～12.50 mg。肌内注射:一次 25～50 mg,必要时 2～4 h 重复。

4.注意事项

(1)孕妇在临产前 1～2 周应停用此药。

(2)老年人慎用。

(3)闭角型青光眼患者及前列腺肥大者慎用。

5.不良反应

异丙嗪属于吩噻嗪类衍生物,剂量小时无明显不良反应,但大量和长时间应用时可出现吩噻嗪类常见的不良反应。

(1)较常见的有嗜睡,较少见的有视力模糊或色盲(轻度)、头晕目眩、口鼻咽干燥、耳鸣、皮疹、胃痛或胃部不适感、反应迟钝(儿童多见)、晕倒感(低血压)、恶心或呕吐(进行外科手术和/或并用其他药物时),甚至出现黄疸。

(2)增加皮肤对光的敏感性,多噩梦,易兴奋,易激动,幻觉,中毒性谵妄,儿童易发生锥体外系反应。上述反应的发生率不高。

(3)心血管的不良反应很少见,可见血压升高,偶尔见血压轻度降低。白细胞计数减少、粒细胞减少症及再生不良性贫血则少见。

6.禁忌证

新生儿、早产儿禁用。对本品及辅料、吩噻嗪过敏者禁用。

7.药物相互作用

(1)对诊断的干扰:葡萄糖耐量试验中可显示葡萄糖耐量增加。可干扰尿妊娠免疫试验,结果呈假阳性或假阴性。

(2)酒精或其他中枢神经抑制剂,特别是麻醉药、巴比妥类、单胺氧化酶抑制剂或三环类抗抑郁药与本品同用时,可增加异丙嗪和/或这些药物的效应,要调整用量。

(3)异丙嗪与抗胆碱类药物(尤其是阿托品类)同用时,异丙嗪的抗毒蕈碱样效应增加。

(4)溴苄铵、胍乙啶等降压药与异丙嗪同用时,前者的降压效应增强。肾上腺素与异丙嗪同用时肾上腺素的 α 作用可被阻断,使 β 作用占优势。

(5)顺铂、巴龙霉素及其他氨基糖苷类抗生素、水杨酸制剂和万古霉素等耳毒性药与异丙嗪

307

同用时,其耳毒性症状可被掩盖。

(6)不宜与氨茶碱混合注射。

8.药物过量

药物过量时表现:手脚动作笨拙或行动古怪,严重时困倦或面色潮红、发热,气急或呼吸困难,心率加快(抗毒蕈碱 M 受体效应),肌肉痉挛,尤其好发于颈部和背部的肌肉。坐卧不宁,步履艰难,头面部肌肉痉挛性抽动或双手震颤(后者属于锥体外系的效应)。防治措施:解救时可对症注射地西泮和毒扁豆碱,必要时给氧和静脉输液。

(五)氯雷他定

1.剂型规格

片剂:10 mg。糖浆剂:10 mL∶10 mg。

2.适应证

本品可用于缓解过敏性鼻炎有关的症状,如喷嚏、流涕、鼻痒、鼻塞、眼部痒及有烧灼感。口服药物后,鼻和眼部症状及体征得以迅速缓解。本品亦适用于缓解慢性荨麻疹、瘙痒性皮肤病及其他变应性皮肤病的症状及体征。

3.用法用量

口服:①成人及 12 岁以上儿童一次 10 mg,每天 1 次。②2～12 岁儿童,体重＞30 kg,一次 10 mg,每天 1 次。体重≤30 kg,一次 5 mg,每天 1 次。

4.注意事项

(1)肝功能不全的患者应减少剂量。

(2)老年患者不减量。

(3)妊娠期及哺乳期妇女慎用。

(4)2 岁以下儿童服用的安全性及疗效尚未确定,故使用应谨慎。

5.不良反应

在每天 10 mg 的推荐剂量下,本品未见明显的镇静作用。常见不良反应有乏力、头痛、嗜睡、口干、胃肠道不适包括恶心、胃炎以及皮疹等。罕见不良反应有脱发、变态反应、肝功能异常、心动过速及心悸等。

6.禁忌证

对本品及辅料过敏者禁用。

7.药物相互作用

(1)同时服用酮康唑、大环内酯类抗生素、西咪替丁、茶碱等药物,会提高氯雷他定在血浆中的浓度,应慎用。其他已知能抑制肝脏代谢的药物,在未明确与氯雷他定的相互作用前应谨慎合用。

(2)如果与其他药物同时使用可能会发生药物相互作用,请咨询医师或药师。

8.药物过量

(1)药物过量时表现:成年人过量服用本品(40～180 mg)可发生嗜睡、心律失常、头痛。

(2)防治措施:①一旦发生以上症状,立即给予对症和支持疗法。②治疗措施包括催吐,随后给予药用炭吸附未被吸收的药物,如果催吐不成功,则用生理盐水洗胃,进行导泻以稀释肠道内的药物浓度。③血透不能清除氯雷他定,还未确定腹膜透析能否清除本品。

（六）特非那定

1.剂型规格

片剂:60 mg。

2.适应证

(1)本品适用于过敏性鼻炎。

(2)本品适用于荨麻疹。

(3)本品适用于各种过敏性瘙痒性皮肤疾病。

3.用法用量

(1)成人及 12 岁以上儿童:口服,一次 30～60 mg,每天 2 次。

(2)6～12 岁儿童,一次 30 mg,每天 2 次,或遵医嘱。

4.注意事项

(1)本品必须在医师处方下方可使用,与其他药物合用时须征得医师同意。

(2)因本品有潜在的心脏不良反应,不可盲目加大剂量。

(3)有心脏病及电解质异常(如低钙、低钾、低镁)及甲状腺功能减退的患者慎用。

(4)服用某些抗心律失常药及精神类药物的患者慎用。

(5)司机及机器操作者慎用。

(6)孕妇及哺乳期妇女慎用。

5.不良反应

(1)心血管系统:根据国外文献报道罕见下列不良反应:Q-T 间期延长、尖端扭转性室性心动过速、心室颤动及其他室性心律失常、心脏停搏、低血压、心房扑动、昏厥、眩晕等,以上反应多数由超剂量服用及药物相互作用引起。

(2)胃肠系统:如胃部不适、恶心、呕吐、食欲增加、大便习惯改变。

(3)其他:如口干、鼻干、咽干、咽痛、咳嗽、皮肤潮红、瘙痒、皮疹、头痛、头晕、疲乏。

6.禁忌证

对本品及辅料过敏者禁用。

7.药物相互作用

(1)本品不能与各种抗心律失常药物同用,以免引起心律失常。

(2)酮康唑和伊曲康唑可抑制本品代谢,使药物在体内蓄积而引起尖端扭转型心律失常。其他咪唑类药物(如咪康唑、氟康唑以及甲硝唑、克拉霉素和竹桃霉素)也有类似作用,严重时可致死亡。

8.药物过量

(1)药物过量时的表现:一般症状轻微,如头痛、恶心、精神错乱,严重者曾见室性心律失常。

(2)防治措施:心脏监测至少 24 h,采取常规措施消除吸收的药物,血透不能有效清除血液中的酸性代谢产物,急性期后对症和支持治疗。

（七）盐酸非索非那定

1.剂型规格

片(胶囊)剂:60 mg。

2.适应证

(1)本品用于过敏性鼻炎、变应性结膜炎。

(2)本品适用于慢性特发性荨麻疹。

3.用法用量

每次 60 mg,每天 2 次,或每次 120 mg,每天 1 次。

4.注意事项

肝功能不全者不需减量,肾功能不全者的剂量需减半。

5.不良反应

主要不良反应是头痛、消化不良、疲乏、恶心以及咽部有刺激感等。

6.禁忌证

对本品及辅料、特非那定过敏者禁用。

7.药物相互作用

本品与红霉素或酮康唑合并使用时,会使非索非那定的血药浓度增加,但对红霉素和酮康唑的药动学没有影响。

8.药物过量

(1)药物过量时的表现:有报道称在超剂量使用本品时出现头昏眼花、困倦和口干。

(2)防治措施:①当发生药物过量时,应考虑采取标准治疗措施去除未吸收的活性物质。②建议进行对症及支持治疗。③血液透析不能有效地清除血液中的非索非那定。

二、过敏活性物质阻释药

常用赛庚啶。

(一)剂型规格

片剂:2 mg。

(二)适应证

(1)用于荨麻疹、血管性水肿、过敏性鼻炎、变应性结膜炎、其他过敏性瘙痒性皮肤病。

(2)曾用于库欣综合征、肢端肥大症等的辅助治疗,目前已较少应用。

(3)国外有报道称其可作为食欲刺激剂,用于神经性厌食。

(三)用法用量

口服:①成人,一次 2~4 mg,每天 2~3 次。②儿童,6 岁以下每次剂量不超过 1 mg,6 岁以上剂量与成人相同。

(四)注意事项

(1)服药期间不得驾驶机、车、船,从事高空作业、机械作业及操作精密仪器。

(2)服用本品期间不得饮酒或含有酒精的饮料。

(3)儿童用量请咨询医师或药师。

(4)如果服用过量或出现严重不良反应,应立即就医。

(5)本品性状发生改变时禁止使用。

(6)请将本品放在儿童不能接触的地方。

(7)儿童必须在成人监护下使用。

(8)如果正在使用其他药品,使用本品前请咨询医师或药师。

(9)过敏体质者慎用。

(10)老年人及 2 岁以下小儿慎用。

（五）不良反应

不良反应有嗜睡、口干、乏力、头晕、恶心等。

（六）禁忌证

（1）孕妇、哺乳期妇女禁用。

（2）青光眼、尿潴留和幽门梗阻患者禁用。

（3）对本品过敏者禁用。

（七）药物相互作用

（1）不宜与酒精合用，可增加其镇静作用。

（2）不宜与中枢神经系统抑制剂合用。

（3）与吩噻嗪药物（如氯丙嗪）合用可增加室性心律失常的危险性，严重者可致尖端扭转型心律失常。

（4）如果与其他药物同时使用可能会发生药物相互作用，请咨询医师或药师。

三、组胺脱敏剂

常用磷酸组胺。

（一）剂型规格

注射剂：1 mL：1 mg；1 mL：0.5 mg；5 mL：0.2 mg。

（二）适应证

（1）主要用于胃液分泌功能的检查，以鉴别恶性贫血的绝对胃酸缺乏和胃癌患者的胃酸相对缺乏。

（2）用于麻风病的辅助诊断。

（3）组胺脱敏。

（三）用法用量

（1）空腹时皮内注射，一次 0.25～0.50 mg。每隔 10 min 抽 1 次胃液化验。

（2）用 1：1 000 的磷酸组胺做皮内注射，一次 0.25～0.50 mg，观察有无完整的三联反应，用于麻风病的辅助诊断。

（3）组胺脱敏维持量：皮下注射，每周两次，每次 0.5 mL。

（四）注意事项

注射本品可能发生变态反应，发生后可用肾上腺素解救。

（五）不良反应

过量注射后可能出现面色潮红、心率加快、血压下降、支气管收缩、呼吸困难、头痛、视觉障碍、呕吐和腹泻等不良反应，还可能出现变应性休克。

（六）禁忌证

禁用于孕妇、支气管哮喘及有过敏史的患者。

（刘庠生）

第二节 抗风湿药

抗风湿药为一组具有不同作用机制的药物,其共同特点是不具有即刻的抗炎和缓解疼痛作用,但长期使用可改善病情和延缓疾病进展,主要用于类风湿关节炎和脊柱关节炎的治疗。根据2012年美国风湿病学会(ACR)的推荐意见,目前类风湿关节炎治疗中推荐的DMARDs包括甲氨蝶呤(MTX)、来氟米特(LEF)、柳氮磺吡啶(SSZ)、米诺环素和羟氯喹(HCQ)。此外,在国内患者中雷公藤总苷亦有较多应用。在某些情况下常需联合DMARDs治疗。

一、甲氨蝶呤(MTX)

(一)作用特点

本品为二氢叶酸还原酶抑制剂,通过阻断二氢叶酸向四氢叶酸转化,从而使DNA和RNA的合成受阻,发挥抗细胞增殖作用。该药为治疗自身免疫病(特别是类风湿关节炎和特发性炎性肌病)的重要药物。

(二)剂型规格

片剂:2.5 mg×100片。

(三)适应证

在非肿瘤相关疾病中,该药可用于银屑病、类风湿关节炎、急性多关节型幼年特发性关节炎、特发性炎性肌病的治疗。

(四)禁忌证

以下情况应禁用本品:①对该药过敏者禁用;②孕妇及哺乳期妇女禁用;③肝功能明显不全、血细胞减少患者禁用。

(五)不良反应

不良反应:①胃肠道症状如恶心、呕吐、食欲下降;②肝功能损害;③骨髓抑制;④口腔黏膜溃疡;⑤对胎儿有致畸作用;⑥罕见情况下会导致肺间质纤维化。

(六)用法

7.5~25.0 mg(每周0.3 mg/kg),每周1次,口服,建议在服用MTX 24 h后口服叶酸,每周2.5~5.0 mg,以减少MTX相关不良反应。

(七)点评

本品在治疗关节炎或炎性肌病时,多采用每周1次给药,每天应用可导致明显的骨髓抑制和毒性作用。

二、来氟米特(LEF)

(一)作用特点

本品为异噁唑类衍生物,抑制二氢乳清酸脱氢酶的活性,从而影响活化淋巴细胞的嘧啶合成,并发挥其抗炎作用。

（二）剂型规格

片剂：10 mg×16 片；10 mg×10 片。

（三）适应证

本品主要用于类风湿关节炎及其他自身免疫病的治疗。

（四）禁忌证

（1）对本品及其代谢产物过敏者及严重肝脏损害患者禁用.

（2）孕妇、哺乳期妇女禁用。

（五）不良反应

不良反应：①腹泻、肝功能损害；②高血压；③出现皮疹；④对胎儿有致畸作用。

（六）用法

治疗类风湿关节炎等关节炎，10～20 mg，每天 1 次口服。治疗狼疮肾炎、系统性血管炎等，每天 30～50 mg，分 1～2 次口服。

（七）点评

来氟米特的代谢产物（A77 1726）在体内通过肝肠循环能存在数年，因此口服来氟米特的育龄期女性在妊娠前应口服考来烯胺（8 g，每天 3 次，11 d）以清除其代谢产物。

三、柳氮磺吡啶（SSZ）

（一）作用特点

本品为 5-氨基水杨酸与磺胺吡啶的偶氮化合物。该药可通过抑制花生四烯酸级联反应，抑制中性粒细胞移动和活化，抑制 T 细胞增殖、NK 细胞活性和 B 细胞活化，并阻断多种细胞因子（如 IL-I、IL-6、TNF）起到抗炎作用。

（二）剂型规格

片剂：0.25 g×60 片。

（三）适应证

本品主要用于类风湿关节炎、脊柱关节炎、幼年特发性关节炎以及炎症性肠病（主要为溃疡性结肠炎）的治疗。

（四）禁忌证

以下患者应禁用本品：①对磺胺及水杨酸盐过敏者；②肠梗阻或泌尿系统梗阻患者；③急性间歇性卟啉症患者。

（五）不良反应

以下情况应禁用本品：①有胃肠道症状，如恶心、上腹不适；②肝功能损害；③头晕、头痛；④血白细胞计数减少；⑤出现皮疹。

（六）用法

建议起始剂量为 0.5 g/d，口服，可逐周增加 0.5 g/d，关节炎患者的最大剂量为 3 g/d，对炎症性肠病患者最大可用至 6 g/d。

（七）点评

服用本品期间应多饮水，以防结晶尿的发生，必要时服用碱化尿液药物。

四、羟氯喹(HCQ)

(一)作用特点

本品最早属于抗疟类药物,通过改变细胞内酸性微环境,抑制促炎因子(如 IL-1、IL-6 和 IFN-7)的生成,减少淋巴细胞增殖,干扰 NK 细胞的功能,抑制花生四烯酸级联反应等起到抗炎和免疫调节作用。

(二)剂型规格

片剂:0.1 g×14 片;0.2 g×10 片。

(三)适应证

本品主要用于类风湿关节炎的联合治疗、盘状红斑狼疮和系统性红斑狼疮的治疗。

(四)禁忌证

(1)对该药以及任何 4-氨基喹啉化合物过敏患者禁用。

(2)任何 4-氨基喹啉化合物治疗可引起视网膜或视野改变的患者禁用。

(3)儿童患者禁止长期使用。

(五)不良反应

不良反应:①视网膜病变;②出现皮疹;③头痛、失眠、耳鸣、耳聋。

(六)用法

建议剂量为每次 0.2 g,每天 2 次口服。

(七)点评

为避免眼毒性,建议羟氯喹的剂量≤6.5 mg/(kg·d)。该药可用于系统性红斑狼疮患者孕期的维持治疗。

五、雷公藤总苷

(一)作用特点

该药为雷公藤的水-三氯甲烷提取物,去除某些毒性后,保留了较强的抗炎和免疫抑制作用,对细胞免疫具有较明显的抑制作用,能作用于免疫应答感应阶段的 T 细胞、巨噬细胞和自然杀伤细胞,抑制它们的功能,对体液免疫也有一定的抑制作用。

(二)剂型规格

片剂:10 mg×100 片。

(三)适应证

本品主要用于类风湿关节炎及其他自身免疫病的治疗。

(四)禁忌证

(1)严重肝功能不全及血细胞减少患者禁用。

(2)孕妇及哺乳期妇女禁用。

(五)不良反应

不良反应有胃肠道反应、肝功能受损、血白细胞减少、月经失调、精子数量减少及活力下降。

(六)用法

每天 1.0～1.5 mg/(kg·d),分 3 次,餐后服用。常用剂量 20 mg,每天 3 次。

（七）点评

雷公藤总苷由于性腺抑制不良反应明显，通常不作为首选药物，有生育要求的患者应避免长期应用（通常不超过 3 个月）。

鉴于药物制剂和纯化工艺不同，不同厂家生产的雷公藤总苷的疗效和不良反应存在差别。

（刘庠生）

第三节　免疫抑制剂

免疫抑制剂是最早用于临床的免疫调节药。1962 年，硫唑嘌呤和肾上腺皮质激素联合应用用以防治器官移植的排斥反应。随着对自身免疫性疾病发病机制认识的深化，免疫抑制剂也适用于治疗自身免疫性疾病。近年来，他克莫司、西罗莫司等新药的研制成功，使免疫抑制剂的研究步入了新的阶段。

一、常用的免疫抑制剂

常用的免疫抑制剂可分为如下六类。

（1）糖皮质激素类：如泼尼松、甲泼尼龙。

（2）神经钙蛋白抑制剂：如环孢素、他克莫司、西罗莫司、霉酚酸酯。

（3）抗增殖与抗代谢类：如硫唑嘌呤、环磷酰胺、甲氨蝶呤。

（4）抗体类：如抗淋巴细胞球蛋白。

（5）抗生素类：如西罗英司。

（6）中药类：如雷公藤总苷。

二、免疫抑制剂的临床应用

防治器官移植的排斥反应：免疫抑制剂可用于肾、肝、心、肺、角膜和骨髓等组织器官的移植手术，以防止排斥反应，并需要长期用药。常用环孢素和雷公藤总苷，也可将硫唑嘌呤或环磷酰胺与糖皮质激素联合应用。当发生明显排斥反应时，可在短期内大剂量使用，控制后即减量维持，以防用药过量产生毒性反应。

治疗自身免疫性疾病免疫抑制剂：可用于自身免疫溶血性贫血、特发性血小板减少性紫癜、肾病性慢性肾炎、类风湿关节炎、系统性红斑狼疮、结节性动脉周围炎等，首选糖皮质激素类。对糖皮质激素类药物耐受的病例，可加用或改用其他免疫抑制剂。免疫抑制剂的联合应用可提高疗效，减轻毒性反应。但该类药物只能缓解自身免疫性疾病的症状，而无根治作用，而且因毒性较大，长期应用易导致严重不良反应，包括诱发感染、恶性肿瘤等。

（一）神经钙蛋白抑制剂

神经钙蛋白（钙调磷酸酶）抑制剂作用于 T 细胞活化过程中细胞信号转导通路，起到抑制神经钙蛋白的作用，是目前临床最有效的免疫抑制剂。

1.环孢素

环孢素（环孢素 A，CsA）是从真菌的代谢产物中分离的中性多肽。1972 年学者发现其抗菌作用微弱,但有免疫抑制作用。1978 年开始,该药用于临床防治排斥反应并获得满意效果,因其毒性较小,是目前较受重视的免疫抑制剂之一。

(1)体内过程:将环孢素溶于橄榄油中可以肌内注射。口服吸收慢且不完全,口服吸收率为20%～50%,首关消除可达 27%。单次口服后 3～4 h 血药浓度达峰值。在血中约 50% 被红细胞摄取,4%～9% 与淋巴细胞结合,约 30% 与血浆脂蛋白和其他蛋白质结合,血浆中游离药物仅占 5% 左右。$t_{1/2}$ 为 14～17 h。大部分经肝代谢自胆汁排出,0.1% 的药物以原形经尿排出。

(2)药理作用与机制:选择性抑制细胞免疫和胸腺依赖性抗原的体液免疫。环孢素主要选择性抑制 T 细胞活化,使 T_H 细胞明显减少并降低 T_H 与 T_S 的比例。对 B 细胞的抑制作用弱,对巨噬细胞的抑制作用不明显,对自然杀伤(NK)细胞的活力无明显抑制作用,但可间接通过干扰素的产生而影响 NK 细胞的活力。其主要机制是抑制神经钙蛋白,阻止了细胞质 T 细胞激活核因子(NFAT)的去磷酸化,妨碍了信息传导,而抑制 T 细胞活化及 IL-2、IL-3、IL-4、TNF-α、INF-γ 等细胞因子的基因表达。此外,环孢素还可增加 T 细胞内转运生长因子(TGF-β)的表达,TGF-β 对 IL-2 诱导 T 细胞增生有强大的抑制作用,也能抑制抗原特异性的细胞毒 T 细胞产生。

(3)临床应用:环孢素主要用于器官移植排斥反应和某些自身免疫性疾病。①器官移植主要用于同种异体器官移植或骨髓移植的排斥反应或移植物抗宿主反应,常单独应用,新的治疗方案则主张联合应用环孢素与小剂量糖皮质激素。临床研究表明,环孢素可使器官移植后的排斥反应与感染发生率降低,存活率增加。②自身免疫性疾病:用于治疗大疱性天疱疮及类天疱疮,能改善皮肤损害,使自身抗体水平降低。还可局部用药,治疗接触性变应性皮炎、银屑病。

(4)不良反应:环孢素的不良反应发生率较高,其严重程度与用药剂量、用药时间及血药浓度有关,多具有可逆性。

肾毒性是该药最常见的不良反应,用药时应控制剂量,并密切监测肾功能,若血清肌酐水平超过用药前 30%,应减量或停用。避免与有肾毒性的药物合用,用药期间应避免食用高钾食物、高钾药品及保钾利尿药。严重肾功能损害、未控制高血压者禁用或慎用。

肝损害多见于用药早期,表现为高胆红素血症,转氨酶、乳酸脱氢酶、碱性磷酸酶水平升高。大部分肝毒性病例的毒性在减少剂量后可缓解。应用时注意定期检查肝功能,严重肝功能损害者禁用或慎用。

神经系统毒性在器官移植或长期用药时发生,表现为震颤、惊厥、癫痫发作、神经痛、瘫痪、精神错乱、共济失调、昏迷等,减量或停用后可缓解。

诱发肿瘤:有报道称器官移植患者使用该药后,肿瘤发生率可高于一般人群。用于治疗自身免疫性疾病时,肿瘤发生率也明显升高。

继发感染:长期用药可引起病毒感染、肺孢子虫属感染或真菌感染,病死率高。治疗中如果出现上述感染应及时停药,并进行有效的抗感染治疗。感染未控制者禁用。

其他不良反应有胃肠道反应、变态反应、多毛症、牙龈增生、嗜睡、乏力、高血压、闭经等。对本品过敏者、孕妇和哺乳期妇女禁用。

(5)药物相互作用:下列药物可影响本品的血药浓度,应避免联合应用,若必须使用,应严密监测环孢素的血药浓度并调整其剂量。

增加环孢素血药浓度的药物:大环内酯类抗生素、多西环素、酮康唑、口服避孕药、钙离子通道阻滞剂、大剂量甲泼尼龙等。

降低环孢素血药浓度的药物:苯巴比妥、苯妥英、安乃近、利福平、异烟肼、卡马西平、萘夫西林、甲氧苄啶及静脉给药的磺胺异二甲嘧啶等。

2.他克莫司

他克莫司(FK506)是一种强效免疫抑制剂,由日本学者于1984年从筑波山土壤链霉菌属菌株中分离而得。

(1)体内过程:FK506口服吸收快,$t_{1/2}$为5～8 h,有效血药浓度可持续12 h。他克莫司在体内经肝细胞色素P_{450}3A4异构酶代谢后,由肠道排泄。

(2)药理作用与机制。①抑制淋巴细胞增殖作用于细胞G_0期,抑制不同刺激所致的淋巴细胞增生,包括刀豆素A、T细胞受体的单克隆抗体、CD_3复合体或其他细胞表面受体诱导的淋巴细胞增生等,但对IL-2刺激引起的淋巴细胞增生无抑制作用。②抑制Ca^{2+}依赖性T、B淋巴细胞的活化。③抑制T细胞依赖的B细胞产生免疫球蛋白的能力。④预防和治疗器官移植时的免疫排斥反应,能延长移植器官生存时间,具有良好的抗排斥作用。

(3)临床应用。①肝移植:FK506对肝脏有较强的亲和力,并可促进肝细胞的再生和修复,用于原发性肝移植及肝移植挽救性病例,疗效显著。使用本品的患者,急性排斥反应的发生率和再次移植率降低,糖皮质激素的用量可减少。②其他器官移植:本品在肾脏移植和骨髓移植方面有较好的疗效。

(4)不良反应:静脉注射常发生神经毒性,轻者表现头痛、震颤、失眠、畏光、感觉迟钝等,重者可出现运动不能、缄默症、癫痫发作、脑病等,大多在减量或停用后消失。可直接或间接地影响肾小球滤过率,诱发急性或慢性肾毒性。他克莫司对胰岛B细胞具有毒性作用,可导致高血糖。大剂量应用时可致生殖系统毒性。

(二)抗增生与抗代谢类

1.硫唑嘌呤

硫唑嘌呤(IMURAN)为6-巯基嘌呤的衍生物,属于嘌呤类抗代谢药。硫唑嘌呤通过干扰嘌呤代谢的各环节,抑制嘌呤核苷酸合成,进而抑制细胞DNA、RNA及蛋白质合成,发挥抑制T、B淋巴细胞及NK细胞的效应,故能同时抑制细胞免疫和体液免疫反应,但不抑制巨噬细胞的吞噬功能。硫唑嘌呤主要用于肾移植排斥反应和类风湿关节炎、系统性红斑狼疮等多种自身免疫性疾病的治疗。用药时应注意监测血常规和肝功能。

2.环磷酰胺

环磷酰胺(CTX)不但杀伤增生期淋巴细胞,而且影响静止期细胞,故能使循环中的淋巴细胞数目减少。B细胞较T细胞对该药更为敏感。环磷酰胺明显降低NK细胞活性,从而抑制初次和再次体液与细胞免疫反应。环磷酰胺在临床上常用于防止排斥反应与移植物抗宿主反应,以及长期应用糖皮质激素不能缓解的多种自身免疫性疾病。不良反应有骨髓抑制、胃肠道反应、出血性膀胱炎和脱发等。

3.甲氨蝶呤

甲氨蝶呤(MTX)为抗叶酸类抗代谢药,主要用于治疗自身免疫性疾病。

(三)抗体

抗胸腺细胞球蛋白(ATG)在血清补体的参与下,对T、B淋巴细胞有破坏作用,但对T淋巴细胞的作用较强。该药可非特异性抑制细胞免疫反应(如迟发型超敏反应、移植排斥反应),也可抑制抗体形成(限于胸腺依赖性抗原),还可以结合到淋巴细胞表面,抑制淋巴细胞对抗原的识别能力。该药能有效抑制各种抗原引起的初次免疫应答,对再次免疫应答作用较弱。在抗原刺激前给药作用较强。

该药在临床上用于防治器官移植的排斥反应,试用于治疗白血病、多发性硬化、重症肌无力、溃疡性结肠炎、类风湿关节炎、系统性红斑狼疮等疾病。

常见的不良反应有寒战、发热、血小板减少、关节疼痛和血栓性静脉炎等,静脉注射可引起血清病及变应性休克,还可引起血尿、蛋白尿,停药后不良反应消失。

(四)抗生素类

西罗莫司(雷帕霉素)能治疗多种器官和皮肤移植物引起的排斥反应,尤其对慢性排斥反应疗效明显,与环孢素有协同作用,能延长移植物的存活时间,减轻环孢素的肾毒性,提高治疗指数。西罗莫司和他克莫司均与胞质内他克莫司结合蛋白结合,两药低剂量联合应用即可产生有效的免疫抑制作用。可引起厌食、呕吐、腹泻,严重者可出现消化性溃疡、间质性肺炎和脉管炎。联合用药和监测血药浓度是减少不良反应并发挥最大免疫抑制作用的有效措施。

(五)中药类

雷公藤总苷具有较强的免疫抑制作用,可抑制小鼠脾淋巴细胞和人外周血淋巴细胞的增生反应、迟发型超敏反应、宿主抗移植物反应和移植物抗宿主反应,还可抑制细胞免疫和体液免疫,减少淋巴细胞数量,抑制 IL-2 生成,并有较强的抗炎作用。

临床主要用于治疗自身免疫性疾病,如类风湿关节炎、原发和继发肾病综合征、成人各型肾炎、狼疮性或紫癜性肾炎、麻风反应。对银屑病、皮肌炎、变应性血管炎、异位性皮炎、自身免疫性肝炎、自身免疫性白细胞及血小板减少等也有一定的疗效。

不良反应较多,但停药后多可恢复。约 20% 患者出现胃肠道反应,如食欲减退、恶心、呕吐、腹痛、腹泻、便秘。约 6% 患者出现白细胞减少。偶见血小板减少、皮肤黏膜反应(如口腔黏膜溃疡、眼干涩、皮肤毛囊角化、黑色素加深等)。也可导致月经紊乱、精子数目减少或活力降低等。

(刘庠生)

第十三章

临床常用抗感染药物

第一节 抗病毒药

病毒是病原微生物中最小的一种,体积微小,结构简单,其核心是核酸,外壳是蛋白质,不具有细胞结构。大多数病毒缺乏酶系统,不能独立自营生活,必须依靠宿主的酶系统才能使其本身繁殖(复制),具有遗传性和变异性。病毒的种类繁多,约 60% 的流行性传染病是由病毒感染引起的,常见的有流行性感冒、普通感冒、麻疹、腮腺炎、小儿麻痹症、传染性肝炎和疱疹性角膜炎等。20 世纪 80 年代,医学家发现的人免疫缺陷病毒(HIV)所致艾滋病是危害性极大、死亡率很高的传染病。此外,病毒与肿瘤、某些心脏病、先天性畸形等也有一定关系。

抗病毒药在某种意义上说只是病毒抑制剂,不能直接杀灭病毒和破坏病毒体,否则也会损伤宿主细胞。抗病毒药的作用在于抑制病毒的繁殖,使宿主免疫系统抵御病毒侵袭,修复被破坏的组织,或者缓和病情,使之不出现临床症状。目前,抗病毒药物研究的重点是针对人免疫缺陷病毒、疱疹病毒、流感病毒、乙肝病毒、丙肝病毒、呼吸道病毒和胃肠道病毒的抑制作用,研究增强机体抵御病毒感染的免疫调节剂和预防疫苗等。

抗病毒药物的分类主要是按结构、抗病毒谱和作用分类。抗病毒药物按结构可分为核苷类药物、三环胺类药物、焦磷酸类药物、蛋白酶抑制剂、反义寡核苷酸及其他类药物。按作用(抗病毒谱)可分为广谱抗病毒药物、抗反转录酶病毒药物、抗巨细胞病毒药物、抗疱疹病毒药物、抗流感及呼吸道病毒药物及抗肝炎病毒药物等。其中,抗人类免疫缺陷病毒药物有核苷类反转录酶抑制剂、非核苷类反转录酶抑制剂、蛋白酶抑制剂、细胞进入抑制剂以及免疫调节药;抗肝炎病毒药物包括生物类药物、核苷类药物和免疫调节药。抗流感病毒药物有 M_2 例子通道蛋白抑制剂及神经氨酸酶抑制剂。另外,有一些中草药,金银花、板蓝根、大青叶、连翘、菊花、薄荷、芙蓉叶、白芍、黄连、黄芩、牛蒡子、丁香叶、大黄和茵陈等对某些病毒有抑制作用,对病毒引起的上呼吸道感染有治疗作用。

一、阿昔洛韦

本品为化学合成的一种抗病毒药,其钠盐供注射用。

其他名称:无环鸟苷、克毒星、Acyciovir 和 Zovirax。

ATC 编码:J05AB01。

(一)性状

本品为白色结晶性粉末,微溶于水(2.5 mg/mL)。其钠盐易溶于水(小于 1∶100),5% 溶液的 pH 为 11,pH 降低时可析出沉淀。在体内转化为三磷酸化合物,干扰单纯疱疹病毒 DNA 聚合酶的作用,抑制病毒 DNA 的复制。对细胞的 α-DNA 聚合酶也有抑制作用,但程度较轻。

(二)药理学

口服吸收率低(约 15%)。按 5 mg/kg 和 10 mg/kg 静脉滴注 1 h 后,平均稳态血浆药物浓度分别为 9.8 μg/mL 和 20.7 μg/mL,经 7 h 后谷浓度分别为 0.7 μg/mL 和 2.3 μg/mL。1 岁以上儿童,用量为 250 mg/m^2 者的血浆药物浓度变化与成人 5 mg/kg 用量者相近,而用量为 500 mg/m^2 者与成人 10 mg/kg 用量者相近。新生儿(3 月龄以下),每 8 h 静脉滴注 10 mg/kg,每次滴注持续 1 h,其稳态峰浓度为 13.8 μg/mL,而谷浓度则为 2.3 μg/mL。脑脊液中药物浓度可达血浆浓度的 50%。大部分体内药物以原形自尿排泄,尿中尚有占总量 14% 的代谢物。部分药物随粪排出。正常人的半衰期为 2.5 h;肌酐清除率每分钟 15~50 mL/1.73 m^2 者半衰期为 3.5 h,无尿者可延长到 19.5 h。

(三)适应证

本品用于防治单纯疱疹病毒 HSV$_1$ 和 HSV$_2$ 的皮肤或黏膜感染,还可用于带状疱疹病毒感染。

(四)用法和用量

口服:1 次 200 mg,每 4 h 1 次或每天 1 g,分次给予。疗程根据病情不同,短则几天,长者可达半年。对肾功能不全者酌情减量。

静脉滴注:1 次用量 5 mg/kg,加入输液中,滴注时间为 1 h,每 8 h 1 次,连续 7 d。12 岁以下儿童 1 次按 250 mg/m^2 用量给予。急性或慢性肾功能不全者不宜用本品静脉滴注,因为滴速过快时可引起肾衰竭。

国内治疗乙型肝炎的用法为 1 次滴注 7.5 mg/kg,每天 2 次,溶于适量输液,维持滴注时间约 2 h,连续应用 10~30 d。

治疗生殖器疱疹,1 次 0.2 g,每天 4 次,连用 5~10 d。

(五)不良反应

不良反应有一时性血清肌酐水平升高、皮疹和荨麻疹,尚有出血,红细胞、白细胞和血小板计数减少,出汗、血尿、低血压、头痛和恶心等。出现肝功能异常、黄疸和肝炎等。静脉给药者可见静脉炎。阿昔洛韦可引起急性肾衰竭。肾损害患者接受阿昔洛韦治疗时,可造成死亡。

(六)禁忌证

对本品过敏者禁用。

(七)注意

(1)肝、肾功能不全者,脱水者、精神异常者慎用。

(2)对疱疹病毒性脑炎及新生儿疱疹的疗效尚未能肯定。

(3)注射给药,只能缓慢滴注(持续 1~2 h),不可快速推注,不可用于肌内注射和皮下注射。

(4)应用阿昔洛韦治疗,应摄入充足的水,防止药物沉积于肾小管内。

(八)药物相互作用

(1)与膦甲酸钠联用,能增强本药对 HSV 感染的抑制作用。

(2)与更昔洛韦、膦甲酸和干扰素合用,具有协同或相加作用。

(3)与齐多夫定合用,可引起肾毒性,表现为深度昏迷和疲劳。

(4)并用丙磺舒可使本品的排泄减慢,半衰期延长,体内药物量蓄积。

(5)与肾毒性药物合用可加重肾毒性,特别是肾功能不全者更易发生。

(九)制剂

胶囊剂:每粒 200 mg。注射用阿昔洛韦(冻干制剂):每瓶 500 mg(标示量,含钠盐 549 mg,折合纯品 500 mg)。滴眼液:0.1%。眼膏:3%。霜膏剂:5%。

(十)贮法

密闭,干燥凉暗处保存。

二、更昔洛韦

其他名称:丙氧鸟苷、丽科伟、赛美维、Cito Virax、Cym Evene。

ATC 编码:J05AB06。

(一)性状

本品为白色至类白色结晶性粉末,水中溶解度 2.6 mg/mL。其钠盐溶解度＞50 mg/mL,溶液呈强碱性。

(二)药理学

本品进入细胞后由病毒的激酶诱导生成三磷酸化物,竞争性抑制病毒的 DNA 聚合酶而终止病毒 DNA 链增长。

口服生物利用度约为 5%,食后服用生物利用度可增至 6%～9%。日剂量 3 g(3 次分服),24 h 的 AUC 为(15.4±4.3)(μg·h)/mL;C_{max} 为(1.18±0.36)μg/mL。5 mg/kg 静脉滴注 1 h,即时 AUC 达 22.1(μg·h)/mL;C_{max} 达 8.27 μg/mL。体内稳态分布容积为(0.74±0.15)L/kg,脑脊液浓度为血浆浓度的 24%～70%。口服标记药物有 86%±3% 在粪便中和 5% 在尿液中回收。半衰期:静脉滴注(3.5±0.9)h;口服给药(4.8±0.9)h;肾功能不全者半衰期明显延长。

(三)适应证

本品适用于巨细胞病毒感染的治疗和预防,也可适用于单纯疱疹病毒感染。

(四)用法和用量

1.诱导治疗

静脉滴注 5 mg/kg(历时至少 1 h),每 12 h 1 次,连用 14～21 d(预防用药则为 7～14 d)。

2.维持治疗

静脉滴注,5 mg/kg,每天 1 次,每周用药 7 d;或 6 mg/kg,每天 1 次,每周用药 5 d。口服,每次 1 g,每天 3 次,与食物同服,可根据病情选择用其中之一。

3.输液配制

将 500 mg 药物(钠盐),加 10 mL 注射用水振摇使其溶解,液体应澄明无色,此溶液在室温时稳定 12 h,切勿冷藏。进一步可用 0.9% 的氯化钠注射液、5% 的葡萄糖注射液、林格液或乳酸钠林格液等稀释至含药量低于 10 mg/mL,供静脉滴注 1 h。主要不良反应是血象变化,表现为白细胞数下降(粒细胞减少)、血小板数减少,用药全程每周测血常规 1 次。其他不良反应尚有发热、腹痛、腹泻、恶心、呕吐、厌食、稀便、瘙痒、出汗、视觉变化和继发感染等。

(五)不良反应

对本药和阿昔洛韦过敏者禁用。严重中性粒细胞或血小板计数减少者禁用。

(六)禁忌证

(1)儿童、妊娠期妇女及哺乳期妇女使用应权衡利弊。

(2)不可肌内注射,不能快速给药或静脉推注。

(3)用药期间定期监测血常规。

(七)药物相互作用

(1)与齐多夫定或去羟肌苷联合应用,本品 AUC 减少而上述两药的 AUC 则增大。

(2)与丙磺舒联用,本品的肾清除量明显减少。

(3)本品不宜与亚胺培南/西司他汀联用。与有可能抑制骨髓的药物联用可增大本品的毒性。

(八)制剂

胶囊剂:每粒 250 mg。注射剂(冻干粉针):每瓶 500 mg。

(九)贮法

避光、密闭、干燥处保存。

三、伐昔洛韦

其他名称:万乃洛韦、明竹欣、Valtrex 和 Zelitrex。

ATC 编码:J05AB11。

(一)性状

本品为白色或类白色粉末,水中溶解度为 174 mg/mL(25 ℃)。

(二)药理学

本品为阿昔洛韦与 L -缬氨酸所成的酯,口服后迅速吸收并在体内几乎完全水解释出阿昔洛韦而起抗单纯疱疹病毒 HSV_1 和 HSV_2 和水痘-带状疱疹病毒(VZV)的作用。口服本品 1 g 在体内的生物利用度以阿昔洛韦计为 54.5%±9.1%。其吸收不受食物影响。健康者口服 1 g, C_{max} 为(5.65±2.37)μg/mL,AUC 为(19.52±6.04)(μg · h)/mL。本品在体内的蛋白结合率为 13.5%～17.9%,在体内不蓄积,其标记化合物经 96 h 在尿液和粪便中分别回收 45.60% 和 47.12%,半衰期为 2.5～3.3 h。

(三)适应证

本品主要应用于治疗带状疱疹,也用于治疗 HSV_1 和 HSV_2 感染。

(四)用法和用量

口服,成人,每天 0.6 g,分 2 次服,疗程 7～10 d。

(五)不良反应

不良反应与阿昔洛韦类相同,但较轻。

(六)禁忌证

对本药和阿昔洛韦过敏者、妊娠期妇女禁用。

(七)注意

(1)儿童慎用,2 岁以下儿童不宜用本品。

(2)脱水、免疫缺陷者慎用。

(3)服药期间宜多饮水,防止阿昔洛韦在肾小管内沉淀。

(八)制剂

片剂:每片 200 mg;300 mg。

(九)贮法

密封,干燥处保存。

四、泛昔洛韦

其他名称:凡乐、罗汀、诺克和 Famvir。

ATC 编码:J05AB09。

(一)性状

本品为白色薄膜衣片,除去薄膜衣片后显白色。

(二)药理学

本品在体内迅速转化为有抗病毒活性的化合物喷昔洛韦,后者对Ⅰ型单纯疱疹病毒(HSV₁)、Ⅱ型单纯疱疹病毒(HSV₂)以及水痘带状疱疹病毒(VZV)有抑制作用。在细胞培养研究中,喷昔洛韦对下述病毒的抑制作用强弱次序为 HSV-1、HSV-2 和 VZV。口服在肠壁吸收后迅速去乙酰化和氧化为有活性的喷昔洛韦。生物利用度为 75%~77%。口服本品 0.5 g 后,得到的喷昔洛韦的 C_{max} 为 3.3 mg/L,达峰时间为 0.9 h,AUC 为 8.6(mg·h)/L,半衰期为 2.3 h。喷昔洛韦的血浆蛋白结合率小于 20%。全血与血浆分配比率接近于 1。本品口服后在体内经由醛类氧化酶催化为喷昔洛韦而发生作用,失去活性的代谢物有 6-去氧喷昔洛韦、单乙酰喷昔洛韦和 6-去氧乙酰喷昔洛韦等,每种都少于服用量的 0.5%,血或尿中几乎检测不到泛昔洛韦,主要以喷昔洛韦和 6-去氧喷昔洛韦形式经肾脏排出。

(三)适应证

适应证为带状疱疹和原发性生殖器疱疹。

(四)用法和用量

口服,成人 1 次 0.25 g,每 8 h 1 次。治疗带状疱疹的疗程为 7 d,治疗原发性生殖器疱疹的疗程为 5 d。

(五)不良反应

常见不良反应是头痛和恶心,神经系统有头晕、失眠、嗜睡和感觉异常等。消化系统常见腹泻、腹痛、消化不良、厌食、呕吐、便秘和胀气等。全身反应有疲劳、疼痛、发热和寒战等。其他反应有皮疹、皮肤瘙痒、鼻窦炎和咽炎等。

(六)禁忌证

对本品及喷昔洛韦过敏者禁用。

(七)注意

(1)对妊娠期妇女、哺乳期妇女一般不推荐使用本品。儿童使用泛昔洛韦的安全性与疗效尚待确定。

(2)对肾功能不全患者应注意调整用法与用量。

(3)食物对生物利用度无明显影响。

(八)药物相互作用

(1)本品与丙磺舒或其他由肾小管主动排泄的药物合用时,可能导致血浆中喷昔洛韦浓度升高。

(2)与其他由醛类氧化酶催化代谢的药物可能发生相互作用。

(九)制剂

片剂:每片 125 mg;250 mg;500 mg。

(十)贮法

避光密封,干燥处保存。

五、奥司他韦

其他名称:奥塞米韦、达菲、特敏福和 Tamiflu。

ATC 编码:J05AH02。

(一)药理学

本品在体内转化为对流感病毒神经氨酸酶具有抑制作用的代谢物,有效地抑制病毒颗粒释放,阻抑甲、乙型流感病毒的传播。

口服后在体内大部分转化为有效活性物,可进入气管、肺泡、鼻黏膜及中耳等部位,并由尿液排泄,少于 20% 的药物由粪便排泄半衰期为 6~10 h。

(二)适应证

本品适用于成人和 1 岁及 1 岁以上儿童的甲型和乙型流感治疗(磷酸奥司他韦能够有效治疗甲型和乙型流感,但是乙型流感的临床应用数据尚不多)。用于成人和 13 岁及 13 岁以上青少年的甲型和乙型流感的预防。

(三)用法和用量

成人推荐量,每次 75 mg,每天 2 次,共 5 d。

肾功能不全者:肌酐清除率<30 mL/min 者每天 75 mg,共 5 d;肌酐清除率<10 mL/min 者尚无研究资料,应用应十分慎重。

(四)不良反应

主要不良反应有呕吐、恶心、失眠、头痛和腹痛,尚有腹泻、头晕、疲乏、鼻塞、咽痛和咳嗽。偶尔见血尿、嗜酸性粒细胞增多、白细胞计数降低、皮炎、皮疹及血管性水肿等。

(五)禁忌证

对本药过敏者禁用。

(六)注意

(1)妊娠期妇女和哺乳期妇女应用的安全尚未肯定,一般不推荐应用。儿童用量未确定。

(2)在使用该药物治疗期间,应对患者的自我伤害和谵妄事件等异常行为进行密切监测。

(3)1 岁以下儿童使用奥司他韦的效益要大于风险。流感大流行期间,1 岁以下儿童使用奥司他韦的推荐剂量为 2~3 mg/kg。

(七)药物相互作用

在使用减毒活流感疫苗两周内不应服用本品,在服用磷酸奥司他韦后 48 h 内不应使用减毒活流感疫苗。

（八）制剂

胶囊剂：每粒 75 mg（以游离碱计）。

六、扎那米韦

其他名称：依乐韦、乐感清和 Relenza。

ATC 编码：J05AH01。

（一）性状

本品为白色或灰白色粉末，20 ℃时水中的溶解度约为 18 mg/mL。

（二）药理学

扎那米韦是一种唾液酸衍生物，能抑制流感病毒的神经氨酸苷酶，影响病毒颗粒的聚集和释放。该药能有效抑制 A 型和 B 型流感病毒的复制。

口腔吸入本品 10 mg 后，1～2 h 内 4%～17% 的药物被全身吸收，C_{max} 范围 17～142 ng/mL，AUC 为 111～1 364（ng·h）/mL。本品的血浆蛋白结合率低于 10%。药物以原形在 24 h 内由肾排出，尚未检测到其代谢物。血清半衰期为 2.5～5.1 h 不等。总消除率为 2.5～10.9 L/h。

（三）适应证

用于治疗流感病毒感染以及季节性预防社区内 A 和 B 型流感。

（四）用法和用量

成年和 12 岁以上的青少年，每天 2 次，间隔约 12 h。每天 10 mg，分 2 次吸入，一次 5 mg，经口吸入给药。连用 5 d。随后数天 2 次的服药时间应尽可能保持一致，剂量间隔 12 h。季节性预防社区内 A 和 B 型流感：成人 10 mg，每天 1 次，连用 28 d，在流感暴发 5 d 内开始治疗。

（五）不良反应

不良反应有鼻部症状、头痛、头晕、胃肠功能紊乱、咳嗽、感染、皮疹和支气管炎。罕见变态反应、心律不齐、支气管痉挛、呼吸困难、面部水肿、惊厥和昏厥。过敏样反应包括口咽部水肿、严重皮疹和变态反应。如果发生或怀疑发生变态反应，应停用扎那米韦，并采取相应的治疗。

（六）禁忌证

对本药过敏者禁用。

（七）注意

(1)妊娠期妇女和哺乳妇慎用。儿童用量未确定。

(2)慢性呼吸系统疾病患者用药后发生支气管痉挛的风险较高。对哮喘/COPD 患者应给予速效性支气管扩张剂。避免用于严重哮喘患者。在使用本药前先吸入支气管扩张剂。如果出现支气管痉挛或呼吸功能减退，应停药。

(3)有报道使用神经氨酸酶抑制剂（包括扎那米韦）的流感患者因发生谵妄和异常行为导致伤害，应密切监测。

（八）药物相互作用

吸入本药前 2 周内及后 48 h 内不要接种减毒活流感疫苗。

（九）制剂

扎那米韦吸入粉雾剂：每个泡囊含扎那米韦（5 mg）和乳糖（20 mg）的混合粉末。

(十)贮法

室温下在密闭、干燥处保存。

七、阿巴卡韦

其他名称:硫酸阿波卡韦和 Ziagen。

ATC 编码:J05AF06。

(一)性状

常用其硫酸盐,为白色至类白色固体。溶解度约 77 mg/mL(23 ℃)。

(二)药理学

本品为核苷酸类抗反转录酶药物。在细胞内转化为有活性的三磷酸化合物而抑制反转录酶,对抗底物 dGTP,并掺入病毒 DNA,而使病毒的延长终止。

口服吸收迅速,片剂的绝对生物利用度约 83%。口服 300 mg,每天 2 次时,其血浆血药峰浓度为(3.0 ± 0.89)μg/mL。食物对药物吸收影响不大。血浆蛋白结合率约 50%。表观分布容积为 0.86 L/kg。主要分布于血管外部位。主要由醇脱氢酶代谢为无活性的羧基化合物。对 P_{450} 无抑制作用。大部分由尿、少量由粪(16%)排泄。半衰期为 1.5~2.0 h。静脉注射后的消除率为每小时 0.8 L/kg。

(三)适应证

本品常与其他药物联合用于艾滋病治疗。

(四)用法和用量

与其他抗反转录酶药物合用。成人:一次 300 mg,每天 2 次。3 月龄至 16 岁儿童:1 次 8 mg/kg,每天 2 次。

(五)不良反应

不良反应可见变态反应,为多器官全身反应,表现为发热、皮肤瘙痒、乏力、恶心、呕吐、腹泻、腹痛或不适、昏睡、肌痛、关节痛、水肿、气短和感觉异常等,尚可检出淋巴结病,出现黏膜溃疡或皮疹。实验室检查可有氨基转移酶、肌酸水平磷酸激酶、肌酐水平升高和淋巴细胞减少。严重者也可伴有肝衰竭、肾衰竭和低血压,甚至死亡。

(六)禁忌证

对本药过敏者禁用。中、重度肝功能损害及终末期肾病患者避免使用。

(七)注意

(1)65 岁以上老年患者慎用。

(2)妊娠期妇女和哺乳期妇女需权衡利弊。

(八)药物相互作用

(1)与乙醇同用可致本品的 AUC 增加 41%、半衰期延长 26%。

(2)与利巴韦林合用,可致乳酸性酸中毒。

(3)与大多数抗 HIV 药有协同作用。

(九)制剂

片剂:300 mg(以盐基计)。口服液:20 mg/mL。

八、阿糖腺苷

本品为嘌呤核苷,可自链霉菌 *Streptomyces antibioticus* 的培养液中提取或合成制备。国外产品为本品的混悬液,国内产品为本品的单磷酸酯溶液。

其他名称:Vira-A。

ATC 编码:J05AB03。

(一)性状

本品为白色结晶状粉末,极微溶解于水(0.45 mg/mL,25 ℃)。本品单磷酸酯的溶解度为 100 mg/mL。

(二)药理学

静脉滴注后,在体内迅速去氨成为阿拉伯糖次黄嘌呤,并迅速分布进入一些组织中。按 10 mg/kg 剂量缓慢静脉滴注给药,阿拉伯糖次黄嘌呤的血浆峰值为 $3\sim6$ μg/mL,阿糖腺苷则为 $0.2\sim0.4$ μg/mL。阿拉伯糖次黄嘌呤可透过脑膜,脑脊液与血浆中的浓度比为 1:3。每天用量的 41%～53%,主要以阿拉伯糖次黄嘌呤的形式自尿排泄,母体化合物只有 1%～3%。肾功能不全者,阿拉伯糖次黄嘌呤在体内蓄积,其血浆浓度可为正常人的几倍。阿拉伯糖次黄嘌呤的平均半衰期为 3.3 h。

(三)适应证

有抗单纯疱疹病毒 HSV_1 和 HSV_2 作用,用以治疗单纯疱疹病毒性脑炎,也用于治疗免疫抑制患者的带状疱疹和水痘感染。但对巨细胞病毒则无效。本品的单磷酸酯有抑制乙肝病毒复制的作用。

(四)用法和用量

单纯疱疹病毒性脑炎:每天量为 15 mg/kg,按 200 mg 药物、500 mL 输液(预热至 35 ℃～40 ℃)的比例配液,作连续静脉滴注,疗程为 10 d。

带状疱疹:10 mg/kg,连用 5 d,用法同上。

(五)不良反应

消化道反应(如恶心、呕吐、厌食和腹泻)较常见。中枢系统反应(如震颤、眩晕、幻觉、共济失调和精神变态)偶见。尚有氨基转移酶水平升高、血胆红素水平升高、血红蛋白含量降低、血细胞比容下降和白细胞计数减少等反应。用量超过规定时,出现的反应较严重。

(六)禁忌证

对本品过敏者、妊娠期妇女及哺乳期妇女禁用。

(七)注意

(1)肝、肾功能不全者慎用。

(2)大量液体伴随本品进入体内,应注意水、电解质平衡。

(3)配得的输液不可冷藏以免析出结晶。

(4)本品不可静脉推注或快速滴注。美国已禁用本药的注射制剂。

(八)药物相互作用

(1)别嘌醇有黄嘌呤氧化酶抑制作用,使阿拉伯糖次黄嘌呤的消除减慢而蓄积,可致较严重的神经系统毒性反应。

(2)与干扰素合用,可加重不良反应。

(九)制剂

注射液(混悬液):200 mg(1 mL);1 000 mg(5 mL)。加入输液中滴注用。

注射用单磷酸阿糖腺苷:每瓶 200 mg。

九、利巴韦林

其他名称:三氮唑核苷、病毒唑和 Virazole。

ATC 编码:J05AB04。

(一)性状

本品为白色结晶性粉末,无臭,无味,溶于水(142 mg/mL),微溶于乙醇、氯仿和乙醚等。

(二)药理学

本品为一种强的单磷酸肌苷(IMP)脱氢酶抑制剂,抑制 IMP,从而阻碍病毒核酸的合成。具广谱抗病毒性能,对多种病毒(如呼吸道合胞病毒、流感病毒和单纯疱疹病毒)有抑制作用。对流感(由流感病毒 A 和 B 引起)、腺病毒肺炎、甲型肝炎、疱疹和麻疹等有防治作用,但临床评价不一。国内临床已证实,本品对流行性出血热有效,对早期患者疗效明显,有降低病死率、减轻肾损害、降低出血倾向、改善全身症状等作用。

(三)适应证

本品适用于呼吸道合胞病毒引起的病毒性肺炎与支气管炎,皮肤疱疹病毒感染。

(四)用法和用量

口服:每天 0.8~1 g,分 3~4 次服用。肌内注射或静脉滴注:每天 10~15 mg/kg,分 2 次。静脉滴注宜缓慢。

用于早期出血热,每天 1 g,加入输液 500~1 000 mL 中静脉滴注,连续应用 3~5 d。

滴鼻:用于防治流感,用 0.5%的溶液(以等渗氯化钠溶液配制),每小时 1 次。

滴眼:治疗疱疹感染,浓度 0.1%,每天数次。

(五)不良反应

最主要的毒性是溶血性贫血,大剂量应用(包括滴鼻在内)可致心脏损害,对有呼吸道疾病患者(慢性阻塞性肺病或哮喘者)可致呼吸困难、胸痛等。全身不良反应有疲倦、头痛、虚弱、乏力、胸痛、发热、寒战和流感症状等,神经系统症状有眩晕,消化系统症状有食欲减退、胃部不适、恶心、呕吐、轻度腹泻、便秘和消化不良等,肌肉骨骼系统症状有肌肉痛、关节痛,精神系统症状有失眠、情绪化、易激惹、抑郁、注意力障碍和神经质等,呼吸系统症状有呼吸困难、鼻炎等,皮肤附件系统出现脱发、皮疹和瘙痒等。另外,还观察到味觉异常、听力异常表现。

(六)禁忌证

对本品过敏者、妊娠期妇女禁用。禁用于有自身免疫性肝炎患者。

(七)注意

(1)活动性结核患者、严重或不稳定型心脏病不宜使用。

(2)严重贫血患者、肝肾功能异常者慎用。

(八)药物相互作用

(1)利巴韦林可抑制齐多夫定转变成活性型的磷酸齐多夫定,同用时有拮抗作用。

(2)与核苷类似物、去羟肌苷合用,可引发致命或非致命的乳酸性酸中毒。

(九)制剂

片剂:每片 50 mg;100 mg。颗粒剂:每袋 50 mg;100 mg。注射液:100 mg(1 mL);250 mg(2 mL)。

（十）贮法

避光、密闭保存。

十、齐多夫定

本品为3'-叠氮-3'-去氧胸腺嘧啶，由人工合成制造。

其他名称：叠氮胸苷、Azidothymidine 和 AZT。

ATC 编码：J05AF01。

（一）性状

本品为白色或类白色结晶性粉末，无臭。

（二）药理学

其与病毒的 DNA 聚合酶结合，中止 DNA 链的增长，从而阻抑病毒的复制。对人的 α-DNA 聚合酶的影响小而不抑制人体细胞增殖。

口服吸收迅速。服用胶囊，经过首关代谢，生物利用度为 52%～75%。应用 2.5 mg/kg 静脉滴注 1 h 或口服 5 mg/kg 后，血药浓度可达 4～6 μmol/L（1.1～1.6 mg/L）；给药后 4 h，脑脊液浓度可达血浆浓度的 50%～60%。V_d=1.6 L/kg，蛋白结合率 34%～38%。本品主要在肝脏内葡萄糖醛酸化为非活性物 GAZT。口服半衰期为 1 h，静脉滴注半衰期为 1.1 h。约有 14% 的药物通过肾小球滤过和肾小管主动渗透排泄入尿，代谢物有 74% 也由尿排出。

（三）适应证

本品可用于治疗获得性免疫缺陷综合征（AIDS）。患者有并发症（卡氏肺孢子虫病或其他感染）时尚需应用对症的其他药物联合治疗。

（四）用法和用量

成人常用量：1 次 200 mg，每 4 h 1 次，按时间给药。有贫血的患者：可按 1 次 100 mg 给药。

（五）不良反应

本品有骨髓抑制作用，可引起意外感染、疾病痊愈延缓和牙龈出血等。可改变味觉，引起唇、舌肿胀和口腔溃疡。可发生喉痛、发热、寒战、皮肤呈灰白色、不正常出血、异常疲倦和衰弱等情况。肝功能不全者易引起毒性反应。

（六）禁忌证

对本品过敏者、中性粒细胞计数小于 0.75×10⁹/L 或血红蛋白含量小于 7.5 g/dL 者禁用。

（七）注意

（1）骨髓抑制患者、有肝病危险因素者、肌病及肌炎患者长期使用本药时应慎用。

（2）在用药期间要进行定期血液检查。嘱咐患者在使用牙刷、牙签时要防止出血。叶酸和维生素 B₁₂ 缺乏者更易引起血象变化。

（3）进食高脂食物，可降低本药的口服生物利用度。

（八）药物相互作用

（1）对乙酰氨基酚、阿司匹林、苯二氮䓬类、西咪替丁、保泰松、吗啡和磺胺药等都抑制本品的葡萄糖醛酸化，而降低消除率，应避免联用。

（2）与阿昔洛韦（无环鸟苷）联用可引起神经系统毒性，如昏睡、疲劳。

（3）丙磺舒抑制本品的葡萄糖醛酸化，并减少肾排泄，可引起中毒危险。

（九）制剂

胶囊剂：每粒 100 mg。

十一、拉米夫定

其他名称：贺普丁、雷米夫定、Epivir 和 Heptoxir。

ATC 编码：J05AF05。

（一）性状

本品为白色或类白色结晶，20 ℃时水中溶解度约 7％。

（二）药理学

本品可选择性地抑制 HBV 复制。其作用方式通过在肝细胞内转化为活性的拉米夫定三磷酸酯，竞争性地抑制 HBV-DNA 聚合酶，同时终止 DNA 链的延长，从而抑制病毒 DNA 的复制。

口服吸收迅速，1 h 血浆药物峰浓度可达 $1.1 \sim 1.5 \ \mu g/mL$，绝对生物利用度为 $80％ \sim 85％$，食物可延缓本品的吸收，但不影响生物利用度。体内分布广泛，V_d 为 $1.3 \sim 1.5 \ L/kg$，血浆蛋白结合率为 $35％ \sim 50％$，可通过血-脑屏障进入脑脊液。口服后 24 h 内，约 90％以原形经肾排泄，$5％ \sim 10％$ 被代谢为反式亚砜代谢产物并从尿中排出。消除半衰期为 $5 \sim 7$ h，肾功能不全可影响本品的消除，肌酐清除率小于 30 mL/min 时应慎用。

（三）适应证

本品用于乙型肝炎病毒所致的慢性乙型肝炎，与其他抗反转录病毒药联用于治疗人类免疫缺陷病毒感染。

（四）用法和用量

成人：慢性乙型肝炎，每天 1 次，100 mg 口服；HIV 感染，推荐剂量为一次 150 mg，每天 2 次，或 1 次 300 mg，每天 1 次。

（五）不良反应

常见的不良反应有上呼吸道感染样症状、头痛、恶心、身体不适、腹痛和腹泻、贫血、纯红细胞再生障碍及血小板计数减少。可出现重症肝炎、高血糖及关节痛、肌痛和皮肤变态反应等。

（六）禁忌证

对拉米夫定过敏者及妊娠期妇女禁用。

（七）注意

（1）哺乳期妇女慎用，严重肝大、乳酸性酸中毒者慎用。

（2）尚无针对 16 岁以下患者的疗效和安全性资料。

（3）肌酐清除率＜30 mL/min 的患者不宜使用。

（4）用药期间应定期做肝、肾功能检查及全血细胞计数。

（八）药物相互作用

（1）与齐多夫定合用，可使后者血药浓度增加 13％，血药峰浓度升高约 28％，但生物利用度无显著变化。

（2）不宜与扎西他滨合用，由于本药可抑制扎西他滨在细胞内的磷酸化。

（九）制剂

片剂：每片 100 mg；150 mg。

（十）贮法

避光、密闭，在 30 ℃以下干燥处保存。

（杜宝民）

第二节　抗真菌药

本节主要介绍治疗系统性真菌感染的药物，有多烯类（两性霉素 B 及其衍生物）、三唑类（如氟康唑、伊曲康唑和伏立康唑）、嘧啶类（如氟胞嘧啶）及棘白菌素类（如卡泊芬净、米卡芬净）等。

多烯类：是临床上应用最早的抗真菌药物，主要是两性霉素 B 及类似物。其机制为通过与敏感真菌细胞膜上的固醇相结合，损伤细胞膜的通透性，导致细胞内重要物质（如钾离子、核苷酸和氨基酸）外漏，破坏细胞的正常代谢从而抑制其生长。该类药物的优点为抗真菌谱广、抗菌活性强，缺点为不良反应大，包括肾毒性、肝毒性及输液相关毒性等。剂型改造后脂质体包埋的两性霉素 B 通过肝脏摄取，缓慢释放入血液，避免了直接造成器官损害。目前，临床上应用的有两性霉素 B 脂质复合体、两性霉素 B 胆固醇复合体和两性霉素 B 脂质体。因分子大小、包埋颗粒等的不同，药物的药代动力学与生物活性有所不同。其中两性霉素 B 脂质体的直径小，药代动力学参数好，肝、肾毒性小。

吡咯类：包括咪唑类和三唑类。本类药物作用机制为影响麦角甾醇合成，使真菌细胞膜合成受阻，影响真菌细胞膜的稳定性，导致真菌细胞破裂而死亡。其抗菌谱和抗菌活性差异较大，部分有抗曲霉菌活性。咪唑类包括酮康唑、克霉唑、咪康唑和益康唑等，因毒性较大，目前多为浅表真菌感染或皮肤黏膜念珠菌感染的局部用药。三唑类包括氟康唑、伊曲康唑和伏立康唑，均可用于治疗深部真菌感染。该类药物对肝、肾功能有一定影响，部分患者可能会有视觉改变，表现为视敏度、视力范围或色觉异常。另外，该类药物通过肝脏 P_{450} 酶系统代谢，可能影响其他药物（如抗排异药物）的代谢，用于移植患者时应注意监测抗排异药物的血药浓度。其血药浓度也容易受到其他药物的影响。

氟胞嘧啶（5-FC）：是目前临床比较常用的作用于核酸合成的抗真菌药物，其作用机制涉及干扰嘧啶的代谢、RNA 和 DNA 的合成以及蛋白质的合成等。临床上很少单独使用 5-FC，多与氟康唑和两性霉素 B 等合并使用。真菌对 5-FC 的天然耐药多是由胞嘧啶脱氨酶或鸟苷磷酸核糖基转移酶的缺失引起的。对 5-FC 耐药株曲霉菌属最常见，其次为新型隐球菌和念珠菌。

棘白菌素类：是较新的一类抗真菌药，系 1,3-β-D-葡聚糖合成酶的非竞争性抑制剂。通过抑制 1,3-β-D-葡聚糖的合成，从而破坏真菌细胞壁的完整性，导致真菌细胞壁的通透性改变、渗透压消失，最终使真菌细胞溶解。这种独特的干扰真菌细胞壁合成的作用机制，决定了该类药物对很多耐唑类药物的真菌具有良好的抗菌活性，对高等生物无影响，而且具有低毒高效的临床效果。另外，该类药物与唑类无交叉耐药，并同其他抗真菌药有协同作用和增效作用。

对抗真菌药物进行比较，就抗菌谱而言，两性霉素 B 及其脂质体的抗菌谱最广。氟康唑对近平滑念珠菌、光滑念珠菌以及克柔念珠菌疗效差，对曲霉和接合菌无抗菌活性。伊曲康唑和伏立康唑对念珠菌的抗菌活性优于氟康唑，对氟康唑耐药的念珠菌也有较强的抗菌活性，二者均有抗曲霉活性，但对接合菌感染均无效。而卡泊芬净除了对隐球菌、镰刀霉菌等疗效较差外，对其他临床常见真菌均有较好的抗菌作用。就安全性而言,卡泊芬净、伏立康唑和伊曲康唑与两性霉素 B 比较,毒性降低,尤以卡泊芬净最为明显。从药物之间的相互作用看,两性霉素 B 和卡泊芬净的代谢与细胞色素 P_{450} 酶无关,对其他药物的代谢影响不大。而唑类药物则相反,对其他药物的代谢有影响。就耐药性来说,多烯类药物和棘白菌素 B 衍生物产生耐药菌较少见,而真菌对唑类药物的耐药,特别是对氟康唑的耐药,最常出现于 HIV 患者口腔黏膜白色念珠菌感染长时间使用氟康唑的治疗后。近年来由于氟康唑的选择性压力,其他种类的念珠菌(如光滑念珠菌和克柔念珠菌及新型隐球菌)也出现耐药菌株。

一、两性霉素 B

两性霉素 B 系由链霉菌 *Streptomyces nodosus* 的培养液中提炼制得,国内由 *Streptomyces lushanensis* 产生,是一种多烯类抗真菌抗生素。

其他名称:二性霉素和 Fungizone。

ATC 编码:J02AA01。

(一)性状

本品为黄色或橙黄色粉末,无臭或几乎无臭,无味;有引湿性,在日光下易破坏失效。在二甲亚砜中溶解,在二甲基甲酰胺中微溶,在甲醇中极微溶解,在水、无水乙醇、氯仿或乙醚中不溶。其注射剂添加有一定量的脱氧胆酸钠(起增溶作用),可溶于水形成胶体溶液,但遇无机盐溶液则析出沉淀。

(二)药理学

本品为抗深部真菌感染药。本品与真菌细胞膜上的甾醇结合,损伤膜的通透性,导致真菌细胞内钾离子、核苷酸、氨基酸等外漏,破坏正常代谢而起抑菌作用。

(三)适应证

本品可用于隐球菌、球孢子菌、荚膜组织胞浆菌、芽生菌、孢子丝菌、念珠菌、毛霉和曲菌等引起的内脏或全身感染。

(四)用法和用量

临用前,加灭菌注射用水适量使之溶解(不可用氯化钠注射液溶解与稀释),再加入 5% 的葡萄糖注射液(pH＞4.2)中,浓度每 1 mL 不超过 1 mg。

(1)注射用两性霉素 B 静脉滴注:开始用小剂量 1～2 mg,逐日递增到每天 1 mg/kg。每天给药 1 次,滴注速度通常为 1～1.5 mL/min。疗程总量:白念珠菌感染约用 1 g,隐球菌脑膜炎约用 3 g。

(2)两性霉素 B 脂质复合体(AMLC):成人及小儿推荐剂量为每天 5 mg/kg,静脉滴注液浓度为 1 mg/mL。小儿和心血管疾病患者的剂量可为 2 mg/mL,每天 1 次,滴注速度为每小时 2.5 mg/kg,时间超过 2 h 应再次摇匀。

(3)两性霉素 B 脂质体(AMBL):用于系统真菌感染,每天 3～5 mg/kg;治疗 HIV 感染的脑隐球菌脑膜炎,每天 6 mg/kg;中性粒细胞减少症发热时的经验治疗,每天 3 mg/kg;内脏利什曼原虫病的治疗,免疫功能正常者,第 1～5 d,每天 3 mg/kg,于第 14 d 和第 21 d 各再加 1 剂。免疫功能不正常者第 1～5 d,每天 4 mg/kg,第 10、17、21、31 和 38 d 各再给 1 剂。均为静脉滴注,每天静脉滴注 1 次,每次滴注时间约 2 h,耐受良好者的每次滴注时间可缩短为 1 h,药液需通过输液管内滤膜后方可给予。

(4)两性霉素 B 胆固醇复合体(ABCD):成人和儿童均为每天 3～4 mg/kg,每天 1 次静脉滴注。先用灭菌注射用水溶解,再加 5% 的葡萄糖注射液稀释至 0.6 mg/mL,以每小时 1 mg/kg 速度滴注。首次,给药前先以本品小剂量(5 mg/10 mL)静脉滴注 30 min 以上,滴完后观察 30 min,如患者适应则可正式给药滴注 2 h,如表现不耐受,则应延长给药时间,每次 2 h 以上。

(5)鞘内注射:对隐球菌脑膜炎,除静脉滴注外尚需鞘内给药。每次从 0.05～0.10 mg 开始,逐渐递增至 0.5～1.0 mg(浓度为 0.10～0.25 mg/mL)。溶于注射用水 0.5～1.0 mL 中,按鞘内注射法常规操作,共约 30 次,必要时可酌情加地塞米松注射液,以减轻反应。

(6)雾化吸入:适用于肺及支气管感染病例。每天量 5～10 mg,溶于注射用水 100～200 mL 中,分 4 次用。

(7)局部病灶注射:浓度 1～3 mg/mL,3～7 d 用 1 次,必要时可加普鲁卡因注射液少量;对真菌性脓胸和关节炎,可局部抽脓后注入药 5～10 mg,每周 1～3 次。

(8)局部外用:浓度 2.5～50.0 mg/mL。

(9)腔道用药:栓剂 25 mg。

(10)眼部用药:眼药水 0.25%;眼药膏 1%。

(11)口服:对肠道真菌感染,每天 0.5～2.0 g,分 2～4 次服。

(五)不良反应

毒性较大,可有发热、寒战、头痛、食欲缺乏、恶心和呕吐等反应,静脉用药可引起血栓性静脉炎,鞘内注射可引起背部及下肢疼痛。对肾脏有损害作用,可致蛋白尿、管型尿,定期检查发现尿素氮高于每 100 g 20 mg 或肌酐高于每 100 g 3 mg 时,应采取措施,停药或降低剂量。尚有白细胞数下降、贫血和血压下降或升高、肝损害、复视、周围神经炎及皮疹等反应。使用期间可出现心率加快甚至心室颤动,多与注入药液浓度过高、速度过快和用量过大以及患者低血钾有关。

(六)禁忌证

对本药过敏者、严重肝病患者禁用。

(七)注意

(1)肝、肾功能不全者慎用。

(2)用药期间应监测肝、肾功能、血象及血钾。

(3)出现低钾血症,应高度重视,及时补钾。

(4)使用期间,应用抗组胺药可减轻某些反应。皮质激素也有减轻反应的作用,但只限在反应较严重时用,勿作常规使用。

(5)静脉滴注如漏出血管外,可引起局部炎症,可用 5% 的葡萄糖注射液抽吸冲洗,也可加少量肝素注射液于冲洗液中。

(八)药物相互作用

(1)与氟胞嘧啶合用,两药药效增强,但氟胞嘧啶的毒性增强。

(2)与肾上腺皮质激素合用时,可能加重两性霉素 B 诱发的低钾血症。

(3)与其他肾毒性药物合用,如氨基糖苷类、抗肿瘤药、万古霉素,可加重肾毒性。

(九)制剂

注射用两性霉素 B(脱氧胆酸钠复合物):每支 5 mg;25 mg;50 mg。

(十)贮法

15 ℃ 以下,严格避光。配成的药液也必须注意避光。

二、伊曲康唑

其他名称:依他康唑、斯皮仁诺和美扶。

ATC 编码:J02AA01。

(一)药理学

本品是具有三唑环的合成唑类抗真菌药。对深部真菌与浅表真菌都有抗菌作用。三唑环的结构使本品对人细胞色素 P_{450} 的亲和力降低,而对真菌细胞色素 P_{450} 仍保持强亲和力。本品口服吸收良好,饭后服用吸收较好,由于脂溶性强,在体内某些组织或器官(如肺、肾及上皮组织)中浓度较高,但由于蛋白结合率很高,所以很少透过脑膜,在支气管分泌物中浓度也较低。

(二)适应证

本品主要应用于深部真菌所引起的系统感染,如芽生菌病、组织胞浆菌病、类球孢子菌病、着色真菌病、孢子丝菌病和球孢子菌病,也可用于念珠菌病和曲菌病。

(三)用法和用量

一般为每天 100～200 mg,顿服,1 个疗程为 3 个月,个别情况下疗程延长到 6 个月。

短程间歇疗法:1 次 200 mg,每天 2 次,连服 7 d 为 1 个疗程,停药 21 d,开始第 2 疗程,指甲癣服 2 个疗程,趾甲癣服 3 个疗程,治愈率分别为 97％和 69.4％。

(四)不良反应

本品对转氨酶的影响较酮康唑轻,但仍应警惕发生肝损害,已发现肝衰竭死亡病例。有恶心及其他胃肠道反应,还可出现低钾血症和水肿。本品有一定的心脏毒性,已发现充血性心衰多例且有死亡者。

(五)禁忌证

对本药过敏者、室性心功能不全者禁用。

(六)注意

(1)肝、肾功能不全者,心脏病患者应慎用。

(2)儿童、妊娠期妇女及哺乳期妇女使用应权衡利弊。

(七)药物相互作用

(1)酶诱导药物(如卡马西平、利福平和苯妥英)可明显降低本品的血药浓度,相反酶抑制剂(如克拉霉素、红霉素)能增加伊曲康唑的血药浓度。而降低胃酸的药物可能会减少伊曲康唑的吸收。

(2)与环孢素、阿司咪唑和特非那定有相互作用。同服时应减少剂量。

(3)本品可干扰地高辛和华法林正常代谢,使消除减慢,同服时应减少剂量。

(八)制剂

片剂:每片 100 mg;200 mg。注射液:25 mL:250 mg。

(九)贮法

避光、密闭,25 ℃以下室温保存。

三、氟康唑

其他名称:大扶康、三维康和 Diflucan。

ATC 编码:J02AC01。

（一）性状

本品为白色结晶状粉末,微溶于水或盐水中,溶于乙醇和丙酮,略溶于氯仿和异丙醇,易溶于甲醇,极微溶于甲苯。

（二）药理学

本品为氟代三唑类抗真菌药。本品高度选择抑制真菌的细胞色素 P_{450},使菌细胞损失正常的甾醇,而 14α-甲基甾醇则在菌细胞中蓄积,起抑菌作用。对新型隐球菌、白念珠菌及其他念珠菌、黄曲菌、烟曲菌、皮炎芽生菌、粗球孢子菌和荚膜组织胞浆菌等有抗菌作用。

本品口服吸收 90%,空腹服药,1～2 h 血药浓度达峰,半衰期约 30 h。志愿者空腹口服 400 mg,平均峰浓度为 6.72 μg/mL。剂量在 50～400 mg,血药浓度和 AUC 值均与剂量成正比。每天口服本品 1 次,5～10 d 血药浓度达坪。第 1 d 倍量服用,则在第 2 d 即接近达坪。V_d 约与全身水量接近(40 L)。血浆蛋白结合率低(11%～12%)。单剂量或多剂量服药,14 d 时药物可进入所有体液、组织中,尿液及皮肤中药物浓度为血浆浓度的 10 倍;水疱皮肤中药物浓度为 2 倍;唾液、痰、水疱液和指甲中药物浓度与血浆浓度接近;脑脊液中药物浓度低于血浆,为 0.5～0.9 倍。80% 的药物以原形自尿排泄,11% 以代谢物出现于尿中,肾功能不全者的药物清除率明显降低。3 h 透析可使血药浓度降低 50%。

（三）适应证

本品可应用于敏感菌所致的各种真菌感染,如隐球菌性脑膜炎、复发性口咽念珠菌病。

（四）用法和用量

(1)念珠菌性口咽炎或食管炎:第 1 d 口服 200 mg,以后每天服 100 mg,疗程 2～3 周(症状消失仍需用药),以免复发。

(2)念珠菌系统感染:第 1 d 400 mg,以后每天 200 mg,疗程 4 周或症状消失后再用 2 周。

(3)隐球菌性脑膜炎:第 1 d 400 mg,以后每天 200 mg,如患者反应正常也可用每天 1 次 400 mg,至脑脊液细菌培养阴性后 10～12 周。

肾功能不全者减少用量。肌酐清除率＞50 mL/min 者用正常量;肌酐清除率为 21～50 mL/min 者,用 1/2 量;肌酐清除率为 11%～20% 者,用 1/4 量。

注射给药的用量与口服量相同。静脉滴注速度约为 200 mg/h。可加入葡萄糖液、生理氯化钠液、乳酸钠林格液中滴注。

（五）不良反应

偶尔见剥脱性皮炎(常伴随肝功能损害发生)。较常见的不良反应有恶心(3.7%)、头痛(1.9%)、皮疹(1.8%)、呕吐(1.7%)、腹痛(1.7%)、腹泻(1.5%)及味觉异常。其他不良反应包括头痛、头晕、中性粒细胞减少、血小板减少症和粒细胞缺乏症,有肝毒性,包括很少数致死性肝毒性病例,碱性磷酸酶水平升高,胆红素水平升高,血清丙氨酸氨基转移酶(SGOT)和血清天门冬氨酸氨基转移酶(SGPT)水平升高。免疫系统:变态反应(包括血管神经性水肿、面部水肿和瘙痒);肝胆系统:肝衰竭、肝炎、肝细胞坏死和黄疸,出现高胆固醇血症、高甘油三酯血症、低钾血症。

（六）禁忌证

对本药或其他吡咯类药过敏者禁用。

（七）注意

(1)本品对胚胎的危害性尚未肯定,给妊娠期妇女用药前应慎重考虑本品的利弊。哺乳期妇女慎用。

(2)本品的肝毒性虽较咪唑类抗真菌药小,但也须慎重,特别是对肝脏功能不健全者更应小心。有肝功能变化要及时停药或处理。

(3)用药期间应监测肝、肾功能。

(八)药物相互作用

(1)本品与华法林合用可延长凝血酶原时间。

(2)本品可抑制口服降糖药的代谢。

(3)本品使苯妥英的血药浓度升高。

(4)肾移植后使用环孢素者联用本品可使环孢素血药浓度升高。

(5)利福平可加速本品的消除。

(九)制剂

片剂(胶囊):每片(粒)50 mg;100 mg;150 mg 或 200 mg。注射剂:每瓶 200 mg/100 mL。

(十)贮法

避光、密闭,干燥处保存。

四、伏立康唑

其他名称:活力康唑、威凡、Vfend 和 VRC。

ATC 编码:J02AC03。

(一)药理学

本品为三唑类抗真菌药,通过抑制对真菌细胞色素 P_{450} 有依赖的羊毛甾醇 14α-去甲基化酶,进而抑制真菌细胞膜麦角甾醇的生物合成,使真菌细胞膜的结构和功能丧失,最终导致真菌死亡。对分枝霉杆菌、链孢霉菌属以及所有曲霉菌均有杀菌活性,对耐氟康唑的克柔念珠菌、光滑念珠菌和白念珠菌等也有抗菌作用。

口服后吸收迅速,达峰时间为 1~2 h,生物利用度为 96%,食物影响其吸收。本品消除半衰期为 6 h,经肝脏细胞色素 P_{450} 酶代谢,代谢产物经尿液排出,尿中原形药物低于 5%。

(二)适应证

本品可用于治疗侵入性曲霉病、对氟康唑耐药的严重进入性念珠菌病感染及由足放线病菌属和镰刀菌属引起的严重真菌感染,主要用于进行性、致命危险的免疫系统受损的 2 岁以上患者。

(三)用法和用量

负荷剂量:第 1 d 静脉注射每次 6 mg/kg,每 12 h 1 次;口服,体重大于 40 kg 者每次 400 mg,体重小于 40 kg 者每次 200 mg,均为每 12 h 1 次。

维持剂量:第 2 d 起静脉注射每次 4 mg/kg,每天 2 次;口服,体重大于 40 kg 者每次 200 mg,体重小于 40 kg 者每次 100 mg,均为每 12 h 1 次。

治疗口咽、食管白念珠菌病:口服,每次 200 mg,每天 2 次;静脉注射,每次 3~6 mg/kg,每 12 h 1 次。

(四)不良反应

常见的不良反应为视觉障碍、发热、皮疹、恶心、呕吐、腹泻、头痛、败血症、周围性水肿、腹痛以及呼吸功能紊乱。与治疗有关的,导致停药的常见不良反应包括肝功能试验值升高、皮疹和视觉障碍。

（五）禁忌证

已知对伏立康唑或任何一种赋形剂有过敏史者、妊娠和哺乳期妇女禁用。

（六）注意

（1）肝、肾功能不全者慎用。对 12 岁以下儿童不推荐使用。

（2）对驾驶和操作机器者,本品可能会引起一过性的、可逆性的视觉改变,包括视物模糊、视觉改变、视觉增强和/或畏光。

（3）使用本品时先用 19 mL 注射用水溶解,溶解后的浓度为 10 mg/mL。本品仅供单次使用,未用完的溶液应当弃去。只有清澈的、没有颗粒的溶液才能使用。稀释后的溶液在 2 ℃～8 ℃保存,不超过 24 h。

（4）伏立康唑片剂应在餐后或餐前至少 1 h 服用。

（七）药物相互作用

（1）西罗莫司与伏立康唑合用时,前者的血浓度可能显著升高。

（2）利福平、卡马西平和苯巴比妥等酶促药,可降低本品的血药浓度。

（3）本品抑制细胞色素 P_{450} 同工酶 CYP2C19、CYP2C9 和 CYP3A4 的活性,可使特非那定、阿司咪唑、奎尼丁、麦角碱类、环孢素、他克莫司、华法林和他汀类降血脂药等的血药浓度升高,从而导致 Q-T 间期延长,并且偶尔见尖端扭转性室性心动过速。应禁止合用。

（八）制剂

片剂:每片 50 mg;200 mg。注射用伏立康唑:每支 200 mg。

（九）贮法

密闭,阴凉干燥处保存。

五、氟胞嘧啶

其他名称:Fluorocytosin 和 5-FC。

ATC 编码:J02AX01。

（一）性状

本品为白色结晶性粉末,无臭,溶于水,溶解度为 1.2%（20 ℃）。干燥品极稳定,水溶液在 pH 6～8 时也较稳定,在低温时可析出结晶。本品在酸或碱液中则迅速分解,可检出含有脱氨化合物 5-氟尿嘧啶。

（二）药理学

本品为抗真菌药,对念珠菌、隐球菌以及地丝菌有良好的抑制作用,对部分曲菌,以及引起皮肤真菌病的分枝孢子菌等也有作用。对其他真菌和细菌都无作用。口服吸收良好,3～4 h 血药达到高峰,血中半衰期为 8～12 h,可透过血-脑屏障。

（三）适应证

本品用于念珠菌和隐球菌感染,单用效果不如两性霉素 B,可与两性霉素 B 合用以增强疗效（协同作用）。

（四）用法和用量

口服:每天 4～6 g,分 4 次服,疗程自数周至数月。静脉注射,每天 50～150 mg/kg,分 2～3 次。单用本品时真菌易产生耐药性,宜与两性霉素 B 合用。

(五)不良反应

不良反应有氨基转移酶和碱性磷酸酶值升高、胃肠道症状、白细胞减少、贫血、血小板减少、肾损害、头痛、视力减退、幻觉、听力下降、运动障碍、血清钾和钙磷值下降以及变态反应（如皮疹）等。

(六)禁忌证

对本药过敏者、严重肾功能不全和严重肝脏疾病患者禁用。

(七)注意

(1)骨髓抑制、有血液系统疾病者及肝、肾功能损害者慎用。

(2)因脑脊液中药物浓度较高，故无须鞘内注射给药。

(3)如单次服药量较大，可间隔 15 min 分次服用，以减少恶心、呕吐等不良反应。

(八)药物相互作用

(1)本品与两性霉素 B 联用有协同作用，应注意毒性反应。

(2)本品与其他骨髓抑制药合用，可增加造血系统的不良反应。

(3)本品与阿糖胞苷联用有拮抗作用。

(九)制剂

片剂：每片 250 mg；500 mg。注射液：2.5 g(250 mL)。

(十)贮法

避光、密闭，阴凉处保存。

六、特比萘芬

其他名称：兰美舒、疗霉舒、丁克和 Lamisil。

ATC 编码：D01AE15，D01BA02。

(一)性状

本品为白色或几乎白色粉末，微溶于水，易溶于无水乙醇和甲醇，微溶于丙酮。本品为烯丙胺类抗真菌药，抑制真菌细胞麦角甾醇合成过程中的鲨烯环氧化酶，并使鲨烯在细胞中蓄积而起杀菌作用。人体细胞对本品的敏感性为真菌的万分之一。

(二)药理学

本品有广谱抗真菌作用，对皮肤真菌有杀菌作用，对白念珠菌则起抑菌作用。

本品口服吸收约 70%。口服 250 mg，2 h 血药浓度达峰值 0.97 $\mu g/mL$。在剂量 50～750 mg 范围内血药浓度呈正比递增。吸收半衰期为 0.8～1.1 h，分布半衰期为 4.6 h，血消除半衰期为 16～17 h。在体内与血浆蛋白高度结合，分布容积 V_d 约 950 L，在皮肤角质层与指甲内有较高浓度，并持续一段时间。在体内代谢后由尿排泄，肝、肾功能不全者药物的血药浓度升高。

(三)适应证

本品可用于浅表真菌引起的皮肤、指甲感染，如毛癣菌、狗小孢子菌和絮状表皮癣菌等引起的体癣、股癣、足癣、甲癣以及皮肤白念珠菌感染。

(四)用法和用量

口服，每天 1 次 250 mg，有足癣、体癣和股癣，服用 1 周；有皮肤念珠菌病，服用 1～2 周；有指甲癣，服用 4～6 周；有趾甲癣，服用 12 周（口服对花斑癣无效）。

外用(1%霜剂)用于治疗体癣、股癣、皮肤念珠菌病和花斑癣等，每天涂抹 1～2 次，疗程不定

（1~2 周）。

（五）不良反应

不良反应有消化道反应（腹胀、食欲缺乏、恶心、轻度腹痛和腹泻等）和皮肤反应（皮疹），偶尔见味觉改变。本品对细胞色素 P_{450} 酶抑制较轻，但仍有一定的肝毒性，已发现肝损害病例，其症状是胆汁淤积，在停药后恢复缓慢。

（六）禁忌证

对本药过敏者、严重肾功能不全者禁用。

（七）注意

（1）肝功能不全者和肾功能不全者慎用。2 岁以下儿童、妊娠期妇女使用要权衡利弊。

（2）进食高脂食物可使本药的生物利用度增加约 40%。

（3）如果出现皮肤变态反应、味觉改变，应停止用药。

（八）药物相互作用

（1）本品可抑制由细胞色素 P_{450} 同工酶 CYP2D6 介导的代谢反应，可导致三环类抗抑郁药、β 受体阻滞剂及选择性 5-羟色胺再吸收抑制剂等主要通过该酶代谢的药物的血药浓度改变。

（2）利福平加速本品代谢。西咪替丁抑制本品代谢。

（九）制剂

片剂：每片 125 mg 或 250 mg。霜剂 1%。

（十）贮法

避光、密封保存。

七、美帕曲星

美帕曲星系由链霉菌 *S.aureofaciens* 所产生的多烯类抗生素帕曲星，经甲基化，得美帕曲星。口服片的制品有两种：一种是与十二烷基硫酸钠组成复合片，另一种是不含十二烷基硫酸钠的片剂。

其他名称：克霉灵、甲帕霉素和 Montricin。

ATC 编码：A01AB16、D01AA06、G01AA09 和 G04CX03。

（一）药理学

本品为抗深部真菌药，对白念珠菌有较强的抑制作用，其作用类似两性霉素 B，与真菌细胞膜的甾醇结构结合而破坏膜的通透性。本品对滴虫有抑制作用。

本品中的十二烷基硫酸钠为助吸收剂，使美帕曲星口服后迅速被小肠吸收，服药期间美帕曲星的血浓度远高于其最小抑菌浓度（MIC）。本品在肾脏中分布浓度最高，且由尿液排泄，在肝脏及肺中浓度较低。未吸收的药物主要从粪便排泄，停药后 30 h 即从体内消除，无蓄积现象。

（二）适应证

用于白念珠菌阴道炎和肠道念珠菌病，也可用于阴道或肠道滴虫病。本品在肠道内与甾醇类物质结合成不吸收的物质，可用于治疗良性前列腺肿大。

（三）用法和用量

阴道或肠道念珠菌感染或滴虫病（用含十二烷基硫酸钠的复合片）：1 次 10×10^4 U（2 片），每 12 h 1 次，连用 3 d 为 1 个疗程。对于复杂性病例，疗程可酌情延长。宜食后服用。

治疗前列腺肿大或肠道念珠菌病、滴虫病（用不含十二烷基硫酸钠的片剂）：每天 1 次，每

次 10×10^4 U。

(四)不良反应

主要有胃肠道反应,如胃部烧灼感、消化不良、恶心、腹泻、肠胀气和便秘。

(五)禁忌证

对本品过敏者禁用。妊娠期妇女,尤其是妊娠初 3 个月内不宜应用。

(六)注意

饭后服用减少胃肠道不良反应。

(七)制剂

肠溶片:每片 5×10^4 U。阴道片:每片 2.5×10^4 U。乳膏:供黏膜用。

八、阿莫罗芬

其他名称:盐酸阿莫罗芬、罗噻尼尔、罗每乐、Loceryl 和 Pekiron。

ATC 编码:D01AE16。

(一)药理学

本品为吗啉类局部抗真菌药,通过干扰真菌细胞膜麦角固醇的合成而导致真菌死亡。对皮肤癣菌、念珠菌、隐球菌、皮炎芽生菌、荚膜组织胞浆菌和申克孢子丝菌等有抗菌活性。

局部用乳膏剂可在甲板上形成一层非水溶性薄膜,并在 24 h 内穿入甲板达到远高于最低抑菌浓度的浓度,能维持 1 周时间。局部用药后有 4%～10% 被吸收入血,血药浓度小于 0.5 ng/mL。吸收后的药物主要由尿排出,少量从粪便排出。

(二)适应证

本品用于治疗皮肤及黏膜浅表真菌感染,如体癣、手癣、足癣、甲真菌病及阴道白念珠菌等。

(三)用法和用量

1.甲真菌病

挫光病甲后将搽剂均匀涂抹于患处,每周 1～2 次。指甲感染,一般连续用药 6 个月,趾甲感染,持续用药 9～12 个月。

2.皮肤浅表真菌感染

用 0.25% 的乳膏局部涂抹,每天 1 次,至临床症状消失后继续治疗 3～5 d。

3.阴道念珠菌病

先用温开水或 0.02% 的高锰酸钾无菌溶液冲洗阴道或坐浴,再将一枚栓剂置入阴道深处。

(四)不良反应

不良反应轻微,仅见一过性局部瘙痒、轻微烧灼感,个别有变态反应。

(五)禁忌证

对本品过敏者、妊娠期妇女及准备怀孕的妇女禁用。

(六)注意

(1)局部用药后,吸收极少。

(2)阿莫罗芬有较强的体外抗真菌作用,全身用药却没有活性,仅用于浅表局部感染。

(七)制剂

搽剂:每瓶 125 mg(2.5 mL)。乳膏剂:每支 0.25%(5 g)。栓剂:每枚 25 mg;50 mg。

（八）贮法

密闭，置阴凉干燥处。

九、醋酸卡泊芬净

醋酸卡泊芬净是一种由 Glarea lozoyensis 发酵产物合成而来的半合成脂肽（棘白菌素，echinocandin）化合物。

其他名称：科赛斯、Cancidas 和 Grivulfin。

ATC 编码：J02AX04。

（一）性状

本品为白色或类白色冻干块状物。辅料：蔗糖、甘露醇、冰醋酸和氢氧化钠（少量用于调节 pH）。

（二）药理学

卡泊芬净是一种 β(1,3)-D-葡聚糖合成抑制剂，可特异性抑制真菌细胞壁的组成成分 β(1,3)-D-葡聚糖的合成，从而破坏真菌结构，使之溶解。哺乳动物细胞不产生 β(1,3)-D-葡聚糖，因此卡泊芬净对患者不产生类似两性霉素 B 样的细胞毒性。此外，卡泊芬净不是 CYP_{450} 酶抑制剂，因此不会与经 CYP3A4 途径代谢的药物产生相互作用。本品对许多种致病性曲霉菌属和念珠菌属真菌具有抗菌活性。

单剂量卡泊芬净经 1 h 静脉输注后，其血浆浓度下降呈多相性。输注后立即出现一个短时间的 α 相，接着出现一个半衰期为 9～11 h 的 β 相。另外，还会出现 1 个半衰期为 27 h 的 γ 相。大约 75% 的放射性标记剂量的药物得到回收：其中，有 41% 在尿中，34% 在粪便中。卡泊芬净在给药后的最初 30 个小时内，很少有排出或生物转化。蛋白结合率大约为 97%。通过水解和 N-乙酰化作用卡泊芬净被缓慢代谢。有少量卡泊芬净以原形从尿中排出（大约为给药剂量的 1.4%）。原形药的肾脏消除率低。

（三）适应证

本品可用于治疗对其他治疗无效或不能耐受的侵袭性曲霉菌病，对疑似真菌感染的粒缺伴发热患者的经验治疗，治疗口咽及食管念珠菌病，治疗侵袭性念珠菌病，包括中性粒细胞减少症及非中性粒细胞减少症患者的念珠菌血症。

（四）用法和用量

第 1 d 给予单次 70 mg 负荷剂量，随后每天给予 50 mg 的剂量。本品约需要 1 h 的时间经静脉缓慢地输注给药。疗程取决于患者疾病的严重程度、被抑制的免疫功能恢复情况以及对治疗的临床反应。对于治疗无临床反应而对本品耐受性良好的患者可以考虑将每天剂量加大到 70 mg。

（五）不良反应

常见不良反应有皮疹、面部肿胀、瘙痒、温暖感或支气管痉挛。有罕见的肝脏功能失调。心血管不良反应：肿胀和外周水肿；实验室检查异常：高钙血症、低清蛋白、低钾、低镁血症、白细胞数减少、嗜酸性粒细胞数增多、血小板数减少、中性粒细胞数减少、尿中红细胞数增多、部分凝血激酶时间延长、血清总蛋白水平降低、尿蛋白增多、凝血酶原时间延长、低钠、尿中白细胞增多以及低钙。

（六）禁忌证

对本品中任何成分过敏的患者禁用。

（七）注意

（1）肝功能不全者、骨髓移植患者、肾功能不全者、妊娠期妇女和哺乳期妇女慎用。

（2）不推荐 18 岁以下的患者使用。

（3）本药配制后应立即使用。

（4）与右旋葡萄糖溶液存在配伍禁忌。除生理盐水和林格液外，不得将本品与任何其他药物混合或同时输注。

（八）药物相互作用

（1）环孢霉素能使卡泊芬净的 AUC 增加大约 35%。AUC 增加可能是由于肝脏减少了对卡泊芬净的摄取。本品不会使环孢霉素的血浆浓度升高。但与环孢霉素同时使用时，会出现谷丙转氨酶（ALT）和谷草转氨酶（AST）水平的一过性升高。

（2）本品与药物消除诱导剂（如依非韦伦、奈韦拉平、利福平、地塞米松、苯妥英或卡马西平）同时使用时，可能使卡泊芬净的浓度下降。应考虑给予本品每天 70 mg 的剂量。

（3）本品能使他克莫司的 12 h 血药浓度下降 26%。合用两种药时建议对他克莫司的血浓度进行标准的检测，同时适当地调整他克莫司的剂量。

（九）制剂

注射用醋酸卡泊芬净：50 mg；70 mg（以卡泊芬净计）。

（十）贮法

密闭的瓶装冻干粉末应于 2 ℃～8 ℃储存。

十、阿尼芬净

其他名称：Eraxis、VER-002 和 LY303366。

ATC 编码：J02AX06。

（一）药理学

阿尼芬净是第三代棘白菌素类的半合成抗真菌药，是棘白菌素 B 的衍生物。通过抑制 β-1,3-葡聚糖合成酶，从而导致真菌细胞壁破损和细胞死亡。临床前研究证实本品具有强大的体内外抗真菌活性，且不存在交叉耐药性。本品对绝大部分的念珠菌和真菌有强大的抗菌活性，包括氟康唑耐药的念珠菌、双态性真菌和霉菌感染。

口服生物利用度仅 2%～7%。静脉输注后，血药浓度即达峰值（C_{max}），吸收半衰期低于 1 h，消除半衰期约 24 h。静脉给药后迅速广泛的分布于全身组织中，表观分布容积可达到与体液相当。阿尼芬净在健康受试者体内的分布容积为 33 L（30～50 L），C_{max} 和 AUC 呈剂量依赖性。血浆清除率为 1 L/h，呈剂量依赖性。蛋白结合率为 84%。约 10% 的原形药经粪便排泄，小于 1% 的药物经尿排泄。

（二）适应证

本品用于治疗食管念珠菌感染、念珠菌性败血症、念珠菌引起的腹腔脓肿及念珠菌性腹膜炎。

（三）用法和用量

静脉给药：治疗食管性念珠菌病，第 1 d 100 mg，随后每天 50 mg 疗程至少 14 d，且至少持续至症状消失后 7 d。治疗念珠菌性败血症，第 1 d 200 mg，随后每天 100 mg，疗程持续至最后 1 次阴性培养后至少 14 d。

(四)不良反应

常见恶心、呕吐、γ-谷氨酰胺转移酶水平升高、低钾血症和头痛,尚有皮疹、荨麻疹、面红、瘙痒、呼吸困难及低血压。阿尼芬净对血液系统、血生化和心电图中的 Q-T 间期没有影响。

(五)禁忌证

对本品或其他棘白菌素类药物过敏者禁用。

(六)注意

(1)中、重度肝功能不全者慎用。

(2)妊娠期妇女、哺乳期妇女用药应权衡利弊。

(3)输注速率不宜超过 1.1 mg/min,避免不良反应发生。

(七)药物相互作用

(1)与环孢素合用,可使本药的血药浓度提高,无须调整阿尼芬净的剂量。

(2)阿尼芬净和伏立康唑合并用药,药动学参数均未见改变。阿尼芬净和不同消除机制的两性霉素 B 脂质体联合应用,彼此的药动学参数也没有统计学意义上的差别。

(八)制剂

注射用阿尼芬净:每瓶 50 mg;100 mg。

(杜宝民)

第三节 抗结核药

抗结核药(tuberculostatics)根据其作用特点分为如下两类。

对结核分枝杆菌有杀灭作用的药物有链霉素、阿米卡星、异烟肼、利福平、吡嗪酰胺、环丙沙星和左氧氟沙星等。阿米卡星对结核分枝杆菌有较强抗菌活性,与链霉素无交叉耐药,对链霉素耐药者可用阿米卡星代替。异烟肼是抗结核病的老药,耐药率高。吡嗪酰胺对处于酸性环境中生长缓慢的结核分枝杆菌作用最强,并可渗入吞噬细胞和结核分枝杆菌体内,延缓结核分枝杆菌产生耐药性。第三代氟喹诺酮类药物中有不少具有较强的抗结核分枝杆菌活性,对非结核分枝杆菌(鸟胞分枝杆菌复合群除外)亦有作用,氟喹诺酮类药物可渗入巨噬细胞,能较好地发挥细胞内杀菌作用。由于结核分枝杆菌对氟喹诺酮产生自发突变率很低,与其他抗结核药之间无交叉耐药性,这类药物已成为耐药结核病的主要选用对象。

对结核分枝杆菌有抑制作用的药物:乙胺丁醇、对氨基水杨酸钠等均为抑菌剂,与其他抗结核药联用有协同作用且可延缓耐药菌株的产生。

抗结核药物复合制剂一般是两药或三药复合,有杀菌剂与抑菌剂、杀菌剂与增效剂等多种形式。部分复合制剂的药效仅仅是单药累加效应,目的是提高患者的依从性;另一部分则不仅提高了依从性,也起到了增进药物疗效的作用。帕司烟肼是以特殊方法将异烟肼(INH)与对氨基水杨酸(PAS)分子化学结合,较同剂量 INH 的效果强,亦明显高于以物理方式混合的 INH 加 PAS,而且毒性低、耐受性良好、容易服用、耐药发生率低,用于耐药结核病和轻型儿童结核病。

结核病化学治疗的原则:①早期用药,药物易渗入,对药物的敏感性高,用药效果好;②联合用药,联合应用 3～4 种药物,可增强疗效、减轻毒性和耐药性,联合用 2～3 种杀菌剂或未曾用过的敏感抗结核药;③规律用药,严格遵照化疗方案所规定的品种、剂量、给药次数及间隔时间,以保持稳定、有效的血药浓度;④用药疗程足够,用药疗程应维持 6～8 个月,并定期复查,防止复发和耐药;⑤注意用法,抗结核病药物在短时间内达到最高有效浓度的疗效比长时间维持低浓度疗效好,因此,可采用每天总量或多日总量 1 次给药的方法;⑥用药期间定期检查肝、肾功能,及时调整药物或剂量。

一、异烟肼

其他名称:雷米封、INH 和 Rimifon。

ATC 编码:J04AC01。

(一)性状

本品为无色结晶,或白色至类白色结晶性粉末;无臭,味微甜后苦;遇光渐渐变质。在水中易溶,在乙醇中微溶,在乙醚中极微溶解。其 5％ 的水溶液的 pH 为 6～8。pK_a＝1.8、3.5、10.8。

(二)药理学

对结核分枝杆菌有良好的抗菌作用,疗效较好,用量较小,毒性相对较低,易为患者所接受。异烟肼的口服吸收率为 90％;服后 1～2 h 血清药物浓度可达峰;V_d 为(0.61±0.11)L/kg,蛋白结合率甚低。本品在体内主要通过乙酰化,同时有部分水解而代谢。由于遗传差异,人群可分为快乙酰化者与慢乙酰化者。他们的半衰期有显著差异,快乙酰化者的平均半衰期为 1.1 h,慢乙酰化者的则为 3 h。本品易通过血-脑屏障。

(三)适应证

本品主要用于各型肺结核的进展期、溶解播散期和吸收好转期,尚可用于结核性脑膜炎和其他肺外结核等。本品常需和其他抗结核病药联合应用,以增强疗效和克服耐药菌。此外,对痢疾、百日咳和睑腺炎等也有一定疗效。

(四)用法和用量

口服:成人 1 次 0.3 g,1 次顿服;对急性粟粒性肺结核或结核性脑膜炎,1 次 0.2～0.3 g,每天 3 次。静脉注射或静脉滴注:对较重度浸润结核,肺外活动结核等,1 次 0.3～0.6 g,加 5％ 的葡萄糖注射液或等渗氯化钠注射液 20～40 mL,缓慢推注;或加入输液 250～500 mL 中静脉滴注。

百日咳:每天按 10～15 mg/kg,分为 3 次服。睑腺炎:每天按 4～10 mg/kg,分为 3 次服。

局部(胸腔内注射治疗局灶性结核等):一次 50～200 mg。

(五)不良反应

不良反应有胃肠道症状(如食欲缺乏、恶心、呕吐、腹痛和便秘),血液系统症状(贫血、白细胞数量减少和嗜酸性粒细胞数量增多,引起血痰、咯血、鼻出血和眼底出血等),肝损害,过敏(皮疹或其他),内分泌失调(男子女性化乳房、泌乳、月经不调和阳痿等),中枢症状(头痛、失眠、疲倦、记忆力减退、精神兴奋、易怒、欣快感、反射亢进、幻觉、抽搐、排尿困难和昏迷等),周围神经炎(表现为肌肉痉挛、四肢感觉异常、视神经炎和视神经萎缩等)。上述反应大多在大剂量或长期应用时发生。对慢乙酰化者较易引起血液系统、内分泌系统和神经精神系统的反应,而对快乙酰化者则较易引起肝脏损害。

(六)禁忌证

对本品过敏者、肝功能不全者、精神病患者和癫痫患者禁用。

（七）注意

（1）肝功能不全者、有精神病和癫痫病史者、妊娠期妇女慎用。

（2）维生素 B_6 可防治神经系统反应的发生，每天用量 $10\sim20$ mg，分 $1\sim2$ 次服，但不应作为一种常规来普遍应用。遇异烟肼急性中毒时，大剂量维生素 B_6 可对抗，并需进行其他对症治疗。

（3）每天 300 mg 1 次顿服或按 1 周 2 次，1 次 $0.6\sim0.8$ g 的给药方法可提高疗效并减少不良反应的发生率。

（4）用药期间注意检查肝功能。

（八）药物相互作用

（1）可加强香豆素类抗凝血药、某些抗癫痫药、降压药、抗胆碱药和三环抗抑郁药等的作用，合用时须注意。

（2）与利福平合用，有协同抗结核分枝杆菌作用，肝毒性可能增强。

（3）阿司匹林乙酰化作用较强，可使异烟肼部分乙酰化，减少吸收和排泄，疗效降低。

（4）抗酸药（尤其是氢氧化铝）可抑制本品的吸收，不宜同服。

（九）制剂

片剂：每片 0.05 g；0.1 g；0.3 g。注射液：每支 0.1 g（2 mL）。

（十）贮法

遮光、密封保存。

二、对氨基水杨酸钠

其他名称：对氨柳酸钠、SodiumPara-aminosalicylate 和 PAS-Na。

ATC 编码：J04AA02。

（一）性状

本品为白色或类白色结晶或结晶性粉末；无臭，味甜带咸。在水中易溶，在乙醇中略溶，在乙醚中不溶，其 2% 的水溶液的 pH 为 $6.5\sim8.5$。游离酸 pK_a 为 $1.8(-NH_2)$ 和 $3.6(-COOH)$。本品水溶液不稳定，遇热可分解，遇光迅速变色。

（二）药理学

本品与结核菌的对氨基苯甲酸合成起抑制作用，因而可抑制其生长。口服吸收良好，V_d 为 0.23 L/kg。约有 50% 的药物在体内乙酰化，80% 的药物（包括代谢物）由尿排出。肾功能不全时应注意。半衰期为 $0.5\sim1.5$ h。

（三）适应证

本品很少单独应用，常配合异烟肼、链霉素等应用，以增强疗效并避免细菌产生耐药性，也可用于甲状腺功能亢进症。本品对于甲亢合并结核患者较适用，在用碘剂无效而影响手术时，可短期服本品为手术创造条件。本品尚有较强的降血脂作用。

（四）用法和用量

口服：每次 $2\sim3$ g，每天 $8\sim12$ g，饭后服。小儿每天 $200\sim300$ mg/kg，分 4 次服。静脉滴注：每天 $4\sim12$ g（先从小剂量开始），以等渗氯化钠注射液或 5% 的葡萄糖液溶解后，配成 3%～4% 的浓度滴注。小儿每天 $200\sim300$ mg/kg。胸腔内注射：每次 10%～20% 的溶液 $10\sim20$ mL（用等渗氯化钠注射液溶解）。甲亢手术前：每天 $8\sim12$ g，分 4 次服，同时服用 B 族维生素、维生素 C。服药时间不可过长，以防毒性反应出现。

(五)不良反应

恶心、呕吐、食欲缺乏、腹泻和腹痛较多见,饭后服或与碳酸氢钠同服可减轻症状。偶尔见皮疹、剥脱性皮炎、药物热、结晶尿、蛋白尿和白细胞数减少,男性性欲减弱,皮肤干燥,颈前部肿胀和体重加重(甲状腺肿、黏液水肿);眼或皮肤黄染,肝损害(黄疸、肝炎);背痛,苍白(溶血性贫血,由于 G6PD 缺乏);发热、头痛、咽痛和乏力等。

(六)禁忌证

对本品及其他水杨酸类药过敏者禁用。

(1)肝、肾功能减退者、充血性心力衰竭、胃溃疡和葡萄糖-6-磷酸脱氢酶(G6PD)缺乏症患者慎用。

(2)氨基水杨酸类可由乳汁中排泄,哺乳期妇女须权衡利弊后选用。

(3)进餐时、餐后服用减少对胃的刺激。

(4)静脉滴注一般用于结核性脑膜炎等严重病例,应在避光条件下(在滴瓶外面用黑纸包上)在 5 h 内滴完,变色后不可再用。

(七)药物相互作用

(1)忌与水杨酸类同服,以免胃肠道反应加重及导致胃溃疡。肠溶片可减轻胃肠道反应。

(2)能干扰利福平的吸收,故与之同用时,两者给药时间最好间隔 6~8 h。

(3)本品可增强抗凝药(香豆素或茚满二酮衍生物)的作用,因此在用对氨基水杨酸类时或用后,应适当调整口服抗凝药的剂量。

(4)与乙硫异烟胺合用时可增加不良反应。

(八)制剂

片剂:每片 0.5 g。注射用对氨基水杨酸钠:每瓶 2 g;4 g;6 g。

(九)贮法

遮光,密封保存。

三、利福平

其他名称:甲哌利福霉素、Rifampin 和 RFP。

ATC 编码:J04AB02。

(一)性状

本品为鲜红或暗红色结晶性粉末;无臭,无味。其在氯仿中易溶,在甲醇中溶解,在水中几乎不溶。其 1% 水混悬液的 pH 为 4.0~6.5。本品遇光易变质,水溶液易氧化而损失效价。

(二)药理学

对结核分枝杆菌和其他分枝杆菌(包括麻风杆菌等),在宿主细胞内、外均有明显的杀菌作用。对脑膜炎球菌、流感嗜血杆菌、金黄色葡萄球菌、表皮链球菌和肺炎军团菌等也有一定的抗菌作用。对某些病毒、衣原体也有效。

口服吸收可达 90%~95%,于 1~2 h 血药浓度达峰。本品易渗入机体组织、体液(包括脑脊液)中。口服常用剂量后,有效浓度约可维持 6 h。V_d 约为 1.6 L/kg。在肝中代谢,主要代谢物仍具有抗菌活性。体内药物多自胆汁中排泄,约 1/3 的药物由尿排泄,尿中药物浓度可达治疗水平。半衰期为 2~5 h。本品有酶促作用,反复用药后,药物代谢(包括首过效应)加强,约在 2 周后半衰期可缩短为 2 h。

（三）适应证

本品主要应用于肺结核和其他结核病,也可用于麻风病的治疗。此外,也可考虑用于耐甲氧西林金黄色葡萄球菌(MRSA)所致的感染。抗结核治疗时应与其他抗结核药联合应用。

（四）用法和用量

肺结核及其他结核病:成人,口服,1 次 0.45～0.6 g,每天 1 次,于早饭前服,疗程半年左右;1～12 岁儿童 1 次量为 10 mg/kg,每天 2 次;新生儿 1 次 5 mg/kg,每天 2 次。

其他感染:每天量 0.6～1 g,分 2～3 次给予,饭前 1 h 服用。

沙眼及结膜炎:用 0.1% 的滴眼剂,每天 4～6 次。治疗沙眼的疗程为 6 周。

（五）不良反应

本品可致恶心、呕吐、食欲缺乏、腹泻、胃痛和腹胀等胃肠道反应,还可致白细胞数减少、血小板数减少、嗜酸性粒细胞数增多、肝功能受损、脱发、头痛、疲倦、蛋白尿、血尿、肌病、心律失常和低血钙等反应,还可引起多种变态反应,如药物热、皮疹、急性肾衰竭、胰腺炎、剥脱性皮炎和休克,在某些情况下尚可发生溶血性贫血。

（六）禁忌证

对本品过敏者、严重肝功能不全者、胆管阻塞者和妊娠早期妇女禁用。

（七）注意

(1)肝功能不全者、婴儿和 3 个月以上妊娠期妇女慎用。

(2)用药期间应检查肝功能。

(3)服药后尿、唾液和汗液等排泄物均可显橘红色。

(4)食物可阻碍本品吸收,宜空腹服药。

（八）药物相互作用

(1)与异烟肼联合使用,对结核分枝杆菌有协同的抗菌作用。但肝毒性也加强,应加以注意。与对氨基水杨酸钠合用也可加强肝毒性。

(2)与乙胺丁醇合用有加强视力损害的可能。

(3)有酶促作用,可使双香豆素类抗凝血药、口服降糖药、洋地黄类、皮质激素和氨苯砜等药物加速代谢而降效。长期服用本品,可降低口服避孕药的作用而导致避孕失败。

（九）制剂

片(胶囊)剂:每片(粒)0.15 g;0.3 g;0.45 g;0.6 g。口服混悬液:20 mg/mL。复方制剂:Rimactazide(含利福平及异烟肼);Rimatazide＋Z(含利福平、异烟肼及吡嗪酰胺)。

（十）贮法

密封,在干燥阴暗处保存。

四、利福喷汀

本品为半合成的利福霉素类抗生素。

其他名称:环戊哌利福霉素、环戊去甲利福平、明佳欣和利福喷丁。

ATC 编码:J04AB05。

（一）性状

本品为砖红色或暗红色结晶性粉末,无臭,无味,在氯仿或甲醇中易溶,乙醇或丙酮中略溶,乙醚或水中几乎不溶。

(二)药理学

抗菌谱性质与利福平相同,对结核分枝杆菌、麻风杆菌、金黄色葡萄球菌、某些病毒、衣原体等微生物有抗菌作用,其抗结核分枝杆菌的作用比利福平强。

空腹一次服本品(细晶)400 mg,血药峰浓度约为 16.8 μg/mL;在 4～12 h 可保持15.35～16.89 μg/mL;48 h 尚有 5.4 μg/mL。尿药浓度在 12～24 h 为 16.52～37.98 μg/mL。体内分布,以肺、肝和肾脏中较多,在骨组织和脑组织中也有相当浓度。本品主要以原形及代谢物形式自粪便排泄。半衰期平均为 18 h。

(三)适应证

本品主要用于治疗结核病(常与其他抗结核药联合应用)。

(四)用法和用量

1 次 600 mg,每周只用 1 次(其作用约相当于利福平 600 mg,每天 1 次)。必要时可按上量,每周 2 次。

(五)不良反应

本品的不良反应比利福平轻微,少数病例可出现白细胞、血小板数减少;丙氨酸氨基转移酶水平升高;皮疹、头昏和失眠等。胃肠道反应较少。本品与其他利福霉素有交叉变态反应。

(六)禁忌证

对本品过敏者、肝功能严重不全、黄疸患者及妊娠期妇女禁用。

(七)注意

(1)酒精中毒、肝功能损害者慎用。

(2)必须空腹给药,饱食后服药或并用制酸药,则其生物利用度明显降低。

(3)本品粗晶的生物利用度低(仅为细晶的 1/4～1/3)。

(4)服用本品后,大小便、唾液、痰液和泪液等可呈橙红色。

(八)药物相互作用

(1)服药期间饮酒,可导致肝毒性增加。

(2)对氨基水杨酸盐可影响本品的吸收,导致其血药浓度减低,必须联合应用时,两者服用间隔至少 6 h。

(3)苯巴比妥类药可能会影响本品的吸收,不宜与本品同时服用。

(4)本品与口服抗凝药同时应用时会降低后者的抗凝效果。

(5)本品与异烟肼合用可致肝毒性发生的危险增加,尤其是用于原有肝功能损害者和异烟肼快乙酰化患者。

(6)本品与乙硫异烟胺合用可加重其不良反应。

(九)制剂

片(胶囊)剂:每片(粒)150 mg;300 mg。

(十)贮法

密封、避光干燥处保存。

五、利福霉素钠

本品系地中海链霉菌产生的利福霉素 B 经转化而得的一种半合成利福霉素类抗生素。

其他名称:利福霉素 SV。

ATC 编码:J04AB03。

(一)性状

本品为砖红色粉末,几乎无臭,味微苦。溶解于水,易溶于无水乙醇、甲醇和丙酮中,溶于氯仿,几乎不溶于乙醚。5%水溶液的 pH 为 6.5～7.5。本品遇光易分解变色。

(二)药理学

对金黄色葡萄球菌(包括耐青霉素和耐新青霉素株)、结核分枝杆菌有较强的抗菌作用。对常见革兰氏阴性菌的作用弱。口服吸收差。注射后体内分布以肝脏和胆汁内最高,在肾、肺、心、脾中也可达治疗浓度。与其他类抗生素或抗结核药之间未发现交叉耐药性。

(三)适应证

本品用于不能口服用药的结核患者和耐甲氧西林金黄色葡萄球菌(MRSA)感染以及难治性军团菌病。

(四)用法和用量

肌内注射:成人 1 次 250 mg,每 8～12 h 1 次。静脉注射(缓慢注射):1 次 500 mg,每天 2～3 次;小儿每天量为 10～30 mg/kg。此外亦可稀释至一定浓度局部应用或雾化吸入。对重症患者宜先静脉滴注,待病情好转后改肌内注射。用于治疗肾盂肾炎时,每天剂量在 750 mg 以上。对于严重感染,开始剂量可酌情增到每天 1 000 mg。

(五)不良反应

本品的不良反应参见利福平。肌内注射可引起局部疼痛,有时可引起硬结、肿块。静脉注射后可出现巩膜或皮肤黄染。本品偶尔引起耳鸣、听力下降。

(六)禁忌证

对本品过敏者、有肝病或肝损害者禁用。

(七)注意

(1)妊娠期妇女及哺乳期妇女慎用。

(2)肝功能不全、胆管梗阻、慢性酒精中毒者应用本品应适当减量。

(3)本品不宜与其他药物混合使用,以免药物析出。

(4)用药期间应监测肝功能。用药后患者的尿液呈红色,属于正常现象。

(5)静脉滴注速度宜缓慢,每次静脉滴注时间应在 1～2 h。

(八)药物相互作用

(1)与 β-内酰胺类抗生素合用对金黄色葡萄球菌(包括耐甲氧西林金黄色葡萄球菌)、铜绿假单胞菌具有协同作用。

(2)与氨基糖苷类抗生素合用时具协同作用。

(九)制剂

注射用利福霉素钠:每瓶 250 mg。注射液:每支 0.25 g(5 mL,供静脉滴注用);0.125 g (2 mL,供肌内注射用)。

(十)贮法

遮光,保存于阴暗干燥处。

六、链霉素

本品由灰色链霉菌产生。

其他名称:硫酸链霉素。

ATC 编码:J01GA01。

(一)性状

常用其硫酸盐,为白色或类白色粉末;无臭或几乎无臭,味略苦;有引湿性。在水中易溶,在乙醇或氯仿中不溶。其 20% 水溶液的 pH 为 4.5～7.0。水溶液较稳定;遇强酸、强碱、脲或其他羰基化合物、半胱氨酸或其他巯基化合物易灭活。

(二)药理学

对布氏杆菌、土拉伦杆菌、鼠疫杆菌、小螺菌、肉芽肿荚膜杆菌、结核分枝杆菌等有良好的抗菌作用。虽然一些肠道需氧革兰氏阴性杆菌(如沙门菌、痢疾杆菌、克雷伯菌、大肠埃希菌、肠杆菌)也包括在本品的抗菌谱中,但由于耐药菌株广泛存在,本品不能应用于这些微生物感染疾病。

肌内注射 0.5 g 或 1 g 后,30 min 血药浓度达高峰,分别为 15～20 μg/mL 或 30～40 μg/mL。有效血药浓度约可维持 12 h。本品的蛋白结合率约为 35%,是氨基糖苷类中最高者。注射后 24 h 内,有 30%～90% 的药物自尿中以原形排出。本品的半衰期随年龄而延长,青年人的半衰期为 2～3 h,40 岁以上者可延长到 9 h 或更高。无尿者的半衰期为 50～100 h。

本品可渗入腹腔和胸腔积液、结核性脓腔,透过胎盘进入羊水和胎儿循环中,但不易透过血-脑屏障。

(三)适应证

本品主要用于结核分枝杆菌感染,也用于布鲁氏菌病、鼠疫以及其他敏感菌所致的感染。

(四)用法和用量

口服不吸收,只对肠道感染有效,现已少用。系统治疗需肌内注射,一般应用 1 次 0.5 g,每天 2 次,或 1 次 0.75 g,每天 1 次,1～2 周为 1 个疗程。用于结核病,每天剂量为 0.75～1.00 g,1 次或分成 2 次肌内注射。对儿童一般每天 15～25 mg/kg,分 2 次给予;治疗结核病则每天 20 mg/kg,隔天用药。对新生儿每天 10～20 mg/kg。

用于治疗结核病时,常与异烟肼或其他抗结核药联合应用,以避免耐药菌株的产生。

(五)不良反应

不良反应有血尿、排尿次数减少或尿量减少、食欲减退、口渴等肾毒性症状,少数患者血液中尿素氮水平及肌酐值升高。影响前庭功能时可有步履不稳、眩晕等症状;影响听神经出现听力减退、耳鸣、耳部饱满感。部分患者可出现面部或四肢麻木、针刺感等周围神经炎症状。偶尔可发生视力减退(视神经炎),嗜睡、软弱无力、呼吸困难等神经肌肉阻滞症状。偶尔可出现皮疹、瘙痒、红肿及过敏性休克。少数患者停药后仍可出现听力减退、耳鸣、耳部饱满感等耳毒性症状。

(六)禁忌证

对链霉素或其他氨基糖苷类过敏的患者禁用。

(七)注意

(1)肾功能损害、第 8 对脑神经损害、重症肌无力或帕金森病及失水患者应慎用。对儿童应慎用,尤其是早产儿和新生儿。

(2)用前应做皮肤试验(本品与其他氨基糖苷类交叉过敏)。本品皮试的阳性率低,与临床上发生变态反应的符合率也不高,不应过于信赖。

(3)用药期间应定期检查肾功能和听力。

(4)引起过敏性出血性紫癜,应立即停药,并给予大量维生素 C 治疗。

（八）药物相互作用

（1）与青霉素类药联用对草绿色链球菌、肠球菌有协同抗菌作用,但这两类药不能置于同一容器中,易发生配伍禁忌。

（2）具有肾毒性及耳毒性的药物均不宜与本品合用或先后应用,如其他氨基糖苷类、卷曲霉素、顺铂、依他尼酸、呋塞米或万古霉素(或去甲万古霉素)、头孢噻吩或头孢唑林、多黏菌素类。

（九）制剂

注射用硫酸链霉素:每瓶 0.75 g;1 g;2 g;5 g。

（十）贮法

密闭,干燥处保存。

七、乙胺丁醇

ATC 编码:J04AK02。

（一）性状

常用其盐酸盐,为白色结晶性粉末,无臭或几乎无臭,略有引湿性。本品在水中极易溶解,在乙醇中略溶,在氯仿中极微溶解,在乙醚中几乎不溶。水溶液呈右旋性,对热较稳定。

（二）药理学

对结核分枝杆菌和其他分枝杆菌有较强的抑制作用。口服吸收约 80%,血药浓度达峰时间为 2～4 h,蛋白结合率约为 40%,在体内仅有 10% 左右的药物代谢成为非活性物,主要经肾排泄。与其他抗结核药间无交叉耐药性。但结核分枝杆菌对本品也可缓慢产生耐药性。

（三）适应证

本品为二线抗结核药,可用于经其他抗结核药治疗无效的病例,应与其他抗结核药联合应用。以增强疗效并延缓细菌耐药性的产生。

（四）用法和用量

结核的初治:每天 15 mg/kg,顿服;或每周 3 次,每次 25～30 mg/kg(不超过 2.5 g);或每周 2 次,每次 50 mg/kg(不超过 2.5 g)。

结核的复治:每次 25 mg/kg,每天 1 次顿服,连续 60 d,继而按每次 15 mg/kg,每天 1 次顿服。

非结核分枝杆菌感染:按每次 15～25 mg/kg,每天 1 次顿服。

（五）不良反应

不良反应多见视物模糊、眼痛、红绿色盲或视力减退、视野缩小(每天按体重剂量 25 mg/kg 以上时视神经炎易发生),视力变化可为单侧或双侧。少见畏寒,关节(尤其大趾、髁、膝关节)肿痛,病变关节表面皮肤发热,有拉紧感(急性痛风、高尿酸血症)。罕见皮疹、发热、关节痛等变态反应或麻木,有针刺感、烧灼痛或手足软弱无力(周围神经炎)。

（六）禁忌证

对本药过敏者、酒精中毒者、糖尿病已发生眼底病变者、幼儿禁用。

（七）注意

（1）痛风患者、视神经炎患者、老年人及肾功能减退者慎用。13 岁以下儿童尚缺乏应用经验,需慎用。

（2）服用本品可使血尿酸浓度测定值升高,干扰检测结果,易引起痛风发作。

(3)治疗期间应检查眼部、视野、视力、红绿色鉴别力等,在用药前、疗程中每天检查一次,尤其是疗程长,每天剂量超过 15 mg/kg 的患者。

(4)单用时细菌可迅速产生耐药性,必须与其他抗结核药联合应用。本品用于曾接受抗结核药的患者时,应至少与一种以上药物合用。

(5)肾功能减退的患者应用时需减量。

(八)药物相互作用

(1)与乙硫异烟胺合用可增加不良反应。

(2)与氢氧化铝同用能减少本品的吸收。

(3)与神经毒性药物合用可增加本品的神经毒性,如视神经炎或周围神经炎。

(九)制剂

片剂:每片 0.25 g。

八、乙硫异烟胺

其他名称:硫异烟胺、Amidazine。

ATC 编码:J04AD03。

本品为亮黄色结晶性粉末,微有硫化物臭和二氧化硫味,几乎不溶于水,溶于乙醇(1:30)。水混悬液接近中性,遇光变色。

(一)性状

本品对结核分枝杆菌有抑菌作用,抗菌活性仅为异烟肼的十分之一。

(二)药理学

本品口服易吸收,体内分布广,可渗入全身体液(包括脑脊液),在体内全部代谢为无效物。对渗出性及浸润性干酪病变疗效较好。

(三)适应证

单独应用少,常与其他抗结核病药联合应用以增强疗效和避免病菌产生耐药性。

(四)用法和用量

每天量 0.5～0.8 g,一次服用或分次服(以一次服效果为好),必要时也可从小剂量(0.3 g/d)开始。

(五)不良反应

服药后有恶心、呕吐、腹痛、腹泻、厌食、胃部不适等症状,多于服药 2～3 周发生,如果不能耐受,可酌情减少剂量或暂停服药,待症状消失后继续服用。少数患者有糙皮病症状、精神抑郁、视力下降和头痛、末梢神经炎、经期紊乱、男子乳房女性化、脱发、关节痛、皮疹、痤疮等。可对 20%～30%的患者的肝功能有影响,引起氨基转移酶水平升高,并可发生黄疸,大剂量可引起直立性低血压。

(六)禁忌证

对本品过敏者、妊娠期妇女和 12 岁以下儿童禁用。

(1)糖尿病、严重肝功能减退时慎用。肝功能减退的患者应用本品时宜减量。

(2)用药期间每月应测肝功能一次。

(3)对诊断的干扰,可使丙氨酸氨基转移酶、门冬氨酸氨基转移酶测定值升高。

(七)注意

(1)如果合用碳酸氢钠或服肠溶片,可减轻反应。在发生呕吐时,可同时使用止吐药物。

(2)与环丝氨酸同服可使中枢神经系统反应发生率增加,尤其是全身抽搐症状。应当适当调整剂量,并严密观察中枢神经系统毒性症状。

(3)本品与其他抗结核药合用可能加重其不良反应。

(4)本品为维生素 B_6 拮抗剂,可增加其肾脏排泄。因此,接受乙硫异烟胺治疗的患者的维生素 B_6 需要量可能增加。

(八)制剂

肠溶片:每片 0.1 g。

九、丙硫异烟胺

其他名称:2-丙基硫代异烟酰胺。

ATC 编码:J04AD01。

(一)性状

本品为黄色结晶性粉末,特臭。在甲醇、乙醇或丙酮中溶解,乙醚中微溶,水中几乎不溶。熔点为 139 ℃～143 ℃。

(二)药理学

本品对结核分枝杆菌的作用取决于感染部位的药物浓度,浓度低时仅具有抑菌作用,高浓度具有杀菌作用。抑制结核分枝杆菌分枝菌酸的合成。丙硫异烟胺与乙硫异烟胺有部分交叉耐药现象。

口服迅速吸收(80%以上),广泛分布于全身组织体液中,在各种组织中和脑脊液内浓度与同期血药浓度接近。丙硫异烟胺可穿过胎盘屏障。蛋白结合率约为 10%。服药后 1～3 h 血药浓度可达峰值,有效血药浓度可持续 6 h,半衰期约 3 h。本品主要在肝内代谢。经肾排泄,1% 为原形,5% 为有活性代谢物,其余均为无活性代谢产物。

(三)适应证

本品仅对分枝杆菌有效,与其他抗结核药联合用于结核病经一线药物(如链霉素、异烟肼、利福平和乙胺丁醇)治疗无效者。

(四)用法和用量

口服,成人常用量:与其他抗结核药合用,一次 250 mg,每天 2～3 次。小儿常用量:与其他抗结核药合用,一次按体重口服 4～5 mg/kg,每天 3 次。

(五)不良反应

本品可引起胃肠道反应:恶心、呕吐、食欲缺乏、腹胀、腹泻。个别病例有抑郁、视力障碍、头痛、周围神经炎、关节痛、皮疹、痤疮。本品可引起肝损害、转氨酶水平升高、黄疸,应定期查肝功能。个别病例可引起糖尿、急性风湿痛。妇女可有月经失调,男性乳房增大,大剂量可有直立性低血压。本品也可引起精神症状。

(六)禁忌证

对本品过敏者,对异烟肼、吡嗪酰胺、烟酸或其他化学结构相近的药物过敏者,妊娠期妇女及哺乳期妇女和 12 岁以下儿童禁用。

（七）注意

（1）糖尿病、严重肝功能减退者慎用。

（2）用药期间应定期测肝功能，出现视力减退或其他视神经炎症状时应立即进行眼部检查。

（3）可产生对诊断的干扰，可使丙氨酸氨基转移酶、门冬氨酸氨基转移酶测定值升高。

（八）制剂

丙硫异烟胺肠溶片：每片 0.1 g。

（九）贮法

避光、密封保存。

十、吡嗪酰胺

其他名称：氨甲酰基吡嗪、吡嗪甲酰胺、异烟酰胺。

ATC 编码：J04AK01。

（一）性状

本品为白色或类白色结晶性粉末，无臭或几乎无臭，味微苦。本品在水中略溶，在乙醇中极微溶解。熔点为 188 ℃～192 ℃。

（二）药理学

本品只对结核分枝杆菌有杀灭作用，对其他细菌无抗菌活性。其抗结核分枝杆菌作用的强弱与环境的 pH 密切相关，pH 为 5.0～5.5 时，抗菌活性最强。pH 为 7 时抗菌作用明显减弱。本品与其他抗结核药物间无交叉耐药性，单独应用极易产生耐药性。作用机制可能是通过渗入含结核分枝杆菌的巨噬细胞内，转化为吡嗪酸而发挥抗菌作用。

口服吸收迅速，口服 1 g，2 h 后血药峰浓度可达 45 mg/L，15 h 后尚有 10 mg/L 左右，顿服后的血药浓度较分次服用可维持较长时间。本品口服后广泛分布至全身组织中，易透过血-脑屏障，在肝、肺、脑脊液中的药物浓度与同期血药浓度相近。本品主要在肝内代谢，服药后 24 h 内由尿排出 4%～14% 的原形药。本品的血浆蛋白结合率为 50%，半衰期约 9 h。

（三）适应证

不良反应与其他抗结核药联合用于经一线抗结核药（如链霉素、异烟肼、利福平及乙胺丁醇）治疗无效的结核病。本品仅对分枝杆菌有效。

（四）用法和用量

口服。成人常用量，与其他抗结核药联合，每 6 h 按体重 5.00～8.75 mg/kg，或每 8 h 按体重 6.7～11.7 mg/kg 给予，最高每天 3 g。治疗异烟肼耐药菌感染时可增加至每天60 mg/kg。

（五）不良反应

可引起食欲减退、发热、异常乏力或软弱、眼或皮肤黄染（肝毒性）。少见畏寒、关节（尤其是大趾、踝、膝关节）肿痛或病变关节皮肤拉紧、发热（急性痛风性关节痛）。用药期间血尿酸水平升高，可引起急性痛风发作，须进行血清尿酸的测定。出现变态反应（如发热和皮疹），宜停药抗过敏治疗，个别患者对光敏感，皮肤暴露部位呈鲜红棕色，停药后可恢复。偶尔见贫血、诱发溃疡病发作、排尿困难等。不良反应发生与剂量、疗程有关。

（六）禁忌证

对本品过敏者、妊娠期妇女和 12 岁以下儿童禁用。

（七）注意

（1）糖尿病、痛风或严重肝功能减退者慎用。

（2）用药期间定期检查肝功能。

（3）可产生对诊断的干扰，可使丙氨酸氨基转移酶、门冬氨酸氨基转移酶测定值升高。

（八）药物相互作用

（1）本品与别嘌醇、秋水仙碱、丙磺舒、磺吡酮合用，吡嗪酰胺可增加血尿酸浓度从而降低上述药物对痛风的疗效。合用时应调整剂量以便控制高尿酸血症和痛风。

（2）本品与乙硫异烟胺合用时可增强不良反应；与异烟肼、利福平合用有协同作用，并可延缓耐药性的产生。

（九）制剂

吡嗪酰胺肠溶片：每片 0.25 g；0.5 g。

（郭金胜）

第四节　β-内酰胺类抗生素

一、青霉素类

本类药物包括以下几点：①天然青霉素，主要作用于革兰氏阳性菌、革兰氏阴性球菌和某些革兰氏阴性杆菌（如嗜血杆菌属）。②氨基青霉素类，如氨苄西林、阿莫西林。此组青霉素主要作用于对青霉素敏感的革兰氏阳性菌以及部分革兰氏阴性杆菌，如大肠埃希菌、奇异变形杆菌、沙门菌属、志贺菌属和流感嗜血杆菌。③抗葡萄球菌青霉素类，包括氯唑西林、苯唑西林、氟氯西林。本组青霉素对产生 β-内酰胺酶的葡萄球菌属亦有良好作用。④抗假单胞菌青霉素类，如羧苄西林、哌拉西林、替卡西林等。本组药物对革兰氏阳性菌的作用较天然青霉素或氨基青霉素差，但对某些革兰氏阴性杆菌（包括铜绿假单胞菌）有抗菌活性。青霉素类抗生素水溶性好，消除半衰期大多不超过 2 h，主要经肾脏排出，多数品种均可经血液透析清除。使用青霉素类抗生素前均需做青霉素皮肤试验，阳性反应者禁用。

（一）青霉素

1.作用与用途

青霉素对溶血性链球菌等链球菌属、肺炎链球菌和不产青霉素酶的葡萄球菌具有良好抗菌作用。对肠球菌有中等度抗菌作用，淋球菌、脑膜炎奈瑟菌、白喉棒状杆菌、炭疽芽孢杆菌、牛型放线菌、念珠状链杆菌、李斯特菌、钩端螺旋体和梅毒螺旋体对本品敏感。青霉素通过抑制细菌细胞壁合成而发挥杀菌作用。肌内注射后，0.5 h 达到血药峰浓度（C_{max}），与血浆蛋白结合率为 45%～65%。血液中的清除半衰期（血中半衰期，半衰期）约为 30 min，肾功能减退者可延长至 2.5～10.0 h。本品约 19% 在肝脏内代谢，主要通过肾小管分泌排泄。临床用于敏感细菌所致各种感染，如脓肿、菌血症、肺炎和心内膜炎。

2.注意事项

注射前必须做青霉素皮试。皮试液浓度为 500 U/mL，皮内注射 0.1 mL，阳性反应者禁用。

青霉素类之间会有交叉变态反应,也可能对青霉胺或头孢菌素过敏。本品不用葡萄糖溶液稀释并应新鲜配制。干扰青霉素活性的药物:氯霉素、红霉素、四环素、磺胺药。青霉素静脉输液加入头孢噻吩、林可霉素、四环素、万古霉素、琥乙红霉素、两性霉素、去甲肾上腺素、间羟胺、苯妥英钠、盐酸羟嗪、异丙嗪、缩宫素(催产素)、B族维生素、维生素C等将出现混浊。与氨基糖苷类抗生素混合后,两者的抗菌活性明显减弱。

3.用法与用量

(1)成人:肌内注射,每天80万~200万单位,分3~4次给药;静脉滴注,每天200万~2 000万单位,分2~4次。

(2)儿童:肌内注射,按体重每千克2.5万单位,每12 h给药1次;静脉滴注,每天按体重每千克5万~20万单位,分2~4次。新生儿:每次按体重每千克5万单位,肌内注射或静脉滴注给药。小于50万单位,加1 mL注射用水使之溶解,超过50万单位,加2 mL注射用水。不应以氯化钠注射液作溶剂。青霉素钾一般用于肌内注射。

4.制剂与规格

注射用粉针剂:80万单位。密闭,凉暗干燥处保存。

(二)苄星青霉素

1.作用与用途

作用与用途见青霉素。长效青霉素是一种青霉素G的长效制剂。本品肌内注射后,吸收极缓慢,在血液中药物浓度可维持2~4周。临床主要用于治疗对由青霉素G高度敏感的溶血性链球菌引起的咽炎和急性风湿热患者,用于预防小儿风湿热及其他链球菌感染等。

2.注意事项

本品肌内注射给药时,肌内注射区可发生周围神经炎。其他见青霉素。

3.用法与用量

先做青霉素G皮肤敏感试验,阳性者禁用本品。

(1)成人:肌内注射,每次60万~120万单位,2~4周1次。

(2)儿童:肌内注射,每次30万~60万单位,2~4周1次。

4.制剂与规格

注射用粉针剂:120万单位。密闭,凉暗干燥处保存。

(三)苯唑西林

1.作用与用途

抗菌作用机制与青霉素相似,本品可耐青霉素酶,对产酶金黄色葡萄球菌菌株有效;但对不产酶菌株的抗菌作用不如青霉素G。肌内注射本品0.5 g,半小时血药浓度达峰值,为16.7 μg/mL。3 h内静脉滴注250 mg,滴注结束时的平均血浆浓度为9.7 μg/mL。本品难以透过正常血-脑屏障,蛋白结合率很高,约93%。正常健康人血中半衰期为0.5~0.7 h;本品约49%由肝脏代谢,通过肾小球滤过和肾小管分泌,排出量分别为40%和23%~30%。临床主要用于耐青霉素葡萄球菌所致的各种感染,如败血症、呼吸道感染、脑膜炎、软组织感染。

2.注意事项

皮试见青霉素,其他见青霉素类药品。本品不适用于对青霉素敏感菌感染的治疗,与氨基糖苷类抗生素配伍可使其效价降低,本品可用氯化钠及葡萄糖作溶剂滴注。

3.用法与用量

(1)成人:肌内注射,每次 0.5~1.0 g,每 500 mg 加 2.8 mL 灭菌注射用水,每 4~6 h 1 次。静脉滴注,每次 0.5~1.0 g,每 4~6 h 1 次,快速静脉滴注,溶液浓度一般为 20~40 mg/mL;败血症和脑膜炎患者的每天剂量可增至 12 g。

(2)儿童:肌内注射,体重在 40 kg 以下者,每 6 h 按体重 12.5~25.0 mg/kg;静脉滴注,体重在 40 kg 以下者,每 6 h 按体重 12.5~25.0 mg/kg。新生儿:体重<2 kg 者每天 50 mg/kg,分 2 次肌内注射或静脉滴注。

4.制剂与规格

注射用苯唑西林钠:0.5 g。密闭,凉暗干燥处保存。

(四)氯唑西林钠

1.作用与用途

本品的抗菌谱类似于苯唑西林,肌内注射 0.5 g,半小时血清浓度达峰值,约 18 μg/mL。本品主要由肾脏排泄,血清蛋白结合率达 95%,本品不易透过血-脑屏障而能进入胸腔积液中。半衰期约为 0.6 h。临床主要用于耐青霉素葡萄球菌所致的各种感染,如败血症、呼吸道感染、软组织感染,也可用于化脓性链球菌或肺炎链球菌与耐青霉素葡萄球菌所致的混合感染。

2.注意事项

皮试见青霉素,或用本品配制成 500 μg/mL 皮试液进行皮内敏感性试验,其他见苯唑西林。

3.用法与用量

(1)成人:肌内注射,每天 2 g,分 4 次;静脉滴注,每天 4~6 g,分 2~4 次;口服,1 次 0.5~1.0 g,每天 4 次。

(2)儿童:肌内注射,每天按体重 50~100 mg/kg,分 4 次;静脉滴注,每天按体重 50~100 mg/kg,分 2~4 次;口服,每天按体重 50~100 mg/kg,分 3~4 次。

4.制剂与规格

注射用氯唑西林钠:1 g;胶囊:0.25 g。密封,干燥处保存。

(五)氨苄西林钠

1.作用与用途

氨苄西林钠为广谱半合成青霉素,对溶血性链球菌、肺炎链球菌和不产青霉素酶葡萄球菌具有较强抗菌作用,对草绿色链球菌亦有良好抗菌作用。本品对白喉棒状杆菌、炭疽芽孢杆菌、放线菌属、流感嗜血杆菌、百日咳鲍特杆菌、奈瑟菌属等具有抗菌活性,部分奇异变形杆菌、大肠埃希菌、沙门菌属和志贺菌属细菌对本品敏感。肌内注射本品 0.5 g,0.5~1.0 h 达血药峰浓度,血清蛋白结合率为 20%,血中半衰期为 1.0~1.5 h。临床用于敏感菌所致的呼吸道感染、胃肠道感染、尿路感染、软组织感染、心内膜炎、脑膜炎、败血症等。

2.注意事项

氨苄西林与卡那霉素对大肠埃希菌、变形杆菌具有协同抗菌作用。其他见青霉素。

3.用法与用量

皮试见青霉素。

(1)成人:肌内注射,每天 2~4 g,分 4 次;静脉给药,每天 4~8 g,分 2~4 次;每天最高剂量为 14 g。

(2)儿童:肌内注射,每天按体重 50~100 mg/kg,分 4 次;静脉给药,每天按体重 100~

200 mg/kg,分 2～4 次;每天最高剂量为按体重 300 mg/kg。足月新生儿:按体重一次 12.5～25.0 mg/kg,出生第 1 d、第 2 d 每 12 h 1 次,第 3 d 至 2 周每 8 h 1 次,以后每 6 h 1 次。

4.制剂与规格

注射用粉针剂:0.5 g。密封,干燥处保存。

(六)阿莫西林

1.作用与用途

阿莫西林为青霉素类抗生素,抗菌谱见氨苄西林。肌内注射 0.5 g 阿莫西林钠后血液(清)达峰时间为 1 h,血药峰浓度为 14 mg/L,与口服相同剂量后的血药峰浓度相近。静脉注射本品 0.5 g 后 5 min 血药浓度为 42.6 mg/L,5 h 后为 1 mg/L。本品在多数组织和体液中分布良好。蛋白结合率为 17%～20%。本品血中半衰期为 1.08 h,60% 以上以原形药自尿中排出。本品临床用于敏感菌感染,如中耳炎、鼻窦炎、咽炎、扁桃体炎等上呼吸道感染,急性支气管炎、肺炎等下呼吸道感染,泌尿生殖道感染,皮肤软组织感染,伤寒及钩端螺旋体病。

2.注意事项

青霉素过敏及青霉素皮肤试验阳性患者禁用。其他见氨苄西林。

3.用法与用量

皮试见青霉素。

(1)肌内注射或稀释后静脉滴注:成人,一次 0.5～1 g,每 6～8 h 1 次;小儿,每天剂量按体重 50～100 mg/kg,分 3～4 次。

(2)口服:成人每次 0.5 g,每 6～8 h 1 次,每天极量 4 g;小儿每天按体重 20～40 mg/kg,每 8 h 1 次。

4.制剂与规格

注射用阿莫西林钠:2 g。片剂及胶囊:阿莫西林 0.25 g;0.5 g。混悬剂:每包 0.125 g。遮光,密封保存。

(七)羧苄西林钠

1.作用与用途

本品为广谱青霉素类抗生素,通过抑制细菌细胞壁合成发挥杀菌作用。对大肠埃希菌、变形杆菌属、肠杆菌属、枸橼酸杆菌属、沙门菌属和志贺菌属等肠杆菌科细菌以及铜绿假单胞菌、流感嗜血杆菌、奈瑟菌属等其他革兰氏阴性菌具有抗菌作用。对溶血性链球菌、肺炎链球菌以及不产青霉素酶的葡萄球菌亦具有抗菌活性。脆弱拟杆菌、梭状芽孢杆菌等许多厌氧菌也对本品敏感。肌内注射本品 1 g 后 1 h 达血药峰浓度(为 34.8 mg/L),4 h 后血药浓度为 10 mg/L。静脉推注本品 5 g 后 15 min 和 2 h 的血药浓度分别为 300 mg/g 和 125 mg/g。约 2% 在肝脏代谢,血中半衰期为 1.0～1.5 h。大部分以原形通过肾小球滤过和肾小管分泌清除,小部分经胆管排泄。临床主要用于系统性铜绿假单胞菌感染,如败血症、尿路感染、呼吸道感染、腹腔感染、盆腔感染以及皮肤、软组织感染,也可用于其他敏感肠杆菌科细菌引起的系统性感染。

2.注意事项

使用本品前需详细询问药物过敏史并进行青霉素皮肤试验,呈阳性反应者禁用。不良反应:变态反应,包括荨麻疹等各类皮疹、白细胞减少、间质性肾炎、哮喘发作和血清病型反应。消化道反应有恶心、呕吐和肝大等。大剂量静脉注射时可出现抽搐等神经系统反应、高钠和低钾血症等。严重者偶尔可发生过敏性休克。本品与琥珀氯霉素、琥乙红霉素、盐酸土霉素、盐酸四环素、卡那霉素、链霉素、庆大霉素、妥布霉素、两性霉素 B、B 族维生素、维生素 C、苯妥英钠、拟交感类药物、异丙嗪等有配伍禁忌。本品与氨基糖苷类抗生素合用具有协同抗菌作用。但不能同瓶滴注。

3.用法与用量

本品可供静脉滴注或静脉注射。

(1)中度感染:成人每天 8 g,分 2～3 次;儿童每 6 h 按体重 12.5～50.0 mg/kg 注射。

(2)严重感染:成人每天 10～30 g,分 2～4 次;儿童每天按体重 100～300 mg/kg,分 4～6 次;严重肾功能不全者,每 8～12 h 静脉滴注或注射 2 g。

4.制剂与规格

粉针剂:1 g,2 g,5 g。密闭,干燥处保存。

(八)哌拉西林钠

1.作用与用途

哌拉西林钠对大肠埃希菌、变形杆菌属、肺炎克雷伯菌、铜绿假单胞菌比较敏感,对肠球菌的抗菌活性与氨苄西林相仿。正常人肌内注射本品 1 g,0.71 h 后血药峰浓度为 52.2 μg/mL。静脉滴注和静脉注射 1 g 本品后血药浓度立即达 58.0 μg/mL 和 142.1 μg/mL,哌拉西林的血清蛋白结合率为 17%～22%,半衰期为 1 h 左右。本品在肝脏不被代谢。注射给药 1 g,12 h 后给药量的 49%～68%以原形随尿液排出。临床主要用于铜绿假单胞菌和其他敏感革兰氏阴性杆菌所致的感染及与氨基糖苷类抗生素联合应用于治疗有粒细胞减少症免疫缺陷患者的感染。

2.注意事项

皮试见青霉素,其他见青霉素类药品。哌拉西林与氨基糖苷类联用对铜绿假单胞菌、沙雷菌、克雷伯菌、其他肠杆菌科细菌和葡萄球菌的敏感菌株有协同杀菌作用。但不能放在同一容器内输注。

3.用法与用量

(1)成人:肌内注射,单纯性尿路感染或院外感染的肺炎,每天剂量为 4～8 g,分 4 次;静脉注射及滴注,单纯性尿路感染或院外感染的肺炎,每天剂量为 4～8 g,分 4 次;败血症、院内感染的肺炎、腹腔感染、妇科感染,每 6 h3～4 g;每天最大剂量不可超过 24 g。

(2)儿童:静脉给药,婴幼儿和 12 岁以下儿童每天剂量为按体重 100～200 mg/kg 给药。

4.制剂与规格

注射用哌拉西林钠:0.5 g,2.0 g。密闭,凉暗干燥处保存。

(九)氨氯青霉素钠

1.作用与用途

氨氯青霉素钠是氨苄西林钠与氯唑西林钠复合制剂,临床用于敏感菌的各种感染,这些敏感菌包括耐药金黄色葡萄球菌、草绿色链球菌、粪链球菌、肺炎链球菌、肠球菌、淋球菌、脑膜炎奈瑟菌、流感杆菌等。

2.注意事项

皮试见青霉素,其他见青霉素类药品。

3.用法与用量

(1)肌内注射:成人,每天 2～4 g,分 4 次;小儿每天按体重 50～100 mg/kg,分 4 次。用适量注射用水溶解后注射于肌肉深部。

（2）静脉注射及滴注：成人每天 4～10 g，分 2～4 次；小儿按每天体重 50～100 mg/kg，分 2～4 次。

4.制剂与规格

注射剂：1 g（含氨苄西林 0.5 g，氯唑西林 0.5 g）。密闭，干燥处保存。

（十）阿洛西林钠

1.作用与用途

本品是一种广谱的半合成青霉素，血中半衰期为 1 h，血清蛋白结合率为 40% 左右，尿排泄为 60%～65%，胆汁排泄为 5.3%。临床主要用于敏感的革兰氏阴性细菌及阳性细菌所致的各种感染以及铜绿假单胞菌（绿脓杆菌）感染，包括败血症、脑膜炎、心内膜炎、化脓性胸膜炎、腹膜炎以及下呼吸道、胃肠道、胆管、肾及输尿道、骨及软组织和生殖器官等感染，妇科、产科感染，恶性外耳炎、烧伤、皮肤及手术感染等。

2.注意事项

皮试见青霉素，其他见青霉素类药品。

3.用法与用量

（1）成人：静脉滴注，每天 6～10 g，重症可增至 10～16 g，一般分 2～4 次。

（2）儿童：按体重每天 75 mg/kg，分 2～4 次。婴儿及新生儿按体重每天 100 mg/kg，分 2～4 次。

4.制剂与规格

注射用阿洛西林钠：1 g。密闭，干燥处保存。

（十一）美洛西林钠

1.作用与用途

本品为半合成青霉素类抗生素，对铜绿假单胞菌、大肠埃希菌、肺炎杆菌、变形杆菌、肠杆菌属、枸橼酸杆菌、沙雷菌属、不动杆菌属等敏感。成人静脉注射 1 g 本品后 15 min 平均血药浓度为 53.4 μg/mL，血中半衰期为 39 min，6 h 后给药量的 42.5% 由尿中排泄。本品在胆汁中浓度极高，血清蛋白结合率为 42%。本品临床用于敏感菌株所致的呼吸系统、泌尿系统、消化系统、妇科和生殖器官等感染，如败血症、化脓性脑膜炎、腹膜炎、骨髓炎、皮肤及软组织感染及眼耳鼻喉部感染。

2.注意事项

皮试见青霉素，其他见青霉素类药品。本品与阿米卡星、庆大霉素、奈替米星合用时可产生协同作用，但不能放在同一容器内输注。药液应现配现用，仅澄清液才能用于静脉滴注。

3.用法与用量

应肌内注射、静脉注射或静脉滴注。成人每天 2～6 g，严重感染者可增至 8～12 g，最大可增至 15 g；儿童按体重每天 0.1～0.2 g/kg，严重感染者可增至 0.3 g/kg。肌内注射每天 2～4 次；静脉滴注按需要每 6～8 h 1 次，其剂量根据病情而定，严重者可每 4～6 h 静脉注射 1 次。

4.制剂与规格

注射用美洛西林钠：1.0 g。密闭，凉暗干燥处保存。

（十二）呋布西林钠

1.作用与用途

呋布西林是氨基青霉素的脲基衍生物，是一种广谱半合成青霉素，作用类似于氨苄西林。对大肠埃希菌、奇异变形菌、产碱杆菌、肺炎双球杆菌、绿色链球菌、粪链球菌的抗菌活性比氨苄西林和羧苄西林强;对铜绿假单胞菌的作用比羧苄西林强。静脉注射 1 g 本品,即刻血药浓度可达 293 μg/mL,但下降迅速。2 h 和 4 h 后,血药浓度分别为 8.7 μg/mL 和0.68 μg/mL。药物在胆汁及尿中含量较高。血浆蛋白结合率为 90%,12 h 内从尿中排出给药量的 39.2%。临床主要用于治疗敏感菌致的败血症、尿路感染、肺部感染、软组织感染、肝胆系统感染等。

2.注意事项

皮试见青霉素,其他见青霉素类药品。本品局部刺激反应较强,且溶解度较小,故不宜用于肌内注射;静脉注射液浓度不宜过高或滴注速度不宜太快,以免引起局部疼痛。

3.用法与用量

(1)成人:静脉注射或滴注,每天 4~8 g,分 4 次给予,每次 1~2 g;极重感染时可加大剂量至每天 12 g。

(2)儿童:每天量为 100~150 mg/kg,用法与成人相同。

4.制剂与规格

注射用呋布西林钠:0.5 g。密闭,凉暗干燥处保存。

(十三)氟氯西林

1.作用与用途

抗菌谱与青霉素相似,但对产酶金黄色葡萄球菌菌株有效,本品的口服生物利用度大约为 50%,给药 1 h 后达到血药峰浓度;血清蛋白结合率为 92%~94%,血中半衰期为 0.75~1.50 h。大部分(40%~70%)药物以原形经肾脏随尿排泄。本品临床主要用于葡萄球菌所致的各种周围感染。

2.注意事项

注意事项见青霉素类抗生素。

3.用法与用量

口服。

(1)成人:每次 250 mg,每天 3 次;重症用量为每次 500 mg,每天 4 次。

(2)儿童:2 岁以下按成人量的 1/4 给药,2~10 岁按成人量的 1/2 给药。也可按每天 25~50 mg/kg,分次给予。

4.制剂与规格

胶囊:250 mg。室温下密闭,避光保存。

二、头孢菌素类

头孢菌素类抗生素是一类广谱半合成抗生素。头孢菌素类具有抗菌谱广、抗菌作用强、耐青霉素酶、临床疗效高、毒性低、变态反应较青霉素少见等优点。根据药物抗菌谱和抗菌作用以及对 β-内酰胺酶的稳定性的不同,目前将头孢菌素分为 4 代。第一代头孢菌素主要作用于需氧革兰氏阳性球菌,包括甲氧西林敏感葡萄球菌、化脓性链球菌、酿脓(草绿色)链球菌、D 组链球菌,但葡萄球菌耐药甲氧西林、肺炎链球菌和肠球菌属对青霉素耐药;对大肠埃希菌、肺炎克雷伯菌、奇异变形菌(吲哚阴性)等革兰氏阴性杆菌亦有一定抗菌活性;对口腔厌氧菌亦具有抗菌活性;对青霉素酶稳定,但可为许多革兰氏阴性菌产生的 β-内酰胺酶所破坏;常用品种有头孢氨苄、头孢唑啉和头孢拉定。第二代头孢菌素对革兰氏阳性球菌的活性与第1代相仿或略差,但对大肠埃希菌、肺炎克雷伯菌、奇异变形菌等革兰氏阴性杆菌作用增强,对产 β-内酰胺酶的流感嗜血杆菌、卡他莫拉菌、脑膜炎奈瑟菌、淋球菌亦具活性。对革兰氏阴性杆菌所产β-内酰胺酶的稳定性较第一代头孢菌素强，无肾毒性或有轻度肾毒性。常用品种有头孢克洛、头孢呋辛。第三代头孢菌素中的注射用品种（如头孢噻肟、头孢曲松）对革兰氏阳性菌的作用不及第一代和第二代头孢菌素，但对肺炎链球菌（包括青霉素耐药菌株）、化脓性链球菌及其他链球菌属有良好作用；对大肠埃希菌、肺炎克雷伯菌、奇异变形菌等革兰氏阴性杆菌具有强大抗菌作用；对流感嗜血杆菌、脑膜炎奈瑟菌、淋球菌及卡他莫拉菌作用强，不同品种对沙雷菌属、肠杆菌属、不动杆菌属及假单胞菌属的作用差异较大。具有抗假单胞菌属作用的品种（如头孢他啶、头孢哌酮、头孢匹胺）对革兰氏阳性球菌作用较差，对革兰氏阴性杆菌的作用则与其他第三代头孢菌素相仿，对铜绿假单胞菌具有高度抗菌活性。多数第三代头孢菌素对革兰氏阴性杆菌产生的广谱β-内酰胺酶高度稳定，但可被革兰氏阴性杆菌产生的超广谱β-内酰胺酶的头孢菌素酶（AmpC酶）水解。第四代头孢菌素对金黄色葡萄球菌等革兰氏阳性球菌的作用较第三代头孢菌素为强；对AmpC酶的稳定性优于第三代头孢菌素，因产AmpC酶而对第三代头孢菌素耐药的肠杆菌属、枸橼酸杆菌属、普罗菲登菌属、摩根菌属及沙雷菌属仍对第四代头孢菌素敏感；对铜绿假单胞菌的活性与头孢他啶相仿或略差。临床应用品种有头孢吡肟。

（一）头孢噻吩钠

1.作用与用途

本品为第一代头孢菌素，抗菌谱广，对革兰氏阳性菌的活性较强。静脉注射 1 g 后 15 min 血药浓度为 30～60 mg/L，本品血清蛋白结合率为 50%～65%，血中半衰期为 0.5～0.8 h。60%～70%的给药量于给药后 6 h 内自尿中排出，其中 70%为原形，30%为其代谢产物。临床适用于耐青霉素金黄色葡萄球菌（甲氧西林耐药者除外）和敏感革兰氏阴性杆菌所致的呼吸道感染、软组织感染、尿路感染、败血症等。

2.注意事项

肌内注射局部疼痛较为多见，可有硬块、压痛和体温升高。大剂量或长时间静脉滴注头孢噻吩后血栓性静脉炎的发生率可高达 20%。较常见的不良反应为变态反应、粒细胞减少和溶血性贫血，偶尔可发生与其他头孢菌素类似的一些反应。有头孢菌素和青霉素过敏性休克史者禁用。与氨基糖苷类合用有协同作用但不可同瓶滴注。

3.用法与用量

肌内注射或静脉注射。

（1）成人：1 次 0.5～1.0 g，每 6 h 1 次；严重感染每天剂量可加大至 6～8 g；每天最高剂量不超过 12 g。

（2）儿童：每天按体重 50～100 mg/kg，分 4 次给药。新生儿：1 周内的新生儿每 12 h 按体重 20 mg/kg；1 周以上者每 8 h 按体重 20 mg/kg。

4.制剂与规格

注射用头孢噻吩钠：1 g。密闭，凉暗干燥处保存。

（二）头孢唑啉钠

1.作用与用途

头孢唑啉为第一代头孢菌素，抗菌谱广。除肠球菌属、耐甲氧西林葡萄球菌属外，本品对其他革兰氏阳性球菌均有良好抗菌活性，肺炎链球菌和溶血性链球菌对本品高度敏感。白喉杆菌、炭疽杆菌、李斯特菌和梭状芽孢杆菌对本品也甚敏感。本品对部分大肠埃希菌、奇异变形杆菌和肺炎克雷伯菌具有良好抗菌活性。肌内注射 500 mg 本品后,血药峰浓度经 1~2 h 达38 mg/L。20 min 内静脉滴注 0.5 g 本品,血药峰浓度为 118 mg/L,有效浓度维持 8 h。本品难以透过血-脑屏障。头孢唑林在胸腔积液、腹水、心包液和滑囊液中可达较高浓度。胎儿血药浓度为母体血药浓度的 70%~90%,乳汁中含量低。本品血清蛋白结合率为 74%~86%。正常成人的血中半衰期为 1.5~2.0 h。本品在体内不代谢;原形药通过肾小球滤过,部分通过肾小管分泌自尿中排出。24 h 内可排出给药量的 80%~90%。本品临床用于治疗敏感细菌所致的支气管炎、肺炎、尿路感染、皮肤软组织感染、骨和关节感染、败血症、感染性心内膜炎、肝胆系统感染及眼、耳、鼻、喉科等感染。本品也可作为外科手术前的预防用药。

2.注意事项

对头孢菌素过敏者及有青霉素过敏性休克或即刻反应史者禁用本品。药疹的发生率为 1.1%,嗜酸性粒细胞增多的发生率为 1.7%,偶尔有药物热。本品与下列药物有配伍禁忌,不可同瓶滴注:硫酸阿米卡星、硫酸卡那霉素、盐酸金霉素、盐酸土霉素、盐酸四环素、葡萄糖酸红霉素、硫酸多黏菌素 B、黏菌素甲磺酸钠、戊巴比妥、葡萄糖酸钙。

3.用法与用量

静脉缓慢推注、静脉滴注或肌内注射常用剂量为:成人一次 0.5~1.0 g,每天 2~4 次,严重感染可增加至每天 6 g,分 2~4 次静脉给予;儿童每天 50~100 mg/kg,分 2~3 次。肾功能减退者剂量及用药次数酌减。本品用于预防外科手术后感染时,一般为术前 0.5~1.0 h 肌内注射或静脉给药 1 g,手术时间超过 6 h 者术中加用 0.5~1.0 g,术后每 6~8 h 0.5~1.0 g,至手术后 24 h 止。

4.制剂与规格

粉针剂:0.5 g,1.0 g。密闭,凉暗干燥处保存。

(三)头孢拉定

1.作用与用途

本品为第一代头孢菌素,抗菌谱见头孢噻吩钠。静脉滴注 0.5 g 本品,5 min 后血药浓度为 46 mg/L,肌内注射 0.5 g 后平均 6 mg/L 的血药峰浓度于给药后 1~2 h 到达。空腹口服 250 mg 或 500 mg 血药峰浓度于 1~2 h 到达,分别为 9 mg/L 或 16.5 mg/L,平均血清蛋白结合率为 6%~10%。90%药物在 6 h 内以原形由尿中排出。临床用于敏感菌所致的急性咽炎、扁桃体炎、支气管炎和肺炎等呼吸道感染及泌尿生殖系统感染、皮肤软组织感染等。

2.注意事项

本品的不良反应较轻,发生率也较低,约 6%。常见恶心、呕吐、腹泻、上腹部不适等胃肠道反应及其他头孢菌素类似的一些反应。药疹的发生率 1%~3%。有头孢菌素过敏和青霉素过敏性休克史者禁用。本品中含有碳酸钠,与含钙溶液如复方氯化钠注射液有配伍禁忌。

3.用法与用量

(1)成人:口服,每天 1~2 g,分 3~4 次服用;肌内注射或静脉注射,每次 0.5~1.0 g,每 6 h 1 次;每天最高剂量为 8 g。

(2)儿童:口服,每天 25~50 mg/kg,分 3~4 次服用;肌内注射或静脉给药。儿童(1 周岁以上)按体重一次 12.5~25.0 mg/kg,每 6 h 1 次。

4.制剂与规格

注射用剂:0.5 g,1 g。胶囊:0.25 g。干混悬剂:0.125 g。密闭,凉暗处保存。

(四)头孢硫脒

1.作用与用途

作用类似于头孢噻吩钠,对肠球菌有抗菌作用。静脉注射 0.5 g,高峰血浓度即刻到达,血药浓度可达 38.8 mg/L,血中半衰期为 0.5 h。本品主要从尿中排出,12 h 尿排出给药量的 90％以上。本品临床用于敏感菌所引起的呼吸系统和肝胆系统感染、眼及耳鼻喉部感染、尿路感染和心内膜炎、败血症。

2.注意事项

偶尔有变态反应,如荨麻疹、哮喘、皮肤瘙痒、寒战高热、血管神经性水肿,非蛋白氮和谷丙转氨酶(GPT)水平升高。有头孢菌素过敏和青霉素过敏性休克史者禁用。

3.用法与用量

(1)成人:肌内注射 0.5～1.0 g,每天 4 次;静脉滴注每天 4～8 g,分 2～4 次给药。

(2)儿童:每天 50～100 mg/kg,分 2～4 次给药。

4.制剂与规格

注射用头孢硫脒:0.5 g。密闭,干燥处保存。

(五)头孢呋辛

1.作用与用途

本品为第二代头孢菌素类抗生素。对革兰氏阳性球菌的抗菌活性与第一代头孢菌素相似或略差,但对葡萄球菌和革兰氏阴性杆菌产生的 β-内酰胺酶相当稳定。对流感嗜血杆菌、大肠埃希菌、奇异变形杆菌等敏感;沙雷菌属大多耐药,铜绿假单胞菌、弯曲杆菌属和脆弱拟杆菌对本品耐药。静脉注射本品 1 g 后的血药峰浓度为 144 mg/L;肌内注射 0.75 g 后的血药峰浓度为 27 mg/L,于给药后 45 min 达到;血清蛋白结合率为 31％～41％。本品大部分于给药后 24 h 内经肾小球滤过和肾小管分泌排泄,尿药浓度甚高。本品血中半衰期为 1.2 h。空腹和餐后口服的生物利用度分别为 36％和 52％,2～3 h 血药浓度达峰。本品临床用于敏感菌所致的呼吸道感染、泌尿系统感染、皮肤和软组织感染、骨和关节感染、产科和妇科感染,注射液用于败血症和脑膜炎等。

2.注意事项

过敏体质和青霉素过敏者慎用。不良反应有变态反应、胃肠道反应、血红蛋白水平降低、血胆红素水平升高、肾功能改变。肌内注射可致局部疼痛。本品不可与氨基糖苷类药物同瓶滴注。注射液不能用碳酸氢钠溶液溶解。合用本品与强利尿药可引起肾毒性。

3.用法与用量

(1)肌内注射及静脉给药:成人,头孢呋辛钠每次 0.75 g,每天 3 次,重症剂量加倍;婴儿和儿童按体重每天 30～100 mg/kg,分 3～4 次。

(2)口服:成人头孢呋辛酯每次 0.25 g,每天 2 次,重症剂量加倍;儿童每次 0.125 g,每天 2 次。

4.制剂与规格

注射用头孢呋辛钠:0.75 g;1.5 g。头孢呋辛酯片:0.125 g;0.25 g。密闭,凉暗干燥处保存。

(六)头孢孟多酯钠

1.作用与用途

本品为第二代头孢菌素类抗生素。其抗菌活性仅为头孢孟多的 1/10～1/5,对大肠埃希菌、奇异变形杆菌、肺炎克雷伯菌和流感嗜血杆菌的活性较头孢噻吩和头孢唑林为强。本品经肌肉或静脉给药在体内迅速水解为头孢孟多。肌内注射头孢孟多 1 g,1 h 达血药峰浓度,为 21.2 mg/L,静脉注射和静脉滴注 1 g 后即刻血药浓度分别为 104.7 mg/L 和 53.9 mg/L,血清蛋白结合率为 78%,血中半衰期为 0.5～1.2 h。本品在体内不代谢,经肾小球滤过和肾小管分泌,自尿中以原形排出。静脉给药后 24 h 的尿排泄量为给药量的 70%～90%。本品临床用于敏感细菌所致的肺部感染、尿路感染、胆管感染、皮肤软组织感染、骨和关节感染以及败血症、腹腔感染等。

2.注意事项

不良反应发生率约为 7.8%,可有肌内注射区疼痛和血栓性静脉炎,发生变态反应;少数患者应用大剂量时,可出现凝血功能障碍所致的出血倾向。对头孢菌素类药或青霉素类药过敏者避免使用。应用本品期间饮酒可出现双硫仑样反应,故在应用本品期间和以后数天内,应避免饮酒和含酒精饮料。本品制剂中含有碳酸钠,与含有钙或镁的溶液有配伍禁忌。

3.用法与用量

肌内注射或静脉给药。

(1)成人:每天 2.0～8.0 g,分 3～4 次,每天最高剂量不超过 12 g;皮肤感染、无并发症的肺炎和尿路感染,每 6 h 0.5～1.0 g 即可。

(2)1 个月以上的婴儿和儿童:每天剂量按体重 50～100 mg/kg,分 3～4 次。

4.制剂与规格

注射用头孢孟多酯钠:0.5 g。密闭,凉暗干燥处保存。

(七)头孢克洛

1.作用与用途

其对金黄色葡萄球菌产生的 β-内酰胺酶较稳定,因而对革兰氏阳性菌具有较强的抗菌作用;对革兰氏阴性菌作用较弱,对铜绿假单胞菌和厌氧菌无效。口服 0.5 g 胶囊的血药峰浓度为 16 mg/L,达峰时间约 0.5 h,血中半衰期为 0.6～0.9 h。服药后,8 h 内 77% 左右的原药由尿排出。临床主要用于由敏感菌所致呼吸系统、泌尿系统、耳鼻喉部及皮肤、软组织感染等。

2.注意事项

注意事项见其他头孢菌素类药物。

3.用法与用量

口服。

(1)成人:常用量一次 0.25 g,每天 3 次;对严重感染患者剂量可加倍,但每天总量不超过 4.0 g。

(2)儿童每天剂量按体重 20 mg/kg,分 3 次;重症感染可按每天 40 mg/kg,但每天量不宜超过 1 g。

4.制剂与规格

胶囊:0.25 g;颗粒(干糖浆):125 mg。密闭,凉暗干燥处保存。

(八)头孢噻肟钠

1.作用与用途

头孢噻肟钠为杀菌剂。对阴性杆菌产生的 β-内酰胺酶稳定,有强大的抗阴性杆菌作用,且明显超过第一代与第二代头孢菌素。对革兰氏阳性球菌作用不如第一代与第二代头孢菌素,但对肺炎链球菌、产青霉素酶或不产酶金黄色葡萄球菌仍有较好抗菌作用。肠球菌、支原体、衣原体、军团菌、难辨梭状芽孢杆菌对本品耐药。30 min 内静脉滴注 1 g 的即刻血药浓度为 41 mg/L，4 h 的血药浓度为 1.5 mg/L。本品的血清蛋白结合率为 30%～50%。静脉注射后的血中半衰期为 0.84～1.25 h。约 80% 的给药量可经肾脏排泄，其中 50%～60% 为原形药。本品临床用于敏感菌所致下列感染：呼吸系统感染；泌尿、生殖系统感染；腹腔感染，如腹膜炎、胆管炎；骨、关节、皮肤及软组织感染；严重感染，如脑膜炎（尤其是婴幼儿脑膜炎）、细菌性心内膜炎、败血症等。

2.注意事项

对本品或其他头孢菌素类药物过敏的患者禁用。对青霉素类抗生素过敏的患者慎用，使用时须进行皮试。本品的不良反应发生率低，仅 3%～5%。不良反应一般为变态反应、消化道反应，偶尔有肝、肾损害。本品与氨基糖苷类合用（不能置于同一容器内）有协同抗菌作用，但会增加肾毒性。

3.用法与用量

(1)成人：肌内注射，每次 1 g，每天 2 次；静脉注射：2～6 g，分 2～3 次注射；严重感染者，每 6～8 h 2～3 g；每天最高剂量为 12 g。

(2)儿童：静脉给药，每天按体重 50～100 mg/kg，必要时按体重 200 mg/kg，分 2～3 次。

4.制剂与规格

注射用头孢噻肟钠：1 g，2 g。密闭，凉暗干燥处保存。

(九)头孢曲松钠

1.作用与用途

本品为第三代头孢菌素类抗生素。本品对大肠埃希菌、肺炎克雷伯菌、产气肠杆菌作用强。铜绿假单胞菌对本品的敏感性差。本品对流感嗜血杆菌、淋球菌和脑膜炎奈瑟菌有较强抗菌作用，对溶血性链球菌和肺炎链球菌亦有良好作用。肌内注射本品 0.5 g 和 1.0 g，血药峰浓度约于 2 h 后达到，分别为 43 mg/L 和 80 mg/L。血中半衰期为 7.1 h。1 min 内静脉注射 0.5 g，即刻血药峰浓度为 150.9 mg/L，血中半衰期为 7.87 h。本品血清蛋白结合率为 95%。约 40% 的药物以原形自胆管和肠道排出，60% 自尿中排出。本品在临床上用于敏感致病菌所致的下呼吸道感染、尿路感染、胆管感染、腹腔感染、盆腔感染、皮肤软组织感染、骨和关节感染、败血症、脑膜炎等及手术期感染预防。本品单剂可治疗单纯性淋病。

2.注意事项

不良反应有静脉炎、变态反应、消化道反应等。对头孢菌素类抗生素过敏者禁用。有青霉素过敏性休克或即刻反应者不宜再选用头孢菌素类。头孢菌素类静脉输液中加入红霉素、四环素、两性霉素 B、间羟胺、去甲肾上腺素、苯妥英钠、氯丙嗪、异丙醇、B 族维生素、维生素 C 等时将出现浑浊。

3.用法与用量头孢地嗪钠

肌内注射或静脉给药。

(1)成人：常用量为每 24 h 1～2 g 或每 12 h 0.5～1 g，最高剂量为每天 4 g，疗程 7～14 d。

(2)儿童：常用量，按体重每天 20～80 mg/kg；12 岁以上小儿用成人剂量。治疗淋病的推荐剂量为单剂肌内注射量 0.25 g。

4.制剂与规格

注射用头孢曲松钠：0.25 g，1 g，2 g。密闭，凉暗干燥处保存。

(十)头孢哌酮钠

1.作用与用途

头孢哌酮为第三代头孢菌素,对大肠埃希菌、克雷伯菌属、变形杆菌属、伤寒沙门菌、志贺菌属、铜绿假单胞菌有良好的抗菌作用。本品肌内注射 1 g 后,1～2 h 达血药峰浓度,为 52.9 mg/L;静脉注射和静脉滴注本品 1 g 后,即刻血药峰浓度分别为 178.2 mg/L 和 106.0 mg/L。本品能透过血-胎盘屏障,在胆汁中浓度为血药浓度的 12 倍,在前列腺、骨组织、腹腔渗出液、子宫内膜、输卵管等组织和体液中浓度较高,痰液、耳溢液、扁桃体和上颌窦黏膜亦有良好分布。本品的血清蛋白结合率高,为 70%～93.5%。不同途径给药后的血中半衰期约 2 h,40% 以上的药经胆汁排泄。本品在临床上用于敏感菌所致的各种感染,如肺炎及其他下呼吸道感染、尿路感染、胆管感染、皮肤软组织感染、败血症、腹膜炎、盆腔感染。

2.注意事项

用本品时皮疹较为多见。对青霉素过敏休克和过敏体质者以及肝功能不全及胆管阻塞者禁用。应用本品期间饮酒或接受含乙醇药物或饮料者可出现双硫仑样反应。本品还可干扰体内维生素 K 的代谢,造成出血倾向。

3.用法与用量

使用本品应肌内注射、静脉注射或静脉滴注。

(1)成人:一般感染时,一次 1～2 g,每 12 h 1 次;严重感染时,一次 2～3 g,每 8 h 1 次。

(2)儿童常用量,每天按体重 50～200 mg/kg,分 2～3 次静脉滴注。

5.制剂与规格

注射用头孢哌酮钠:2.0 g。密闭,冷处保存。

(十一)头孢他啶

1.作用与用途

与第一代、第二代头孢菌素相比,头孢他啶的抗菌谱进一步扩大。头孢他啶对 β-内酰胺酶高度稳定。本品对革兰氏阳性菌的作用与第一代头孢菌素近似或较弱;本品对革兰氏阴性菌的作用较强,对大肠埃希菌、肠杆菌属、克雷伯菌、枸橼酸杆菌、变形杆菌、流感嗜血杆菌、脑膜炎奈瑟菌等有良好的抗菌作用。本品对假单胞菌的作用超过其他 β-内酰胺类和氨基糖苷类抗生素。本品的血药浓度与剂量有关,血清蛋白结合率为 10%～17%。血中半衰期为 2 h。健康成人肌内注射本品0.5 g 或 1.0 g 后,1.0～1.2 h 达血药峰浓度,分别为 22.6 mg/L 和 38.3 mg/L。静脉注射和静脉滴注本品 1.0 g 后的血药峰浓度分别为 120.5 mg/L 和 105.7 mg/L。本品主要以原形药物随尿排泄。给药 24 h 内近 80%～90% 的剂量随尿排泄。本品在临床上用于敏感菌所致的感染,如呼吸道感染,泌尿系统、生殖系统感染,腹腔感染,皮肤及软组织感染,严重耳鼻喉感染,骨、关节感染及其他严重感染。

2.注意事项

对青霉素过敏休克和过敏体质者慎用本品。本品遇碳酸氢钠不稳定,不可与之配伍。

3.用法与用量

(1)成人:肌内注射,治疗轻至中度感染,0.5～1.0 g,每 12 h 1 次,将头孢他啶溶于 2～4 mL 0.5%～1% 的利多卡因溶剂中作深部肌内注射,对重度感染并伴有免疫功能缺陷者,每次剂量可酌情递增至 2 g,每 8～12 h 1 次。静脉给药,对轻至中度感染,每次 0.5～1.0 g,每 12 h 1 次;重度感染并伴有免疫功能缺陷者:每次 2 g,每 8～12 h 1 次。

(2)儿童:静脉给药,每天剂量 50~150 mg/kg;分 3 次用药,每天剂量为 6 g。

4.制剂与规格

注射用头孢他啶:0.5 g,1 g,2 g。密闭,凉暗干燥处保存。

(十二)头孢唑肟钠

1.作用与用途

本品属于第三代头孢菌素,对大肠埃希菌、肺炎克雷伯菌、奇异变形杆菌等肠杆菌科细菌有强抗菌作用,对铜绿假单胞菌的作用差。各种链球菌对本品均高度敏感。消化球菌、消化链球菌和部分拟杆菌属等厌氧菌对本品多呈敏感,艰难梭菌对本品耐药。肌内注射本品 0.5 g 或 1 g 后血药峰浓度分别为 13.7 mg/L 和 39 mg/L,于给药后 1 h 达到。静脉注射本品 2 g 或 3 g,5 min后血药峰浓度分别为 131.8 mg/L 和 221.1 mg/L。血清蛋白结合率为 30%。本品在血中的半衰期为1.7 h。24 h 内给药量的 80% 以上以原形经肾脏排泄。本品在临床上用于敏感菌所致的下呼吸道感染、尿路感染、腹腔感染、盆腔感染、败血症、皮肤软组织感染、骨和关节感染等。

2.注意事项

对青霉素过敏休克和过敏体质者慎用本品。偶尔有变态反应,严重肾功能障碍者应减少用量。本品不可与氨基糖苷类抗生素混合注射。

3.用法与用量

使用本品应肌内注射、静脉注射及静脉滴注。

(1)成人:一次 1~2 g,每 8~12 h 1 次。严重感染者的剂量可增至一次 3~4 g,每 8 h 1 次。

(2)儿童:常用量按体重一次 50 mg/kg,每 6~8 h 1 次。

4.制剂与规格

注射用头孢唑肟钠:0.5 g。密闭,凉暗干燥处保存。

(十三)头孢地嗪钠

1.作用与用途

本品为第三代注射用头孢菌素类抗生素,对金黄色葡萄球菌、链球菌属、淋球菌和脑膜炎奈瑟菌、大肠埃希菌、志贺菌属、沙门菌属等敏感。本品尚有免疫功能调节作用。本品用于敏感菌引起的感染,如上、下尿路感染,下呼吸道感染,淋病。

2.注意事项

本品溶解后应立即应用,不宜存放。不良反应偶尔有变态反应、胃肠道反应、血清转氨酶及胆红素水平升高。本品能加重氨基糖苷类、两性霉素 B、环孢素、顺铂、万古霉素、多黏菌素 B 等有潜在肾毒性药物的毒性作用。

3.用法与用量

成人静脉注射及滴注。每次 1 g,每天 2 次;对重症患者用量加倍。治疗淋病只注射一次(0.5 g)。

4.制剂与规格

注射头孢地嗪钠:1 g。密闭,凉暗干燥处保存。

(十四)头孢泊肟匹酯

1.作用与用途

本品为第三代头孢菌素的口服制剂。本品对多种革兰氏阳性和革兰氏阴性细菌有强大的抗菌活性。本品对多种 β-内酰胺酶稳定,对头孢菌素酶和青霉素酶均极稳定,对头孢呋肟酶也较稳定。饭前单次口服 100 mg 或 200 mg 后,血药峰浓度分别为 1.7 mg/L 和 3.1 mg/L,血中半衰期为 2.1 h。血清蛋白结合率为 40.9％。本品在临床上用于革兰氏阳性和革兰氏阴性敏感细菌引起的呼吸系统感染、泌尿系统感染、乳腺炎、皮肤软组织感染、中耳炎、鼻窦炎等。

2.注意事项

不良反应发生率为 2.43％～19％。不良反应包括偶尔可引起的休克、变态反应、血液系统、肝和肾功能异常、消化道不良反应等。其他见头孢菌素类抗生素。

3.用法与用量

口服。成人每次 100 mg,每天 2 次,饭后服用。

4.制剂与规格

片剂:100 mg。避光,密封,凉暗干燥处保存。

(十五)头孢他美酯

1.作用与用途

本品为口服的第三代广谱头孢菌素类抗生素。本品对链球菌属、肺炎链球菌等革兰氏阳性菌;对大肠埃希菌、流感嗜血杆菌、克雷伯菌属、沙门菌属、志贺菌属、淋球菌等革兰氏阴性菌都有很强的抗菌活性。口服本品 500 mg 后 3～4 h,血药浓度达峰值(4.1±0.7)mg/L,约 22％ 的头孢他美与血清蛋白结合。本品的 90％ 以头孢他美形式随尿液排出,血中半衰期为 2～3 h。本品在临床上用于敏感菌引起的耳鼻喉部感染、下呼吸道感染、泌尿系统感染等。

2.注意事项

注意事项见其他头孢菌素类药物。

3.用法与用量

口服。饭前或饭后 1 h 内口服。成人和 12 岁以上的儿童,一次 500 mg,每天 2 次;12 岁以下的儿童,每次按体重 10 mg/kg 给药,每天 2 次。复杂性尿路感染的成年人,在晚饭前、后 1 h 内一次服用每天全部剂量;男性淋球菌性尿道炎和女性非复杂性膀胱炎的患者,在就餐前、后 1 h 内(膀胱炎患者在傍晚)一次服用单一剂量 1 500～2 000 mg 可充分根除病原体。

4.制剂与规格

片剂:250 mg。避光,密封,凉暗干燥处保存。

(十六)头孢特仑匹酯

1.作用与用途

头孢特仑匹酯口服吸收后经水解成为有抗菌活性的头孢特仑。头孢特仑匹酯对革兰氏阳性菌中的链球菌属、肺炎链球菌,革兰氏阴性菌中的大肠埃希菌、克雷伯菌属、淋球菌、流感杆菌等有强大的抗菌作用。空腹服用头孢特仑匹酯 100 mg,其血药浓度峰值为(1.11±0.80)mg/L,达峰时间为 1.49 h,血中半衰期为 0.83 h。本品在临床上用于对青霉素及第一代、第二代头孢菌素产生耐药性或用氨基糖苷类抗生素达不到治疗效果的革兰氏阴性菌引起的呼吸道感染,泌尿系统、生殖器感染,耳、鼻、喉部感染(特别是中耳炎)。

2.注意事项

注意事项见其他头孢菌素类药物。

3.用法与用量

对成人口服给药。每天 150～300 mg,分 3 次饭后服用。对慢性支气管炎、弥散性细支气管炎、支气管扩张症感染、慢性呼吸器官继发感染、肺炎、中耳炎、鼻窦炎、淋球菌性尿道炎等患者,每天 300～600 mg,分 3 次饭后服用。

4.制剂与规格

片剂:100 mg。避光,密闭,室温下保存。

(十七)头孢吡肟

1.作用与用途

头孢吡肟是一种新型第四代头孢菌素,抗菌谱和对 β-内酰胺酶的稳定性明显优于第三代头孢菌素。其抗菌谱包括金黄色葡萄球菌、表面葡萄球菌、链球菌、假单胞菌、大肠埃希杆菌、克雷伯菌属、肠杆菌、变异杆菌、枸橼酸菌、空肠弯曲菌、流感嗜血杆菌、淋球菌、脑膜炎奈瑟菌、沙门菌属、沙雷菌属、志贺菌属等及部分厌氧菌。单剂或多次肌内注射或静脉注射 250～2 000 mg 的剂量后,其平均血中半衰期为 2.0 h。本品的绝对生物利用度为 100%。本品与血清蛋白结合率低于 19%。总体清除率为 120～130 mL/min,肾清除率约占其中的 85%。药的 85% 以原形经肾随尿液排出。本品在临床上用于敏感菌引起的下列感染:下呼吸道感染,泌尿系统感染,皮肤、软组织感染,腹腔感染,妇产科感染,败血症等。

2.注意事项

使用本品偶尔有变态反应,可致菌群失调,发生二重感染及类似其他头孢菌素所致的一些反应。对头孢菌素类药或青霉素类药过敏者避免使用。头孢吡肟与甲硝唑、万古霉素、庆大霉素、硫酸妥布霉素、硫酸奈替米星为配伍禁忌。

3.用法与用量

使用本品应肌内注射或静脉注射。

(1)成人:每次 1 g,每天 2 次,疗程为 7～10 d;治疗泌尿系统感染每天 1 g,严重感染时每次 2 g,每天 2～3 次。

(2)儿童:按体重每 12 h 50 mg/kg。

4.制剂与规格

注射用粉针剂:1 g。遮光,密闭,干燥凉暗处保存。

三、常用 β-内酰胺类

β-内酰胺类抗生素除青霉素类和头孢菌素类外,尚有头孢霉素类、碳青霉烯类、单酰胺菌素类、氧头孢烯类和 β-内酰胺酶抑制剂及其复合制剂。头霉素为获自链霉素的 β-内酰胺类抗生素,有 A、B 和 C 型,以头霉素 C 的抗菌作用最强。头霉素 C 在化学结构上与头孢菌素 C 相仿,但其头孢烯母核的 7 位碳原子上有甲氧基,使头霉素对多种 β-内酰胺酶稳定,并增强了对脆弱拟杆菌等厌氧菌的抗菌作用。碳青霉烯类药物抗菌谱广,抗菌活性强,并对 β-内酰胺酶(包括超广谱 β-内酰胺酶和 AmpC 酶)高度稳定。因此近年来该类药物在重症医院感染的治疗中占有重要地位。青霉素类或头孢菌素类与 β-内酰胺酶抑制剂的复合制剂与 β-内酰胺类单药相比加强了对细菌的抗菌活性,扩大了抗菌谱,并且对多数厌氧菌也有良好作用。单酰胺菌素类对革兰氏阴性杆菌和铜绿假单胞菌具有良好的抗菌活性,但对革兰氏阳性菌的作用差。目前用于临床的头孢霉素类有头孢西丁等,单酰胺菌素类有氨曲南,碳青霉烯类有亚胺培南、美罗培南、帕尼培南等。β-内酰胺酶抑制剂及其复合制剂有阿莫西林-克拉维酸、氨苄西林-舒巴坦、替卡西林-克拉维酸、头孢哌酮-舒巴坦和哌拉西林-三唑巴坦等。

（一）头孢西丁

1.作用与用途

头孢西丁是头孢霉素类抗生素,习惯上被列入第二代头孢菌素类中。它的抗菌作用特点是对革兰氏阴性杆菌产生的β-内酰胺酶稳定,对大多数革兰氏阳性球菌和革兰氏阴性杆菌具有抗菌活性。抗菌谱较广,头孢西丁对甲氧西林敏感葡萄球菌、溶血性链球菌、肺炎链球菌及其他链球菌等革兰氏阳性球菌,大肠埃希菌、肺炎克雷伯菌、流感嗜血杆菌、淋球菌(包括产酶株)、奇异变形杆菌、摩根菌属、普通变形杆菌等革兰氏阴性杆菌,消化球菌、消化链球菌、梭菌属、脆弱拟杆菌等厌氧菌均有良好的抗菌活性。头孢西丁口服不吸收,静脉或肌内注射后吸收迅速。为健康成人肌内注射 1 g,30 min 后达血药峰浓度,约为 24 μg/mL。静脉注射 1 g,5 min 后血药浓度约为110 μg/mL,4 h 后血药浓度降至 1 μg/mL。药物吸收后可广泛分布于内脏组织、皮肤、肌肉、骨、关节、痰液、腹水、胸腔积液、羊水及脐带血中。内脏器官中以肾、肺含量较高。药物在胸腔液、关节液和胆汁中均可达有效抗菌浓度。药物不易透过脑膜,但可透过胎盘屏障进入胎儿血循环。其血清蛋白结合率约为70%。药物在体内几乎不进行生物代谢。肌内注射,血中半衰期为41～59 min,静脉注射,血中半衰期约为 64.8 min。给药 24 h 后,80%～90%的药物以原形随尿排泄。头孢西丁在临床上用于治疗敏感菌所致的下呼吸道、泌尿生殖系统、骨、关节、皮肤软组织、心内膜感染以及败血症,尤其适用于需氧菌和厌氧菌混合感染导致的吸入性肺炎、糖尿病患者下肢感染及腹腔或盆腔感染,适用于预防腹腔或盆腔手术后感染。

2.注意事项

对一种头孢菌素类药过敏者对其他头孢菌素类药也可能过敏;对青霉素类、青霉素衍生物或青霉胺过敏者也可能对头孢菌素类药过敏。对头孢西丁或其他头孢菌素类药过敏者,有青霉素过敏性休克史者不宜使用。不良反应可见皮疹、瘙痒、红斑、药物热等变态反应症状,罕见过敏性休克。可见恶心、呕吐、食欲减退、腹痛、腹泻、便秘等胃肠道症状。头孢西丁可影响乙醇代谢,使血中乙醛醛浓度上升,导致双硫仑样反应。对利多卡因或酰胺类局部麻醉药过敏者及 6 岁以下小儿,不宜采用肌内注射。头孢西丁与阿米卡星、氨曲南、红霉素、非格司亭、庆大霉素、氢化可的松、卡那霉素、甲硝唑、新霉素、奈替米星、去甲肾上腺素等药物呈配伍禁忌,联用时不能混置于一个容器内。

3.用法与用量

静脉滴注或注射。

(1)成人:常用量为一次 1～2 g,每 6～8 h 1 次;中、重度感染时用量加倍;轻度感染时也可用肌内注射,每 6～8 h 1 g,每天总量 3～4 g;对肾功能不全者剂量及用药次数酌减。

(2)儿童:3 个月以上儿童,按体重一次 13.3～26.7 mg/kg,每 6 h 1 次(或一次 20～40 mg/kg,每 8 h 1 次)。新生儿:推荐剂量为每天 90～100 mg/kg,分 3 次给药。

(3)预防术后感染:外科手术术前 1～1.5 h 2 g,以后每 6 h 1 g,直至用药后 24 h。

4.制剂与规格

注射用头孢西丁钠:1 g,2 g。密闭,阴凉干燥处保存。

（二）头孢米诺钠

1.作用与用途

头孢米诺为头孢霉素类抗生素,其对 β-内酰胺酶高度稳定,对大肠埃希菌、克雷伯菌、变形杆菌、流感杆菌、拟杆菌及链球菌具有较强的抗菌活性,对肠球菌无抗菌活性。成人静脉注射本品

0.5 g 和 1 g 后,血药浓度分别为 50 μg/mL 和 100 μg/mL。本品主要经肾脏以原形随尿排出,血中半衰期约为 2.5 h。本品在临床上用于敏感菌所致的感染如呼吸道感染,泌尿系统感染,腹腔感染,泌尿、生殖系统感染,败血症。

2.注意事项

对青霉素过敏休克和过敏体质者慎用本品。用药后可见食欲缺乏、恶心、呕吐、腹泻等消化道症状。偶尔见肾损害、血液系统毒性、肝功能异常及皮疹、发热、瘙痒等变态反应,罕见过敏性休克。可能出现黄疸等。

3.用法与用量

静脉注射或静脉滴注。

(1)成人:一般感染时,每次 1 g,每天 2 次;有败血症和重症感染时,每天 6 g,分 3～4 次。

(2)儿童:每次按体重 20 mg/kg,每天 3～4 次。

4.制剂与规格

注射用粉针剂:1 g。密闭,避光保存。

(三)氟氧头孢钠

1.作用与用途

氟氧头孢是一种与拉氧头孢相似的氧头孢烯类抗生素,对 β-内酰胺酶十分稳定。其抗菌谱和其他第三代头孢菌素相似,抗菌性能与第四代头孢菌素相近。氟氧头孢对金黄色葡萄球菌、肺炎链球菌、卡他球菌、淋球菌、大肠埃希菌、克雷伯菌、变形杆菌、流感嗜血杆菌及部分厌氧菌等敏感。氟氧头孢钠静脉滴注 1 g,1 h 血药峰浓度为 45 μg/mL,血中半衰期为 49.2 min。本品的 85% 以原形经肾脏随尿排泄。本品在临床上用于敏感菌所致的呼吸系统感染,腹腔感染,泌尿、生殖系统感染,皮肤、软组织感染及其他严重感染,如心内膜炎、败血症。

2.注意事项

本品与头孢菌素类药有交叉过敏,与青霉素类药有部分交叉过敏。不良反应见其他头孢菌素类。

3.用法与用量

静脉给药。

(1)成人:每天 1～2 g,分 2 次;重症,每天 4 g,分 2～4 次。

(2)儿童:按体重每天 60～80 mg/kg,分 2 次;重症,每天 150 mg/kg,分 3～4 次。

4.制剂与规格

注射用氟氧头孢钠:1 g。密封,凉暗、干燥处保存。

(四)氨曲南

1.作用与用途

氨曲南对大多数需氧革兰氏阴性菌具有高度的抗菌活性,这些需氧革兰氏阴性菌包括大肠埃希菌、克雷伯菌属的肺炎杆菌和奥克西托菌、产气杆菌、阴沟杆菌、变形杆菌属、沙雷菌属、枸橼酸杆菌属、志贺菌属等肠杆菌科细菌,以及流感杆菌、淋球菌、脑膜炎奈瑟菌等。肌内注射 1 g,血药峰浓度可达45 mg/L,达峰时间 1 h 左右。静脉滴注 1 g(30 min),血药峰浓度可达 90 mg/L。给药后 60%～70% 以原形随尿排泄,12% 随粪便排出。本品的血清蛋白结合率为 40%～65%,血中半衰期为1.5～2 h。本品在临床上用于治疗敏感需氧革兰氏阴性菌所致的各种感染,如尿路感染、下呼吸道感染、败血症、腹腔感染、妇科感染、术后伤口及烧伤、溃疡等皮肤软组织感染。

2.注意事项

不良反应较少见,全身性不良反应发生率为 1.0%~1.3%,不良反应包括消化道反应,常见恶心、呕吐、腹泻及皮肤变态反应。对氨曲南有过敏史者禁用。过敏体质者及对其他 β-内酰胺类抗生素有变态反应者慎用。本品与萘夫西林、头孢拉定、甲硝唑有配伍禁忌。

3.用法与用量

肌内注射及静脉给药。成人每天 3~4 g,分 2~3 次;重症患者,1 次 2 g,每天 3~4 次。

4.制剂与规格

注射用氨曲南:0.5 g。密闭,避光保存。

(五)氨苄西林-舒巴坦

1.作用与用途

本品是氨苄西林和 β-内酰胺酶抑制剂舒巴坦组成的一种抗生素,舒巴坦能保护氨苄西林免受酶的水解破坏。本品对葡萄球菌、链球菌属、肺炎链球菌、肠球菌属、流感杆菌、卡他莫拉菌、大肠埃希菌、克雷伯菌属、奇异变形杆菌、普通变形杆菌、淋球菌、梭杆菌属、消化球菌属、消化链球菌属及包括脆弱拟杆菌在内的拟杆菌属均具有抗菌活性。静脉注射 2 g 氨苄西林、1 g 舒巴坦后,血药峰浓度分别为 109~150 $\mu g/mL$ 和 44~88 $\mu g/mL$。肌内注射氨苄西林 1 g、舒巴坦0.5 g 后的血药峰浓度分别为 8~37 $\mu g/mL$ 和 6~24 $\mu g/mL$。两种药的血中半衰期均为 1 h 左右。给药后 8 h 两者的 75%~85% 以原形经尿排出。氨苄西林的血清蛋白结合率为 28%,舒巴坦为 38%。两者在体液中分布良好,均可通过有炎症的脑脊髓膜。本品在临床上用于治疗由敏感菌引起的下列感染:上呼吸道感染,下呼吸道感染,如细菌性肺炎、支气管炎,腹腔感染,如腹膜炎、胆囊炎,泌尿、生殖系统感染,尿路感染、肾盂肾炎、盆腔感染、皮肤和软组织感染等。

2.注意事项

注意事项见氨苄西林钠。

3.用法与用量

皮试见青霉素。

(1)成人:肌内注射(以氨苄西林和舒巴坦计)每次 0.75~1.50 g,每天 2~4 次,每天最大剂量为 6 g;静脉给药每次 1.5~3.0 g,每天 2~4 次,每天最大剂量为 12 g。

(2)儿童:静脉给药按体重每天 100~200 mg/kg,分次给药。

4.制剂与规格

注射用氨苄西林钠-舒巴坦钠:3 g(氨苄西林 2 g,舒巴坦 1 g)。密闭,凉暗干燥处保存。

(六)阿莫西林-克拉维酸钾

1.作用与用途

克拉维酸具有强效广谱 β-内酰胺酶抑酶作用,与阿莫西林联合,保护阿莫西林不被 β-内酰胺酶灭活,从而提高后者的抗产酶耐药菌的作用,提高临床疗效。其他作用见阿莫西林。

2.注意事项

注意事项见阿莫西林。

3.用法与用量

皮试见青霉素。

(1)成人。①口服:每次 375 mg,每 8 h 1 次,疗程 7~10 d;严重感染每次 625 mg,每 8 h 1 次,疗程 7~10 d。②静脉给药:每次 1.2 g,每天 3 次,严重感染者可增加至每天 4 次;静脉注射时每0.6 g用10 mL注射用水溶解,在3～4 min内注入;静脉滴注时每1.2 g溶于100 mL生理盐水,在30～40 min滴入。

(2)儿童:口服。新生儿与3月以内婴儿,按体重每12 h 15 mg/kg(按阿莫西林计算);儿童一般感染(按阿莫西林计算),每12 h 25 mg/kg,或每8 h 20 mg/kg;严重感染,每12 h 45 mg/kg,或每8 h 40 mg/kg,疗程7～10 d。

4.制剂与规格

阿莫西林克拉维酸钾片:457 mg(阿莫西林400 mg,克拉维酸57 mg);156 mg。阿莫西林克拉维酸钾粉针:600 mg,1.2 g。密封,凉暗干燥处保存。

(七)阿莫西林钠-舒巴坦钠

1.作用与用途

作用与用途见阿莫西林-克拉维酸钾。

2.注意事项

注意事项见阿莫西林-克拉维酸钾。

3.用法与用量

用法与用量见阿莫西林-克拉维酸钾。

4.制剂与规格

注射用粉针:0.75 g;溶媒结晶1.5 g。避光,密闭,凉暗处保存。

(八)替卡西林-克拉维酸钾

1.作用与用途

本品是替卡西林与β-内酰胺酶抑制剂克拉维酸组成的复方制剂,对葡萄球菌、流感嗜血杆菌、卡他球菌、大肠埃希菌、克雷伯菌、奇异变形杆菌、普通变形杆菌、淋球菌、军团菌、脆弱拟杆菌等有效。静脉给药3.2 g后,替卡西林和克拉维酸立即达血药峰浓度,平均血中半衰期分别为68 min和64 min。给药6 h后,60%～70%的替卡西林和35%～45%的克拉维酸以原形经肾脏随尿排泄,两者的血清蛋白结合率分别为45%和9%。本品在临床上用于敏感菌所致的下列感染:呼吸道感染,腹腔感染,如胆管感染、腹膜炎,泌尿、生殖器感染,骨、关节感染,皮肤、软组织感染,严重感染,如败血症。

2.注意事项

皮试注意事项见青霉素,其他注意事项见青霉素类药品。

3.用法与用量

(1)成人:静脉滴注。一次1.6～3.2 g,每6～8 h 1次;最大剂量,一次3.2 g,每4 h 1次。

(2)儿童:静脉滴注。按体重每次80 mg/kg,每6～8 h 1次;早产儿及新生儿,每次80 mg/kg,每12 h 1次。

4.制剂与规格

替卡西林克拉维酸钾注射液:每支3.2 g,其比例为3 g∶0.2 g。5 ℃保存,配制好的溶液不可冷冻。

(九)哌拉西林钠-他唑巴坦钠

1.作用与用途

作用与用途见哌拉西林-舒巴坦。哌拉西林为半合成青霉素类抗生素,他唑巴坦为β-内酰胺酶抑制剂。静脉滴注本品后,血浆中哌拉西林和他唑巴坦的浓度很快达到峰值,在滴注30 min

后,血浆哌拉西林浓度与给予同剂量哌拉西林的血浆浓度相等,静脉滴注 2.25 g 及 4.5 g 哌拉西林钠他唑巴坦钠 30 min 时,血浆哌拉西林峰浓度分别为 134 mg/L 和 298 mg/L,他唑巴坦分别为 15 mg/L 和 24 mg/L。哌拉西林和他唑巴坦的血中半衰期范围为 0.7～1.2 h,两者均由肾脏排泄,68％的哌拉西林以原形迅速自尿中排出;他唑巴坦及其代谢物主要经肾脏排泄,其中 80％为原形。

2.注意事项

皮试注意事项见青霉素,其他注意事项见青霉素类药品及哌拉西林-舒巴坦。

3.用法与用量

成人及 12 岁以上儿童,一次 3.375 g(含哌拉西林 3 g 和他唑巴坦 0.375 g),静脉滴注,每 6 h 1 次。治疗院内肺炎时,起始剂量为一次 3.375 g,每 4 h 1 次,同时合并使用氨基糖苷类药物。

4.制剂与规格

注射用哌拉西林钠他唑巴坦钠:2.25 g(2:0.25);4.5 g(4:0.5)。遮光,密封,干燥阴凉处保存。

(十)哌拉西林-舒巴坦

1.作用与用途

哌拉西林为半合成青霉素类抗生素,舒巴坦为 β-内酰胺酶抑制剂。本品对哌拉西林敏感的细菌和产 β-内酰胺酶耐哌拉西林的下列细菌有抗菌作用:大肠埃希菌、克雷伯菌属、变形杆菌属、沙门菌属、志贺菌属、淋球菌、脑膜炎奈瑟菌、嗜血杆菌(流感和副流感嗜血杆菌)、枸橼酸杆菌、沙雷菌属、铜绿假单胞菌、不动杆菌属、链球菌属、脆弱拟杆菌属等。肌内注射本品 1.5 g,1 h 后血药浓度达峰值,血药峰浓度约为 52.2 μg/mL 或 13 μg/mL;静脉滴注 1.5 g 后血药浓度为 58.0 μg/mL或 30 μg/mL。哌拉西林的血清蛋白结合率为 17％～22％,血中半衰期为 1 h 左右。本品在肝脏不被代谢,在注射给药 12 h 后 49％～68％以原形随尿排出,还有部分随胆汁排泄。本品在临床上用于铜绿假单胞菌、肠球菌、类杆菌和各种敏感革兰氏阴性菌所致的下列感染:败血症,呼吸道感染、泌尿系统感染、胆管感染、腹腔感染、妇科感染、皮肤软组织感染、心内膜炎等。

2.注意事项

皮试注意事项见青霉素,其他注意事项见青霉素类药品。哌拉西林与氨基糖苷类联用对铜绿假单胞菌、沙雷菌、克雷伯菌、其他肠杆菌科细菌和葡萄球菌的敏感菌株有协同杀菌作用。但不能将两者放在同一容器内输注。

3.用法与用量

肌肉或静脉注射。

(1)成人:轻中度感染,哌拉西林-舒巴坦(1:0.5)每天 3～6 g,分 4 次给药;重度感染,哌拉西林-舒巴坦(1:0.5)1.5～6.0 g,每 6 h 1 次。

(2)婴幼儿和 12 岁以下儿童:按体重每天给予哌拉西林 100～200 mg/kg、舒巴坦 25～80 mg/kg,分 2～3 次给药。

4.制剂与规格

注射用哌拉西林-舒巴坦:1.5 g(1:0.5)。密闭,阴凉干燥处保存。

(十一)头孢哌酮-舒巴坦

1.作用与用途

本品为头孢哌酮与 β-内酰胺酶抑制剂舒巴坦复合制剂。其他作用与用途见头孢哌酮。

2.注意事项

注意事项见头孢哌酮。

3.用法与用量

静脉注射或肌内注射。

(1)成人:每天 2～4 g,每 12 h 1 次;有严重或难治性感染时剂量可每天增至 8 g,每 12 h 1 次,静脉注射。

(2)儿童:按体重每天 40～80 mg/kg,分 2～4 次;有严重或难治性感染时,可增至每天 160 mg/kg,分 2～4 次;新生儿:出生第 1 周内,每 12 h 1 次;儿科最大剂量为每天160 mg/kg。

4.制剂与规格

注射用头孢哌酮-舒巴坦(1∶1):1 g,1.5 g,4 g。密闭,凉暗干燥处保存。

(十二)头孢曲松钠-舒巴坦

1.作用与用途

头孢曲松为杀菌剂。其抗菌作用机制为影响细菌细胞壁的生物合成,导致细菌细胞溶解死亡,从而起抗菌作用。舒巴坦为不可逆的竞争性 β-内酰胺酶抑制剂,两者合用呈现协同作用。其他作用见头孢曲松钠。

2.注意事项

注意事项见头孢曲松钠。

3.用法与用量

使用本品应肌内注射或静脉注射。

(1)成人:一般感染,每次 1.25 g,每天 1 次;严重感染,每次 1.25 g,每天 2 次;对脑膜炎患者可加至每天 5 g,分 2 次给药。

(2)儿童:按成人剂量减半。

4.制剂与规格

注射剂:1.25 g(1.0 g 头孢曲松钠,0.25 g 舒巴坦钠)。

(十三)头孢噻肟钠-舒巴坦

1.作用与用途

头孢噻肟钠为杀菌剂。舒巴坦为不可逆的竞争性 β-内酰胺酶抑制剂,两者合用呈现协同作用。其他作用见头孢噻肟钠。

2.注意事项

注意事项见头孢噻肟钠。

3.用法与用量

使用本品应肌内注射和静脉注射。

(1)成人:每天头孢噻肟 2 g、舒巴坦 1 g 至头孢噻肟 6 g、舒巴坦 3 g,分 2～3 次注射;对严重感染者,每 6～8 h 头孢噻肟 2～3 g、舒巴坦 1～1.5 g;舒巴坦钠的最大推荐剂量为每天 4 g。

(2)儿童:每天按体重,头孢噻肟为 50～100 mg/kg,舒巴坦为 25～50 mg/kg;必要时按体重用 200 mg/kg 头孢噻肟和 80 mg/kg 舒巴坦,分 2～3 次给药。

4.制剂与规格

注射剂:1.5 g(1.0 g 头孢噻肟钠,0.5 g 舒巴坦钠)。

(薛子成)

第五节　大环内酯类抗生素

大环内酯类抗生素均具有大环内酯环基本结构。目前临床应用的大环内酯类按其化学结构可分为十四元环(红霉素、克拉霉素、罗红霉素),十五元环(阿奇霉素),十六元环(醋酸麦迪霉素、交沙霉素)。新大环内酯类中已进入临床应用的品种有阿奇霉素、克拉霉素、罗红霉素。该类药物的抗菌谱和抗菌活性基本相似,对多数革兰氏阳性菌、军团菌属、衣原体属、支原体属、厌氧菌等具有良好抗菌作用。大多数品种供口服,吸收后血药峰浓度较低,但药物在组织和体液中的分布广泛,肝、肾、肺等器官中的浓度可为血药浓度的数倍,在胸腔积液、腹水、脓液、痰、尿、胆汁等均可达到有效浓度,不易透过血-脑屏障。

该类药物主要在肝脏代谢,从胆汁中排出,胆汁中浓度可为血药浓度的$10\sim40$倍。药物进行肝肠循环,粪中含量较高。血和腹膜透析后该类药物极少被清除。

大环内酯类的主要适应证:①溶血性链球菌、肺炎链球菌等革兰氏阳性菌感染,可作为上述感染青霉素过敏患者的替代选用药。②有军团菌病。③支原体属感染。④衣原体属感染。⑤百日咳。⑥患者为白喉带菌者。⑦用于对青霉素过敏患者的风湿热和心内膜炎的预防等。大环内酯类的主要不良反应为食欲减退、呕吐、腹泻等胃肠道反应,红霉素的胃肠道反应尤其显著,在一定程度上限制了该类药物的临床应用。

近年来开发的新品种有罗红霉素、克拉霉素、阿奇霉素等,在药效学、药动学特性以及不良反应等方面较沿用品种均有所改进。阿奇霉素对革兰氏阴性菌(如流感嗜血杆菌、卡他莫拉菌、淋球菌)的抗菌作用是红霉素的$2\sim8$倍,新品种对支原体属、衣原体属的作用也有所增强。新品种对胃酸的稳定性增加,生物利用度高,血药浓度和组织浓度升高,新品种的血中半衰期延长,每天的给药剂量及给药次数减少,胃肠道反应等不良反应也明显减轻,临床适应证有所扩大。

一、红霉素

(一)作用与用途

本品属于大环内酯类抗生素,为抑菌剂,对葡萄球菌属、各群链球菌和革兰氏阳性杆菌、奈瑟菌属、流感嗜血杆菌呈现敏感。本品对除脆弱拟杆菌和梭杆菌属以外的厌氧菌亦具有抗菌活性,对军团菌属也有抑制作用。静脉滴注后立即达血药浓度峰值,24 h内静脉滴注2 g,平均血药浓度为$2.3\sim6.8$ mg/L。空腹口服250 mg红霉素碱肠溶片后,$3\sim4$ h血药浓度达峰值,平均约为0.3 mg/L。吸收后以肝、胆汁和脾中的浓度为最高,在肾、肺等组织中的浓度可为血药浓度的数倍,在胆汁中的浓度可达血药浓度的10倍以上。血清蛋白结合率为$70\%\sim90\%$,血中半衰期为$1.4\sim2.0$ h。红霉素主要在肝中浓缩和从胆汁排出,并进行肠肝循环,$2\%\sim5\%$的口服量和$10\%\sim15\%$的注入量自肾小球滤过排除。本品作为青霉素过敏患者治疗溶血性链球菌、肺炎链球菌感染的替代用药,军团菌病、衣原体肺炎、支原体肺炎、风湿热复发、感染性心内膜炎的预防用药等。

(二)注意事项

胃肠道反应多见,肝毒性少见,但肝功能不全者慎用。本品可抑制卡马西平和丙戊酸等的代谢,导致后者血药浓度升高而发生毒性反应。合用本品与阿司咪唑或特非那定等抗组胺药可增加心脏毒性,合用本品与环孢素可使后者的血药浓度增加而产生肾毒性。本品可导致服用华法林患者的凝血酶原时间延长,另可抑制茶碱的正常代谢。

(三)用法与用量

1.成人

静脉滴注,每次 0.5～1.0 g,每天 2～3 次。治疗军团菌病的剂量需增加至每天 3～4 g,分 4 次滴注;口服,每天 0.75～2.00 g,分 3～4 次。用于风湿热复发的预防用药时,每次 0.25 g,每天 2 次。

2.儿童

静脉滴注,每天按体重 20～30 mg/kg,分 2～3 次;口服,每天按体重 20～40 mg/kg,分 3～4 次。乳糖酸红霉素滴注液的配制:先加 10 mL 灭菌注射用水至 0.5 g 乳糖酸红霉素粉针瓶中或加 20 mL 至 1 g 乳糖酸红霉素粉针瓶中,用力振摇至溶解。然后加入生理盐水或其他电解质溶液稀释,缓慢静脉滴注,注意红霉素浓度在 1%～5%。

(四)制剂与规格

注射用乳糖酸红霉素粉针剂:按红霉素计 0.25 g(25 万单位);片剂:0.125 g(12.5 万单位)。密封,干燥处保存。

二、琥乙红霉素

(一)作用与用途

本品属于大环内酯类抗生素,为红霉素的琥珀酸乙酯,在胃酸中较红霉素稳定。其他作用与用途见红霉素。

(二)注意事项

注意事项见红霉素。

(三)用法与用量

口服。

1.成人

每天 1.6 g,分 2～4 次服用;治疗军团菌病,每次 0.4～1.0 g,每天 4 次;治疗衣原体感染,每次800 mg,每 8 h 1 次;共 7 d。

2.儿童

按体重每次 7.5～12.5 mg/kg,每天 4 次;或每次 15～25 mg/kg,每天 2 次;严重感染时每天量可加倍,分 4 次服用;对百日咳患儿,按体重每次 10.0～12.5 mg/kg,每天 4 次。疗程 14 d。

(四)制剂与规格

片剂:0.125 g(12.5 万单位),0.25 g(25 万单位)。密闭,避光,干燥处贮存。

三、交沙霉素

(一)作用与用途

抗菌谱与红霉素相似。单剂量口服 800 mg 交沙霉素后,平均血药浓度峰值为 2.43 mg/L,达峰时间为 0.62 h,血中半期 A 相为 0.09 h,半衰期 B 相为 1.45 h,给药 24 h 约 50% 从粪中排出,约 21% 从尿中排出。本品在临床上用于治疗敏感菌所致的呼吸系统感染、鼻窦炎、中耳炎、乳腺炎、淋巴管炎、牙周炎等。

(二)注意事项

注意事项见红霉素。

(三)用法与用量

口服。成人每天量为 0.8～1.2 g，分 3～4 次服用；儿童每天量为按体重 30 mg/kg，分次服用。

(四)制剂与规格

干糖浆：0.1 g；片剂：0.2 g。遮光，密封，干燥处保存。

四、醋酸麦迪霉素

(一)作用与用途

抗菌谱与红霉素相似。空腹服用 600 mg 本品，30 min 后可达血药浓度峰值，约为 2.38 μg/mL，血中半衰期约为 1.3 h。本品在临床上用于敏感菌所致毛囊炎、疖痈、蜂窝织炎、皮下脓肿、中耳炎、咽峡炎、扁桃体炎、肺炎等。

(二)注意事项

注意事项见红霉素。但不良反应较轻。

(三)用法与用量

口服。成人每天 0.8～1.2 g，分 3～4 次服用；儿童每天按体重 30～40 mg/kg，分 3～4 次服用。

(四)制剂与规格

片剂：0.2 g。遮光，密封，干燥处保存。

五、罗红霉素

(一)作用与用途

抗菌谱与红霉素相似。罗红霉素耐酸而不受胃酸破坏，从胃肠道吸收好，血药浓度高。口服 150 mg 单剂量 2 h 后血中浓度可达峰值，平均为 6.6～7.9 μg/mL，主要随粪便和尿以原形药物排泄。血中半衰期为 8.4～15.5 h，远比红霉素长。本品在临床上用于治疗敏感菌所致的呼吸道、尿路、皮肤和软组织、眼、耳、鼻、喉部感染。

(二)注意事项

本品不良反应的发生率约为 4.1%，主要有胃肠道反应、肝功能异常、变态反应，少数患者使用本药后偶有呕吐、头痛、头晕、便秘等症状。其他注意事项见红霉素。

(三)用法与用量

口服。成人每次 150 mg，每天 2 次，餐前服；儿童每次 2.5～5 mg/kg，每天 2 次。

(四)制剂与规格

片剂：50 mg；150 mg。密闭，干燥，室温下保存。

六、阿奇霉素

(一)作用与用途

本品游离碱供口服，乳糖酸盐供注射。抗菌谱与红霉素相似，作用较强，本品对流感嗜血杆菌、淋球菌的作用为红霉素的 4 倍，对金黄色葡萄球菌感染的作用也较红霉素强。口服单次给药

500 mg,2～3 h 达血药峰浓度,为 0.4～0.45 mg/L。生物利用度为 37%,血中半衰期约为 2 d。在各种组织内浓度可达同期血浓度的 10～100 倍,给药量的 50% 以上以原形经胆管排出,给药后 72 h 内约 4.5% 以原形经尿排出。本品在临床上用于敏感菌所引起的支气管炎、肺炎、中耳炎、鼻窦炎、咽炎、扁桃体炎、皮肤和软组织感染以及沙眼衣原体所致单纯性生殖器感染等。

(二)注意事项

不良反应主要有胃肠道症状,偶尔见假膜性肠炎、变态反应、中枢神经系统反应等。合用本品与地高辛,可使地高辛血药浓度水平升高;合用本品与三唑仑使三唑仑的药效增强;合用本品与细胞色素 P_{450} 系统代谢药,可提高血清中卡马西平、特非那定、环孢素、苯妥英钠的血药浓度。

(三)用法与用量

1.成人

(1)静脉滴注:每次 0.5 g,每天 1 次,连续用药 2～3 d。

(2)口服:沙眼衣原体或敏感淋球菌所致性传播疾病,每天 1 次,每次 1 g。

(3)其他感染的治疗:每次 0.5 g,每天 1 次,连服 3 d,饭前服。

2.儿童

口服给药,按体重计算,每次 10 mg/kg,每天 1 次,连用 3 d。

(四)制剂与规格

注射用粉针剂:0.125 g(12.5 万单位);0.25 g,0.5 g。干混悬剂:0.1 g(10 万单位)。片剂:250 mg(25 万单位)。胶囊:250 mg(25 万单位)。密闭,阴凉干燥处保存。

七、克拉霉素

(一)作用与用途

克拉霉素的抗菌谱与红霉素近似,对流感嗜血杆菌有较强的作用。本品在胃酸中稳定,口服 400 mg 单剂量后 2.7 h 达血药峰浓度 2.2 mg/L;在肺脏中浓度为血清浓度的 5 倍。本品血清蛋白结合率为 65%～75%。本品主要由肝脏代谢,36% 以原形及代谢物形式经尿液排泄,56% 从粪便排除。单剂量给药后血中半衰期为 4.4 h。本品在临床上用于治疗敏感病原体引起的呼吸道感染、鼻窦炎、皮肤和软组织感染。本品用于根除幽门螺杆菌、淋病、沙眼等。

(二)注意事项

心脏病患者、水和电解质紊乱者禁用。忌合用本品与特非那定。其他注意事项见红霉素及大环内酯类药。

(三)用法与用量

口服。

1.成人

每次 250 mg;重症,每次 500 mg。均为 12 h 1 次,疗程 7～14 d。根除幽门螺杆菌,建议起始剂量为 250～500 mg,每天 2 次,疗程为 7～10 d,宜联用本品与奥美拉唑,再加另一种抗生素。

2.儿童

6 个月以上小儿,按体重 7.5 mg/kg,每天 2 次。或按以下方法口服给药:体重 8～11 kg,剂量为 62.5 mg,每天 2 次;体重 12～19 kg,剂量为 125 mg,每天 2 次;体重 20～29 kg,剂量为 187.5 mg,每天 2 次;体重 30～40 kg,剂量为 250 mg,每天 2 次。

（四）制剂与规格

克拉霉素片：250 mg。克拉霉素分散片：125 mg，250 mg。密闭，遮光，阴凉干燥处保存。

（狄咏赟）

第六节　四环素类抗生素

四环素类抗生素包括四环素、土霉素、金霉素以及四环素的多种衍生物——半合成四环素。半合成四环素有多西环素（强力霉素）、米诺环素等。目前，四环素类耐药现象严重，大多数常见革兰氏阳性和阴性菌对此类药物呈现耐药。四环素、土霉素等盐类的口服制剂吸收不完全，四环素和土霉素碱吸收尤其差。使用四环素类时尚可有毒性反应发生，例如，对胎儿、新生儿、婴幼儿牙齿、骨骼发育有影响，对肝脏有损害以及加重氮质血症。由于上述原因，目前四环素类的主要适应证为立克次体病、布鲁氏菌病（与其他药物联合）、支原体感染、衣原体感染、霍乱、回归热等，半合成四环素类也可用于某些敏感菌所致轻症感染，由于此类药物有毒性反应，8 岁以下小儿、孕妇均须避免应用。

一、四环素

（一）作用与用途

本品为广谱抑菌剂，浓度高时具有杀菌作用。口服可吸收但不完全，30％～40％的给药量可从胃肠道吸收。口服吸收受食物和金属离子的影响。口服本品 250 mg 单剂量后，血药峰浓度为2～4 mg/L。本品能沉积于骨、骨髓、牙齿及牙釉质中。血清蛋白结合率为55％～70％，血中半衰期为 6～11 h。本品在临床上用于立克次体、支原体、衣原体、放线菌及回归热螺旋体等非细菌性感染和布鲁氏菌病。由于目前常见致病菌对四环素类耐药现象严重，仅在病原菌对本品呈现敏感时，方有指征选用该类药物。

（二）注意事项

不良反应有胃肠道症状、肝毒性、变态反应以及血液系统、中枢神经系统、二重感染等。在牙齿发育期间（怀孕中后期、婴儿和 8 岁以下儿童）应用本品时，四环素可在任何骨组织中形成稳定的钙化合物，导致恒齿黄染、牙釉质发育不良和骨生长抑制，故 8 岁以下小儿不宜用本品。忌合用本品与制酸药，含钙、镁、铁等金属离子的药物。

（三）用法与用量

口服。

1.成人

常用量，一次 0.25～0.5 g，每 6 h 1 次。

2.儿童

8 岁以上小儿常用量，每次 25～50 mg/kg，每 6 h 1 次。疗程一般为 7～14 d，支原体肺炎、布鲁氏菌病需3 周左右。本品宜空腹口服。

（四）制剂与规格

片剂：0.25 g。遮光，密封，干燥处保存。

二、土霉素

(一)作用与用途

抗菌谱及应用与四环素相同。但本品对肠道感染(包括阿米巴痢疾)的疗效略强于四环素。本品口服后的生物利用度仅 30% 左右。口服本品单剂量 2 h 到达血药峰浓度,为 2.5 mg/L。本品的血清蛋白结合率约为 20%。肾功能正常者的血中半衰期为 9.6 h。本品主要自肾小球滤过排出,给药后 96 h 内排出给药量的 70%。

(二)注意事项

注意事项见四环素。

(三)用法与用量

口服。成人每天 1.5~2.0 g,分 3~4 次;8 岁以上小儿每天 30~40 mg/kg,分 3~4 次;8 岁以下小儿禁用本品。本品宜空腹口服。

(四)制剂与规格

片剂:0.25 g。遮光,密封,干燥处保存。

三、多西环素

(一)作用与用途

抗菌谱及应用与四环素相同。多西环素口服吸收良好,在胸导管淋巴液、腹水、肠组织、眼和前列腺组织中的浓度均较高,为血浓度的 60%~75%,胆汁中的浓度可达血药浓度的 10~20 倍。单剂量口服 200 mg,2 h 后达峰值,血药峰浓度约为 3 μg/mL,血清蛋白结合率为 80%~95%,主要在肝脏内代谢灭活,通过肾小球滤过随尿液排泄,血中半衰期为 16~18 h。适应证见四环素。多西环素也可应用于敏感菌所致的呼吸道、胆管、尿路和皮肤软组织感染。由于多西环素无明显肾脏毒性,临床用于有应用四环素适应证而合并肾功能不全的感染患者。此外,还可短期服用,作为旅行者腹泻的预防用药。

(二)注意事项

口服多西环素可引起恶心、呕吐、上腹不适、腹胀、腹泻等胃肠道症状。其他见四环素。

(三)用法与用量

宜空腹口服。

1.成人

一般感染,首次 0.2 g,以后每次 0.1 g,每天 1~2 次;疗程为 3~7 d。

2.儿童

一般感染,8 岁以上儿童首剂按体重 4 mg/kg;以后,每次 2~4 mg/kg,每天 1~2 次;疗程为 3~7 d。

(四)制剂与规格

片剂:0.1 g。遮光,密封保存。

四、米诺环素

(一)作用与用途

米诺环素的抗菌谱与四环素相似。米诺环素具有高效与长效性,米诺环素口服吸收迅速,药物在胆及尿中浓度是血药浓度的 $10\sim30$ 倍,本品的血清蛋白结合率为 $76\%\sim83\%$,血中半衰期约为 16 h。本品在临床上用于治疗支原体肺炎、淋巴肉芽肿、下疳、鼠疫、霍乱;当患者不耐青霉素时,米诺环素可用于治疗淋球菌、梅毒和雅司螺旋体、李斯特菌、梭状芽孢杆菌、炭疽杆菌、放线菌、梭杆菌所致感染;阿米巴病的辅助治疗等。

(二)注意事项

大剂量用药可引起前庭功能失调,但停药后可恢复。用药后应避免立即日晒,以免引起光感性皮炎。其他注意事项见四环素。

(三)用法与用量

口服。

1.成人

一般首次剂量为 200 mg,以后每 12 h 100 mg;或在首次用量后,每 6 h 服用50 mg。

2.儿童

8 岁以上儿童首剂按体重 4 mg/kg,以后每次 2 mg/kg,每天 2 次。通常治疗的时间持续到发热症状消失 $24\sim48$ h 为止。

(四)制剂与规格

胶囊:50 mg;100 mg。遮光,密闭,干燥处保存。

五、替加环素

(一)作用与用途

本品是静脉给药的甘氨酰环素类抗生素。其结构与四环素类药物相似。它们都通过与细菌 30S 核糖体结合,阻止转移 RNA 的进入,使得氨基酸无法结合成肽链,最终起到阻断细菌蛋白质合成,限制细菌生长的作用。但替加环素与核糖体的结合能力是其他四环素类药物的 5 倍。替加环素的抗菌谱包括革兰氏阳性菌、革兰氏阴性菌和厌氧菌。体外实验和临床试验显示,替加环素对部分需氧革兰氏阴性菌(如弗氏枸橼酸杆菌、阴沟肠杆菌、大肠埃希菌、产酸克雷伯菌和肺炎克雷伯菌、鲍曼不动杆菌、嗜水气单胞菌、克氏枸橼酸杆菌、产气肠杆菌、黏质沙雷菌和嗜麦芽寡养单胞菌)敏感。铜绿假单胞菌对替加环素耐药。替加环素静脉给药的峰浓度为 $0.63\sim1.45$ $\mu g/mL$,蛋白结合率为 $71\%\sim89\%$。本品给药后有 22% 以原形经尿排泄,其平均血中半衰期范围为 27(单剂量 100 mg)~42 h(多剂量)。本品在临床上用于成人复杂皮肤及软组织感染和成人复杂的腹内感染,包括复杂阑尾炎、烧伤感染、腹内脓肿、深部软组织感染及溃疡感染。

(二)注意事项

常见不良反应为恶心和呕吐,其发生时间通常在治疗头 $1\sim2$ d,程度多为轻、中度。复杂皮肤和皮肤结构感染患者应用替加环素治疗时,其恶心和呕吐的发生率分别为 35% 和 20%,替加环素不会抑制细胞色素 P_{450} 酶系介导的代谢。孕妇若应用替加环素可能会对胎儿造成损害。在牙齿发育过程中(包括妊娠后期、婴儿期和 8 岁以前幼儿期)应用替加环素可使婴幼儿牙齿变色(黄色或灰棕色)。

(三)用法与用量

替加环素的推荐初始剂量为 100 mg,维持剂量为 50 mg,每 12 h 经静脉滴注 1 次;每次滴注时间为 $30\sim60$ min。替加环素治疗复杂皮肤和皮肤结构感染或者复杂腹内感染的推荐疗程均为 $5\sim14$ d。轻、中度肝功能损害患者、肾功能损害患者或者血液透析患者均无须调整给药剂量;

重度肝功能损害患者的推荐初始剂量仍为 100 mg,维持剂量降低至 25 mg,每 12 h 1 次。

(四)制剂与规格

替加环素为橙色冻干粉针,规格为 50 mg。

(王春玲)

第七节　林可霉素类抗生素

林可霉素类也称林可酰胺类,有林可霉素和其半合成衍生物克林霉素两个品种,后者的体外抗菌活性较前者强。两者的抗菌谱与红霉素相似而较窄,仅葡萄球菌属(包括耐青霉素株)、链球菌属、白喉杆菌、炭疽杆菌等革兰氏阳性菌对该类药物敏感,革兰氏阴性需氧菌(如流感嗜血杆菌、奈瑟菌属)以及支原体属均对该类药物耐药,这有别于红霉素等大环内酯类药。林可霉素类(尤其是克林霉素)对厌氧菌有良好抗菌活性,拟杆菌属包括脆弱拟杆菌、梭杆菌属、消化球菌、消化链球菌、产气荚膜杆菌等大多对该类药物高度敏感。细菌对林可霉素与克林霉素间有完全交叉耐药性,与红霉素间存在部分交叉耐药。

林可霉素类主要作用于细菌核糖体的 50S 亚基,抑制肽链延长,因而影响细菌蛋白质的合成。红霉素、氯霉素与林可霉素类的作用部位相同,相互间竞争核糖体的结合靶位;前两者的亲和力比后者大,常可取而代之,因此合用时可出现拮抗现象。林可霉素类主要用于厌氧菌和革兰氏阳性球菌所致的各种感染,对金黄色葡萄球菌所致的急性和慢性骨髓炎也有明确指征。本类药物的不良反应主要为胃肠道反应,口服后腹泻较多见,一般轻微,也可表现为假膜性肠炎,系由艰难梭菌外毒素引起的严重腹泻。克林霉素口服后吸收完全(90%),故口服给药时宜选用本品。

一、林可霉素

(一)作用与用途

本品对常见的需氧革兰氏阳性菌有较高抗菌活性,对厌氧菌有良好的抗菌作用,与大环内酯类有部分交叉耐药。成人肌内注射 600 mg,30 min 达血药峰浓度。吸收后广泛及迅速分布于各体液和组织中,包括骨组织。血清蛋白结合率为 77%～82%。血中半衰期为 4～6 h,本品可经胆管、肾和肠道排泄,肌内注射后 1.8%～24.8%的药物经尿排出,静脉滴注后 4.9%～30.3%经尿排出。本品适用于敏感葡萄球菌属、链球菌属、肺炎链球菌及厌氧菌所致的呼吸道感染、皮肤软组织感染、女性生殖道感染和盆腔感染及腹腔感染等,对后两种病种可根据情况单用本品或与其他抗菌药联合应用。

(二)注意事项

不良反应有胃肠道反应,可引起假膜性肠炎、血液系统反应等。本品可增强吸入性麻醉药、神经-肌肉阻滞药的神经肌肉阻滞现象,导致骨骼肌软弱和呼吸抑制或麻痹,与氯霉素、红霉素具有拮抗作用,不可合用。

(三)用法与用量

1.肌内注射

成人每天 0.6～1.2 g;小儿每天按体重 10～20 mg/kg,分次注射。

2.静脉滴注

成人每次 0.6 g,每 8 h 或 12 h 1 次;小儿每天按体重 10～20 mg/kg。

(四)制剂与规格

注射液:2 mL：0.6 g。密闭保存。

二、克林霉素

(一)作用与用途

本品为林可霉素的衍生物,抗菌谱与林可霉素相同,抗菌活性较林可霉素强。本品对革兰氏阳性菌(如葡萄球菌属、链球菌属、白喉杆菌、炭疽杆菌)有较高抗菌活性。本品对革兰氏阴性厌氧菌也有良好抗菌活性,拟杆菌属(包括脆弱拟杆菌、梭杆菌属、消化球菌、消化链球菌、产气荚膜杆菌等)大多对本品高度敏感。本品肌内注射后,成人的血药浓度达峰时间约为 3 h,儿童的血药浓度达峰时间约为1 h。静脉注射本品 300 mg,10 min 血药浓度为 7 mg/L。血清蛋白结合率为 92%～94%。本品在骨组织、胆汁及尿中可达高浓度。约 10% 的给药量以活性成分由尿排出,血中半衰期约为 3 h。空腹口服的生物利用度为 90%。口服克林霉素 150 mg、300 mg 后的血药峰浓度分别约为 2.5 mg/L、4 mg/L,达峰时间为 0.75～2.00 h。本品在临床上用于链球菌属、葡萄球菌属及厌氧菌所致的中、重度感染,如吸入性肺炎、脓胸、肺脓肿、骨髓炎、腹腔感染、盆腔感染及败血症。

(二)注意事项

不良反应有胃肠道反应,可引起假膜性肠炎、血液系统反应等。本品可增强吸入性麻醉药、神经-肌肉阻滞药的神经-肌肉阻滞现象,导致骨骼肌软弱和呼吸抑制或麻痹;与氯霉素、红霉素具有拮抗作用,不可合用。

(三)用法与用量

肌内注射或静脉滴注。

(1)成人:每天 0.6～1.2 g,分 2～4 次应用;严重感染,每天 1.2～2.4 g,分 2～4 次静脉滴注。

(2)儿童:4 周及 4 周以上小儿按体重每天 15～25 mg/kg,分 3～4 次应用;严重感染,每天 25～40 mg/kg,分 3～4 次应用。

(3)禁止直接静脉推注,可致小儿呼吸停止。

(四)制剂与规格

盐酸克林霉素注射液:2 mL：0.3 g;克林霉素葡萄糖注射液:100 mL：0.6 g;盐酸克林霉素胶囊:0.15 g。密闭,阴凉处保存。

三、盐酸克林霉素棕榈酸酯

(一)作用与用途

本品系克林霉素的衍生物,在体内经酯酶水解形成克林霉素而发挥抗菌活性。本品口服后自胃肠道迅速吸收水解为克林霉素,吸收率约为 90%,血清蛋白结合率为 90% 以上,儿童的血中半衰期约为 2 h,成人的血中半衰期约为 2.5 h,肝、肾功能损害时血中半衰期可延长,尿中 24 h 排泄率达 10%。其他见克林霉素。

(二)注意事项

注意事项见克林霉素。

（三）用法与用量

口服。儿童每天按体重 8～25 mg/kg，分 3～4 次服用；成人每次 150～300 mg（重症感染可用 450 mg），每天 4 次。

（四）制剂与规格

盐酸克林霉素棕榈酸酯颗粒剂：1 g：37.5 mg。密闭，阴凉干燥处保存。

（狄咏赟）

第八节　喹诺酮类抗生素

喹诺酮类属于化学合成抗菌药物。自 1962 年合成第一个喹诺酮类药物萘啶酸，20 世纪 70 年代合成吡哌酸以来，该类药物发展迅速，尤其是近年来新一代喹诺酮类——氟喹诺酮类的众多品种面世，在感染性疾病的治疗中发挥了重要作用。氟喹诺酮类具有下列共同之处：①抗菌谱广，尤其对需氧革兰氏阴性杆菌具有强大的抗菌作用，其结构不同于其他抗生素，因此对某些多重耐药菌仍具有良好的抗菌作用。②药物在组织、体液中浓度高，体内分布广泛。③消除半衰期长，多数品种有口服及注射用两种制剂，因而减少了给药次数，使用方便。由于上述特点，氟喹诺酮类药物在国内外均不断有新品种用于临床。

在国内已广为应用者有诺氟沙星、氧氟沙星、环丙沙星等，近期一些氟喹诺酮类新品种相继问世，如左氧氟沙星、加替沙星、莫西沙星，上述新品种与沿用品种相比，明显增强了对社区获得性呼吸道感染主要病菌——肺炎链球菌、溶血性链球菌等需氧革兰氏阳性菌的抗菌作用，对肺炎支原体、肺炎衣原体和军团菌的抗微生物活性亦升高，因此这些新品种有指征用于社区获得性肺炎、急性鼻窦炎、急性中耳炎，故又被称为"呼吸喹诺酮类"。然而近 5～6 年来，国内临床分离菌对该类药物的耐药性明显升高，尤以大肠埃希菌为著，耐甲氧西林葡萄球菌及铜绿假单胞菌等的耐药率亦呈上升趋势，直接影响了该类药物的疗效。耐药性的增长与近几年来国内大量无指征滥用该类药物密切有关，因此，有指征地合理应用氟喹诺酮类药物是控制细菌耐药性增长、延长该类药物使用寿命的关键。在广泛应用喹诺酮类药物的同时，该类药物临床应用的安全性日益受到人们的关注，除已知该类药物在少数病例中可致严重中枢神经系统反应、光毒性、肝毒性、溶血性尿毒症等外，某些氟喹诺酮类药致 Q-T 间期延长引发严重室性心律失常；对血糖产生影响，尤其在与糖尿病治疗药同用时发生低血糖和高血糖，虽均属于偶发不良事件，但亦需引起高度警惕。在应用该类药物时，进行严密观察及监测，以保障患者的安全。

一、诺氟沙星

（一）作用与用途

本品对枸橼酸杆菌属、阴沟肠杆菌、产气肠杆菌等肠杆菌属、大肠埃希菌、克雷伯菌属、变形菌属、沙门菌属、志贺菌属等，有较强的抗菌活性。对青霉素耐药的淋球菌、流感嗜血杆菌和卡他莫拉菌亦有良好的抗菌作用。静脉滴注 0.4 g，经 0.5 h 后达血药峰浓度，约为 5 μg/mL。血清蛋白结合率为 10%～15%，血中半衰期为(0.245±0.930)h，26%～32% 以原形和 10% 以代谢物形式自尿中排出，自胆汁和/或粪便中的排出量占 28%～30%。本品在临床上用于敏感菌所致的呼吸道感染、尿路感染、淋病、前列腺炎、肠道感染和伤寒及其他沙门菌感染。

(二)注意事项

不良反应有胃肠道反应,少数患者出现周围神经的刺激症状、变态反应、光敏反应,应避免过度暴露于阳光。本品对婴幼儿及 18 岁以下青少年的安全性尚未确定。但本品用于数种幼龄动物时,可致关节病变,因此不宜用于 18 岁以下的小儿及青少年。孕妇、哺乳期妇女禁用。本品与茶碱类药物、环孢素合用可引起相应药物代谢减少,需调整剂量。

(三)用法与用量

成人静脉滴注,一次 0.2~0.4 g,每天 2 次;口服,一次 0.1~0.2 g,每天 3~4 次;空腹口服吸收较好。

(四)制剂与规格

注射液:100 mL∶0.2 g;胶囊:0.1 g。避光,干燥处保存。

二、环丙沙星

(一)作用与用途

抗菌谱与诺氟沙星相似,静脉滴注本品 0.2 g 和 0.4 g 后,其血药峰浓度分别为 2.1 μg/mL 和 4.6 μg/mL。血清蛋白结合率为 20%~40%,静脉给药后 50%~70% 的药物以原形从尿中排出。口服本品 0.2 g 或 0.5 g 后,其血药峰浓度分别为 1.21 μg/mL 和 2.5 μg/mL,达峰时间为 1~2 h。血清蛋白结合率为 20%~40%。血中半衰期为 4 h。口服给药后 24 h 以原形经肾脏排出给药量的 40%~50%。本品在临床上用于敏感菌引起的泌尿生殖系统感染、呼吸道感染、胃肠道感染、伤寒、骨和关节感染、皮肤软组织感染、败血症等全身感染。

(二)注意事项

含铝或镁的制酸药可减少本品口服的吸收,其他注意事项参见氧氟沙星。

(三)用法与用量

成人静脉滴注,每天 0.2 g,每 12 h 1 次;口服,一次 250 mg,每天 2 次,重症者可加倍量;每天剂量不得超过 1.5 g。

(四)制剂与规格

注射液:100 mL∶0.2 g;200 mL∶0.4 g。片剂:0.25 g。遮光,密封保存。

三、氧氟沙星

(一)作用与用途

本品的作用机制是通过抑制细菌 DNA 旋转酶的活性,阻止细菌 DNA 的合成和复制而导致细菌死亡。本品对多数肠杆菌科细菌(如大肠埃希菌、克雷伯菌属、变形杆菌属、沙门菌属、志贺菌属)和流感嗜血杆菌、嗜肺军团菌、淋球菌等革兰氏阴性菌有较强的抗菌活性。本品对金黄色葡萄球菌、肺炎链球菌、化脓性链球菌等革兰氏阳性菌和肺炎支原体、肺炎衣原体也有抗菌作用。口服 100 mg 和 200 mg,血药达峰时间为 0.7 h,血药峰浓度分别为 1.33 μg/mL 和 2.64 μg/mL。尿中 48 h 可回收药物 70%~87%。血中半衰期为 4.7~7.0 h。本品在临床上用于敏感菌引起的泌尿生殖系统感染、呼吸道感染、胃肠道感染、伤寒、骨和关节感染、皮肤软组织感染、败血症等全身感染。

(二)注意事项

不良反应有胃肠道反应,中枢神经系统反应可有头昏、头痛、嗜睡或失眠,有变态反应,光敏反应较少见,但应避免过度暴露于阳光下。本品对婴幼儿及18岁以下青少年的安全性尚未确定。但本品用于数种幼龄动物时,可致关节病变,因此不宜用于18岁以下的小儿及青少年。孕妇、哺乳期妇女禁用。本品与茶碱类药物、环孢素合用可引起相应药物代谢减少,需调整剂量。

(三)用法与用量

成人静脉缓慢滴注,一次0.2～0.3 g,每天2次;口服,一次0.2～0.3 g,每天2次。

(四)制剂与规格

注射液:100 mL：0.2 g。片剂:0.1 g;0.2 g。遮光,密封保存。

四、依诺沙星

(一)作用与用途

本品对葡萄球菌、链球菌、志贺杆菌、克雷伯菌、大肠埃希菌、沙雷杆菌、变形杆菌、铜绿假单胞菌及其他假单胞菌、流感杆菌、不动杆菌、淋球菌、螺旋杆菌等有良好的抗菌作用。静脉给药0.2 g和0.4 g,血药达峰时间约为1 h,血药峰浓度为约2 mg/L和3～5 mg/L。血中半衰期为3～6 h,血清蛋白结合率为18%～57%。本品主要自肾排泄,48 h内给药量的52%～60%以原形自尿中排出,胆汁排泄为18%。本品在临床上用于由敏感菌引起的泌尿生殖系统感染、呼吸道感染、胃肠道感染、伤寒、骨和关节感染、皮肤软组织感染、败血症等全身感染。

(二)注意事项

注意事项参见诺氟沙星。

(三)用法与用量

静脉滴注。成人一次0.2 g,每天2次;重症患者的最大剂量为每天0.6 g;疗程7～10 d。滴注时注意避光。

(四)制剂与规格

注射液:100 mL：0.2 g。遮光,密闭保存。

五、洛美沙星

(一)作用与用途

本品对肠杆菌科细菌(如大肠埃希菌、志贺菌属、克雷伯菌属、变形杆菌属、肠杆菌属)具有高度的抗菌活性;流感嗜血杆菌、淋球菌等对本品亦呈现高度敏感;本品对不动杆菌、铜绿假单胞菌等假单胞菌属、葡萄球菌属和肺炎链球菌、溶血性链球菌等亦有一定的抗菌作用。本品静脉滴注后血药峰浓度为(9±2.72)mg/L。血中半衰期为7～8 h。本品主要通过肾脏排泄,给药后48 h约可自尿中以药物原形排出给药量的60%～80%,胆汁排泄约10%。空腹口服本品200 mg后,(0.55±0.58)h达血药浓度峰值,峰浓度为(2.29±0.58)mg/L。血中半衰期为6～7 h,本品主要通过肾脏以原形随尿排泄,在48 h内70%～80%随尿排出。本品在临床上用于敏感细菌引起的呼吸道感染,泌尿生殖系统感染,腹腔胆管、肠道、伤寒等感染,皮肤软组织感染等。

(二)注意事项

注意事项参见氧氟沙星。

（三）用法与用量

成人静脉滴注，一次 0.2 g，每天 2 次；尿路感染，一次 0.1 g，每天 2 次；疗程 7～14 d。口服，每天 0.3 g，每天 2 次；重者可增至每天 0.8 g，分 2 次服。单纯性尿路感染，一次 0.4 g，每天 1 次。

（四）制剂与规格

注射剂：0.2 g；250 mL：0.2 g。片剂：0.2 g。遮光，密封，凉暗处保存。

六、甲磺酸培氟沙星

（一）作用与用途

本品对肠杆菌属细菌（如大肠埃希菌、克雷伯菌属、变形杆菌属、志贺菌属、伤寒沙门菌属）以及流感杆菌、奈瑟菌属等具有强大的抗菌活性，对金黄色葡萄球菌和铜绿假单胞菌亦具有一定抗菌作用。静脉滴注 0.4 g 后，血药浓度峰值为 5.8 mg/L，与血清蛋白结合率为 20%～30%，血中半衰期较长，为 10～13 h，本品及其代谢物主要经肾脏排泄，约占给药剂量的 58.9%。本品在临床上用于敏感菌所致的各种感染：尿路感染，呼吸道感染，耳、鼻、喉部感染，妇科、生殖系统感染，腹部和肝胆系统感染，骨和关节感染，皮肤感染，败血症和心内膜炎，脑膜炎。

（二）注意事项

主要不良反应有胃肠道反应、光敏反应、神经系统反应、皮疹等。偶尔见注射局部刺激症状。孕妇及哺乳期妇女及 18 岁以下患者禁用。避免同时服用茶碱、含镁或氢氧化铝抗酸剂。稀释液不能用氯化钠溶液或其他含氯离子的溶液。

（三）用法与用量

成人静脉滴注，常用量，一次 0.4 g，每 12 h 1 次；口服，每天 0.4～0.8 g，分 2 次服。

（四）制剂与规格

注射液：5 mL：0.4 g；胶囊：0.2 g。遮光，密封，阴凉处保存。

七、司帕沙星

（一）作用与用途

本品对金黄色葡萄球菌、表皮葡萄球菌、链球菌、粪肠球菌等有明显抗菌作用；对大肠埃希菌、克雷伯菌属、志贺菌属、变形杆菌属、肠杆菌属、假单胞菌属、不动杆菌属等亦有很好的抗菌作用。本品还对支原体、衣原体、军团菌、厌氧菌（包括脆弱拟杆菌）也有很好的抗菌作用。单次口服本品 100 mg 或 200 mg 时，达峰时间为 4 h，血药峰浓度为 0.34 μg/mL 或 0.58 μg/mL。生物利用度为 90%。胆囊的浓度约为血浆药物浓度的 7 倍，血清蛋白结合率为 50%。本品的血中半衰期 16 h 左右。肾脏清除率为 1.51%。健康人单次口服本品 200 mg，72 h 后给药量的 12% 以原形，29% 以复合物形式随尿排到体外。胆汁排泄率高，给药量的 51% 左右以原形随粪便排到体外。本品在临床上用于敏感菌所致的呼吸道感染、肠道感染、胆管感染、泌尿生殖系统感染、皮肤软组织感染等。

（二）注意事项

不良反应的发生率极低，主要有胃肠道反应、变态反应、神经系统反应、Q-T 间期延长等。对喹诺酮类药物过敏者、孕妇、哺乳期妇女及 18 岁以下者禁用。光过敏患者禁用或慎用。其他注意事项见喹诺酮类药物相关内容。

(三)用法与用量

成人口服给药,每次 100～300 mg,最多 400 mg,每天 1 次;疗程为 4～7 d。

(四)制剂与规格

片剂:100 mg。避光,密闭,室温保存。

八、左氧氟沙星

(一)作用与用途

本品为氧氟沙星的左旋体,其体外抗菌活性约为氧氟沙星的 2 倍。本品对多数肠杆菌科细菌(如大肠埃希菌、克雷伯菌属、变形杆菌属、沙门菌属、志贺菌属)和流感嗜血杆菌、嗜肺军团菌、淋球菌等革兰氏阴性菌有较强的抗菌活性。本品对金黄色葡萄球菌、肺炎链球菌、化脓性链球菌等革兰氏阳性菌和肺炎支原体、肺炎衣原体也有抗菌作用。单次静脉注射 0.3 g 后,血药峰浓度约为 6.3 mg/L,血中半衰期约为 6 h。血清蛋白结合率为 30%～40%。本品主要以原形药自肾排泄。口服 48 h 内尿中排出量为给药量的 80%～90%。本品在临床上用于敏感菌引起的泌尿生殖系统感染、呼吸道感染、胃肠道感染、伤寒、骨和关节感染、皮肤软组织感染、败血症等全身感染。

(二)注意事项

不良反应有胃肠道反应和变态反应,中枢神经系统反应可有头昏、头痛、嗜睡或失眠,光敏反应较少见,但应避免过度暴露于阳光下。本品对婴幼儿及 18 岁以下青少年的安全性尚未确定。但本品用于数种幼龄动物时,可致关节病变,因此不宜用于 18 岁以下的小儿及青少年。孕妇、哺乳期妇女禁用。本品与茶碱类药物、环孢素合用可引起相应药物代谢减少,需调整剂量。

(三)用法与用量

成人静脉滴注,每天 0.4 g,分 2 次滴注;重度感染患者的每天剂量可增至 0.6 g,分 2 次。口服,每次 100 mg,每天 2 次;严重感染最多每次 200 mg,每天 3 次。

(四)制剂与规格

注射剂:0.1 g,0.2 g,0.3 g。片剂:0.1 g。遮光,密闭,阴凉处保存。

九、莫西沙星

(一)作用与用途

莫西沙星对耐青霉素和红霉素肺炎链球菌、嗜血流感杆菌、卡他莫拉汉菌、肺炎支原体、肺炎衣原体以及军团菌等有良好的抗菌作用,一次用药后 1～3 h 药物的血清浓度达到高峰,服药 200～400 mg 后血药峰浓度范围在 1.2～5.0 mg/L。单剂量 400 mg,静脉滴注 1 h 后,在滴注结束时血药浓度达峰值,约为 4.1 mg/L,与口服相比平均约增加 26%。血中半衰期为 11.4～15.6 h,口服绝对生物利用度达到 82%～89%,静脉滴注的绝对生物利用度略高。口服或静脉给药后约有 45% 的药物以原形自尿(约 20%)和粪便(约 25%)中排出。本品在临床上用于敏感菌所致的呼吸道感染,包括慢性支气管炎急性发作,轻、中度社区获得性肺炎和急性细菌性鼻窦炎。

(二)注意事项

禁用于儿童、处于发育阶段的青少年和孕妇。主要不良反应有胃肠道反应、变态反应、神经系统反应、Q-T 间期延长等。

（三）用法与用量

成人口服，每天 1 次，400 mg，连用 5～10 d；静脉滴注，一次 400 mg，每天 1 次。

（四）制剂与规格

片剂：0.4 g。避光，密封，干燥条件下贮存。注射液：250 mL：400 mg 莫西沙星，2.25 g 氯化钠。避光，密封保存，不要冷藏或冷冻。

十、加替沙星

（一）作用与用途

加替沙星为新一代喹诺酮类抗生素。甲氧西林敏感金黄色葡萄球菌、青霉素敏感的肺炎链球菌、大肠埃希菌、流感和副流感嗜血杆菌、肺炎克雷伯菌、卡他莫拉菌、淋球菌、奇异变形杆菌及肺炎衣原体、嗜肺性军团杆菌、肺炎支原体对其敏感。本品静脉滴注约 1 h 达血药峰浓度。每天静脉注射 400 mg（1 次）的平均稳态血药浓度峰值和谷值分别约为 4.6 mg/L 和 0.4 mg/L。加替沙星片口服与本品静脉注射生物等效，口服的绝对生物利用度约为 96%。加替沙星的血清蛋白结合率约为 20%，与浓度无关。加替沙星广泛分布于组织和体液中，唾液中药物浓度与血浆浓度相近，而在胆汁、肺泡巨噬细胞、肺实质、肺表皮细胞层、支气管黏膜、窦黏膜、阴道、宫颈、前列腺液和精液等靶组织的药物浓度高于血浆浓度。加替沙星无酶诱导作用，在体内代谢极少，主要以原形经肾脏排出。本品静脉注射后 48 h，药物原形在尿中的回收率达 70% 以上，加替沙星的平均血中半衰期为 7～14 h。本品口服或静脉注射后，粪便中的原药回收率约为 5%，提示加替沙星也可经胆管和肠道排出。本品在临床上用于治疗敏感菌株引起的中度以上的下列感染性疾病：慢性支气管炎急性发作、急性鼻窦炎、社区获得性肺炎、单纯性或复杂性泌尿系统感染（膀胱炎）、肾盂肾炎、单纯性尿道和宫颈淋病等。

（二）注意事项

可见症状性高血糖和低血糖的报道，严禁将其他制剂加入含本品的瓶中静脉滴注，也不可将其他静脉制剂与本品经同一静脉输液通道使用。如果同一静脉输液通道用于输注不同的药物，在使用本品前、后必须用与本品和其他药物相容的溶液冲洗通道。在配制本品供静脉滴注用 2 mg/mL 的静脉滴注液时，为保证滴注液与血浆渗透压等张，不宜采用普通注射用水。本品静脉滴注时间不少于 60 min，严禁快速静脉滴注或肌内、鞘内、腹腔内、皮下用药。其他注意事项见莫西沙星。

（三）用法与用量

成人口服 400 mg，每天 1 次；静脉滴注 200 mg，每天 2 次。

（四）制剂与规格

片剂：100 mg；200 mg；400 mg。密封，30 ℃ 以下干燥处保存。注射剂：5 mL：100 mg；10 mL：100 mg；100 mL：200 mg；200 mL：400 mg。遮光，密闭，阴凉处保存。

十一、氟罗沙星

（一）作用与用途

本品对大肠埃希菌、肺炎克雷伯菌、变形杆菌属、伤寒沙门菌、副伤寒杆菌、志贺菌属、阴沟肠杆菌、铜绿假单胞菌、脑膜炎奈瑟菌、流感嗜血杆菌、摩拉卡他菌、嗜肺军团菌、淋球菌等均有较强的抗菌作用。本品对葡萄球菌属、溶血性链球菌等革兰氏阳性菌亦具有中等抗菌作用。静脉缓慢滴注100 mg或400 mg后,血清峰浓度分别为2.9 mg/L或5.75 mg/L。血中半衰期为(12±3)h,血清蛋白结合率低,约为23%。给药量的60%~70%以原形或代谢产物经肾脏排泄。口服200 mg,最高血药峰浓度为2.9 μg/mL;血中半衰期为10~12 h,血清蛋白结合率为32%。本品主要从尿中排泄,口服72 h后,在尿中回收率为83%,其中90%为原药形式。本品在临床上用于对本品敏感细菌引起的膀胱炎、肾盂肾炎、前列腺炎、附睾炎、淋球菌性尿道炎等泌尿生殖系统感染,伤寒沙门菌感染、细菌性痢疾等消化系统感染,皮肤软组织感染、骨感染、腹腔感染及盆腔感染等。

(二)注意事项

孕妇、哺乳期妇女及18岁以下患者禁用。本品的不良反应为胃肠道反应、中枢神经系统反应等。避免同时服用本品与茶碱、含镁或氢氧化铝抗酸剂。稀释液不能用氯化钠溶液或其他含氯离子的溶液。

(三)用法与用量

成人避光缓慢静脉滴注,一次0.2~0.4 g,每天1次;口服,一次0.2~0.3 g,每天1次。

(四)制剂与规格

注射液:100 mL(氟罗沙星0.2 g,葡萄糖5 g)。遮光,密闭,阴凉处保存。

十二、妥舒沙星

(一)作用与用途

本品对革兰氏阳性菌、革兰氏阴性菌、大多数厌氧菌均有良好的抗菌作用。口服150 mg、300 mg本品的达峰时间为1~2.5 h,峰浓度分别为0.37 μg/mL和0.81 μg/mL。本品在血浆中主要以原形存在,主要随尿排泄。本品在临床上用于敏感菌引起的呼吸道、肠道、泌尿系统感染及外科、妇产科、耳鼻喉科、皮肤科、眼科、口腔科感染。

(二)注意事项

注意事项见司帕沙星片相关内容。

(三)用法与用量

成人口服给药。每天300 mg,分2次服;或每天450 mg,分3次服;少数患者可每天服600 mg,分3次服。

(四)制剂与规格

片剂:150 mg。密封,干燥,避光凉暗处保存。

十三、芦氟沙星

(一)作用与用途

本品对革兰氏阴性菌具有良好的抗菌作用,对大肠埃希菌、伤寒沙门菌、志贺菌属、流感嗜血杆菌、淋球菌等均具有较强的抗菌活性。本品对葡萄球菌属、溶血性链球菌等革兰氏阳性球菌也有一定的抗菌作用。本品对铜绿假单胞菌无效。口服0.2 g单剂量后,血药峰浓度约为2.3 mg/L,达峰时间约为3 h。血中半衰期长,约为35 h。本品主要以原形自肾脏排泄(约50%),胆汁排泄占1%。本品在临床上用于敏感菌引起的下呼吸道和泌尿生殖系统感染。

（二）注意事项

注意事项见司帕沙星片相关内容。

（三）用法与用量

口服。一次 0.2 g,每天 1 次,首剂量加倍为 0.4 g;疗程 5～10 d,对前列腺炎的疗程可达 4 周。

（四）制剂与规格

胶囊:0.2 g。遮光,密封,干燥处保存。

（郭金胜）

第十四章

临床常用中药

第一节 清热凉血药

一、生地黄

(一)别名

别名鲜生地黄。

(二)处方名

处方名为生地黄、干地黄、干生地黄、大生地黄、细生地黄、小生地黄、焦生地黄和生地黄炭。

(三)常用量

常用量为 10～30 g。

(四)常用炮制

1.生地黄

取原药材,洗净,切成小段,晒干。

2.焦生地黄

取生地黄片放热锅内,炒至微焦。

3.生地黄炭

取生地黄片,放入热锅内,炒至炭黑色,至外皮发起小泡,喷以清水,放冷即可。

(五)常用配伍

1.配阿胶

滋阴补血。用于治疗血虚有热、面黄乏力、口渴舌黄或出血性疾病、血液耗伤及口干唇焦,烦躁不宁、失眠等症。

2.配玄参

凉血消斑,用于治疗热病皮肤斑疹痒点、烦热口渴等症。

3.配白茅根

清热凉血,用于治疗血热所致之鼻血、尿血和妇女崩漏等症。

4.配地榆

凉血止血,用于治疗痔大便出血、便秘疼痛等症。

5.配生石膏

用于治疗热证牙龈肿痛、口渴舌黄和头痛目赤等症。

6.配白芍

柔肝止痛。用于治疗慢性肝炎、慢性胆囊炎之胁腹疼痛、上脘不适、纳差、恶心和腹胀等症。

（六）临床应用

1.退行性脊椎炎

生地黄 20 g,肉苁蓉 15 g,淫羊藿 6 g,鸡血藤 10 g,莱菔子 6 g。水煎服,日服 1 剂。

2.痛风性关节炎

生地黄 20 g,山茱萸 12 g,山药 12 g,泽泻 10 g,云苓 12 g,牡丹皮 10 g,金钱草 10 g,黄芪 10 g,川牛膝 10 g,赤芍 10 g,车前子(另包)15 g,盐黄檗 6 g,盐知母 6 g。水煎服,日服 1 剂。

3.高血压

知柏地黄丸(盐知母、盐黄檗、熟地黄、山茱萸、山药、泽泻、牡丹皮和云苓),口服,1 次 2 丸,每天 2 次。

4.化脓性中耳炎

鲜地黄酊(60%的地黄乙醇液),清洁耳道后滴耳,1 次 2～3 滴,每天 3 次。

5.肿瘤化疗毒副反应

生地黄 15 g,山茱萸 10 g,炒山药 15 g,半枝莲 15 g,白花蛇舌草 15 g,大枣 10 枚。水煎服,日服 1 剂。

6.更年期综合征

生地黄 30 g,牡丹皮 12 g,五味子 10 g,炒枣仁 15 g,蒲公英 30 g,枸杞子 12 g,山楂 12 g。水煎服,日服1 剂。

7.心悸、失眠

生地黄 30 g,当归 12 g,丹参 20 g,何首乌 6 g,远志 6 g,五味子 10 g,合欢花 6 g。水煎服,日服 1 剂。

8.颈椎病

生地黄 30 g,杜仲 15 g,白芍 15 g,菟丝子 15 g,黄芩 15 g,三七粉 3 g(冲服)。水煎服,每天 1 剂。

9.糖尿病

生地黄 30 g,天花粉 12 g,夏枯草 10 g,山药 15 g。水煎服,日服 1 剂。

10.痛经

生地黄 30 g,赤芍 15 g,白芍 15 g,川芎 15 g。水煎服,日服 1 剂。

（七）不良反应与注意事项

(1)过量服用,可致头痛、头晕、乏力、颜面苍白、口唇发绀、血压下降和心律不齐等。

(2)变态反应,荨麻疹样皮疹。

(3)脾虚、便溏和食少者慎用。

二、玄参

(一)别名
别名黑参。

(二)处方名
处方名为玄参、元参、大玄参和乌远参。

(三)常用量
常用量为 10～15 g。

(四)常用炮制

1.玄参

取原药材,加水浸泡,闷润,切 0.1～0.3 cm 厚的片,晒干。

2.盐玄参

玄参片 500 g,盐水 100 g。取玄参片,洒匀盐水,微炒即可。

3.制玄参

玄参 5 kg,黑豆 0.5 kg,盐 50 g,水适量。取玄参,加黑豆盐水煮后,晒干,去芦切片。

(五)常用配伍

1.配麦冬

清咽利喉。用于治疗慢性咽炎、咽喉疼痛、干燥不适、声音嘶哑以及慢性扁桃体炎、咽肿干咳等症。

2.配生地黄

凉血消斑。用于治疗热病伤血之皮肤斑疹、口渴舌黄和低热倦怠等症。

3.配牡蛎

软坚散结。用于治疗淋巴结核、甲状腺肿大等病症。

4.配菊花

凉血明目。用于治疗肝火上攻,目赤流泪之症。

(六)临床应用

1.慢性咽炎

玄参 20 g,沙参 15 g,牛蒡子 12 g,甘草 3 g。水煎服,日服 1 剂。

2.荨麻疹

玄参 30 g,麻黄 5 g,蛇床子 6 g,槐花 6 g,地肤子 6 g,炙甘草 3 g。水煎服,日服 1 剂。

3.目赤肿痛

玄参 20 g,大黄 10 g,黄芩 15 g,菊花 15 g,牡丹皮 10 g,木贼 6 g。水煎服,日服 1 剂。

4.淋巴结核

玄参 30 g,牡蛎 30 g,干姜 2 g,肉桂 1 g,黄芩 15 g,夏枯草 30 g,黑豆 15 g。水煎服,日服 1 剂。

5.血栓闭塞性脉管炎

玄参 30 g,黄芪 30 g,当归 12 g,金银花 30 g,赤芍 15 g,穿山甲 15 g,乳香 6 g,没药 6 g,炙甘草 3 g。水煎服,日服 1 剂。

6.高脂血症

玄参 20 g,生地黄 20 g,决明子 15 g,生山楂 30 g,女贞子 10 g,丹参 10 g,甘草 3 g。水煎服,日服 1 剂。

7.带状疱疹

玄参 30 g,野菊花 15 g,大青叶 15 g,马齿苋 30 g,生地黄 30 g。水煎服,日服 1 剂。

8.便秘

玄参、黄连、大黄各等份,共研细粉,每服 10 g,每天 2 次。

(七)注意事项

脾虚泄泻者慎用。

三、牡丹皮

(一)别名

别名连牡丹皮、山牡丹皮、川丹皮、连丹、骨丹皮、丹根、花王、洛阳花和木芍药。

(二)处方名

处方名为牡丹皮、粉丹皮、刮丹皮、刮丹、风丹皮、风丹、炒丹皮和丹皮炭。

(三)常用量

常用量为 6～12 g。

(四)常用炮制

1.牡丹皮

取原药材,拣净杂质,去净木心,洗净,切 0.1～0.2 cm 厚的片,晒干,筛去灰屑即可。

2.酒丹皮

丹皮 500 g,白酒 70 g。取丹皮用白酒喷匀,润 1 h,至酒被吸尽时,晾干。

3.炒丹皮

取牡丹皮片,用微火炒至黄色即可。

4.丹皮炭

取牡丹皮放锅内,炒至焦黑或炭黑为度。

(五)常用配伍

1.配青蒿

清热除烦。用于治疗肺结核午后低热、夜间盗汗、手足心热等症。

2.配赤芍

增强活血化瘀作用。用于治疗荨麻疹、过敏性紫癜和丹毒等皮肤热性斑疹、丘疹等症。

3.配芦根

行血利水。用于治疗慢性肾炎导致的眼睑及下肢水肿之症。

4.配桃仁

泄热化瘀。用于治疗淤血性头痛、失眠、烦躁以及跌打损伤疼痛、痛经等症。

5.配桂枝

温经活血。用于治疗脉管炎肢体发凉疼痛以及冻疮痒痛之症。

6.配菊花

清肝泻火。用于治疗高血压头痛头晕、口苦失眠等症。

7.配皂角刺

消肿化瘀。用于治疗痈肿初起、疼痛灼热或脓成不溃及胀痛不消等症。

(六)临床应用

1.高血压

牡丹皮 15 g,杜仲 15 g,菊花 20 g,黄芩 15 g,赤芍 15 g,山楂 30 g。水煎服,日服 1 剂。

2.过敏性鼻炎

牡丹皮 18 g,酒大黄 5 g,苍耳子 10 g,薏苡仁 30 g,辛夷 3 g,生甘草 6 g。水煎服,日服 1 剂。

3.扁桃体炎

牡丹皮 12 g,蒲公英 30 g,地丁 30 g,皂角刺 5 g,青果 3 g。水煎服,日服 1 剂。

4.慢性胃炎

牡丹皮 12 g,山药 12 g,黄芪 30 g,白茅根 30 g,大枣 6 枚。水煎服,日服 1 剂。

5.胃溃疡

牡丹皮 10 g,白芍 15 g,牡蛎 30 g,清半夏 15 g,黄芩 12 g。水煎服,日服 1 剂。

6.冠心病

牡丹皮 15 g,丹参 20 g,葛根 20 g,川芎 10 g,赤芍 10 g,桂枝 3 g。水煎服,日服 1 剂。

7.痛经

牡丹皮 18 g,醋延胡索 15 g,赤芍 15 g,小茴香 6 g,槐花 6 g,红糖 20 g。水煎服,日服 1 剂。

8.荨麻疹

牡丹皮 15 g,赤芍 15 g,生地黄 30 g,麻黄 3 g,紫草 15 g,甘草 10 g。水煎服,日服 1 剂。

9.更年期综合征

牡丹皮 15 g,黄芩 12 g,菟丝子 15 g,杜仲 10 g,黄芪 15 g,太子参 15 g,天麻 15 g,百合 30 g,石斛 6 g。水煎服,日服 1 剂。

10.慢性腰痛

牡丹皮 10 g,泽泻 6 g,山药 12 g,云苓 12 g,山茱萸 6 g,杜仲 12 g,菟丝子 15 g。水煎服,日服 1 剂。

(七)注意事项

(1)孕妇禁用。

(2)虚寒、血虚者慎用。

四、赤芍

(一)别名

别名北赤芍、川赤芍、京赤芍和西赤芍。

(二)处方名

处方名为赤芍、赤芍药、炒赤芍、酒赤芍和醋赤芍。

(三)常用量

常用量为 6～15 g。

(四)常用炮制

1.赤芍

取原药材洗净,切片,晒干。

2.炒赤芍

赤芍片 100 kg,麦麸 6 kg,在 180 ℃热锅中,撒入麦麸,至冒烟时,倒入赤芍片,炒至微黄色,筛去麦麸即可。

3.酒赤芍

赤芍 5 kg,酒 0.5 kg。取赤芍片,加酒拌匀,用微火烘干,或炒至微黄色。

(五)常用配伍

1.配川芎

增强活血化瘀功效。用于治疗淤血所致之冠心病、痛经、偏头痛和失眠等病症。

2.配桃仁

行血祛瘀。用于治疗妇女附件炎、痛经和经血量少等病症。

3.配香附

行气化瘀。用于治疗气滞血瘀之胃脘痛、肋痛和痛经等症。

4.配蒲黄

化瘀止痛。用于治疗淤血胃脘疼痛、慢性胃炎和溃疡病等病症。

5.配小茴香

行气止痛。用于治疗疝气小腹疼痛之症。

(六)临床应用

1.慢性胃炎

赤芍 15 g,蒲黄 3 g(冲服),五灵脂 15 g,甘草 6 g。水煎服,日服 1 剂。

2.疝气

赤芍 15 g,小茴香 15 g(另包),橘核 6 g,干姜 3 g,桂枝 4 g,陈皮 10 g。水煎服,日服 1 剂。

3.慢性胆囊炎

赤芍 15 g,白芍 10 g,柴胡 12 g,香附 10 g,蒲公英 30 g,大黄 5 g。水煎服,日服 1 剂。

4.偏头痛

赤芍 15 g,醋延胡索 15 g,川芎 15 g,山楂 30 g,天冬 15 g,沙参 15 g,黄檗 10 g,木贼 3 g,白芷 6 g,菊花10 g。水煎服,日服 1 剂。

5.癫痫

赤芍 12 g,大黄 6 g,全蝎 6 g,蜈蚣 1 条,红花 6 g,当归 10 g,莪术 6 g,大青叶 10 g,琥珀 3 g(研末冲服)。水煎服,日服 1 剂。

6.冠心病

赤芍 20 g,三七 10 g,红花 10 g,佛手 6 g,当归 10 g,桃仁 10 g,泽泻 6 g,葛根 15 g,生甘草 3 g。水煎服,日服 1 剂。

7.乳腺炎

赤芍 30 g,酒大黄 10 g,金银花 30 g,蒲公英 30 g,丹参 15 g,黄芪 10 g,川芎 10 g,生甘草 6 g。水煎服,日服 1 剂。

8.慢性附件炎

赤芍 15 g,桃仁 10 g,土茯苓 30 g,三棱 10 g,川楝子 10 g,莪术 8 g,醋延胡索 12 g,黄芩 10 g,苦参 15 g,黄檗 12 g,丹参 10 g,香附 10 g,山药 15 g,薏苡仁 15 g。水煎服,日服 1 剂。

9.盆腔炎

赤芍 15 g,乌药 10 g,香附 12 g,刘寄奴 12 g,萆薢 6 g,萹蓄 6 g,猪苓 15 g,女贞子 12 g,苦参 12 g,蒲公英 30 g,马齿苋 30 g,益母草 10 g,甘草 3 g。水煎服,日服 1 剂。

10.淋巴结核

赤芍 18 g,蜈蚣 2 条,苦参 15 g,山药 30 g,百合 15 g,夏枯草 15 g,黄芪 10 g,党参 10 g,沙参 15 g,石斛 6 g。水煎服,日服 1 剂。

11.痈疽肿痛

赤芍 20 g,蒲公英 30 g,皂角刺 6 g,金银花 30 g,连翘 20 g,黄芩 15 g,地丁 30 g,甘草 10 g。水煎服,日服 1 剂。

12.失眠

赤芍 20 g,红花 6 g,当归 10 g,黄檗 15 g,钩藤 30 g(后下),琥珀 3 g(冲服),龙骨 30 g,牡蛎 30 g。水煎服,日服 1 剂。

13.慢性肾盂肾炎

赤芍 15 g,白茅根 30 g,马齿苋 30 g,蒲公英 30 g,黄檗 15 g,益智仁 6 g,生蒲黄 6 g(另包),生甘草 6 g。水煎服,日服 1 剂。

(七)注意事项

痈疽已溃者慎用。

五、紫草

(一)别名

别名地血、鸦衔草、山紫草、红石根和紫根。

(二)处方名

处方名为紫草、软紫草、紫草茸、紫草根、老紫草和硬紫草。

(三)常用量

常用量 6～20 g。

(四)常用炮制

取原药材,拣净杂质,去苗,剪成 1.5～2 cm 段即可。

(五)常用配伍

1.配连翘

清凉解毒。用于治疗热证之湿疹、荨麻疹和斑疹等病症。

2.配大青叶

清热解毒。用于治疗流行性乙型脑炎、传染性肝炎等所致之高热口渴、小便赤黄和皮肤斑点等症。

3.配黄檗

清血燥湿。用于治疗疖肿、湿疹和水火烫伤等症。

4.配茵陈

清热退黄。用于治疗黄疸型肝炎,皮肤和小便发黄、口渴、腹胀等症。

5.配生地黄

清热凉血。用于治疗外感热病,高热神昏、口舌绛紫以及血热所致之鼻血、尿血等症。

(六)临床应用

1.扁桃体炎

紫草 30 g,黄芩 15 g,蒲公英 30 g。水煎服,日服 1 剂。

2.黄疸型肝炎

紫草 15 g,茵陈 15 g,柴胡 12 g,黄芩 12 g,白茅根 30 g,五味子 6 g,生姜 6 g,大枣 6 枚。水煎服,日服 1 剂。

3.预防麻疹

33%紫草根糖浆口服,6 个月～1 岁每次 10 mL;2～3 岁每次 20 mL;4～6 岁每次 30 mL。每隔天服 2 次,共服 3 d,计 6 次。

4.玫瑰糠疹

紫草 15～30 g(小儿用 6～15 g),煎服,每天 1 次,10 d 为 1 个疗程。

5.银屑病

0.1%的紫草注射液 2 mL,每天肌内注射 1 次,连用 30～40 次。

6.扁平疣

0.1%的紫草注射液,肌内注射,每次 2 mL,每天 1 次,10 次为 1 个疗程。

7.面颈部烧伤

紫草 10 g,菜油 100 mL,加热煮沸 20 min 后,过滤,凉后备用。用时,先用 75%的乙醇清洁创面,抽出水疱积液,然后用纱布块蘸紫草油均匀地涂在创面上,每天 3～4 次,保持创面湿润,连用 7～9 d。小面积轻度烧伤 2～4 d。

8.新生儿臀红

先用 20 ℃～25 ℃生理盐水洗净患处,用消毒纱布擦干后,涂当归紫草油,每天 3～4 次。

9.子宫颈糜烂

外涂紫草油,每天 1～2 次,10 次为 1 个疗程。

10.消化道灼伤

口服紫草油,每次 10～20 mL,每天 3～4 次。儿童酌减。

11.肌内注射后硬结

将紫草油涂于硬结皮肤上,加塑料膜覆盖,用无菌纱布包扎,胶布固定。每天涂敷 2～6 次。

12.过敏性紫癜

紫草 15 g,黄檗 12 g,当归 10 g,知母 12 g,牛蒡子 12 g,苦参 12 g,淡竹叶 6 g,西河柳 10 g,蝉蜕 6 g。水煎服,日服 1 剂。

13.便秘

紫草 30 g,杏仁 10 g,防风 12 g,白术 15 g,生姜 3 g,山楂 10 g。水煎服,日服 1 剂。

14.荨麻疹

紫草 30 g,黄芩 15 g,地肤子 15 g,苍耳子 12 g,土茯苓 15 g,天冬 30 g。水煎服,日服 1 剂。

(七)注意事项

脾虚便溏者慎服。

(于　新)

第二节　辛温解表药

味辛性温,以发散风寒表证为主的中草药,称为辛温解表药。风寒表证的主要表现为发热轻、恶寒重,汗出不畅或无汗,头痛、身痛、舌苔薄白、口不渴和脉浮等。

一、麻黄

(一)别名
别名草麻黄。

(二)处方名
处方名为麻黄、生麻黄、炙麻黄、麻黄绒、净麻黄、制麻黄和蜜麻黄。

(三)常用量
常用量为 3～9 g。

(四)常用炮制
1.麻黄绒

取原药材去根,切 1.5～2.0 cm 长段,研绒,筛去灰屑即可。

2.制麻黄

麻黄 500 g,生姜 50 g,甘草 50 g。取甘草、生姜煎汤,煎至味出,趁热浸泡麻黄段,浸后晒干。

3.蜜麻黄(炙麻黄)

麻黄段 50 kg,蜜 5～10 kg。先将蜜熔化后,加入麻黄段,或再加少许水拌匀、稍闷,置锅中用微火炒至蜜干,以不粘手为度。

(五)常用配伍
1.配桂枝

增强宣散风寒、止痛功效,用于治疗外感风寒、头痛、身痛和无汗等症。

2.配杏仁

增强止咳、平喘、化痰作用,用于治疗风寒咳喘之证。

3.配生石膏

用于治疗肺热咳喘之证,如胸满咳喘、口苦舌干和脉浮数。

(六)临床应用
1.风寒感冒

麻黄汤:麻黄 9 g,桂枝 6 g,苦杏仁 9 g,炙甘草 3 g。水煎服,日服 1 剂。

2.荨麻疹

麻黄 10 g,桂枝 3 g,苦杏仁 6 g,白术 12 g,蝉蜕 6 g,炙甘草 6 g。水煎服,日服 1 剂。

3.支气管炎

止嗽定喘丸(麻黄、苦杏仁、石膏和甘草),口服 1 次 6 g,每天 2 次。

4.水肿病初起

麻黄 6 g,白术 15 g,茯苓 20 g,冬瓜皮 30 g,薏苡仁 30 g。水煎服,日服 1 剂。

5.咳喘

麻黄 10 g,生石膏 30 g,黄芩 15 g,桑白皮 30 g,生甘草 6 g。水煎服,日服 1 剂。

(七)不良反应与注意事项

(1)长期服用本品能引起病态嗜好。

(2)超过治疗量 5 倍以上时,即可引起中毒。

(3)大剂量中毒可引起心率缓慢、胸闷、气急、烦躁、失眠、头痛、恶心、呕吐、周身发麻和排尿困难,甚至呼吸困难、昏迷等。

(4)心绞痛者用此药可引起心绞痛发作。

(5)偶尔有变态反应,表现为皮肤红斑、水疱、皮疹、溃疡等。

(6)体虚多汗者忌用麻黄。

(7)高血压、心脏病患者忌用。

二、桂枝

(一)别名

别名柳桂。

(二)处方名

处方名为桂枝、细桂枝、嫩桂枝、桂枝尖、炒桂枝、蜜桂枝。

(三)常用量

常用量为 3~10 g。

(四)常用炮制

1.炒桂枝

取桂枝放锅中,用微火炒数分钟至深黄色或微焦为度。

2.蜜桂枝

桂枝 10 kg,蜜 2.5 kg。先将蜜熔化,加热至起泡,加入桂枝片拌匀,微洒清水,炒至老黄色不粘手为度。

(五)常用配伍

1.配白芍

温中止痛。用于治疗脾胃虚寒之胃病、腹痛。另可用于治疗外感风寒,表虚多汗者。

2.配桃仁

有温经活血功效。用于治疗妇女虚寒痛经、月经失调、慢性附件炎腹痛等症。

3.配附子

温经散寒止痛。用于治疗风寒关节疼痛、四肢疼痛等症。

4.配丹参

通气活血。用于治疗冠心病胸痛、心悸以及血虚失眠、惊悸等症。

5.配甘草

温阳益心。用于治疗阳虚所致的心悸气短、畏寒等症。

(六)临床应用

1.流行性感冒

桂枝汤加减:桂枝 10 g,赤芍 10 g,炙甘草 6 g,厚朴花 10 g,法半夏 10 g,茯苓 12 g,白术

12 g,生姜 10 g,大枣 10 枚。水煎服,日服 1 剂。

2.类风湿关节炎

桂枝芍药知母汤加味:桂枝、白芍各 12 g,制附子 15 g(先煎),甘草 9 g,麻黄 8 g,知母 10 g,白术 15 g,防风10 g,生姜 10 g。水煎服,日服 1 剂。

3.荨麻疹

桂枝 10 g,白芍 15 g,生姜 10 g,炙甘草 10 g,大枣 12 枚。随症加减:痒甚者加蝉蜕 10 g,白蒺藜 15 g,防风 10 g;皮疹鲜红者加生地黄 30 g,赤芍 10 g;皮疹苍白者加当归 12 g,土茯苓 30 g,苍耳子 10 g。水煎服,日服 1 剂。

4.胃及十二指肠溃疡虚寒性脘腹疼痛

桂枝 10 g,白芍 15 g,黄芪 30 g,陈皮 10 g,醋延胡索 12 g,炙甘草 6 g,生姜 10 g,大枣 10 枚。水煎服,日服 1 剂。

5.冠心病心悸胸痛

桂枝 10 g,薤白 10 g,瓜蒌 30 g,丹参 30 g,炙甘草 6 g,生姜 10 g。水煎服,日服 1 剂。

6.风湿性及类风湿关节疼痛

桂枝 10 g,制附子 6 g(先煎),鸡血藤 30 g,黄芪 30 g,细辛 3 g。水煎服,日服 1 剂。

7.慢性附件炎腹痛

桂枝 10 g,赤芍 12 g,醋延胡索 12 g,桃仁 10 g,红花 6 g,皂角刺 3 g,蒲公英 30 g,炙甘草 6 g,大枣10 枚。水煎服,日服 1 剂。

(七)不良反应与注意事项

(1)有伤津助火之弊。热病高热、阴虚火旺、血热妄行者禁用。

(2)风热表证、风寒表湿证及温病初起者,不宜应用。

(3)孕妇慎用。

三、防风

(一)别名

别名防风根、东防风、关防风、西防风、水防风、屏风、公防风、母防风。

(二)处方名

处方名为防风、炒防风、口防风、防风炭。

(三)常用量

常用量为 16~12 g。

(四)常用炮制

1.净防风

取原药材,拣净杂质,去茎及毛茸,洗净,切 2~3 cm 或 0.5 cm 厚的片,晒干。

2.炒防风

取防风片,用微火炒呈深黄色或微焦,放冷即可。

3.防风炭

取防风片在 180 ℃热锅内炒,或用微火炒至黑色为度,喷淋清水,灭净火星取出。

4.蜜防风

防风片 500 g,蜂蜜 200 g。取防风片,加蜜炒至蜜被吸尽,放冷即可。

（五）常用配伍

1.配苍术

增强祛散风湿作用。用于治疗风湿性关节疼痛及风邪皮肤痒疹等症。

2.配秦艽

祛风除湿。用于治疗风湿四肢关节疼痛以及午后、夜间低热者。

3.配白术

润肠健脾。用于治疗脾胃虚弱，运化无力导致的大便秘结之症。

4.配苍耳子

祛风止痒。用于治疗皮肤荨麻疹、瘙痒等症。

5.配川芎

祛风活血止痛。用于治疗头痛、偏头痛。

（六）临床应用

1.头痛

防风通圣散加减：防风 15 g，荆芥 10 g，连翘 15 g，黄芩 15 g，川芎 15 g，当归 12 g，白术 15 g，炒白芍 15 g，栀子 15 g，麻黄 6 g，大黄 8 g，芒硝 8 g，滑石 10 g，生石膏 15 g（先煎），薄荷 6 g（后下）。随症加减：无大便秘结者去大黄、芒硝；无小便黄赤者去滑石、栀子；头昏眼花者加菊花 15 g。水煎服，日服 1 剂。

2.周围性神经麻痹

防风 20 g，川芎 15 g，当归 15 g，蜈蚣两条（研粉）。前三味水煎汤，送服蜈蚣粉。每天 1 剂，分 2 次服。

3.慢性肠炎

防风 15 g，白芍 15 g，补骨脂 10 g，五味子 10 g，乌梅 6 g。水煎服，日服 1 剂。

4.脾胃虚大便秘结

防风 15 g，白术 30 g，蒲公英 30 g。水煎服，每天 1 剂。

5.砷中毒

防风 15 g，绿豆 15 g，红糖 10 g，甘草 6 g。水煎服，日服 1 剂。14 d 为 1 个疗程。

（七）不良反应与注意事项

（1）偶尔见变态反应。于服药后 1 h 内，出现恶心、呕吐、烦躁、皮肤瘙痒、冷汗、灼热、红斑等，或见荨麻疹样药疹、光敏性皮炎。

（2）血虚发痉及阴虚火旺者慎用。

四、生姜

（一）别名

别名名姜、鲜姜。

（二）处方名

处方名为生姜、川姜、煨姜、闵姜。

（三）常用量

常用量为 6～15 g。

(四)常用炮制

1.煨姜

取生姜片或块,用纸包好,加水润湿,置炉台上烘烤,或在火中煨至纸黄或焦枯时,去纸即可。

2.闷姜

将生姜切片,加白糖腌制数天而成。

(五)常用配伍

1.配半夏

和胃止呕。用于治疗胃肠炎所致之呕吐、恶心、腹胀等症。

2.配竹茹

清热止呕。用于治疗体虚有热,恶心呕吐,口苦、舌苔黄,尿赤等症。

3.配陈皮

温中行气。用于治疗脾胃有寒,脘腹胀满,胃脘疼痛之症。

4.配大枣

和胃解表。用于治疗风寒感冒,胃脘不舒,恶心、呕吐等症。

(六)临床应用

1.慢性胃炎

生姜泻心汤:生姜 15 g,炙甘草 9 g,党参 10 g,干姜 3 g,黄芩 9 g,黄连 3 g,制半夏 9 g,大枣 4 枚。水煎服,日服 1 剂。

2.风寒感冒

生姜 30 g,紫苏叶 10 g。水煎服,日服 1 剂。

3.急性细菌性痢疾

生姜 50 g,红糖 30 g。水煎分 3 次服,日服 1 剂。

4.急性扭伤

取生姜适量,捣烂去汁,加入食盐少许拌匀,外敷患处,可用绷带固定,每天 1 次。

5.尿潴留

将生姜 15～24 g,咀嚼后用温水吞服。一般可在用药后 5 min 内缓解症状,过半小时后按上法续服 1 次。

(七)不良反应与注意事项

(1)大剂量口服可致鼻血。

(2)外敷偶尔可见皮肤过敏性紫癜。

(3)高血压患者不宜多用。

(4)阴虚内热盛者不宜应用。

五、荆芥

(一)别名

别名假苏、香荆芥。

(二)处方名

处方名为荆芥、炒荆芥、荆芥炭、黑荆芥。

（三）常用量

常用量为 3～9 g。

（四）常用炮制

1.炒荆芥

将荆芥段炒至微黄或黄色。

2.醋荆芥

荆芥段 50 kg，醋 5 kg。取荆芥段加醋炒至大部分黑色为度。

3.荆芥炭

取荆芥段置 180 ℃热锅中，炒至黑色存性，加水灭净火星，放冷即成。

（五）常用配伍

1.配薄荷

治疗感冒头痛，鼻塞不通，无汗，四肢疼痛等症。

2.配防风

治疗感冒无汗身痛及荨麻疹皮肤瘙痒之症。

3.配白芷

治疗头痛、偏头痛，症见舌苔白，口不渴，少汗等症者。

4.配黄芩

治疗气管炎咳嗽痰多，胸闷不舒，口苦、舌苔发黄者。

（六）临床应用

1.风寒感冒

荆芥 12 g，射干 12 g，柴胡 10 g，防风 10 g，葛根 15 g，苦杏仁 9 g，茵陈 10 g，金银花 10 g，桂枝 10 g，生姜 15 g，甘草 6 g。水煎服，每天 1 剂。

2.传染性软疣

荆芥 12 g，防风 10 g，蝉蜕 10 g，当归 15 g，柴胡 15 g，赤芍 15 g，僵蚕 15 g，黄芩 15 g，薏苡仁 30 g，大青叶 30 g，甘草 6 g。水煎服，日服 1 剂。

3.痔疮出血

荆芥炭 15 g，槐花炭 10 g，共研为细粉，每服 3～4 g，饭前清茶送服，每天 1～2 次。

4.慢性咽炎

荆芥穗 30 g，桔梗 10 g，沙参 30 g，炙甘草 6 g。共研为细末，每服 3 g，每天 1～2 次。

5.荨麻疹

荆芥 12 g，防风 10 g，紫草 30 g，黄芩 15 g，山楂 30 g，甘草 9 g。水煎服，每天服 1 剂。

（七）不良反应与注意事项

（1）变态反应，表现为眼睑水肿，皮肤丘疹或暗红色斑点，烘热，瘙痒或伴有胸闷，腹痛、恶心、呕吐、腹泻。

（2）表虚盗汗，阴虚头痛者禁服。

（3）服荆芥时忌食鱼、虾、蟹、驴肉等食物。

六、羌活

(一)别名
别名蚕羌、竹节羌、条羌、鸡头羌、大头羌。

(二)处方名
处方名为羌活、川羌活、西羌活、蚕羌。

(三)常用量
常用量为3～10 g。

(四)常用炮制
取原药材,洗净,切0.3 cm之厚片,晒干或用微火烘干。

(五)常用配伍
1.配川芎

祛风湿、活血、止痛。用于外感风寒关节疼痛、四肢疼痛,风湿性关节炎疼痛,偏正头痛。

2.配防风

增强祛风湿作用。用于治疗风寒头痛、关节疼痛、肢体疼痛之症。

3.配独活

增强祛风湿作用。用于治疗风湿关节疼痛、腰腿疼痛。

(六)临床应用
1.流行性感冒

(1)九味羌活汤:羌活9 g,防风8 g,苍术10 g,川芎8 g,细辛3 g,白芷5 g,生地黄10 g,黄芩10 g,甘草5 g。水煎服,日服1剂。

(2)九味羌活丸:口服,一次6～9 g,日2～3次。

2.功能性水肿

羌活胜湿汤加味:羌活6 g,独活6 g,藁本3 g,防风6 g,川芎6 g,炙甘草2 g,蔓荆子3 g。

随症加减:气虚加党参10 g,炒白术10 g;尿少加茯苓皮10 g,泽泻6 g,车前子20 g;食积加谷芽20 g,麦芽15 g,炒莱菔子6 g,山楂30 g;阳虚加巴戟天10 g,补骨脂6 g。水煎服,日服1剂。

3.风湿性关节炎

羌活10 g,防风10 g,生地黄15 g,苍术10 g,细辛4 g,川芎10 g,白芷10 g,炙甘草6 g,秦艽10 g,五加皮10 g,独活10 g,薏苡仁10 g。水煎服,日服1剂。

4.感冒发热

羌活10 g,板蓝根30 g,蒲公英30 g。水煎服,每天1剂。

5.肢体麻木

羌活12 g,鸡血藤30 g,当归10 g。水煎服,日服1剂。

6.偏头痛

羌活10 g,白芷10 g,川芎15 g,天麻12 g。水煎服,日服1剂。

7.上肢怕冷

羌活12 g,黄芪30 g,薏苡仁30 g,炙甘草6 g。水煎服,日服1剂。

(七)注意事项

阴虚火旺者慎用。

七、白芷

(一)别名

别名祁白芷、禹白芷。

(二)处方名

处方名为白芷、香白芷、川白芷、杭白芷、白芷片、白芷炭。

(三)常用量

常用量为3～10 g。

(四)常用炮制

1.白芷片

取原药材,洗净,加水浸1 d至透,切0.2～0.3 cm厚的片,晒干。

2.白芷炭

取白芷片用180 ℃锅炒至炭存性,加水灭净火星,放冷即成。

(五)常用配伍

1.配藁本

散寒止痛。用于治疗风寒头痛、偏正头痛。

2.配细辛

用于治疗风寒头痛及慢性鼻炎之鼻塞流涕等症。

3.配川芎

治疗风寒头痛、偏正头痛、眉框痛等症。

4.配甘草

缓中和胃止痛。用于治疗胃、十二指肠溃疡或慢性胃炎所致之胃脘疼痛之症。

5.配天麻

治疗头痛、肢体麻木、头晕等症。

6.配菊花

治疗高血压所致之头痛、头项不适等症。

(六)临床应用

1.胃溃疡

白芷10 g,黄连9 g,炙甘草12 g,焦三仙(山楂、神曲、麦芽)各10 g。共研细粉,饭前口服,一次6～9 g,每天3次。

2.风寒感冒

白芷9 g,羌活6 g,防风10 g,苍术6 g,细辛3 g。水煎服,日服1剂。

3.头痛、眉棱骨痛

(1)风寒引起者:白芷6 g,荆芥6 g,紫苏叶6 g,川芎10 g。水煎服,日服1剂。

(2)风热引起者:白芷6 g,菊花10 g,川芎10 g,茶叶6 g。水煎服,日服1剂。

4.额窦炎

白芷15 g,黄芩15 g,苍耳子10 g,葛根15 g,川芎15 g,薄荷(后下)9 g。水煎服,日服1剂。

5.白癜风

(1)白芷 15 g,补骨脂 15 g,北沙参 20 g,防风 15 g。水煎服,日服 1 剂。

(2)15%的白芷酊,外涂搽患处,每天 2～3 次。

6.便秘

白芷为末,每服 6 g,米汤入蜜少许送服,连进 2 服。

(七)不良反应与注意事项

(1)大剂量使用能引起强直性间歇性痉挛、惊厥,继则全身麻木。临床服用白芷所引起的中毒表现为恶心、呕吐、头晕、心悸、气短、大汗、血压升高、惊厥、烦躁不安、呼吸困难、心前区疼痛,最后可因呼吸中枢麻痹而死亡。

(2)变态反应:主要为接触性皮炎,皮损主要发生在面颈、胸上部和四肢暴露部位,出现红斑、水肿、水疱、大疱、糜烂、丘疹等。

(3)阴虚血热者忌用本品。

八、藁本

(一)别名

别名西芎、茶芎、土芎。

(二)处方名

处方名为藁本、川藁本、北藁本、香藁本。

(三)常用量

常用量为 3～10 g。

(四)常用炮制

取原药材,用清水洗净,半阴干,切 0.3 cm 厚的片;或隔夜,再切片,晒干。

(五)常用配伍

1.配细辛

增强祛风散寒止痛作用。用于治疗风寒头痛以及感受风寒所致之鼻塞流涕等症。

2.配苍术

用于治疗风湿腰腿疼痛,关节疼痛。

3.配吴茱萸

用于治疗寒疝疼痛,肠鸣腹痛等症。

4.配川芎

用于治疗偏正头痛,耳鸣头眩等症。

5.配木瓜

用于治疗寒湿肢体麻木、疼痛之症。

(六)临床应用

1.血管神经性头痛

藁本 15 g,当归 15 g,桃仁 12 g,红花 10 g,川芎 15 g,白芷 10 g,生地黄 20 g,黄芪 18 g,丹参 20 g,龙骨30 g,牡蛎 30 g(先煎),细辛 3 g(后下),甘草 9 g,蜈蚣 2 条。水煎服,日服 1 剂。

2.风湿性关节炎

藁本 15 g,苍术 15 g,防风 15 g,川牛膝 15 g,血竭 6 g。水煎服,13 服 1 剂。

3.慢性鼻炎

辛夷 12 g,藁本 10 g,炒苍耳子 10 g,升麻 6 g,黄芩 15 g,防风 10 g,牛蒡子 10 g,蝉蜕 6 g,连翘 20 g,川芎 12 g,荆芥穗 8 g(后下),红花 6 g,甘草 6 g。水煎服,日服 1 剂。

4.巅顶头痛

藁本 12 g,川芎 15 g,细辛 4 g。水煎服,日服 1 剂。

5.血虚四肢麻木

藁本 12 g,当归 12 g,木瓜 30 g,鸡血藤 30 g。水煎服,日服 1 剂。

6.寒疝疼痛

藁本 15 g,吴茱萸 8 g,小茴香 10 g。水煎服,每天 1 剂。

(七)不良反应与注意事项

(1)变态反应表现为头面及周身奇痒、皮肤出现红色或白色风团块。

(2)阴虚火旺者慎用。

(于　新)

第三节　清化热痰药

一、桔梗

(一)别名

别名苦梗、苦桔梗。

(二)处方名

处方名为桔梗、炒桔梗、蜜桔梗。

(三)常用量

常用量为 5～12 g。

(四)常用炮制

1.桔梗

取原药材洗净,急速摊开,去芦,隔一夜,切片,晒干。

2.炒桔梗

取桔梗炒至微黄为度。

3.蜜桔梗

桔梗片 0.5 kg,蜜 150 g。先将蜜炼至起泡,或加入清水炼滚后,再加桔梗片,炒至蜜尽色黄为度。

(五)常用配伍

1.配半夏

止咳祛痰。用于治疗风寒咳嗽、咳痰不利、胸闷不适等症。

2.配紫苏

宣肺止咳。用于治疗风寒感冒、咳嗽吐痰、痰稀量多等症。

3.配白芷

开气排脓。用于治疗疮痈已溃,脓出不畅或脓成不溃等症。

(六)临床应用

1.肺脓肿

桔梗 10 g,桑白皮 15 g,川贝母 10 g,当归 12 g,瓜蒌仁 12 g,防己 9 g,百合 20 g,薏苡仁 30 g,五味子 9 g,地骨皮 10 g,知母 10 g,苦杏仁 9 g,葶苈子 12 g,黄芩 15 g,枳壳 6 g,甘草 5 g。水煎服,日服 1 剂。

2.咽喉炎

桔梗 10 g,牛蒡子 9 g,薄荷 6 g,甘草 6 g,蝉蜕 6 g,乌梅 10 g,射干 9 g,青果 6 g,麦冬 10 g。水煎服,日服 1 剂。

3.外感咳嗽

桔梗 9 g,远志 6 g,蜜款冬花 9 g,紫苏叶 6 g,黄芩 9 g,炙甘草 6 g,生姜 4 片。水煎服,日服 1 剂。

4.乳腺增生症

桔梗 15 g,川芎 15 g,枳实 10 g,皂角刺 6 g,白芍 10 g,桃仁 10 g,赤芍 12 g,牡丹皮 12 g,云苓 20 g,夏枯草 15 g,麦冬 15 g,黄芩 10 g,甘草 5 g。水煎服,日服 1 次。

5.细菌性痢疾

桔梗 20 g,黄连 10 g,陈皮 6 g,枳壳 9 g,白芍 10 g,黄檗 10 g,干姜 3 g。水煎服,日服 1 剂。

(七)不良反应与注意事项

(1)剂量过大,可引起恶心、呕吐、腹痛、腹泻等症。

(2)出现低血压反应,血压降低、头晕、乏力、心悸等。

(3)咯血者忌服。

二、前胡

(一)别名
别名冬前胡、信前胡、北前胡、南前胡。

(二)处方名
处方名为前胡、炙前胡、炒前胡。

(三)常用量
常用量为 3～10 g。

(四)常用炮制

1.前胡
取原药材,去梢尾及芦头,切片,晒干。

2.炒前胡
取前胡片用微火炒至微焦为度。

3.蜜前胡
前胡 5 kg,蜜 1.5 kg。将蜜炼黄,加入前胡拌匀,炒至黄色即可。

(五)常用配伍

1.配杏仁

润肺止咳。用于治疗干咳少痰、咽喉发痒、胸闷气喘等症。

2.配紫菀

止咳化痰。用于治疗咳嗽痰多,久咳不止,胸中滞闷等症。

(六)临床应用

1.慢性气管炎

前胡 12 g,紫苏叶 6 g,桔梗 6 g,地龙 15 g,苦参 12 g,陈皮 10 g,黄芩 15 g,姜半夏 12 g,甘草 6 g。水煎服,日服 1 剂。

2.冠心病

前胡 15 g,枳实 10 g,延胡索 10 g,郁金 12 g,木香 6 g,党参 15 g,半夏 12 g,川芎 12 g,黄芪 30 g,香附 10 g,石菖蒲 10 g,丹参 18 g,泽泻 6 g。水煎服,日服 1 剂。

3.咽喉炎

前胡 12 g,柴胡 9 g,法半夏 10 g,桂枝 3 g,射干 15 g,紫苏叶 6 g,虎杖 6 g,葛根 12 g,川芎 12 g,桔梗 6 g,麦冬 15 g,金银花 12 g,甘草 3 g。水煎服,日服 1 剂。

4.过敏性鼻炎

前胡 10 g,防风 10 g,乌梅 9 g,黄芪 15 g,银柴胡 10 g,白术 12 g,辛夷 6 g,白芷 9 g,五味子 6 g,黄芩 12 g,桑寄生 15 g,白芍 10 g,甘草 6 g。水煎服,日服 1 剂。

三、瓜蒌

(一)别名

别名栝楼、油栝楼、野苦瓜。

(二)处方名

处方名为瓜蒌、全瓜蒌、糖瓜蒌、炒瓜蒌。

(三)常用量

常用量为 9~15 g。

(四)常用炮制

1.全瓜蒌

取原药材,阴干至其皮萎缩为度。

2.瓜蒌丝

取原药材,切丝,晒干。

(五)常用配伍

1.配薤白

通气除痰。用于治疗冠心病胸痛、气短、心悸等症。

2.配天花粉

生津润肺。用于治疗糖尿病口渴咽干、多饮多尿之症。

3.配半夏

止咳化痰。用于治疗肺热咳嗽、口咽干燥、痰黄等症。

4.配杏仁

润肺止咳。用于治疗干咳少痰、胸痛气促、口咽干燥等症。

(六)临床应用

1.冠心病

全瓜蒌 30 g,薤白 12 g,制半夏 9 g,佛手 10 g,川芎 15 g,当归 10 g,丹参 15 g,姜黄 9 g,甘草 3 g。水煎服,日服 1 剂。

2.急性乳腺炎

全瓜蒌 30 g,炒牛蒡子 12 g,天花粉 10 g,黄芩 15 g,栀子 12 g,柴胡 10 g,连翘 30 g,皂角刺 6 g,金银花 18 g,青皮 9 g,陈皮 6 g,甘草 6 g。水煎服,日服 1 剂。

3.糖尿病

全瓜蒌 30 g,炒山药 30 g,炒白术 15 g,天花粉 15 g,玉竹 12 g,黄芩 15 g,槐花 6 g,天冬 30 g,青皮 10 g,夏枯草 15 g,车前草 30 g,五味子 6 g。水煎服,日服 1 剂。

4.慢性气管炎

瓜蒌 15 g,炒杏仁 10 g,川贝母 6 g,桔梗 6 g,黄芩 12 g,陈皮 6 g,紫苏叶 6 g,荆芥穗 6 g,地龙 15 g,白前 10 g,前胡 10 g,姜半夏 10 g,甘草 5 g。水煎服,日服 1 剂。

5.乳腺增生症

瓜蒌 30 g,天冬 30 g,玄参 10 g,枳壳 10 g,青皮 10 g,三棱 12 g,莪术 10 g,红花 6 g,当归 10 g,白芷 6 g,石斛 10 g,沙参 12 g,甘草 6 g。水煎服,日服 1 剂。

6.便秘

全瓜蒌 30 g,肉苁蓉 12 g,郁李仁 6 g,炒杏仁 10 g,知母 12 g,何首乌 10 g,枸杞子 6 g,当归 6 g,防风 6 g,百合 15 g,生地黄 30 g,甘草 3 g。水煎服,日服 1 剂。

(七)不良反应与注意事项

(1)胃部不适,腹泻。

(2)发生变态反应,出现皮肤丘疹、瘙痒、头晕、心悸、血压下降等。

(3)脾胃虚寒者慎用。

四、川贝母

(一)别名

别名乌花贝母、青贝母、松贝、炉贝、平贝。

(二)处方名

处方名为川贝母、川贝。

(三)常用量

常用量为 3~10 g。

(四)常用炮制

取原药材,洗净,闷 3~6 h,去心,晒干。

(五)常用配伍

1.配杏仁

润肺化痰。用于治疗外感咳嗽以及气管炎、哮喘等病所致之咳嗽痰多、胸闷气促等症。

2.配知母

清热化痰。用于治疗肺热咳嗽,痰稠而黏,咽喉干燥等症。

3.配玄参

清利咽喉。用于治疗慢性咽炎咽部干燥、咳嗽、胸闷不适等症。

(六)临床应用

1.上呼吸道感染

川贝母 10 g,款冬花 10 g,苦杏仁 9 g,炙甘草 10 g,黄芩 12 g,陈皮 12 g,紫苏叶 6 g,生姜 6 g。水煎服,日服 1 剂。

2.慢性咽炎

川贝母 9 g,玄参 15 g,青果 6 g,白芷 6 g,西瓜霜 10 g(冲服),麦冬 15 g,金银花 15 g,甘草 5 g。水煎服,日服 1 剂。

3.哮喘

川贝母 10 g,麻黄 6 g,黄芩 15 g,杏仁 10 g,生石膏 30 g,白花蛇舌草 15 g,荆芥穗 6 g,瓜蒌 30 g,枳壳 6 g,陈皮 10 g,厚朴 6 g,芦根 15 g,炙甘草 6 g。水煎服,日服 1 剂。

4.淋巴结核

川贝母 12 g,牡蛎 30 g,玄参 15 g,牡丹皮 15 g,黄芪 15 g,太子参 30 g,夏枯草 20 g,蜈蚣 2 条,甘草 6 g。水煎服,日服 1 剂。

(七)不良反应与注意事项

(1)皮肤过敏,潮红、丘疹、瘙痒、药疹等。

(2)大便溏泄者慎用。

(于　新)

第四节　温化寒痰药

一、半夏

(一)别名

别名蝎子草、三步跳、地巴豆、地雷公、麻草子。

(二)处方名

处方名为半夏、清半夏、姜半夏、制半夏、法半夏。

(三)常用量

常用量为 3～10 g。

(四)常用炮制

1.清半夏

取生半夏,用水浸泡 8 d,每天换水 1 次。再加白矾(每 50 kg 加 1 kg 白矾),与水共煮,至无白心、晾至六、七成干,切片,晒干。

2.姜半夏

半夏 50 kg,生姜 5 kg。取生姜汁,喷在干燥的半夏片上,拌匀晒干,以微火炒黄。

3.法半夏

半夏 50 kg,生姜、皂角刺、甘草各 3 kg,白矾冬季 1.5 kg,夏季 3 kg,芒硝夏季 1.5 kg,冬季 3 kg,除半夏外,洗净打碎。将上药分 5 份,先取 1 份用布包好,加水漂洗半夏,夏季 3 d,冬季 4 d,换水;再取另 1 份药,如前法浸泡;至 5 份药泡完后,再用清水泡 1 d,取出切片,晒干。

(五)常用配伍

1.配陈皮

行气化痰。用于治疗肺寒咳嗽痰白,慢性气管炎咳嗽痰多,胃肠炎恶心呕吐、腹胀腹痛等症。

2.配黄连

清胃止呕。用于治疗胃肠炎、痢疾所致之恶心呕吐、腹痛腹泻、肠鸣下坠等症。

3.配黄芩

清热化痰。用于治疗外感风热,咳嗽痰黄、咽干口苦以及慢性气管炎胸闷咳嗽、痰黄黏稠、咳吐不利等症。

4.配厚朴

温中除胀。用于治疗脾胃寒湿、脘腹胀满、肠鸣泄泻、食少纳呆等症。

(六)临床应用

1.慢性胃炎

姜半夏 12 g,黄芩 15 g,干姜 6 g,党参 9 g,黄连 5 g,陈皮 6 g,枳壳 9 g,炙甘草 6 g,大枣 4 枚。水煎服,日服 1 剂。

2.胃溃疡

清半夏 12 g,白芍 15 g,牡蛎 30 g,黄连 6 g,白及 15 g,香附 12 g,黄芪 30 g,炙甘草 9 g,生姜 6 g。水煎服,日服 1 剂。

3.妊娠呕吐

姜半夏 12 g,云苓 15 g,黄芩 6 g,黄连 3 g,党参 10 g,干姜 3 g,车前子 6 g(另包),炙甘草 2 g。水煎服,日服 1 剂。

4.慢性咽炎

法半夏 12 g,厚朴 10 g,云苓 15 g,紫苏叶 6 g,白芍 12 g,赤芍 12 g,蒲公英 30 g,天花粉 12 g,麦冬 15 g。水煎服,日服 1 剂。

5.高血压

法半夏 10 g,云苓 30 g,天麻 10 g,炒杜仲 15 g,白术 15 g,黄芩 12 g,泽泻 9 g。水煎服,日服 1 剂。

6.感冒咳嗽

姜半夏 10 g,干姜 6 g,紫苏子 10 g,炒莱菔子 6 g,黄芩 10 g,党参 15 g,荆芥穗 6 g,炙甘草 6 g。水煎服,日服 1 剂。

7.癫痫

法半夏 10 g,竹茹 6 g,枳实 6 g,陈皮 6 g,云苓 9 g,全蝎 3 g,白僵蚕 6 g,天竺黄 6 g,酸枣仁 6 g,生姜 2 片,大枣 2 枚。水煎服,日服 1 剂。

8.内耳眩晕症

清半夏10 g,白术15 g,陈皮6 g,竹茹6 g,黄芩10 g,泽泻6 g,钩藤20 g(后下),生姜3片。水煎服,日服1剂。

9.呕吐

姜半夏10 g,党参10 g。水煎服,日服1剂。

10.心悸

二夏清心片(炒半夏、云苓、陈皮、石菖蒲、炒枳实、葛根、炒竹茹、冬虫夏草、干姜、炙甘草),口服,一次3片,每天3次。

(七)不良反应与注意事项

(1)消化系统:生半夏粉吞服可致舌麻木、喉痒、咳嗽、恶心、腹痛、腹泻、转氨酶水平升高等。

(2)神经系统:过量可引起痉挛、四肢麻痹。

(3)呼吸系统:呼吸困难、不规则,严重时呼吸中枢麻痹。

(4)孕妇禁用。

(5)肝、肾功能不全者禁用。

二、白芥子

(一)别名

别名芥菜子、辣菜子。

(二)处方名

处方名为白芥子、炒白芥子、芥子。

(三)常用量

常用量为3～9 g。

(四)常用炮制

1.白芥子

取原药材,拣净杂质,晒干即可。

2.炒芥子

取白芥子炒至黄色,微有香气为度。

(五)常用配伍

1.配紫苏子

止咳化痰。用于治疗风寒咳嗽以及气管炎咳嗽、胸闷喉痒、痰白不爽等症。

2.配地龙

止咳平喘。用于治疗慢性气管炎、支气管哮喘之咳嗽气喘、胸闷不适等症。

3.配桂枝

温经化痰。用于治疗寒湿关节疼痛、肢体麻木、腰膝怕冷等症。

(六)临床应用

1.渗出性胸膜炎

白芥子15 g,柴胡10 g,黄芩12 g,半夏12 g,白芷9 g,陈皮9 g,浙贝母12 g,苦杏仁10 g,穿山甲10 g,皂角刺8 g,昆布15 g,葶苈子10 g,海藻12 g,云苓18 g,赤芍12 g,夏枯草30 g,甘草6 g。水煎服,日服1剂。

2.滑膜炎

白芥子 15 g,薏苡仁 30 g,苍术 15 g,白芷 10 g,云苓 30 g,木瓜 30 g,当归 10 g,土鳖虫 10 g,益母草 30 g,川芎 10 g,川牛膝 15 g,柴胡 6 g,甘草 6 g。水煎服,日服 1 剂。

3.耳软骨膜炎

白芥子 12 g,薏苡仁 30 g,半夏 10 g,泽泻 12 g,白术 15 g,云苓 30 g,柴胡 10 g,黄芩 15 g,通草 6 g,鹿角霜 30 g,蒲公英 30 g,牡蛎 30 g,甘草 6 g。水煎服,日服 1 剂。

4.淋巴结核

白芥子、百部、乌梅各等份,共研细末,拌醋调糊状,敷患处,第一次敷 7 d,第二次敷 5 d,第三次敷 3 d。每次间隔 3 d。

5.慢性气管炎

白芥子 12 g,陈皮 10 g,姜半夏 12 g,地龙 12 g,五味子 6 g,炒杏仁 10 g,紫菀 12 g,黄芩 15 g,甘草 6 g。水煎服,日服 1 剂。

6.急性腰扭伤

炒白芥子末,每次 5 g,每天 2 次,黄酒送服。连用 1～3 d。

(七)不良反应与注意事项

(1)胃肠道反应:恶心、呕吐、腹中隐痛等。

(2)外敷时间过长,可致皮肤发疱、疼痛、瘙痒等。

三、旋覆花

(一)别名
别名金沸花、金盏花。

(二)处方名
处方名为旋覆花、覆花、蜜旋覆花。

(三)常用量
常用量为 3～9 g。

(四)常用炮制

1.旋覆花

取原药材,拣净杂质,筛去土。晒干。

2.蜜旋覆花

旋覆花 0.5 kg,蜜 180 g。先将蜜熔化,倒入旋覆花拌炒,至老黄色不粘手为度。

3.炒旋覆花

将旋覆花用微火炒至具焦斑为度。

(五)常用配伍

1.配半夏

降逆平喘。用于治疗胃肠炎呕吐及哮喘胸闷气喘,咳嗽痰多等症。

2.配前胡

止咳化痰。用于治疗咳嗽痰多、胸闷喉痒、痰白而稀等症。

(六)临床应用

1.呕吐

旋覆花 10 g(另包),党参 12 g,姜半夏 12 g,生姜 10 g,赭石 20 g,甘草 6 g,大枣 4 枚。水煎服,日服 1 剂。

2.胃神经症

旋覆花 6 g(另包),香附 12 g,党参 12 g,炒白术 15 g,鸡内金 10 g,神曲 30 g,淡豆豉 15 g,木香 6 g。水煎服,日服 1 剂。

3.膈肌痉挛

旋覆花 6 g(另包),代赭石 30 g(先煎),太子参 15 g,制半夏 12 g,丁香 3 g,柿蒂 9 g,麦冬 12 g,黄芪 15 g,竹茹 6 g,甘草 3 g。水煎服,日服 1 剂。

4.慢性气管炎

旋覆花 9 g(另包),桔梗 6 g,白前 6 g,紫菀 10 g,姜半夏 12 g,陈皮 10 g,前胡 6 g,远志 5 g,黄芩 10 g,干姜 6 g,沙参 10 g,甘草 6 g。水煎服,日服 1 剂。

(七)不良反应与注意事项

(1)出现恶心、呕吐、胸闷、烦躁等。

(2)变态反应:皮肤潮红、瘙痒、皮炎、哮喘等。

(3)大便溏泄者慎用。

四、白前

(一)别名

别名鹅管白前、鹅白前、南白前。

(二)处方名

处方名为白前、炒白前、蜜白前。

(三)常用量

常用量为 3~10 g。

(四)常用炮制

1.白前

取原药材,洗净,切段,晒干。

2.炒白前

取白前段炒至黄色。

3.蜜白前

白前段 50 kg,蜜 12 kg。将蜜炼熟,加入白前段拌匀,炒至老黄色。

(五)常用配伍

1.配紫菀

止咳化痰。用于治疗外感风寒,咳嗽胸闷以及慢性气管炎咳嗽痰多,胸闷气喘等症。

2.配桑白皮

清肺止咳。用于治疗肺热咳嗽、痰黄黏稠、口苦咽干等症。

3.配百部

润肺止咳。用于治疗干咳少痰、喉痒胸闷、肺结核咳嗽咳血等症。

(六)临床应用

1.肺热咳嗽

前胡 9 g,赤芍 10 g,麻黄 3 g,川贝母 10 g,白前 12 g,大黄 3 g,陈皮 6 g,黄芩 10 g,甘草 3 g。水煎服,日服 1 剂。

2.支气管哮喘

白前 10 g,麦冬 15 g,桑白皮 15 g,炒白果 12 g,炙紫菀 15 g,炙麻黄 6 g,款冬花 10 g,百部 15 g,陈皮 9 g,地龙 15 g,黄芩 12 g,桃仁 g9,枳壳 10 g,细辛 4 g,紫苏叶 6 g,甘草 5 g。水煎服,日服 1 剂。

3.顽固咳嗽

白前 12 g,黄芪 15 g,枸杞子 15 g,前胡 10 g,当归 10 g,党参 15 g,金银花 18 g,连翘 15 g,牛蒡子 10 g,蝉蜕 10 g,百合 12 g,南沙参 10 g,北沙参 10 g。水煎服,日服 1 剂。

4.慢性气管炎

白前 10 g,桔梗 9 g,紫菀 12 g,百部 15 g,紫苏子 9 g,陈皮 10 g。水煎服,日服 1 剂。

5.跌打胁痛

白前 15 g,香附 10 g,青皮 6 g。水煎服,日服 1 剂。

（于　新）

第五节　利水消肿药

一、脾肾阳虚

(一)五苓散(胶囊、片)

1.药物组成

组成药物有泽泻、茯苓、猪苓、白术(炒)、肉桂。

2.功能主治

温阳化气,利湿行水。适用于阳不化气、水湿内停证,症见小便不利,肢体水肿,腹胀不适,呕逆泄泻,渴不思饮,舌苔白腻,脉濡。

3.特点分析

本成药源自《伤寒论》五苓散,桂枝易肉桂而成。功长利水渗湿,温阳化气。方中桂枝易为肉桂之后,重在温阳化气利水。虽为正邪兼顾、标本同治之剂,然仍重在利水祛邪,以治标为主。对于水湿内停所致的水肿、泄泻、咳喘、水逆、小便不利、眩晕、霍乱吐泻等皆可使用。若治疗水肿,临证以小便不利、渴不思饮、舌苔白为使用指征。

4.药理作用

此药具有利尿、降压、降血脂等作用。

5.传统应用

传统应用于水肿、蓄水证、痰饮、泄泻证属阳气不足,水湿内停者。

6.现代应用

现代应用于慢性肾炎、尿潴留、慢性支气管炎、慢性肠炎、充血性心力衰竭等见上述证候者。

7.用法用量

散剂:口服。一次 6～9 g,一天 2 次。片剂:口服。一次 4～5 片,一天 3 次。胶囊剂:口服。一天 2 次,一次 3 粒。

8.使用注意

孕妇慎用。低盐饮食,不宜进食辛辣、油腻和煎炸类食物。

(二)肾炎温阳片

1.药物组成

组成药物有人参、附子(盐制)、黄芪、党参、茯苓、白术、肉桂、木香、香加皮、葶苈子、大黄等。

2.功能主治

温肾健脾,化气行水。适用于脾肾阳虚证,症见面浮身肿,腰以下为甚,按之凹陷不起,心悸,气促,腰部冷痛酸重,尿量减少,四肢厥冷,怯寒神疲,脘腹胀闷,纳减便溏,食少,面色㿠白或灰滞,舌质淡胖,苔白,脉沉细或沉迟无力。

3.特点分析

本成药为四君子汤合参附汤加减而成,益气温阳、健脾补肾之力十分突出,兼有清热化瘀、祛风导滞之效,对于脾肾阳虚较甚所致的水肿较宜,临证以全身浮肿、神倦便溏、舌淡苔白为使用指征。

4.药理作用

此药具有实验性肾炎、抗疲劳等作用。

5.传统应用

传统应用于水肿证属脾肾阳虚者。

6.现代应用

现代应用于慢性肾炎见上述证候者。

7.用法用量

片剂:口服。一次 4～5 片,一天 3 次。

8.使用注意

孕妇禁用。阴虚火旺、津亏者慎用。心脏病患者慎用。宜低盐、低脂饮食,忌食荤腥、辛辣、油腻及刺激之品。

(三)缩泉丸(胶囊)

1.药物组成

山药、益智仁(盐炒)、乌药。

2.功能主治

温肾止遗。适用于膀胱失约证,症见小便频数,小便清长,夜间尤甚,或小儿夜间睡中遗尿,腰膝酸软,神疲倦怠,舌质淡,脉沉细弱。

3.特点分析

本成药源自《校注妇人良方》缩泉丸,功能温肾祛寒,缩尿止遗。原方用治"脬气虚寒",脬者,膀胱也。故临床适用于多尿遗尿者证属肾气不足,膀胱气化不利,下元虚冷者。临证以小便频数或夜间遗尿、腰膝酸软、神疲倦怠、舌质淡为使用指征。

4.药理作用

此药具有抗利尿作用。

5.传统应用

传统应用于多尿、遗尿证属肾气虚寒,膀胱气化者。

6.现代应用

现代应用于神经性尿频、尿崩症、儿童遗尿症、老年人小便失常、张力性尿失禁、老年女性非感染性尿频等见上述证候者。

7.用法用量

水丸:口服。一次 3～6 g,一天 3 次。胶囊剂:口服,成人一次 6 粒,5 岁以上儿童一次 3 粒,一天 3 次。

8.使用注意

忌辛辣、生冷、油腻食物。宜饭前服用。

(四)金匮肾气丸(片)

1.药物组成

组成药物有地黄、山药、山茱萸(酒炙)、茯苓、牡丹皮、泽泻、桂枝、附子(制)、牛膝(去头)、车前子(盐炙)。

2.功能主治

温补肾阳,化气行水。适用于肾阳亏虚证,症见面浮身肿,腰以下尤甚,按之凹陷不起,心悸,气促,畏寒神疲,腰部酸胀,小便不利,畏寒,四肢欠温,夜尿频多,舌质淡胖,苔白,脉沉细或沉迟无力。

3.特点分析

本成药源自《简明医彀》桂附地黄丸,实为《金匮要略》肾气丸桂枝易肉桂而成。功长温补肾阳。具有阴阳并调、补泻兼施、脾肾同治的特点。适用于肾阳不足之证。若治疗水肿,临证以腰痛脚软、小便不利或反多、舌淡为使用指征。

4.药理作用

此药具有抗衰老、增强免疫功能、促进睾丸生精和性腺发育等作用。

5.传统应用

传统应用于水肿、腰痛证属肾阳亏虚者。

6.现代应用

现代应用于膀胱炎、慢性肾脏疾病、2 型糖尿病、成人夜尿症、原发性骨质疏松症、强直性脊柱炎、老年良性前列腺增生等见上述证候者。

7.用法用量

水丸:口服。一次 20～25 粒(4～5 g),一天 2 次。片剂:口服。一次 4 片,一天 2 次。

8.使用注意

忌房欲、气恼,忌食生冷物。

(五)济生肾气丸

1.药物组成

组成药物有肉桂、附子(制)、牛膝、熟地黄、山茱萸(制)、山药、茯苓、泽泻、车前子、牡丹皮。

2.功能主治

温肾化气,利水消肿。适用于肾阳不足、水湿内停证,症见面浮身肿,腰以下尤甚,按之凹陷不起,心悸,气促,畏寒,神疲,腰膝酸软,四肢欠温,喘促日久,气息短促,呼多吸少,动则喘甚,小便不利,舌淡,脉沉细。

3.特点分析

本成药源自《严氏济生方》济生肾气丸,实为肾气丸加牛膝、车前仁而成,功长温补肾阳,利水消肿。具有温肾利水同施,标本兼顾,阴阳并调,脾肾同治等。对于肾阳不足,水湿内停之证较宜,临证以腰膝酸软、浮肿、小便不利、畏寒肢冷为使用指征。

4.药理作用

此药具有抗实验性肾炎、抑制膀胱收缩等作用。

5.传统应用

传统应用于水肿、腰痛、喘嗽证属肾阳衰弱者。

6.现代应用

现代应用于慢性肾炎、腰肌劳损、慢性气管炎、老年性糖尿病、舒张型心力衰竭、慢性肾衰竭等见上述证候者。

7.不良反应

部分患者服药后可出现恶心等消化道不适症状。

8.用法用量

口服。水蜜丸一次6g,小蜜丸一次9g,大蜜丸一次1丸,一天2~3次。

9.使用注意

孕妇慎用。湿热壅盛、风水泛溢水肿者慎用。不可过服、久服。加强体育锻炼,劳逸适度,避免过度劳累。宜清淡、低盐饮食,忌烟、酒。

二、湿热内盛

(一)肾炎四味片

1.药物组成

组成药物有细梗胡枝子、黄芪、北京石韦、黄芩。

2.功能主治

清热利尿,补气健脾。适用于湿热内蕴兼气虚证,症见神疲乏力,浮肿,腰痛,小便不利,舌苔黄腻,脉细或滑数。

3.特点分析

本成药功长清热利湿,益气通淋,但以清利湿热为主。其清利之效较弱,但益气之功是其特点之一,故对于气虚夹湿热所致的水肿、淋证或癃闭较宜。临证以浮肿、乏力、舌苔黄腻为使用指征。

4.药理作用

此药具有抗实验性肾炎、抗感染等作用。

5.传统应用

传统应用于水肿证属脾气亏虚,湿热内蕴者。

6.现代应用

现代应用于慢性肾小球肾炎、肾功能不全、糖尿病肾病等见上述证候者。

7.用法用量

片剂:口服。一次 8 片,一天 3 次。

8.使用注意

孕妇禁用。高血压、心脏病、糖尿病患者,肝、肾功能不全者慎用。宜低盐、低脂饮食,忌食辛辣油腻之品。

(二)肾炎灵胶囊

1.药物组成

组成药物有猪苓、茯苓、车前子(盐炒)、赤芍、栀子、大蓟、小蓟、地榆、马齿苋、茜草、当归、川芎、旱莲草、女贞子、狗脊(烫)、地黄、山药。

2.功能主治

清热利尿,凉血止血,滋阴补肾。适用于下焦湿热、肾阴不足证,症见下肢浮肿,腰膝酸痛,神疲乏力,小便不利,尿频,或有尿血,舌红苔黄,脉细数。

3.特点分析

本成药实为师法仲景名方猪苓汤而成。功长滋肾利尿,清热调血,尤其长于凉血止血。具有止血不留瘀、活血不伤血、利水不伤阴、滋阴不恋邪的特点,并兼一定培土制水之功,诚为标本兼治之剂。故对于阴虚湿热,或水热互结下焦伤及阴分所致的水肿较宜,尤其对于热伤血络兼有尿血之象者更为适宜。临证以下肢浮肿、腰膝酸痛,或有尿血、舌红苔黄为使用指征。

4.药理作用

此药具有保护肾功能、减轻肾小球病变、利尿等作用。

5.传统应用

传统应用于水肿证属下焦湿热,肾阴不足者。

6.现代应用

现代应用于慢性肾小球肾炎、尿道结石等见上述证候者。

7.用法用量

胶囊剂:口服。一次 6~7 粒,一天 3 次。

8.使用注意

孕妇禁用。脾肾阳虚水肿者,脾肾两亏,血失统摄所致尿血者慎用。低盐饮食,忌烟、酒及辛辣油腻食品。

三、虚实夹杂

(一)肾炎康复片

1.药物组成

组成药物有人参、西洋参、山药、地黄、杜仲(炒)、土茯苓、白花蛇舌草、黑豆、泽泻、白茅根、丹参、益母草、桔梗。

2.功能主治

益气养阴,健脾补肾,清解余毒。适用于气阴两虚,脾肾不足,水湿内停证,症见神疲乏力,腰膝酸软,面目、四肢浮肿,头晕耳鸣,舌偏红边有齿印,苔薄白腻,脉细弱或细数。

3.特点分析

本成药功长健脾滋肾,清热利湿,兼有活血止血之功。其凉血止血之功是一大特点,使得本成药具有利水不伤阴、滋阴不恋邪、清而不遏血行、止血不留瘀、活血不动血的特点。故对于气阴两虚,脾肾亏损,瘀浊内停者较宜,临证以神疲乏力,腰膝酸软,面目、四肢浮肿为使用指征。

4.药理作用

此药具有抗实验性肾炎、抗肾纤维化、抗感染、利尿、降压等作用。

5.传统应用

传统应用于水肿证属脾肾不足,气阴两虚,水湿内停者。

6.现代应用

现代应用于肾性高血压、慢性肾小球肾炎、蛋白尿、血尿、糖尿病肾病、肾病综合征、轻度肾功能损害等见上述证候者。

7.用法用量

片剂:口服。一次 8 片,一天 3 次。小儿酌减或遵医嘱。

8.使用注意

孕妇禁用。急性肾炎所致的水肿慎用。低盐饮食,忌烟酒及辛辣油腻食品。禁房事。

(二)**肾炎消肿片**

1.药物组成

组成药物有桂枝、苍术、陈皮、茯苓、香加皮、大腹皮、姜皮、冬瓜皮、益母草、泽泻、椒目、黄柏。

2.功能主治

健脾渗湿,通阳利水。适用于脾虚气滞、水湿内停证,症见肢体浮肿,晨起面肿甚,按之凹陷,身体重倦,纳差,尿少,脘腹胀满,舌苔白腻,脉沉缓。

3.特点分析

本成药由《麻科活人全书》五皮饮合《伤寒论》五苓散加减而成。功长温阳利水,健脾消肿,兼有一定祛风清热、活血通络之功。本成药以健脾为核心,通过温阳利水、培土制水、苦温燥湿、淡渗利湿、祛风胜湿、宣肺行水等多种方法以消水肿,充分体现了中医整体观的思想。对于脾虚湿盛,气滞水犯之皮水较宜,临证以一身悉肿、心腹胀满、小便不利、按之凹陷为使用指征。

4.药理作用

此药具有利尿、抗实验性肾炎、肾保护等作用。

5.传统应用

传统应用于水肿证属脾虚湿困者。

6.现代应用

现代应用于急性肾炎、慢性肾炎等见上述证候者。

7.用法用量

片剂:口服。一次 4～5 片,一天 3 次。

8.使用注意

孕妇慎用。心脏病患者慎用。宜低盐、低脂饮食,忌食荤腥、辛辣、油腻及刺激之品。

(三)**肾衰宁胶囊**

1.药物组成

组成药物有太子参、大黄、茯苓、半夏(制)、陈皮、黄连、丹参、红花、牛膝、甘草。

2.功能主治

益气健脾,活血化瘀,通腑泄浊。适用于脾胃气虚、浊瘀内阻证,症见面色萎黄,浮肿,腰以下肿甚,恶心呕吐,食欲缺乏,小便不利,大便黏滞,舌苔腻,脉细弱。

3.特点分析

本成药功长健脾利水,活血行气,兼有一定清热之效。适用于脾虚气滞,瘀浊内停兼有化热之证,临证以面色萎黄、浮肿、腰以下肿甚、舌质紫暗为使用指征。

4.药理作用

此药具有治疗慢性肾衰、利尿等作用。

5.传统应用

传统应用于水肿证属脾虚运化失常,水湿内停者;肾劳证属浊瘀内阻者。

6.现代应用

现代应用于慢性肾衰竭、急性肾小管坏死、肾小管间质纤维化等见上述证候者。

7.不良反应

服药期间大便次数略有增加。

8.用法用量

口服。一次 4～6 粒,一天 3～4 次。45 d 为 1 个疗程,小儿酌减。

9.使用注意

孕妇及有出血症状者禁用。肝肾阴虚、脾肾阳虚、阴阳两虚所致水肿、肾劳者慎用。宜低盐饮食,慎用植物蛋白类食物,忌烟酒及辛辣油腻食品。

(四)肾炎舒颗粒(片、胶囊)

1.药物组成

组成药物有生晒参(去芦)、菟丝子、黄精、枸杞子、苍术、茯苓、汉防己、白茅根、金银花、蒲公英。

2.功能主治

益肾健脾,利水消肿。适用于脾肾阳虚、水湿内停证,症见浮肿,腰痛,乏力,畏寒肢冷,夜尿多,尿频急或尿少,苔腻,脉细弱。

3.特点分析

本成药功长补肾健脾,清热利水。药性平和,温而不燥,滋而不腻,内寓阴中求阳之义,为标本兼治、邪正兼顾、平补脾肾之剂。清热解毒之功较强,故对于脾肾亏虚、湿热内蕴之水肿较宜,临证以浮肿、腰痛、乏力、畏寒肢冷为使用指征。

4.药理作用

此药具有抗实验性肾炎、肾盂肾炎等作用。

5.传统应用

传统应用于水肿证属脾肾阳虚,水湿内蕴者。

6.现代应用

现代应用于慢性肾炎见上述证候者。

7.用法用量

颗粒剂:口服,一次 10 g,一天 3 次。片剂:口服,一次 6 片,一天 3 次;小儿酌减。胶囊剂:口服,一次 4 粒,一天 3 次;小儿酌减。

8.使用注意

孕妇慎用。风水水肿者慎用。低盐饮食,忌烟、酒及辛辣、油腻食品。

四、阴阳两虚

阴阳两虚可用强肾颗粒(片)。

(一)药物组成

组成药物有鹿茸、人参茎叶总皂苷、补骨脂、杜仲、枸杞子、桑椹、熟地黄、山茱萸、山药、茯苓、泽泻、牡丹皮、益母草、丹参。

(二)功能主治

补肾填精,益气壮阳。适用于阴阳两虚证,症见浮肿,腰以下肿甚,腰膝酸软或疼痛,喜温喜按,阳痿遗精,多为无梦而遗,甚则滑泄不禁,神疲乏力,畏寒肢冷,小便短少或夜尿频数,大便稀溏,舌淡胖,脉细弱。

(三)特点分析

本成药源自六味地黄丸加减,功长补肾健脾、活血利水。虽为脾肾双补之剂,但重在补肾且为阴阳双补,健脾之力则稍逊,清热利水之力较弱。故对于阴阳两虚,脾肾不足,肾虚为主,兼瘀浊停滞者较宜。临证以浮肿、腰以下肿甚、腰膝酸软、喜温喜按、舌淡胖为使用指征。

(四)药理作用

此药具有抗实验性肾炎作用。

(五)传统应用

传统应用于水肿、腰痛、遗精、阳痿、早泄、夜尿证属阴阳两虚者。

(六)现代应用

现代应用于慢性肾炎、慢性肾盂肾炎、性功能障碍、男性不育症等见上述证候者。

(七)用法用量

颗粒剂:口服,一次 3 g,一天 3 次;或遵医嘱。片剂:口服,一次 4～6 片,一天 3 次。用淡盐水或温开水送下,小儿酌减,30 d 为 1 个疗程。

(八)使用注意

湿热壅遏、膀胱气化不行之水肿慎用。宜低盐饮食,忌食生冷食品。忌房事。

(于　新)

参 考 文 献

[1] 彭净.临床药物应用指南[M].上海:上海交通大学出版社,2020.

[2] 刘江波,徐琦,王秀英.临床内科疾病诊疗与药物应用[M].汕头:汕头大学出版社,2021.

[3] 孙桂霞.现代临床药物应用[M].哈尔滨:黑龙江科学技术出版社,2020.

[4] 王博.药物学基础[M].重庆:重庆大学出版社,2021.

[5] 韩峰.药物毒理学[M].武汉:华中科技大学出版社,2020.

[6] 单鹏.现代临床药物应用[M].长春:吉林科学技术出版社,2020.

[7] 朱锦明,石祥奎.产科抗感染药物临床应用[M].郑州:郑州大学出版社,2021.

[8] 吴国忠.药物基本知识[M].北京:人民卫生出版社,2020.

[9] 近洪涛,宋海波,王海学.药物毒理学研究进展[M].北京:中国协和医科大学出版社,2020.

[10] 王文萱.常用临床药物[M].北京:科学技术文献出版社,2020.

[11] 刘欣.药物应用与疾病诊疗[M].天津:天津科学技术出版社,2020.

[12] 伦志彩.常见药物临床应用[M].北京:科学技术文献出版社,2020.

[13] 刘秀梅.实用药物基础与实践[M].沈阳:沈阳出版社,2020.

[14] 张雪飞,文秀云,林拴宝.药物制剂技术[M].广州:世界图书出版广东有限公司,2020.

[15] 冀洪波.实用药物与应用[M].天津:天津科学技术出版社,2020.

[16] 王潞.实用药物学进展[M].北京:科学技术文献出版社,2020.

[17] 丛晓娟,杨俊玲,韩本高.实用药物学基础[M].石家庄:河北科学技术出版社,2021.

[18] 王春娟.现代药物诊疗学[M].沈阳:沈阳出版社,2019.

[19] 时慧.药学理论与药物临床应用[M].北京:中国纺织出版社,2021.

[20] 张淑娟.临床药物治疗实践[M].北京:科学技术文献出版社,2020.

[21] 韩永红,孙静.药理学[M].北京:化学工业出版社,2022.

[22] 张爱华.药物学基础与临床[M].哈尔滨:黑龙江科学技术出版社,2020.

[23] 何波.心血管药物和药理学发展研究[M].广州:世界图书出版广东有限公司,2020.

[24] 丁秀芹.实用临床药物应用[M].北京:科学技术文献出版社,2020.

[25] 曾苏.药物分析学[M].北京:高等教育出版社,2021.

[26] 高可新.新编临床药物应用实践[M].南昌:江西科学技术出版社,2020.

［27］王晓蕾.实用临床药物汇编［M］.北京:科学技术文献出版社,2020.

［28］张艳秋.现代药物临床应用实践［M］.北京:中国纺织出版社,2021.

［29］王佳佳.临床药物理论与实践［M］.北京:科学技术文献出版社,2020.

［30］赵立春.现代药物学指南［M］.天津:天津科学技术出版社,2020.

［31］张静.药物化学［M］.北京:化学工业出版社,2021.

［32］刘林夕.药物学基础与临床实践［M］.哈尔滨:黑龙江科学技术出版社,2020.

［33］李玉峰,张寿山,郭蓉娟,等.内科疾病药物合理联用处方［M］.郑州:河南科学技术出版社,2020.

［34］唐士平.药物学基础与临床常用药物［M］.北京:金盾出版社,2020.

［35］赵志宇.药物与临床［M］.长春:吉林科学技术出版社,2019.

［36］李贺.卡维地洛治疗慢性充血性心衰的疗效及安全性分析［J］.中国现代药物应用,2022,16(2):122-124.

［37］刘桂剑,程宽,朱文青,等.高血压的药物治疗进展［J］.中国临床药理学与治疗学,2022,27(4):446-449.

［38］张立伟.不同质子泵抑制剂联合促胃动力药治疗反流性食管炎的疗效及安全性分析［J］.中国处方药,2021,19(4):55-56.

［39］郦昱琨,尹文俊,安晓婕,等.呋塞米与甘露醇联用致脑水肿患者急性肾损伤风险因素分析及预测［J］.中国新药与临床杂志,2022,41(5):286-290.

［40］王一竹,陈仁寿.经典名方中羌活的历代剂量演变规律［J］.河南中医,2022,42(7):1003-1010.